DICTIONNAIRE
DE MÉDECINE.

DE L'IMPRIMERIE DE RIGNOUX.

DICTIONNAIRE

DE MÉDECINE,

PAR MM. ADELON, BÉCLARD, BIETT, BRESCHET, CHOMEL, H. CLOQUET, J. CLOQUET, COUTANCEAU, DESORMEAUX, FERRUS, GEORGET, GUERSENT, LAGNEAU, LANDRÉ-BEAUVAIS, MARC, MARJOLIN, ORFILA, PELLETIER, RAIGE-DELORME, RICHARD, ROCHOUX, ROSTAN, ROUX ET RULLIER.

TOME CINQUIÈME.

CHA–CON.

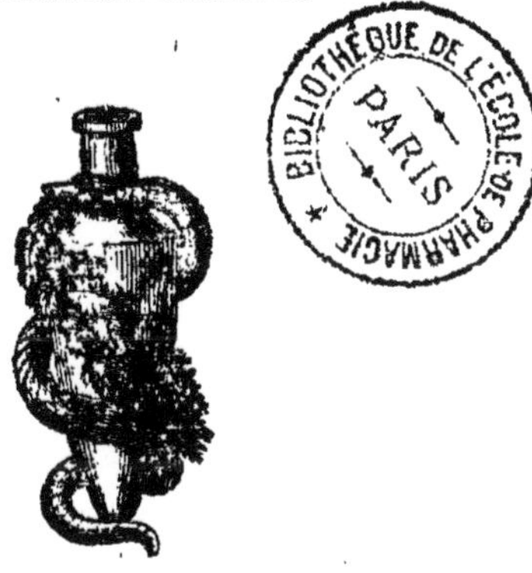

A PARIS,

CHEZ BÉCHET JEUNE, LIBRAIRE,

PLACE DE L'ÉCOLE DE MÉDECINE, N° 4.

AOUT 1822.

DICTIONNAIRE
DE MÉDECINE.

CHA

CHAIR, s. f., *caro*, σάρξ; parties molles des animaux, mais spécialement les muscles; le plus nutritif, le plus réparateur des alimens; (*Voyez* ALIMENS.) On emploie quelquefois ce mot pour désigner certain état individuel : la fermeté, la mollesse, des *chairs* méritent l'attention du médecin, parce qu'elles indiquent assez bien le degré de force du malade; mais ce signe, comme tous les phénomènes des maladies, ne peut être isolé; il doit être accompagné de plusieurs autres pour avoir quelque valeur. Quant à l'expression vague d'*excroissance de chair*, elle doit être abandonnée au vulgaire. (NOSTAN.)

CHALEUR, s. f., *calor*. Le mot chaleur se prend en deux sens : il peut indiquer la sensation de chaud, ou sa cause matérielle. Cette sensation est relative à l'état de nos organes et à leur rapport avec les corps extérieurs. Quand nous touchons un corps dont la température est supérieure à la nôtre, le calorique, qui tend partout à se mettre en équilibre, passe de ce corps dans notre main, et nous fait éprouver la sensation de chaleur. Le contraire a lieu si nous touchons un corps d'une température inférieure, et nous ressentons du froid. Ces deux effets se produisent avec d'autant plus ou moins de promptitude et d'intensité que le corps avec lequel nous sommes en contact est plus ou moins bon conducteur du calorique. La sensation de la chaleur ne suppose pas toujours une différence considérable dans la température; l'augmentation peut n'être que d'un ou deux degrés et nous paraître excessive, c'est même le cas le plus ordinaire. Cela vient de ce que ces deux degrés en plus agissent comme une cause extérieure de chaleur, tandis que celle qui nous est naturelle, faisant partie de nous-mêmes, ne peut donner lieu à aucune perception. La sensation de chaleur interne doit s'expliquer également par la différence qui existe entre la température d'un organe en particulier et celle qui est commune à tous les

V. I

autres : on en a des exemples dans une multitude de cas, et il n'est pas douteux que l'état de la sensibilité n'influe sur cette sensation autant que l'élévation réelle de la température. L'habitude peut aussi modifier l'impression du chaud et du froid, et la rendre presque nulle ; c'est ainsi que nous devenons peu sensibles aux variations de la température atmosphérique, quand elles ne passent pas certaines bornes. Plusieurs physiologistes pensent, non-seulement que la sens ationde la chaleur et celle du froid ne sont pas en rapport constant avec leur cause matérielle, mais qu'elles peuvent exister sans aucune altération correspondante de la température animale, et comme simples modifications de la sensibilité. Cette question n'a pas été approfondie, et mérite de l'être. Pour la chaleur considérée comme cause matérielle de cette sensation, *voyez* le mot CALORIQUE. (COUTANCEAU.)

CHALEUR ANIMALE, s. f., *calor vitalis;* température propre aux animaux. Les corps vivans, placés au milieu des corps inorganiques, paraissent s'en éloigner quant au mode de propagation de la chaleur. Tout le monde sait que le calorique, à l'état de liberté, tend sans cesse à se partager également entre les différens corps de la nature ; ce que l'un gagne, l'autre le perd, et cet échange se continue jusqu'à ce qu'un équilibre parfait soit établi entre les températures de tous les corps qui se touchent. Les choses ne se passent pas ainsi à l'égard des animaux ; ceux-ci ne participent point à la température commune, ils en ont une propre, individuelle, toujours semblable à elle-même, et ordinairement supérieure à celle du milieu dans lequel ils sont plongés ; cet excès de température a été appelé par quelques - uns *chaleur animale.* Prise en ce sens, il est évident que la chaleur animale serait toujours en raison inverse de la température atmosphérique, et, comme elle, sujette à de continuelles vicissitudes. Mais ce n'est point sous ce rapport borné qu'elle doit être considérée : ce qui doit principalement attirer l'attention du physiologiste, c'est le pouvoir qu'ont les animaux de se maintenir constamment à un certain degré de chaleur variable seulement dans une latitude très-bornée, et les moyens par lesquels s'exerce cette propriété. Elle ne se retrouve pas au même degré dans tous les animaux, et, sous ce point de vue, ils ont été divisés en deux grandes classes. Les zoologistes rangent dans la première ceux dont la chaleur naturelle se rapproche de celle de l'homme, et dans la seconde, ceux qui ont une température fort inférieure à la sienne. Ces différences dans la température animale correspondent à des différences importantes dans l'organisation des animaux. La température des animaux à sang chaud n'est pas la même dans toutes les espèces; quelques-uns, tels que le, chien, le chat, le cochon, sont placés sur cette échelle un peu au-dessus de l'homme; les oiseaux, encore plus haut. Les cétacées ont environ la chaleur des quadrupèdes. Après les mammifères, vient la classe des animaux à sang rouge et froid, puis celle des animaux à sang blanc; enfin les plantes dont la chaleur vitale, admise par la plupart des physiologistes, peut néanmoins être justement révoquée en doute. Les insectes, quoique rangés dans la dernière classe et doués d'une organisation en apparence si délicate, sont cependant de tous les animaux ceux qui peuvent supporter les plus grands froids sans périr. Il nous paraît vraisemblable que cette faculté tient au développement de leur intelligence et de leur industrie, qui leur suggère des moyens de s'abriter et de se prémunir, eux et leur progéniture, contre les rigueurs des saisons. Dans les rudes hivers de 1709 et de 1729, on observa que les œufs des insectes et les chrysalides résistèrent à la violence du froid, qui fut insupportable aux animaux les plus vigoureux. Les abeilles, quoique organisées dans les points centraux de leur économie comme les autres animaux de la classe des insectes, offrent une singularité remarquable. Brisson assure que le voisinage d'un essaim fait monter le thermomètre à 28° (Réau.); ce qui peut être regardé comme le résultat de l'activité et du mouvement continuel des membres laborieux de cette petite république. Il serait curieux d'examiner s'il en est de même auprès d'une fourmilière. En général les divisions qui ont été établies entre les animaux, suivant le degré de leur température propre, ne peuvent être considérées que comme des données approximatives; elles sont loin encore de l'exactitude et de la précision où l'on sent qu'elles pourront être portées un jour. *

L'homme est mieux connu que les animaux, sous ce rapport comme sous tous les autres. On sait par des expériences positives que sa température ordinaire est d'environ $29°\frac{1}{3}$, et non de 32°, comme on le lit dans beaucoup d'ouvrages estimés. L'erreur provient à cet égard de ce qu'on n'a pas tenu compte de la différence qui existe entre le thermomètre de Deluc, dont on se sert généralement aujourd'hui, et le véritable thermomètre de Réaumur, construit à l'esprit-de-vin, qui est celui avec lequel les premières observations ont été faites. Cette température se conserve au milieu des glaces du pôle et sous les feux de l'équateur, tant que les fonctions de la vie se maintiennent dans leur intégrité; mais elle est susceptible d'éprouver quelques variations, selon différentes circonstances de la santé ou des maladies, selon le lieu du corps où le thermomètre est placé, selon les individus. Les hommes à système sanguin très-prononcé, à système musculaire prédominant, sont ordinairement remarquables par un surcroît de chaleur animale; une constitution délicate et lymphatique produit un effet contraire. L'âge influe peu sur ces variations, qui sont toujours légères. La température moyenne de 28 à 30°, ou de 30° $\frac{1}{2}$ selon les expériences de Hunter, est en général commune à l'enfant, à l'adulte et au vieillard; ce dernier seulement perd son calorique avec plus de promptitude, et le répare avec plus de difficulté et de lenteur. Il en est de même des individus faibles et des circonstances qui peuvent momentanément affaiblir. Personne n'ignore qu'on se refroidit plus facilement pendant l'inaction et le sommeil. En général les différences essentielles portent moins sur le degré de la chaleur animale que sur le plus ou le moins de facilité avec laquelle elle se maintient quand une cause quelconque tend à la diminuer. Il est pourtant des différences réelles. Ainsi il résulte des observations de Dehaën, que la température de la peau pendant la chaleur fébrile peut s'élever d'environ deux degrés, et s'abaisser d'autant pendant la période du froid. Ces variations observées dans la température animale se bornent aux parties extérieures du corps, et le plus souvent à la peau. Nous manquons de moyens propres à nous assurer de la température des principaux viscères situés à l'intérieur; il est même très-vraisemblable que c'est là qu'elle éprouve le moins de variations, si toutefois elle est susceptible d'en éprouver pendant le jeu continuel des organes nécessaires à l'entretien de la vie.

Bichat ne se bornait pas à reconnaître ces différences incontestables dans l'état de la température animale, il en admettait d'autres dans la température des différens tissus organiques; mais cette supposition, en rapport avec les idées favorites de cet auteur, ne repose sur aucune expérience décisive, et ne se présente pas même avec une grande apparence de probabilité. Il est impossible, en effet, de concevoir que le calorique libre qui détermine la température d'un corps quelconque, ne se mette pas promptement en équilibre dans un système unique, tel que le corps d'un animal, isolé par ses propriétés générales de l'atmosphère qui l'environne, et contigu dans toutes ses parties. Il est plus certain que le degré de la chaleur est susceptible de varier suivant l'état vital, soit physiologique, soit pathologique, des divers appareils et des divers tissus. Les fluides animaux jouissent-ils d'un mode particulier de chaleur vitale? Bichat le croit encore ; mais il est permis d'en douter. L'observation est à peu près muette sur ce point. On répète communément que le sang artériel est d'un ou deux degrés plus chaud que le sang veineux ; mais les observations sur lesquelles on fonde cette assertion auraient d'autant plus besoin d'être confirmées qu'elles paraissent la conséquence obligée d'une théorie qui a joui de beaucoup de faveur, et dont nous nous occuperons plus tard. Les expériences de M. Déyeux prouvent même qu'on s'est fait illusion, sur ce point comme sur beaucoup d'autres, et l'on doit en croire un chimiste aussi exact, qui n'a jamais été préoccupé par l'esprit de système. La température de l'urine, comme celle du sang, a été trouvée parfaitement semblable à celle du corps, c'est-à-dire de 28° à 30° : ce sont les deux seuls fluides qui aient été examinés sous ce point de vue. On a cherché vainement à calculer la quantité réelle de calorique qui se dégage des animaux ; comme dans toutes les recherches expérimentales de cette nature, il a été impossible d'arriver à des résultats certains, et de soumettre à un calcul rigoureux les opérations organiques. On sait seulement que, tant qu'ils sont plongés dans une atmosphère d'une température inférieure à celle qui leur est propre, ce qui est le cas le plus ordinaire, les animaux à sang chaud sont des foyers intarissables de chaleur.

L'homme est capable de supporter, sans beaucoup de peine, des degrés excessifs de chaud et de froid, et de conserver sa santé sous les latitudes les plus opposées. Ces variations dans la température atmosphérique sont ordinairement comprises, sur les différens points de la terre habitable, entre le 45e degré au-dessus de zéro et le 38e au-dessous. Dans les climats hyperboréens le thermomètre se maintient pendant un hiver de six mois, au delà de 25° à 30° au-dessous de zéro. Le froid peut même être porté, sans devenir mortel, bien au delà de ce terme : les observations faites par Delisle à Kirenga, en Sibérie, en l'année 1738, nous apprennent que l'homme et quelques animaux y supportèrent un froid de 70°. A Yéniseik, le 16 janvier 1735, le froid fut porté à ce point, et en 1760, à 71° ¼; autant du moins qu'il est possible d'en juger par approximation, car on sait que les thermomètres à mercure gèlent à 32°. Hunter pense que le terme de la résistance vitale à l'action du froid est celui de l'arrivée des humeurs animales au degré de la glace; il se trompe. La mort des animaux précède la congélation des humeurs. Le cœur palpite encore, les extrémités même sont encore pleines de vie, lorsque l'homme, cherchant à faire cesser le sentiment de lassitude qui l'accable, devenu incapable de se mouvoir et presque de sentir, et poussé au sommeil par une force irrésistible, s'y abandonne enfin et meurt. Ce n'est qu'après qu'il est devenu un corps inerte que la congélation s'en empare, et que sa température se met de niveau avec celle de l'air ambiant; car l'exercice de la vie est loin d'être compatible avec un degré de froid intérieur qui approcherait de celui de la congélation. La chaleur que l'homme peut supporter habituellement n'est pas proportionnellement aussi considérable, c'est-à-dire qu'elle s'éloigne beaucoup moins en sens inverse de la température moyenne des climats tempérés, qui paraissent être les plus favorables au développement physique et moral de l'espèce. Au Sénégal on observe fréquemment une chaleur de 38° à l'ombre ; et Adanson rapporte que, sur les bords du Niger, la température s'élevait communément de 40° à 45°, et qu'elle ne descendait pas durant la nuit au-dessous de 30°. On n'a guère d'exemples d'une plus grande chaleur atmosphérique; quelquefois cependant on l'a vue monter jusqu'à 48°. Mais des faits incontestables prouvent que l'homme peut résister momentanément à une chaleur artificielle beaucoup plus forte, même avec assez de facilité. Les premières expériences sur cet objet furent faites en Angleterre par Blanks et Solander; ils arrivèrent graduellement à supporter dans une étuve 73° de chaleur pendant dix minutes; Solander, resté seul, alla même jusqu'à 79°. Fordyce et Blagden ont continué ces mêmes expériences; ils supportèrent pendant quelques minutes une chaleur sèche de 78°. Lalande rapporte dans son *Almanach des physiciens* que Duhamel et Tillet ont vu une femme attachée au service d'un four, y entrer pour marquer avec un crayon l'élévation du thermomètre de Réaumur, qui était en ce moment à 80° (eau bouillante), et y demeurer plus de dix minutes après lesquelles elle en sortit

ayant le visage très-rouge, mais sans être nullement incommodée ;
sa respiration n'était pas même accélérée d'une manière sensible.
Tous les individus accoutumés à la chaleur du four la supportèrent
également de 14 à 15 minutes. Enfin la chaleur des étuves, soit
sèches, soit chargées d'une certaine quantité d'eau vaporisée,
est tellement facile à soutenir quand elle s'éloigne un peu de ce
degré extrême, qu'elle est devenue d'une application habituelle
aux usages de la vie commune chez le peuple russe, qui trouve
dans ses bains de vapeur une pratique aussi salutaire qu'agréable,
que la médecine française s'est appropriée avec succès. Il n'en
est pas ainsi de la chaleur humide, je veux parler de celle à
laquelle on serait exposé dans un bain ordinaire ; il est fort
difficile de supporter de cette manière cinq ou six degrés de
chaleur au-dessus de 30° ; j'en dirai plus tard la raison.

Tels sont les principaux faits relatifs à la chaleur animale considérée sous un point de vue général : mais il ne suffit pas de les
avoir exposés, il faut chercher à les expliquer ; c'est-à-dire à
les rapprocher d'autres faits semblables dont le mécanisme nous
est mieux connu. Quelle est l'origine de la chaleur animale,
comment est-elle développée et entretenue ? Comment peut-elle
se maintenir toujours au même degré, qu'elle soit supérieure ou
inférieure à la température de l'atmosphère ? Part-elle d'un point
fixe, d'un foyer unique d'où elle serait transmise à toutes les parties du corps ; ou bien se produit-elle à la fois, et selon le besoin,
sur tous les points de l'organisme ? Ces questions, et toutes celles
qui s'y rattachent, composent le véritable problème physiologique dont nous aurons à nous occuper. Ce problème important,
qui depuis plus de trente années est devenu l'objet d'une attention spéciale, a été résolu en sens divers par les savans dont
elle a exercé la sagacité ; et suivant les opinions dominantes de
chacun d'eux et la nature des faits qui fixaient particulièrement leur attention, le développement de la chaleur animale a
été tour à tour considéré comme un phénomène physico-chimique, comme une fonction de l'organisme, enfin comme le
produit inexplicable d'une faculté purement vitale. Nous examinerons successivement, mais en peu de mots, les principales
théories modernes qui rentrent dans l'un de ces trois systèmes ;
et, à l'aide des nombreuses recherches auxquelles cette matière a
déjà donné lieu, s'il ne nous est pas donné d'arriver à une vérité
démontrée, nous nous efforcerons au moins d'en approcher.

§ Ier. *De la chaleur animale considérée comme un phénomène physico-chimique.* — On reconnaît généralement qu'il existe trois genres de causes capables d'élever la température d'un corps quelconque au-dessus de celle des corps ambians : ce sont, 1° le frottement, et la percussion qui n'en est qu'une variété; 2° la condensation, et principalement le changement d'état des corps qui passent de l'état gazeux à l'état liquide, ou de celui-ci à l'état de solidité; 3° les diminutions de capacité pour le calorique, que les corps éprouvent soit en changeant d'état, soit en changeant de nature. Ces lois physiques, suivant lesquelles s'opère le dégagement du calorique dans les corps bruts, ont été appliquées avec plus ou moins de succès à la calorification animale, et ont donné lieu à plusieurs théories sur lesquelles nous devons un instant nous arrêter.

Le frottement attira d'abord l'attention des médecins mécaniciens du 18e siècle. On pensait dans cette école célèbre dont Boërhaave fut le chef, que la chaleur animale était le résultat nécessaire des frottemens continuels exercés contre les parois des vaisseaux par les fluides qui les parcourent. Ces médecins se montraient en cela aussi mauvais physiciens que mauvais physiologistes; car ils n'auraient pas dû ignorer qu'il est contraire à toutes les lois de l'hydraulique, que le frottement des liquides contre les parois des canaux qui les renferment puisse jamais donner lieu à un dégagement de chaleur. D'autres physiciens ne témoignèrent pas une moindre ignorance des principes de la science qu'ils voulaient appliquer à la théorie des phénomènes vitaux, en admettant, contre toute raison, que la chaleur était la suite du frottement des molécules des humeurs animales les unes contre les autres et du mouvement intestin qui les agite sans cesse. Enfin Fabre prétendit que la chaleur animale provenait des frottemens qui ont lieu entre les molécules mêmes des solides vivans, indépendamment de toute influence de la part des liquides. Cette opinion au moins n'avait rien de contraire aux lois de la physique, et pouvait être hautement professée par un médecin mécanicien; mais l'anatomiste oubliait qu'il n'existe point de solide qui ne soit baigné dans un fluide sans lequel il ne saurait ni se mouvoir ni exercer aucune des fonctions qui lui sont propres, et qu'on ne trouve pas dans toute l'économie animale une seule fibre en état parfait de siccité. Or, des rouages plongés dans un liquide ne s'échauffent jamais, quelles que soient la vitesse et la durée du mouvement qu'on lui imprime; à plus forte raison des solides essentiellement mous, comme le sont presque tous ceux qui entrent dans la structure humaine. La physique de Fabre fut donc encore en défaut. La théorie mécanique des frottemens, repoussée comme contraire aux lois physiques sur lesquelles on avait voulu l'appuyer, et par les observations que firent plusieurs médecins sur l'absence de rapport *constant* entre la vitesse de la circulation et l'intensité de la chaleur vitale, a été transportée, par Douglas, des gros vaisseaux dans le système capillaire cutané, et établie sur le principe de la condensation et du relâchement alternatifs de ces mêmes capillaires sous l'influence de la température atmosphérique. Nous ne nous arrêterons pas à cette nouvelle théorie, développée avec éclat dans la *thèse* de Lavirotte soutenue aux écoles de Paris vers le milieu du siècle dernier, et solidement réfutée par Vénel dans l'Encyclopédie par ordre alphabétique. Il nous suffira de faire observer que l'hypothèse des mécaniciens qui cherchaient dans une modification du *frottement* la cause de la chaleur animale, a été vainement reproduite sous plusieurs formes et toujours avec le même malheur. Il ne saurait plus en être question aujourd'hui, si ce n'est dans l'histoire trop longue des erreurs de la science physiologique.

L'influence qu'exerce la condensation des corps sur le dégagement du calorique dont ils sont pénétrés, a été une source bien autrement féconde d'explications spécieuses du phénomène de la calorification vitale; et la fixation des bases gazeuses atmosphériques dans les matières animales liquides et solides, est devenue entre les mains des pneumatistes le seul appui de plusieurs théories qui survivent aujourd'hui à l'enthousiasme chimique qui leur a donné la vie. Lavoisier annonça le premier dans un mémoire lu à l'Académie des Sciences en 1777, que la chaleur animale dépendait *très-probablement* de la décomposition de l'air vital dans les poumons. En effet, comme dans les phénomènes de la respiration une portion du gaz oxygène de l'air respiré disparaît et se trouve remplacée par de l'eau et du gaz acide carbonique plus dense que le gaz oxygène, comme ces deux dernières substances sont composées, la première d'hydrogène et d'oxygène, la seconde d'oxygène et de carbone, et que toutes les fois que l'on combine de l'oxygène avec du carbone ou de l'hydrogène il y a production de chaleur sensible, Lavoisier, et avec lui les savans les plus distingués de cette époque brillante, se crurent autorisés à conclure que la chaleur animale était le produit de la combinaison de l'oxygène atmosphérique avec le carbone et l'hydrogène du sang. Dans le système de ces chimistes, le sang se décomposait en traversant l'organe pulmonaire; il abandonnait une partie de son hydrogène et de son carbone à l'oxygène introduit dans les cellules aériennes; le calorique mis en liberté dans les poumons par suite de ces combinaisons chimiques, d'où résulte l'hématose artérielle, était aussitôt absorbé par le sang rouge dont la température s'élevait d'environ deux degrés, et distribué ensuite à toutes les parties du corps par le mécanisme de la circulation. Les chimistes s'appuyaient aussi sur quelques faits généraux de zoologie; ils faisaient observer que la température des animaux qui ont des poumons est ordinairement supérieure à celle du milieu dans lequel ils vivent, et que leur chaleur propre est en raison du volume de leurs poumons et de la quantité d'air qu'ils respirent dans un temps donné. Cette théorie, séduisante par sa simplicité et par son apparente conformité avec une loi physique incontestable, excita d'abord un enthousiasme général et trouva peu de contradicteurs. Mais bientôt quelques physiologistes objectèrent que le poumon étant supposé par-là la source de la chaleur vitale et le foyer d'où elle se répand dans tout le corps, cette hypothèse avait contre elle une foule de faits qu'aucun médecin ne pouvait ignorer. S'il en était ainsi, disaient-ils, l'organe pulmonaire devrait avoir une température sensiblement supérieure à celle du reste du corps, et l'on ne verrait pas la chaleur inégalement répartie sur les divers points de l'organisme, varier suivant une multitude de circonstances, augmenter dans une partie enflammée, diminuer dans un membre paralytique quoique la circulation continue à s'y faire régulièrement, paraître enfin soumise à l'influence des sympathies. On objectait encore que, l'absorption de l'oxygène étant en général plus influencée par l'état particulier des poumons que par la température atmosphérique, on ne saurait découvrir dans celle-ci une cause capable de l'augmenter ou de la diminuer dans une si grande latitude, pour la proportionner constamment à la déperdition du calorique qui s'opère d'une manière si variable au dehors. En supposant même que la quantité de l'oxygène absorbé fût rendue plus considérable dans les temps froids à cause de la densité plus grande de l'air, on n'en serait pas plus avancé en bonne logique pour établir que le dégagement du calorique en sera proportionnellement plus abondant, puisque rien ici n'a pu changer les affinités pulmonaires qui, dans ce système, sont l'unique règle de toutes ces opérations. Si en hiver, d'ailleurs, et dans les pays froids l'air est plus condensé, il est aussi plus froid et plus avide de calorique, il en absorbe donc à l'état de liberté une plus grande proportion. Or, quand on a calculé la quantité de calorique nécessaire pour porter l'exhalation pulmonaire à la température animale de 30° et celle qui pourrait être le résultat de la combustion pulmonaire, on est très – embarrassé d'après les calculs même de Lavoisier, de Goodwyn et de Menzies, pour trouver un excédant de calorique capable d'élever la température du sang veineux seulement d'un degré, celle de l'atmosphère étant supposée égale à zéro, et l'on ne saurait s'empêcher d'admettre qu'une si légère augmentation doit être insuffisante pour compenser toutes les pertes de calorique que l'animal ne cesse de faire par les voies cutanées. Aussi les physiciens eux-mêmes ne tardèrent-ils pas à apercevoir les vices de leur première hypothèse et les objections insolubles auxquelles elle pouvait donner lieu. Ils reconnurent que le poumon ne pouvait être un foyer de chaleur suffisant pour l'entretien de la chaleur animale qui s'observe jusqu'aux parties les plus éloignées de ces organes, et ils imaginèrent de transporter le siége de la combustion pulmonaire, ou au moins d'une grande partie de cette combustion, dans la totalité du système sanguin. Alors le dégagement du calorique qui en devait être la suite, n'avait plus lieu instantanément dans l'organe pulmonaire contre toute vraisemblance; ces deux opérations, commencées dans les poumons, se poursuivaient graduellement dans tout le cours de la circulation, et ne se complétaient qu'au moment où le sang devenait veineux dans les capillaires. Ce nouveau système chimique, quel que soit encore le nombre de ses partisans, ne nous paraît pas moins facile à réfuter que celui qui précède; mais cette matière devant être traitée à l'occasion de la respiration avec laquelle elle est étroitement liée, nous préférons renvoyer le lecteur à ce qui en sera dit à cet article.

Des physiologistes estimables, mais qui n'ont pas su se soustraire à la domination des idées chimiques qui régnaient sur les esprits, ont cherché dans les fonctions nutritives une application plus heureuse des lois de la condensation, et du dégagement de

calorique qui en est la suite, à la théorie de la calorification vitale. Ils ont supposé que le calorique introduit avec les alimens
dans l'estomac, circulant avec le chyle dans les vaisseaux absorbans et artériels, était enfin dégagé dans le système capillaire
par la solidification des fluides nourriciers. Dans ce nouveau
système, l'estomac est substitué au poumon comme foyer primitif de la chaleur vitale; c'est dans ce viscère, et par le travail
de la digestion, que s'animalise le calorique contenu dans les
alimens et soutiré de proche en proche de tous les corps ambians, par une suite d'*actions attractives;* le frisson qui accompagne la digestion indique la concentration de ce fluide, que
l'accomplissement du dernier acte de la nutrition doit mettre
partout et perpétuellement en liberté, par une véritable condensation des matériaux nutritifs et leur concrétion permanente en molécules organiques. L'excès du calorique dégagé
dans cette fonction, et qui pourrait devenir capable d'élever
la température animale au delà du degré nécessaire à l'exercice
de la vie, est employé à former des liquides et des gaz, et
à emporter par l'exhalation cutanée la matière de la transpiration insensible. Cette théorie est celle de M. Josse; elle a
été exposée par cet auteur avec tous ses développemens et
toutes ses conséquences, dont aucune n'a paru l'embarrasser.
Quelques physiologistes l'ont admise à son exemple, d'autres
ont cherché à la combiner avec celle de Lavoisier, comme
pour donner une nouvelle preuve de l'insuffisance de l'une et
de l'autre. Nous nous bornerons en ce moment à faire remarquer avec Dumas, que les alimens solides devant être dissous
dans l'estomac avant de s'assimiler, loin d'apporter du calorique devraient commencer au contraire par en absorber une
quantité égale à celle qu'ils exhaleront ensuite. Il suivrait encore
de l'hypothèse de M. Josse, que les alimens liquides seraient
une source plus abondante de chaleur que les alimens solides, ce
qui est contraire à l'observation médicale. Une objection non
moins forte se tire du mouvement de décomposition nutritive
qui, se faisant au moyen de la liquéfaction des parties solides,
doit conséquemment absorber une quantité de calorique équi-
valente à celle que la nutrition en dégagerait..... Mais nous ne
devons pas nous engager plus avant dans de pareilles contro-
verses, c'est assez de les effleurer.

Crawford, en adoptant toutes les bases de la théorie de Lavo-

sier, a cherché ailleurs que dans l'élévation problématique de la
température du sang artériel dans les poumons, la cause de la calorification qui a lieu dans le système capillaire, et il a cru trouver
cette cause dans la différence de capacité pour le calorique qui
existe entre les deux sangs. D'après les observations de ce physicien, la capacité du sang artériel est à celle du sang veineux
:: 114 ou 115 : 100, ou :: 11,5 : 10, ce qui veut dire que si
une quantité de calorique suffisante pour fondre une quantité
quelconque de glace, est capable d'élever de dix degrés la température d'une livre de sang artériel, la même quantité de calorique élèvera de 11°,5 la température du sang veineux, et
cette différence suffirait pour expliquer le transport du calorique dégagé dans la combustion pulmonaire jusqu'aux extrémités de la circulation. Dans la théorie de Crawford, l'air vital
décomposé pendant le temps de l'inspiration par l'attraction de
l'hydrogène carboné du sang veineux pour l'oxygène, qui est
plus forte que les attractions réunies de l'oxygène de l'air pour
le calorique et de l'hydrogène carboné pour le sang, l'air vital, dis-je, abandonne une partie de son calorique spécifique
qui s'unit au sang, dont la capacité augmente par la perte d'une
portion de son hydrogène carboné. Mais le sang devenu artériel, circulant ensuite dans les vaisseaux et dans les tissus organiques, reçoit de nouveau une certaine quantité d'hydrogène
carboné, et par cette absorption, sa capacité se trouvant diminuée, il est forcé d'abandonner le calorique qu'il avait absorbé dans les poumons : ce calorique se reporte alors sur les
humeurs environnantes, et élève leur température d'une manière à peu près uniforme. Ainsi, d'après Crawford, c'est à la rapidité de la circulation, aux changemens alternatifs du sang
veineux en sang artériel et du sang artériel en sang veineux,
que nous devons attribuer la permanence habituelle et les légères variations de température qu'on observe dans l'économie.
Tout ce qui augmente la dose de l'hydrogène carboné que
contient ordinairement le sang veineux, augmente en proportion la chaleur animale, comme on le voit, dit-il, dans les
fièvres putrides : tout ce qui ralentit ou accélère la respiration agit sur la production de la chaleur. Cette théorie,
qui expliquait d'une manière satisfaisante le dégagement d'une
certaine quantité de calorique aux extrémités de la circulation
sans avoir recours à une augmentation sensible de la chaleur

pulmonaire, vint corroborer le système de Lavoisier, en détruisant les principales objections qui lui eussent été faites. Elle acquit dès lors sur toutes les autres théories de la calorification, une prépondérance marquée qu'elle conserve encore aujourd'hui. Bichat lui-même était disposé à l'admettre, quoiqu'il reconnût qu'elle était sujette à plusieurs difficultés. Elle ne fut pas néanmoins à l'abri de toute attaque, même de la part des chimistes, et l'on sut trouver dans le principe même qui lui sert de base, c'est-à-dire dans la différence de capacité pour le calorique, des armes puissantes pour la combattre. Vacca-Berlinghieri surtout lui porta une atteinte qu'Hassenfratz essaya vainement de parer. L'objection du professeur de Pavie est pressante; il l'a développée en deux *mémoires* publiés dans le *Journal de physique*, années 1789 et 1790, et il a été plus facile de les faire oublier que d'y répondre. Il résulte de ses remarques critiques que Crawford n'a tenu aucun compte de la différence qui existe entre la capacité de l'air atmosphérique et celle de la vapeur aqueuse, quoique la dernière soit quarante-sept fois plus grande; d'où il faut conclure qu'un 47e seulement de vapeur aqueuse, contenue dans l'exhalation pulmonaire, pourrait absorber toute la chaleur absolue de l'air expiré, et suffirait par conséquent, et même bien au delà, pour employer tout le calorique qu'on suppose dégagé dans la combustion pulmonaire et absorbé par le sang artériel. On sent combien il serait facile de tirer parti de cette objection décisive si on voulait en opposer toutes les conséquences à l'hypothèse de Crawford. J'ajouterai pour dernière remarque que cette hypothèse offre le même vice que toutes celles que nous devons aux chimistes; c'est de laisser sans solution la plupart des questions relatives aux nombreuses vicissitudes de la calorification dans l'état de santé et de maladie. D'après cela, doit-on s'étonner que des physiologistes habitués à étudier l'homme sous le point de vue des forces vitales qui l'animent, aient repoussé avec dédain toute application des principes chimiques à la théorie de la calorification, pour s'en tenir à la considérer soit comme une fonction, soit comme une faculté vitale, souveraine régulatrice de l'entretien et des modifications de la chaleur indispensable à l'exercice de la vie ?...

§ II. *De la chaleur animale considérée comme un phénomène physiologique.* — La plupart des physiologistes et des médecins qui se sont occupés des rapports de la chaleur animale avec la circulation et la respiration, ont eu pour but soit d'étayer, soit de combattre les théories que nous venons de parcourir. Bichat ne s'est point borné à l'étude de ces deux fonctions comme instrumens de calorification; il a étendu plus loin ses regards; il les a fixés sur l'action vitale en général et a considéré son influence sur la production de la chaleur. Les idées de ce physiologiste, peu porté en général à faire usage des explications physiques, méritent d'être exposées avec quelques détails. Suivant Bichat, la chaleur animale ne reconnaît aucun centre, aucun foyer principal; il n'existe point d'organe, ni de système d'organes exclusivement chargé de la produire, et le poumon ne jouit, sous ce rapport, d'aucune attribution spéciale: elle se manifeste, au contraire, dans tout l'organisme d'après des lois uniformes, et n'est qu'une conséquence de l'exercice même de la vie. La calorification ainsi envisagée est un phénomène purement local qui a lieu sur tous les points de l'économie; chaque organe est, pour ainsi dire, un foyer particulier, d'où émane le calorique, et c'est de la réunion de tous ces foyers que se compose la température générale du corps. La faculté que possède chaque organe de devenir une source plus ou moins féconde de chaleur, est marquée par l'étroite dépendance où elle se trouve des forces vitales de la partie qui la dégage. En général tout organe dont l'action est augmentée éprouve une augmentation proportionnelle de chaleur. La tête s'échauffe par le travail de la pensée; les organes génitaux éprouvent, au moment du coït et pendant tout le temps du rut chez les animaux, un accroissement remarquable de chaleur, et on voit la température s'élever sensiblement dans toute partie enflammée. Mais quel est le mécanisme intime de la calorification? Bichat reconnaît son ignorance à cet égard, et se borne à faire remarquer l'analogie de cette fonction avec toutes les autres. Quant à la manière dont le calorique pénètre les organes, il admet que ce fluide est introduit dans le corps humain au moyen de la respiration, de la digestion et même de l'absorption cutanée; que le calorique, importé dans l'économie avec tous les élémens réparateurs qu'elle a le pouvoir de s'approprier, se mêle avec le sang dans lequel il circule à l'état combiné; qu'il n'est rendu à l'état de liberté qu'après être parvenu dans le système capillaire, où il se dégage comme par une espèce d'exhalation, et que ce dégagement est soumis à toute l'influence des forces vitales de la partie où il

s'opère. Chaque organe a ainsi son mode particul'er de calorification, comme son mode de sensibilité, de sécré ion, de nutrition; et par-là le phénomène de la chaleur animale rentre
dans l'ordre commun des phénomènes physiologiques. Bichat
accordait aussi aux nerfs une action particulière, ais inconnue, sur la calorification. Selon lui, ce phénomène ifférait en
cela du résultat de la sécrétion, de la nutrition et : l'exhalation, que les nerfs, dit-il, paraissent influencer assez peu. Il
remarquait que la section des troncs nerveux qui vont se dis-
tribuer à un membre, est presque toujours suivie de la perte
de la chaleur, et qu'un membre paralysé spontanément est
ordinairement inférieur en température à celui du côté opposé. Il citait encore, à l'appui de son opinion, d'autres phénomènes pathologiques; mais il était forcé de convenir que cette
influence des nerfs sur la production de la chaleur n'est pas à
beaucoup près régulière et constante. Bichat n'a pas poussé plus
loin ses vues sur cette matière, et n'a fait à ce sujet aucune expérience. On peut dire ainsi que la question de l'influence des
nerfs sur la production de la chaleur était encore intacte, quand
M. Brodie en fit l'objet de ses recherches, dont il a publié le
résultat dans les *Transactions philosophiques*, année 1811.

M. Brodie est donc le premier qui ait placé la chaleur animale sous la dépendance immédiate du cerveau et des nerfs. Re-
nouvelant les expériences déjà connues de la décapitation, il
établit, 1° que, malgré l'insufflation artificielle des poumons, la
décapitation fait baisser la température de plusieurs degrés en
moins d'une heure; 2° que les animaux décapités et insufflés se
refroidissent plus promptement que ceux qui ont été tués tout d'un
coup par la section de la moelle épinière sous l'occiput, et qu'ainsi,
après la décapitation, il ne se produit pas de quantité appréciable
de chaleur. Il conclut de là que, lorsque l'air atmosphérique est
au-dessous de la température animale (ce qui est le cas le plus
ordinaire), la respiration est un moyen de refroidissement, au
lieu d'être un moyen de calorification.

Legallois opposa diverses objections aux conclusions de
M. Brodie; il assurait avoir remarqué qu'après la décapitation
le sang, en passant dans les veines, conservait à peu près la
même couleur qu'il avait dans les artères; et il soutint, comme
une conséquence de cette observation, que la décapitation ne
diminue la chaleur animale qu'en débilitant profondément le

système nerveux, et en s'opposant consécutivement à la double
conversion du sang veineux en sang artériel, et de celui-ci en
sang veineux; conversion qui, d'après la théorie de Crawford,
à laquelle Legallois n'avait pas renoncé, restait toujours la
cause immédiate de la calorification. L'action nerveuse, suivant
lui, se réduisait donc à diriger les mouvemens et toutes les
fonctions nécessaires pour que l'air soit mis en contact avec le
sang, et à influer ainsi d'une manière médiate sur les phénomènes
chimiques de la respiration, d'où dérive la chaleur vitale. Mais
le fait principal, sur lequel Legallois appuie cette théorie, a été
vivement contesté par M. Chossat, qui, à la suite d'expériences
très-nombreuses faites en commmn avec M. le docteur Prévost,
a conclu que la non conversion du sang veineux en sang artériel n'était pas, à beaucoup près, un effet constant de l'affaiblissement de la puissance nerveuse.

Le mécanisme, au moyen duquel le système nerveux influe si
puissamment sur la production de la chaleur animale, était donc
encore incönnu, lorsque M. Chossat s'est occupé des recherches
expérimentales qui avaient pour but de le faire connaître. Ce
médecin a repris en sous œuvre toutes les expériences de Brodie,
et s'est attaché, en les répétant, à prévenir les circonstances qui
en ont fait révoquer en doute les conclusions. Deux objections
pouvaient être faites, dit-il, à ces expériences; 1° la décapitation nécessitait l'insufflation pulmonaire, et cette dernière suffisait, d'après Legallois, pour abaisser la température jusqu'à
faire périr l'animal de froid; 2° la section de la huitième
paire, par conséquent aussi la décapitation, produisaient dans le
parenchyme du poumon une infiltration soit de sang, soit de sérosité, qui était susceptible de nuire aux phénomènes chimiques
de la respiration. M. Chossat est parvenu à écarter ces deux
objections. Au lieu d'une décapitation complète, il s'est borné à
opérer, à l'aide d'une couronne de trépan, une section verticale
du cerveau au-devant du pont de Varole, de manière à laisser
dans leur intégrité les communications avec le poumon et les
fonctions de la huitième paire. Cet ingénieux expérimentateur
a ensuite agi sur le cerveau au moyen d'une commotion violente et d'une forte dose d'opium, et par ces trois modes divers
d'action il a obtenu, pour résultat uniforme, une diminution progressive de la chaleur animale jusqu'à la mort. Ainsi l'abolition
plus ou moins complète des fonctions du cerveau, par quelque

cause que ce soit, produit une altération notable de la calorification. M. Chossat pense que la vie ne cesse que lorsque le refroidissement est assez considérable pour produire la mort indépendamment de toute autre cause. Ainsi les animaux, après la section de la huitième paire, mourraient uniquement de froid. Ce physiologiste, ayant fait la section de la moelle épinière à diverses hauteurs, est parvenu aux mêmes résultats, et en a tiré la même conséquence : c'est toujours par le froid que les animaux périssent.

Les sections de la moelle épinière, en général, n'agissent point en excitant un désordre général dans les fonctions nerveuses, mais seulement en déterminant la paralysie des nerfs qui naissent au-dessous de la partie coupée. Aussi M. le docteur Chossat est-il parvenu au même résultat, c'est-à-dire à la *mort* de la cavité abdominale, par la section du grand sympathique au moment où il se jette dans le plexus semi-lunaire, et par la ligature de l'aorte thoracique. Selon lui, le poumon ne sert en rien au développement de la chaleur pour le reste du corps; à peine suffit-il pour dégager le calorique qui lui est nécessaire à lui-même pour réparer les pertes considérables qu'il ne cesse de faire à chaque instant. L'opinion de M. Chossat diffère de celle de M. Brodie, en ce que le physiologiste anglais regarde la chaleur animale comme étant sous la dépendance *unique et immédiate* du cerveau, tandis que M. Chossat pense que le cerveau doit sa faculté d'agir sur la production de la chaleur, à l'influence qu'il exerce lui-même sur l'intégrité des fonctions de la moelle épinière. A l'objection qu'on pourrait lui faire que les lésions du système nerveux n'agissent sur la chaleur animale qu'en altérant l'exercice même de la vie d'où elle résulte, il répond que dans ses expériences il a vu *presque constamment la respiration, parfaitement libre, et la circulation, pendant les premières heures, plus accélérée que dans l'état naturel.* C'est cependant alors que l'abaissement de la chaleur était le plus rapide. Il conclut à l'influence *immédiate* de l'action des nerfs sur la production de la chaleur.

M. Delarive, professeur à Genève, a voulu pénétrer plus avant dans le mécanisme de la calorification, et, pour parvenir à ce but, il a cherché dans les phénomènes de l'action galvanique une analogie parfaite avec ce qui se passe dans l'action nerveuse considérée comme cause productrice de la chaleur. On connaît, dit M. Delarive, l'influence très-puissante du courant galvanique sur l'exercice des fonctions de l'économie, et le surcroît d'énergie que l'action vitale peut en recevoir. Ne serait-il pas possible que cette action galvanique, ou quelque chose de semblable, fût la véritable cause prochaine de la calorification animale? Cette supposition acquerra plus de vraisemblance encore si l'on considère le dégagement de chaleur qui a lieu, au moyen de l'appareil voltaïque, dans des circonstances physiques dont il serait facile de trouver les analogues dans l'action réciproque du sang, des nerfs, et l'oxygène l'un sur l'autre....... Nous n'accompagnerons point M. Delarive dans la poursuite aventureuse de ces analogies; on les trouvera dans ses *Observations sur les causes présumées de la chaleur propre des animaux*, observations insérées dans les *Annales de chimie et de physique*, année 1820. Nous ferons seulement remarquer que ce professeur a senti qu'on pouvait aller au delà des résultats obtenus par Chossat et par Brodie, sans s'écarter du principe d'où ils sont partis pour chercher l'origine de la chaleur vitale.

Après avoir parlé des physiologistes qui se sont efforcés de déterminer par des observations ou des expériences le mode d'action des forces vitales sur la calorification, les organes mis en jeu dans cette fonction et les conditions dans lesquelles elle s'exécute, qu'aurai-je à dire de ceux qui se sont contentés d'exprimer ce fait général de l'organisme, sans chercher à l'expliquer? On conçoit que des hommes d'un esprit judicieux, dégoûtés de toutes les théories chimiques et physiques dont on s'est empressé de faire des applications vicieuses à celle de la chaleur animale, aient préféré l'ignorance à l'erreur, et qu'ils se soient renfermés dans la sphère étroite des faits positifs, plutôt que de s'égarer dans le chemin des hypothèses. C'est ainsi que quelques vitalistes purs ne voulurent voir dans la calorification qu'une loi primordiale du principe de vie; c'est ainsi que M. le professeur Chaussier imagina sa *caloricité*, nouvelle propriété vitale qui, comme toutes les autres, n'est qu'un mot pour exprimer un fait primitif de l'organisme. De semblables abstractions étaient, en quelque sorte, une protestation contre les systèmes chimiques qui nous envahissaient de toutes parts: mais elles n'ont point avancé la science, et leurs auteurs, en reculant devant une difficulté au lieu de chercher à la résoudre, ont laissé un exemple qui, nous le pensons, ne doit pas être imité.

§ III. *Théorie de la chaleur animale.* — Bichat croyait avoir observé que les animaux cèdent leur calorique aux corps ambians, mais ne se laissent point pénétrer par le calorique extérieur; il en concluait que les corps organisés ne sont point soumis aux lois physiques de l'équilibre du calorique. C'est une erreur : les corps organisés soit végétaux, soit animaux, ne présentent d'autres différences dans le phénomène général de la propagation de la chaleur, que celles qui résultent de la propriété qu'ils ont d'être en général mauvais conducteurs du calorique; et il est permis de croire qu'en donnant une semblable constitution physique aux tissus et aux humeurs des corps organisés, la nature a eu pour but d'y maintenir plus facilement le degré de chaleur nécessaire à l'exercice de leur vie individuelle. L'épiderme et ses dépendances, les poils, les écailles, les plumes, etc., peuvent être regardés aussi comme une première barrière contre les invasions de la température extérieure. Ces enveloppes insensibles sont, par cela même, propres à prendre et à retenir de plus grands degrés de froid et de chaud que les parties vivantes qu'elles recouvrent. Dans les climats du nord la nature y a ajouté, en faveur de plusieurs animaux, au dehors d'épaisses fourrures, et sous la peau des masses considérables de graisse qui, plus que toute autre matière animale, jouit de la propriété de s'opposer à la prompte communication du calorique en état de liberté. Mais cet obstacle ne saurait avoir un effet durable, et l'on voit la température des animaux tendre sans cesse à se mettre en équilibre avec celle des corps ambians. L'homme lui-même ne fait point exception à cette règle ; chez lui la propagation de la chaleur suit en tout point la loi commune. Le froid atmosphérique s'y introduit de l'extérieur à l'intérieur; d'abord il agit sur les parties les plus extrêmes, non seulement, comme on le croit généralement, parce qu'elles sont éloignées du centre de la circulation, mais parce qu'ayant des rapports plus immédiats et plus étendus avec l'atmosphère dont elles sont de toute part environnées, la déperdition de la chaleur vitale s'y opère avec plus de rapidité. En effet, les pieds sont presque en rapport continuel avec le sol, et la main, au moyen de ses doigts allongés, offre une forme qui multiplie singulièrement ses points de contact

avec l'atmosphère. Il en est de même du nez, des oreilles et en
général de toutes les parties saillantes et isolées ; aussi sont-
elles toujours les plus exposées aux variations atmosphériques,
et ne voit-on jamais leur température atteindre celle des parties intérieures de l'animal, tant que celle de l'atmosphère est
au-dessous de 3o°. Hunter ayant introduit la boule d'un petit
thermomètre dans le canal de l'urètre d'un homme vivant, observa à un pouce de profondeur, après une minute de séjour, 92°
(Far.) = 26°,67 (R.), à deux pouces de profondeur 93°, à
quatre pouces 94°, et enfin 97°, terme de la chaleur animale,
quand l'instrument fut en contact avec le bulbe de l'urètre.
Ces expériences sont une preuve de plus que la température
atmosphérique tend à pénétrer le corps humain, comme tous les
autres corps de la nature, et qu'elle agit d'une manière d'autant
plus sensible, que les organes sont situés plus à l'extérieur. Le
docteur Fournier (art. *cas rares* du Dict. des Sc. méd.) parle
d'une femme qu'il a eu occasion de voir à Berlin, et dont la
langue excessivement large avait à peine une demi-ligne d'é-
paisseur : cette langue était constamment privée de chaleur, et
lorsqu'on la touchait on éprouvait une impression de froid
très-sensible. Ce fait, comme le refroidissement du nez et des
oreilles, quoiqu'ils soient également rapprochés du centre de la
circulation, prouve que dans ces sortes de cas, le refroidissement
est dû à la masse très-petite des parties qui, ayant par cela même
un contact proportionnellement plus étendu avec l'atmosphère,
lui cèdent plus facilement leur calorique, de même qu'un corps
échauffé se refroidit plus tôt quand il est de moindre volume
qu'un autre corps de même nature. Les tumeurs volumineuses,
même quand elles sont placées sur le tronc, nous offrent un
phénomène semblable ; les malades se plaignent ordinairement
du froid qu'ils y éprouvent. Par la même raison les grands animaux se refroidissent plus lentement que les petits, quoique
chez ces derniers la circulation soit plus accélérée et la respiration plus fréquente. Toutes choses égales d'ailleurs, la durée
du refroidissement suit le rapport des diamètres.

La transmission du calorique se fait en sens inverse lorsque
le corps d'un animal est plongé dans une atmosphère d'une température supérieure à la sienne. Un homme qui entre dans une
étuve sèche, y fait baisser promptement le thermomètre de plusieurs degrés comme ferait un corps inorganique. Les expériences

de MM. Delaroche et Berger ont prouvé, en opposition aux assertions de Blagden et Fordyce, qu'en exposant des animaux à une forte chaleur sèche, leur température se trouve réellement augmentée sans devenir néanmoins égale à celle du milieu. Placé dans une atmosphère dont la température était à 36°, un lapin avait acquis, au bout d'une heure 40 minutes, celle de 34° ½. En général cette élévation de température allait de 5 à 6°, et si la chaleur extérieure était portée à l'excès elle devenait la cause inévitable de la mort de l'animal. Il est donc bien certain que le corps des animaux, comme tous les corps de la nature, tend à se mettre en équilibre avec la température extérieure, à perdre ou à acquérir de la chaleur suivant qu'il est plus chaud ou plus froid que le milieu dans lequel il est plongé, et que pour maintenir à un degré à peu près constant la température propre fixée chez les différentes espèces comme une condition indispensable de l'exercice de la vie, la nature a dû avoir recours, suivant les besoins de l'organisme, à des moyens particuliers de calorification et de refroidissement. La théorie de cette double faculté vitale et l'explication de ces deux phénomènes opposés constituent le véritable problème de la chaleur animale, et le divisent naturellement en deux parties que nous traiterons séparément. Mais la chaleur naturelle à l'homme étant presque partout supérieure à celle de l'atmosphère, nous commencerons par nous occuper du mécanisme au moyen duquel l'économie animale parvient à se débarrasser d'une surabondance de chaleur, soit qu'elle ait été engendrée au dedans, soit qu'elle vienne du dehors.

1° *De la réfrigération.* — Le seul contact du corps humain avec l'air atmosphérique d'une température inférieure à la sienne, est le moyen le plus simple et le plus efficace de réfrigération ; dans nos climats il agit à tout moment et donne issue à la surabondance du calorique que nous ne cessons de produire. Ce contact a lieu par la peau et par le poumon, et son action est d'autant plus puissante qu'il est plus multiplié et que les organes sont mis en rapport avec des masses d'air plus souvent renouvelées. On sait quel excès de refroidissement peut déterminer l'insufflation artificielle du poumon puisqu'on a pu lui attribuer la mort des animaux soumis à cette expérience. Mais l'évaporation des liquides est le moyen le plus efficace pour débarrasser l'économie d'un excès de chaleur. L'absorption du calorique et l'abaissement de la température, qui sont la suite de cette évaporation, sont des faits aujourd'hui bien connus. Tout le monde sait qu'une bouteille entourée d'un linge imbibé d'alcohol, ou mieux encore d'éther, et exposée soit au soleil, soit à un courant d'air, se refroidit même jusqu'au point de la congélation; c'est ainsi qu'on obtient de la glace au cœur de l'été. Un phénomène tout-à-fait semblable peut s'observer sur le corps humain. Si au milieu d'une atmosphère chaude on arrosait sans interruption un animal avec de l'éther, et qu'on l'exposât en même temps à un fort courant d'air, on ne tarderait pas à produire un refroidissement mortel: Celui qui a lieu par l'effet de la transpiration sensible ou insensible est un phénomène du même ordre. Cette sécrétion est en effet le seul procédé qu'emploie la nature pour débarrasser les animaux d'une surabondance de chaleur, dont l'excès ne tarderait pas à leur devenir nuisible; des expériences et des observations l'ont prouvé. Franklin a observé sur lui-même (la température atmosphérique étant à 4° au-dessus de la température animale); que sa peau se conservait plus fraîche que l'air ambiant, au moyen de la transpiration continuelle dont elle était le siége. Une chemise tirée de l'armoire et mise sur son corps, lui paraissait très-chaude, et il éprouvait la même sensation en appuyant le bras sur son pupitre. Ce physicien rapporte aussi que les moissonneurs de la Pensylvanie, exposés à un soleil ardent, n'en sont pas très-incommodés tant qu'ils continuent à suer en buvant fréquemment d'une liqueur spiritueuse et très-évaporable; mais si la sueur s'arrête, ils succombent sous l'excès de la chaleur, et quelquefois meurent subitement, à moins qu'ils ne parviennent à rétablir la sueur par cette boisson ou toute autre de même nature. Les expériences de M. Delaroche s'accordent avec cette observation (*Journ. de phys.*, tom. 71). Suivant ce médecin, dont nous adoptons entièrement les opinions à cet égard, l'évaporation de la matière de la transpiration est la seule cause qui produit un refroidissement proportionnel des animaux exposés à une forte chaleur. En supprimant cette excrétion soit à la surface du corps, soit à l'intérieur des poumons, on s'opposera donc efficacement à ce que ce refroidissement ait lieu, et les animaux acquerront alors une température égale ou voisine de celle du milieu dans lequel ils vivent. C'est à ce résultat intéressant que MM. Delaroche et Berger sont parvenus. Du moment que la transpiration cutanée et pulmonaire était rendue impossible ou du moins à peu près nulle dans une atmosphère chargée de vapeurs, et qui pour cette raison ne pouvait plus se prêter à dissoudre une nouvelle proportion de liquide, l'excès de la température extérieure commençait à pénétrer le corps de l'animal, comme il était facile de s'en assurer en se servant d'un long thermomètre introduit profondément dans l'œsophage ou dans l'anus. La cause qui fait supporter à l'homme une température très-élevée, sans en être sensiblement incommodé, n'est donc autre que la transpiration. Cette fonction lui permet de résister aux excès de la chaleur aussi long-temps qu'elle se maintient, c'est-à-dire tant que l'économie animale peut fournir des matériaux à l'évaporation aqueuse. La diminution du poids du corps en est une conséquence, ainsi que le besoin de la soif et l'accélération du mouvement circulatoire, nécessaire pour entretenir l'action des exhalans cutanés.

La transpiration est d'autant plus abondante que la chaleur est plus forte et plus sèche, ce qui permet d'expliquer pourquoi la chaleur humide est si insupportable. Dans une atmosphère chargée de vapeurs, et à plus forte raison dans un liquide, l'évaporation cutanée se fait mal ou point du tout; la matière de la transpiration qui, pour devenir une cause de réfrigération, a besoin d'être dissoute à mesure qu'elle se produit au dehors, ne saurait plus être d'aucune ressource, et le refroidissement n'a plus de moyens de s'opérer. C'est pour cette raison que, dans le bain ordinaire, on ne peut supporter qu'une chaleur de 34 à 36° tout au plus, tandis que, dans une étuve, il n'est pas difficile d'aller de 45 à 50°. Ce qui se passe dans la réfrigération rentre donc tout-à-fait dans l'ordre des phénomènes physiques; pour concevoir le maintien de la chaleur animale à son degré naturel, au milieu d'une atmosphère d'une température supérieure, nous n'avons donc pas besoin de recourir, avec Dumas, à une force mystérieuse en vertu de laquelle les corps vivans résistent, jusqu'à un certain point, à tout changement de température. La vaporisation aqueuse, qui s'opère à la surface des corps d'après leur affinité pour le calorique, suffit pour tout expliquer. Il ne faut pas néanmoins s'exagérer l'étendue de ce phénomène, au point de croire que la faculté de produire du froid au moyen de la transpiration, est aussi énergique que celle de produire de la chaleur. La différence vient sans doute de ce que cette dernière faculté est bien autrement utile, les animaux

ayant plus souvent à se défendre contre le froid que contre le
chaud.

En 1803, on a vu à Paris un homme connu sous le nom de
l'*Espagnol incombustible*, qui supportait les plus forts degrés
de chaleur sans en paraître incommodé. Il fit, en présence de la
Faculté de Médecine, plusieurs expériences qui consistèrent à
se laver les pieds, les mains et même la figure, avec de l'huile
échauffée à plus de 80° (Réau.), à appuyer la plante des pieds sur
une barre de fer de six lignes d'épaisseur, chauffée au rouge
cerise, à appliquer à diverses reprises sur sa langue la partie plate
d'une spatule de fer également chauffée au rouge cerise, sans
perdre par cette expérience la faculté de distinguer facilement
la saveur de trois liquides différens ; enfin, il prit une chandelle
allumée et la promena plusieurs fois sur la partie postérieure de
la jambe depuis le talon jusqu'au jarret. Après avoir subi toutes
ces épreuves, la peau ne parut nullement altérée ; mais pendant
leur durée, son pouls avait battu de 130 à 140 fois par minute,
tandis que dans l'état naturel et après qu'elles eurent cessé, il ne
battait plus que 75 à 78 fois. J'ai été moi-même témoin de ces
épreuves, et je puis assurer que cet homme, qui était jeune et
d'une constitution frêle, les suppportait avec toutes les apparences du sang-froid et sans donner aucune marque de douleur.
Cependant il était évident qu'il ne s'y livrait qu'avec retenue et
avec la précaution de les interrompre fréquemment. Plusieurs
médecins, frappés d'un fait qui parut d'abord si extraordinaire,
s'empressèrent d'expliquer cette rare faculté par une idiosyncrasie particulière, que l'habitude aurait perfectionnée. Dodart,
qui rapporte un fait semblable dans les *Mémoires de l'Académie
des Sciences*, l'avait également regardé comme un effet de l'habitude. Mais le docteur Sémentini qui avait assisté plusieurs fois
aux expériences de l'Espagnol, soupçonna que la faculté que cet
homme paraissait posséder de résister à une si forte action du
calorique, présenté sous les formes les plus redoutables, ne pouvait dépendre que de l'interposition d'un corps étranger entre la
peau et les corps incandescens. En conséquence, il tenta divers
essais sur lui-même, et après s'être frotté avec plusieurs substances
qui le rendaient plus ou moins insensible à l'action de la chaleur,
il découvrit enfin qu'une solution saturée d'alun jouissait de cette
propriété au plus haut degré, surtout lorsqu'après avoir fait
usage de cette dissolution on se frottait le corps avec du savon

dur. S'étant préparé par des lotions de cette nature, et s'étant ainsi recouvert, en quelque sorte, d'un vêtement imperméable à la chaleur, M. Sémentini jouit de la satisfaction de pouvoir répéter sur lui-même toutes les expériences du prétendu incombustible. Déjà on connaissait en chimie plusieurs moyens de rendre la combustion de certains corps plus difficile, et M. Gay-Lussac vient d'ajouter encore à la somme des connaissances que nous possédions sur cette matière. Mais tout cela ne touche pas à la véritable question physiologique de la réfrigération animale qui, comme nous l'avons dit, ne reconnaît d'autre cause que l'exhalation du calorique surabondant, au moyen de la transpiration pulmonaire et cutanée, sensible et insensible.

2° *De la calorification.*—Cette fonction a pour but d'élever la température animale au degré nécessaire à l'exercice de la vie et de l'y maintenir. Elle a été, depuis la chimie pneumatique, l'objet de l'attention spéciale des physiologistes; mais la plupart d'entre eux, séduits par les systèmes chimiques en faveur, se sont bornés à la considérer dans ses rapports avec la respiration, et cette préoccupation de leur esprit a faussé tous les résultats où ils sont parvenus. Un autre préjugé, qui a singulièrement nui aux travaux les plus estimables, a été la nécessité où l'on s'est cru d'indiquer, dans une théorie de la chaleur animale, la source du calorique employé à la produire, et à lui découvrir une origine extérieure. Affranchis de ces deux difficultés, qui ne tiennent pas à la nature du sujet, notre marche en sera plus facile et plus sûre, et nous pourrons réduire le problème à ses véritables élémens, en nous occupant uniquement du siége de la calorification, de ses causes et de son mécanisme.

Je dis qu'il n'est point nécessaire de trouver une voie d'introduction de l'extérieur à l'intérieur, pour le calorique dont le dégagement dans nos organes est la cause prochaine de la chaleur vitale. En effet tous les corps de la nature, et par conséquent les substances animales elles-mêmes, sont pénétrés d'une quantité inconnue de calorique à l'état combiné, qui se dégage de ses combinaisons et se produit au dehors dans des circonstances données, tout aussi long-temps que ces circonstances persistent. Frottez deux cailloux l'un contre l'autre, ils ne cesseront de produire de la chaleur tant que durera le frottement. Direz-vous que le calorique qu'ils fournissent sans s'épuiser jamais, peut leur être communiqué (en vertu d'une loi

que vous avouez ignorer) par l'atmosphère, ce réservoir commun
de tous les fluides impondérables ? Je vous répondrai par un fait
auquel la même objection ne saurait être opposée. Rumford a
prouvé (*Journal de phys.,* par Delamétherie, tom. iv) qu'un
cylindre de fer, tournant avec vitesse dans un cylindre creux
de même métal plongé dans l'eau à l'une de ses extrémités, afin
que l'air n'y pût pénétrer, était, non-seulement susceptible d'é-
chauffer promptement l'eau ambiante jusqu'au point de l'ébullition, sans qu'il y eût à l'intérieur du cylindre ni combustion,
ni oxydation quelconque, mais que, quelle que fût la durée de
ce mouvement non interrompu, la quantité du calorique dégagé,
loin de diminuer jamais, s'accroissait toujours au contraire en
proportion de la force et de la célérité du mouvement du piston.
Voilà donc une chaleur sans cesse renouvelée, et rendue iné-
puisable par un procédé purement mécanique, qui ne permet pas
de supposer l'introduction d'un calorique étranger au corps d'où
elle se dégage. Rumford semble vouloir en inférer la possibilité de
concevoir la chaleur comme une simple modification de la matière et du mouvement. Nous n'aborderons pas ici cette question
de physique transcendante ; il suffit à notre objet de faire remarquer que l'existence du calorique, comme corps, n'est pas donnée
par les pneumatistes eux-mêmes comme un fait à l'abri de toute
contestation, et que Lavoisier se borne à la présenter comme
une hypothèse très-commode pour la théorie des différens phénomènes de la chaleur, mais qui ne saurait tenir lieu d'une vérité
démontrée. Pourquoi donc paraît-on se complaire à chercher
dans cette hypothèse physique des difficultés applicables à la
solution d'un problème de physiologie? A-t-on peur que la question physiologique toute seule n'en offre pas assez ?

Je passe au siége de la calorification ; les chimistes eux-mêmes
ont renoncé à le placer dans le poumon ; toutes les opinions se
réunissent aujourd'hui pour le fixer dans le système capillaire.
Bichat a le premier insisté avec force sur cette vérité; les expériences de M. Chossat lui sont favorables, et tous les faits de la
physiologie et de la pathologie tendent à la confirmer. Tout prouve
en effet que la chaleur se dégage sur tous les points de l'économie d'une manière locale, mais universelle, et que ce dégagement y suit toutes les vicissitudes des forces vitales. C'est ainsi
que la chaleur s'accroît par l'action forte et prolongée d'un organe
quelconque, par une excitation morbide, et qu'elle est susceptible

de se modifier de plusieurs manières, de s'élever en un lieu, de baisser en un autre, d'offrir une multitude d'anomalies, et d'obéir aux lois sympathiques qui lient entre eux plusieurs systèmes d'organes.

Mais quel est l'emploi des forces vitales dans le système capillaire? qu'est-ce qui s'y passe? Principalement des phénomènes de mixtion; le sang y change de nature, il fournit des élémens aux sécrétions et à la nutrition, les fluides et les solides s'y composent et s'y décomposent, les élémens s'y combinent de mille façons diverses dont le mécanisme nous échappe et dont les résultats seuls sont aperçus. Ce sont donc les fonctions nutritives et assimilatrices qui sont la cause immédiate de la calorification. Si l'on me fait remarquer que les mouvemens appelés toniques et les contractions musculaires sont aussi susceptibles de dégager de la chaleur, je répondrai que ces mouvemens n'ont pas lieu sans un abord du sang vers les parties qui se meuvent et sans un accroissement de phénomènes assimilateurs. Il ne faut donc point s'arrêter à l'action vitale considérée sous un point de vue général quand on veut expliquer le développement de la chaleur dans le système capillaire; ici, c'est l'action vitale influençant les phénomènes nutritifs. L'action du système nerveux sur la calorification n'est donc pas *immédiate;* elle s'exerce d'abord sur les fonctions nutritives, et ce n'est que secondairement qu'elle porte son influence sur le dégagement de la chaleur. M. Chossat lui-même le prouve en disant tout le contraire, puisqu'il rapporte que dans ses expériences, lorsque le système nerveux était profondément lésé (la circulation et la respiration étant maintenues dans leur état naturel), il a vu la chaleur animale s'abaisser avec rapidité, en même temps qu'on voyait diminuer les sécrétions et la plupart des phénomènes chimiques. Brodie avait déjà fait la même remarque après la décapitation. Ces faits bien médités expliquent les observations contradictoires des médecins sur le rapport qui quelquefois existe, et d'autres fois n'existe point, entre la circulation, estimée d'après la fréquence des pulsations artérielles, et le degré de la chaleur animale. Quand ce rapport a lieu, il n'est qu'un effet consécutif de celui qui est établi entre la grande circulation et les phénomènes capillaires. Mais ce dernier n'étant pas à beaucoup près constant, comme on en a la preuve dans les cas où il y a atrophie d'un membre sans altération sensible du pouls, il s'ensuit que les rapports *médiats* entre la production de la chaleur et les mouvemens de la grande circulation ne doivent pas l'être non plus. Cependant on peut dire en général que les trois grandes fonctions vitales, la circulation, la respiration et l'action du cerveau considérées dans l'échelle animale, influent puissamment, quoique d'une manière médiate, sur la calorification, et que cette fonction est d'autant plus prononcée que le poumon est plus grand, la circulation plus active et l'organisation du système nerveux plus parfaite. C'est que tout se tient, tout se lie dans l'organisme; à mesure que le système de l'organisation se complique et se perfectionne, toutes les fonctions acquièrent une augmentation proportionnelle d'activité et de perfection, et la calorification est en raison de ce surcroît d'activité vitale.

On pourrait s'arrêter à ce résultat physiologique, mais il vaut mieux aller au delà. Nous venons de voir que la calorification a son siége dans le système capillaire et sa source dans les fonctions assimilatrices. Quelle est la nature de ces fonctions? Ne sont-elles pas entièrement chimiques dans leur mécanisme, sinon dans le principe qui les dirige? Sont-elles en un mot autre chose que des combinaisons chimiques commandées, il est vrai, par une force vitale, mais qui n'en doivent pas moins être suivies des résultats chimiques de toutes les combinaisons? Or qu'arrive-t-il quand les molécules de la matière s'unissent d'une manière intime pour former des composés nouveaux? Il y a production de chaleur; car un composé quelconque doit contenir moins de calorique que ses composans, c'est-à-dire que toutes les fois que deux corps se combinent *sans changer d'état*, il y a dégagement de calorique. M. Gay-Lussac a fait observer, à la vérité, que cette règle souffrait quelques exceptions; mais, en citant quelques faits qui lui sont contraires, il n'en a pas moins reconnu et confirmé la généralité du principe (*Annales de chimie et de physique*, tome I). Cette cause féconde de la production de la chaleur n'avait pas été énoncée par Lavoisier; ce n'est pourtant qu'à l'aide de ce principe qu'il est possible d'expliquer le dégagement considérable de calorique qui accompagne les fermentations. MM. Petit et Dulong ont lu à l'Académie des Sciences, en 1819, un Mémoire, dans lequel ils s'attachent à relever d'autres imperfections de la théorie des causes de la chaleur, telle qu'elle existe aujourd'hui. D'après ces physiciens, les différences de capacité et la condensation des corps ne seraient pas, à beaucoup près, les seules causes qui influent sur le développement de chaleur qui a lieu dans la plupart des combinaisons ; il faut y joindre l'action du fluide galvanique, que Davy a si bien constatée en faisant communiquer les deux pôles d'une pile voltaïque par un morceau de charbon placé dans un gaz impropre à la combustion. Dans cette expérience capitale, le charbon demeure dans un état de violente ignition ou d'incandescence pendant tout le temps que dure l'action de la pile, et sans éprouver dans sa nature aucune altération chimique : phénomène remarquable, dont il est possible de tirer une conséquence analogue à celle qui résulte de l'expérience de Rumford, que nous avons citée comme mettant en doute l'existence matérielle du calorique. D'un autre côté, on sait, depuis les expériences du physicien anglais et celles de MM. Hisinger et Berzélius, que tous les corps qui se combinent se trouvent l'un par rapport à l'autre, au moment de la combinaison, précisément dans les mêmes conditions électriques que les deux pôles de la pile. D'après cela, n'est-il pas raisonnable de penser, avec MM. Petit et Dulong, que la cause qui produit l'incandescence du charbon dans la belle expérience de Davy, est la même qui, dans les combinaisons ordinaires, élève plus ou moins la température des corps ?. Ces dernières observations tendent à expliquer de la manière la plus heureuse le dégagement de chaleur qui a lieu dans ce dernier cas.

Mais, en écartant toute théorie, on peut s'en tenir, si l'on veut, au premier fait chimique du dégagement de calorique qui a lieu dans les combinaisons moléculaires ; fait peu généralement connu, et dont on n'a encore tenté aucune application à la théorie de la chaleur animale. Je le crois suffisant néanmoins pour rendre raison de la calorification, résultat constant de toutes les combinaisons assimilatrices qui ont lieu dans le système capillaire ; et, en lui attribuant une semblable influence sur un phénomène vital, je ne crains point de sacrifier les vrais principes de la physiologie à la déplorable influence des systèmes chimiques dont elle a eu tant à souffrir. La calorification demeure toujours placée sous la dépendance immédiate des forces vitales, qui en règlent l'exercice suivant l'état et les besoins de l'organisme. Dans cette alliance de deux forces d'une nature différente pour concourir à un même but et satisfaire à l'une des nécessités de la vie, je n'apperçois rien que de semblable à ce qui a lieu dans une multitude de phénomènes organiques où l'on voit les forces vitales employer comme auxiliaires les propriétés générales des corps. J'en citerais mille exemples si c'était ici leur place.

Ainsi on peut dire que la calorification animale est un phénomène mixte, physique dans son mécanisme, et vital dans son principe. Nous avons vu qu'il en est de même de la réfrigération, et que cette dernière fonction s'exécute et devient utile d'après ce qu'on connaît de la vaporisation des liquides. Le corps de l'homme ne jouit donc d'aucune propriété particulière, d'aucune faculté vitale spécifique pour résister soit au froid, soit à la chaleur : comme tous les autres corps de la nature, il tend sans cesse à s'échauffer ou à se refroidir, et il ne se maintient au degré de chaleur fixé par les lois de l'organisme qu'à l'aide de procédés purement physiques. La propriété qu'ont les solides et les fluides dont il est formé d'être mauvais conducteurs du calorique, n'offrirait qu'une ressource précaire et de peu de durée, s'il ne possédait en lui-même des moyens de produire, suivant le besoin, et du froid et du chaud. Éprouve-t-il du froid, une réaction vitale a lieu, la circulation, la respiration s'accélèrent ; par suite du surcroît d'activité qu'acquièrent ces fonctions, les phénomènes nutritifs et les combinaisons moléculaires se multiplient, et sa température s'élève en proportion de ce qu'elle a perdu. A-t-il à souffrir au contraire d'un excès de chaleur, la matière des deux transpirations cutanée et pulmonaire se sécrète en plus grande quantité, les fluides dans leur vaporisation à la surface du corps absorbent une partie de son calorique surabondant, et bientôt se complète ainsi une réfrigération salutaire. Mais quand ces moyens d'action ont dépassé certaines bornes prescrites à ses facultés organiques, l'homme, ou l'animal, ne peut plus produire ou assez de froid ou assez de chaleur pour maintenir sa température individuelle ; il se laisse pénétrer par celle du milieu qui l'environne, et sa vie s'éteint. Ce résultat aurait lieu au plus médiocre changement de la température atmosphérique si, comme nous l'avons dit, l'animal n'avait à son service des organes qui sont comme autant d'instrumens destinés à agir dans l'intérêt de sa conservation, sans s'écarter des lois imposées à la propagation de la chaleur. Mais ces instrumens eux-mêmes, quelque puissans qu'on les suppose, n'offriraient souvent qu'un secours précaire et borné, sans l'intelligence des animaux et les moyens industriels qu'ils mettent en usage pour se défendre contre les extrêmes du froid et du chaud. La faculté qu'on s'est plu à accorder exclusivement à l'espèce humaine de se répandre sur tout le globe et de vivre indifféremment dans tous les climats, n'est donc pas en elle le résultat d'une plus forte organisation, mais l'attribut d'une intelligence supérieure.

(COUTANCEAU.)

CHALEUR (pathologie). La faculté qu'a le corps humain de conserver dans l'état de santé un degré de chaleur à peu près égal, quelle que soit la température des milieux dans lesquels il est placé, devient plus remarquable encore dans l'état de maladie. Constamment en effet, chez l'homme sain la chaleur s'élève de quelques degrés; dans des milieux très-chauds elle s'abaisse dans les conditions opposées. Chez l'homme malade, au contraire, on voit dans quelques cas un froid violent s'établir malgré l'application de corps chauds; on voit de même la chaleur devenir brûlante, sans que ni l'ingestion des boissons fraîches, ni l'éloignement des vêtemens puisse la calmer. Toutefois dans d'autres circonstances les personnes malades sont beaucoup plus sensibles au froid et à la chaleur extérieurs qu'elles ne l'étaient en santé.

L'appréciation de la chaleur morbide, comme de beaucoup d'autres symptômes, exige de la part du médecin une grande habitude, et celle-ci suppose une observation attentive, et des comparaisons fréquentes entre la chaleur de l'homme sain et celle de l'homme malade dans les diverses conditions de la santé et de la maladie. Le meilleur, je dirai même le seul instrument que le médecin puisse employer, est sa main. Le thermomètre ne lui donnerait qu'une idée imparfaite de l'élévation même de la chaleur, et serait tout-à-fait impropre à faire apprécier les autres modifications qu'elle présente. Pour les bien juger, le médecin doit avoir actuellement une chaleur modérée à la main qu'il porte sur le malade; il doit l'appliquer successivement sur diverses parties, et principalement sur les extrémités des membres, sur la face, sur la poitrine ou le ventre, et sur la région qui paraît être le siége de la maladie ou des symptômes prédominans; il doit la laisser quelque temps, douze à quinze secondes, par exemple, sur chacune de ces parties, afin de connaître si la sensation qui lui est transmise reste la même, ou devient différente par le contact prolongé.

Les principales modifications qu'offre la chaleur chez l'homme malade se rapportent à quatre points : elle est augmentée, diminuée, abolie, ou pervertie.

L'augmentation de la chaleur peut offrir de nombreux degrés soit dans des maladies diverses, soit dans la même à des époques différentes. Entre la chaleur légère, qui a lieu dans beaucoup d'affections bénignes, et la chaleur brûlante, qu'on observe dans les maladies fébriles les plus intenses, il y a une multitude de nuances. Tantôt cette chaleur n'est sensible que pour le malade, tantôt le médecin peut la reconnaître par le toucher, et quelquefois même la mesurer à l'aide du thermomètre; quelques expérimentateurs assurent avoir ainsi reconnu une élévation de plusieurs degrés; mais l'emploi de cet instrument n'ayant encore fourni aucune application utile, son usage n'a point été adopté par les médecins.

La chaleur peut être générale ou partielle; dans le premier cas elle peut être répartie également dans tout le corps ou être plus élevée dans quelques régions, ce qui est plus ordinaire. Lorsque la chaleur est bornée à une région, c'est tantôt dans l'organe même qui est affecté qu'elle a son siége, tantôt dans une partie qui en est plus ou moins éloignée, à la tête, par exemple, dans certaines affections de l'estomac, à la paume de la main dans quelques maladies des poumons. La chaleur offre relativement à son type des variétés analogues: tantôt elle persiste sans interruption pendant tout le cours de la maladie, tantôt elle reparaît périodiquement, comme dans les fièvres intermittentes, ou à des intervalles irréguliers et d'une manière passagère, comme on l'observe chez les femmes mal réglées et chez les personnes nerveuses; elle revient alors *par bouffées*, suivant l'expression commune; c'est le plus souvent à la face que ces bouffées de chaleur ont lieu; elles sont accompagnées de rougeur de cette partie, et fréquemment suivies d'une sueur légère. Quelques auteurs ont appelé *nerveuse* ou *erratique*, la chaleur partielle et passagère qui se fait sentir tantôt dans un point, tantôt dans un autre.

La chaleur offre encore chez l'homme malade d'autres différences relatives au caractère particulier qu'elle présente : quelquefois elle est semblable à celle d'un individu bien portant qui a chaud, c'est la chaleur *franche;* lorsqu'elle est accompagnée de moiteur, et semblable à celle d'une personne qui sort d'un bain tiède, on la nomme *halitueuse;* si la peau a perdu sa souplesse et l'espèce d'humidité qu'elle offre ordinairement, la chaleur est *sèche;* elle est *âcre* ou *mordicante*, lorsqu'elle cause aux doigts une sensation incommode, que cette épithète exprime assez bien, sensation qui ne diminue pas par un contact prolongé, et qui persiste même pendant quelque temps après que le contact a cessé. Quelques auteurs ont encore décrit d'autres variétés de la chaleur qu'ils ont appelées *hectique*, *ardente*, *septique ;* mais il faudrait en admettre beaucoup d'autres qui trouvent mieux leur place dans l'histoire particulière de chaque maladie.

La diminution de la chaleur, ou *le froid*, offre les mêmes variétés sous le rapport de l'intensité, du siége, du type et du caractère particulier qu'elle présente.

Le froid peut être appréciable pour le médecin, ou n'être sensible que pour le malade : dans l'un et l'autre cas il peut offrir une intensité variée ; on nomme *refroidissement* une simple sensation de froid ; *horripilation*, celle qui est accompagnée de la saillie des bulbes des poils ; *frisson*, lorsqu'il s'y joint un tremblement involontaire. Le froid peut être général ou partiel, extérieur ou intérieur, se faire sentir dans une seule partie ou en parcourir plusieurs, être passager ou continuel, avec ou sans exacerbation. Relativement à son caractère particulier, il peut être piquant, glacial, ou semblable à celui qu'on éprouve en santé lorsqu'on s'expose à l'air froid.

Dans un grand nombre de circonstances le froid et la chaleur se montrent successivement chez le même individu : communément le froid a lieu le premier, et la chaleur vient ensuite ; quelquefois on observe le contraire. Souvent la diminution et l'augmentation de la chaleur se succèdent un grand nombre de fois dans un espace de temps fort court.

L'abolition complète de la chaleur n'a lieu que dans l'état de congélation qui peut être partielle ou générale ; il est vraisemblable que la température approche beaucoup de 0°, même dans les parties qui sont susceptibles encore de revenir à la vie.

Quant aux perversions de la chaleur, on peut considérer comme telles ; le froid violent que les malades éprouvent dans des parties évidemment chaudes, la chaleur qu'ils accusent dans d'autres qui sont froides, et ces sensations opposées de froid et de chaud, qui ont lieu presque simultanément dans les mêmes parties, phénomènes singuliers qui ne sont pas très-rares dans les fièvres intermittentes, entre le premier et le second stade de chaque accès.   (CHOMEL.)

CHALYBÉ, ÉE, adj. *chalybeatus*, de *chalybs*, acier ; épithète employée autrefois pour désigner les préparations dont le fer et l'acier faisaient la base : on donnait le nom de *tartre chalybé* au tartrate de potasse et de fer, et celui de *vin chalybé* au vin contenant du fer. Cet adjectif est peu usité aujourd'hui. (ORFILA.)

CHAMBRE, s. f., *camera*, du grec χαμάρα, voûte, espace couvert par une voûte. Les anatomistes appellent, depuis le milieu du siècle dernier seulement, les intervalles qui existent dans l'œil, entre la cornée et l'iris, et entre celle-ci et le cristallin, *chambre antérieure* et *chambre postérieure de l'œil*, sans doute à cause de l'espèce de voûte que forme la cornée au-devant d'eux. Ces intervalles que remplit l'humeur aqueuse, communiquent par l'ouverture de la pupille : aussi les anciens n'en faisaient-ils qu'une seule cavité que Celse appelle le vide de l'œil. *Voy.* OEIL.

(A. BÉCLARD.)

CHAMÆDRYS ou PETIT CHÊNE, s. m. ; c'est une espèce du genre *teucrium* ou germandrée. *Voy.* GERMANDRÉE. (A. R.)

CHAMÆPITIS, s. m., autre espèce du genre germandrée. *Voyez* ce mot. (A. R.)

CHAMPIGNONS, *fungi*, s. m. Nous réunirons dans cet article des considérations générales sur toutes les espèces de champignons comestibles et vénéneuses, particulièrement sur celles qui sont fournies par les genres agaric, amanite et bolet, dont nous traiterons ici avec détail sous les rapports botanique et hygiénique, renvoyant ensuite aux mots CLAVAIRE, HELVELLE, HYDNE, MERULE, MORILLE, TRUFFE, etc., pour les genres dont les espèces sont toutes comestibles, ou du moins peuvent être mangées sans danger.

Ce n'est point ici le lieu de discuter les opinions des auteurs sur la nature et l'origine des champignons; d'examiner sérieusement si ces êtres singuliers sont dus, comme le pensait Necker, à la décomposition et à la transformation du tissu cellulaire et parenchymateux des plantes, ou bien à une sorte de fermentation, ou même à une génération spontanée. Ce que nous devons savoir, c'est que ces êtres n'appartiennent point au règne animal, ainsi que plusieurs naturalistes, parmi lesquels on doit citer l'immortel Linné l'ont avancé, ni à un règne particulier, selon l'opinion de Necker; mais qu'ils font partie du règne végétal, dont ils doivent être considérés comme les êtres les plus imparfaits, ou plutôt comme ceux dont l'organisation est la moins compliquée. En effet les champignons sont des masses de tissu cellulaire di-

versement configurées. Ils étonnent l'œil par la variété de leurs
formes et de leurs couleurs : tantôt ils se présentent sous la forme
de tubercules à peine perceptibles à l'œil nu, tantôt sous celle
de longs filamens grêles et déliés, qui recouvrent les corps organisés en état de décomposition. D'autres fois ils sont entièrement globuleux, ou bien offrent l'aspect de branches de corail
ramifiées, ou de parasols bombés à leur face supérieure, plus
rarement concaves, recouverts inférieurement de lames perpendiculaires et rayonnantes, de tubes, de pores ou de plis, etc.
Cette partie supérieure du champignon est appelée le *chapeau*,
et le pied qui la supporte a reçu le nom de *stipe* ou de *pédicule*.

Les champignons, surtout ceux qui sont charnus, croissent
avec une extrême rapidité. Assez souvent le champignon tout
entier est renfermé, avant son développement, dans une espèce
de bourse close de toutes parts, et qui se rompt irrégulièrement
pour le laisser sortir. On lui a donné le nom de *volva*. Dans un
assez grand nombre d'espèces la face inférieure du chapeau est
recouverte d'une membrane qui s'attache d'une part à toute la
circonférence de cet organe, et de l'autre au sommet du stipe.
Cette membrane, qui finit par se déchirer, laisse autour du
stipe un lambeau circulaire, souvent découpé et frangé, et auquel
on a donné le nom de *collier* ou d'*anneau*.

Les organes de la reproduction sont encore peu connus dans
cette classe de végétaux; ils se présentent ordinairement sous
la forme d'une poussière très-fine, placée dans l'intérieur du
champignon, ou étendue sur les lames ou les plis qu'offre leur
chapeau à sa face inférieure.

Les champignons se plaisent généralement dans les lieux ombragés et humides; ils croissent tantôt sur la terre, tantôt sur
d'autres végétaux, quelquefois enfin sur des corps organisés en
état de décomposition. Il y en a dont la substance est tendre et
charnue; c'est parmi eux que l'on trouve les espèces comestibles
et vénéneuses. D'autres sont durs, coriaces et comme subéreux;
enfin, dans quelques espèces, leur consistance approche de celle
du bois.

Les trois genres agaric, amanite et bolet, dont nous devons
traiter spécialement dans cet article, sont très-faciles à distinguer les uns des autres par les caractères suivans:

1° Le genre AGARIC (*agaricus*, Pers.) comprend toutes les es-

pèces de champignons, dont le chapeau est garni à sa face inférieure de lames perpendiculaires et rayonnantes, simples et
entières, mais qui sont dépourvues de bourse.

2° Le genre AMANITE (*amanita*, Pers.) diffère des agarics
par son pédicule renflé à sa base et la présence d'un volva qui
enveloppe le champignon en partie ou en totalité avant son développement.

3° Le genre BOLET (*boletus*) renferme tous les champignons
dont le chapeau porte à sa face inférieure des tubes perpendiculaires rapprochés ou soudés entre eux.

Il n'est aucun genre de plantes dans tout le règne végétal qui
comprenne un aussi grand nombre d'espèces différentes que les
genres agaric et amanite réunis. M. Fries, dans son *Systema my-
cologicum*, publié en 1821, en décrit 750 espèces, auxquelles
il faut encore ajouter 150 autres, qu'il ne fait que mentionner,
comme moins bien connues. Il faut donc une grande précision et
une exactitude extrême dans les caractères botaniques, pour parvenir à connaître les espèces qui peuvent être employées comme
alimens, et à les distinguer de celles qui, au contraire, sont éminemment délétères. Cette distinction spécifique est d'autant plus
importante, que fort souvent les espèces douées des propriétés
les plus opposées sont celles qui offrent la plus grande analogie
dans leurs caractères extérieurs. C'est, par exemple, ce que prouvent de la manière la plus évidente la fausse oronge et l'oronge
vraie, qui ont une ressemblance extérieure assez frappante, pour
qu'il soit facile de les confondre, et qui cependant diffèrent tellement entre elles sous le rapport de leurs propriétés, que la première est un poison violent, tandis que la seconde est une des
espèces les plus saines et les plus agréables. L'histoire des champignons vénéneux étant un point de médecine légale, et
pour lequel le médecin peut être consulté par les magistrats,
nous croyons devoir dans cet article entrer dans des détails
botaniques, qui nous paraissent indispensables dans un sujet
aussi important.

Nous allons donner la description abrégée des espèces principales des trois genres agaric, amanite et bolet, qui sont remarquables par leurs usages économiques ou leur action délétère;
nous passerons ensuite à quelques considérations générales sur
les champignons vénéneux, sur les différens moyens proposés
pour les reconnaître et les distinguer, renvoyant au mot

ʄoɪsoɴ pour tout ce qui a rapport à leur action délétère sur l'économie animale.

§ I. *Des espèces du genre Agaric.*—La multiplicité des espèces réunies dans le genre agaric a engagé les botanistes à y former plusieurs coupes ou groupes qui facilitent singulièrement la recherche de ces espèces. M. Persoon, que l'on doit à juste titre considérer comme un des auteurs auxquels la science mycologique doit ses plus grands progrès, a réparti les espèces de ce genre en dix sections, auxquelles il a donné des noms particuliers, et qui toutes sont encore composées d'un nombre considérable d'espèces.

Nous diviserons en quatre groupes les espèces d'agaric dont nous allons donner la description. Dans le premier, nous placerons les espèces à pédicule central, pourvu d'un collier ; dans le second, celles qui n'ont pas de collier ; dans le troisième, toutes les espèces qui sont lactescentes, et enfin dans le quatrième, celles dont le pédicule est inséré latéralement, et non au centre de la face inférieure du chapeau.

1º *Espèces à pédicule central pourvu d'un anneau ou collier.*

ᴀɢᴀʀɪᴄ ᴏʀᴅɪɴᴀɪʀᴇ, *agaricus campestris*, L. Bull. Champ. de la France, t. 134. C'est cette espèce que l'on désigne à Paris sous le nom de *champignon* proprement dit, ou de *champignon de couche.* Elle croît généralement dans les lieux découverts, sur les pelouses sèches et exposées au soleil. On la reconnaît à sa couleur blanche, quelquefois légèrement brunâtre, à son pédicule plein, non renflé, haut d'un à deux pouces ; à son chapeau convexe, lisse, glabre, large de deux à trois pouces, dont la face inférieure est garnie de feuillets d'une couleur vineuse un peu terne. Sa chair est assez tendre, quoique cassante ; son odeur est agréable, et désignée sous le nom d'odeur de champignon. On en fait une telle consommation à Paris, où il n'est permis de vendre publiquement que cette espèce, qu'on est obligé de se le procurer artificiellement, au moyen de couches de fumier, sur lesquelles on a projeté du *blanc de champignon.*

L'agaric *boule de neige* de Bulliard, que cet auteur figure dans sa planche 514, n'est qu'une variété de l'espèce précédente, et se mange comme elle.

ᴀɢᴀʀɪᴄ ᴇ́ʟᴇᴠᴇ́, *A. procerus*, Pers. syn. fung. 256 ; *A. colubrinus*, Bull., t. 78 et t. 583. Cet agaric a reçu les noms vulgaires de *couleuvrée, coulemelle, parasol, poturon, boutarot, ver-*

tet, etc. Elle n'est pas rare en automne sur les pelouses découvertes ; son stipe acquiert quelquefois jusqu'à un pied d'élévation ; il est renflé à sa base, écailleux et creux à son intérieur ; son chapeau, qui est d'une teinte bistre, est large de dix à douze pouces, couvert d'écailles imbriquées ; ses lames sont blanches, et forment une sorte de bourrelet circulaire au sommet du pédicule. A l'exception du pédicule, qui est un peu dur et coriace, on mange la chair de ce champignon, dont la saveur est agréable.

AGARIC ANNULAIRE, *A. annularis*. Bull., t. 540 ; Orfila, Medec, leg., t. 19, f. 1. M. Paulet désigne ce champignon sous le nom de *tête de Méduse*. Il croît en automne, dans les bois, par touffes ou groupes composés quelquefois de quarante à cinquante individus. Il se développe à terre ou sur les vieilles souches. Il est d'une couleur fauve-roussâtre ; son pédicule est cylindrique, charnu, de trois à quatre pouces de hauteur, écailleux dans sa partie supérieure, qui est garnie d'un collier annulaire et concave. Son chapeau est convexe, mamelonné à son centre, large d'environ trois pouces, un peu écailleux. Ses lames, d'abord blanches, deviennent légèrement brunâtres : elles sont inégales. Ce champignon est fort dangereux, et a quelquefois donné lieu à des accidens funestes.

2° *Espèces à pédicule central, dépourvu de collier.*

AGARIC MOUSSERON, *agaricus mousseron* ; Bull., t. 142. C'est cette espèce que l'on connaît et que l'on emploie si fréquemment comme aliment sous le nom de *mousseron*. Il se montre, dès le premier printemps, sur les pelouses sèches et la lisière des bois. Par sa couleur et sa taille il ressemble beaucoup au champignon de couche, dont il est facile de le distinguer par le manque de collier. Son pédicule, long d'un pouce à un pouce et demi, est assez épais, surmonté d'un chapeau très-convexe et presque globuleux, glabre et un peu sinueux à sa circonférence. Ses lames sont étroites, très-serrées et entièrement blanches. Sa chair est cassante, blanche et d'un goût agréable. Il est assez commun aux environs de Paris, surtout du côté de Neuilly-sur-Marne ; mais on le rencontre principalement dans les provinces méridionales de la France. On en fait une grande consommation, ainsi que du mousseron blanc (*agaricus albellus*, De Cand., Flor. fr.), qui, à cause de son odeur musquée, qu'il conserve encore lorsqu'il est desséché, est appelé *champignon muscat*.

AGARIC FAUX MOUSSERON, *agaricus pseudo-mousseron*. Bull., t. 326. On le nomme vulgairement *mousseron godaille*, ou *de Dieppe*, *mousseron d'automne*. Il diffère du précédent par sa couleur jaune-rougeâtre, par son pédicule grêle et un peu fusiforme, et par son chapeau convexe, un peu mamelonné au centre. Sa chair, quoique ferme, est d'une saveur et d'une odeur agréables. Il croît assez communément en été dans les pâturages secs et les bois découverts. Il se conserve très-bien par la dessiccation.

AGARIC DU HOUX, *agaricus aquifolii*. Pers. camp., com. 266. C'est cette espèce que l'on appelle encore *oreille de houx* ou *grande girolle*. Elle est d'un jaune-clair. Son pédicule est long de quatre à cinq pouces, très-épais et un peu comprimé. Son chapeau, large de trois à quatre pouces, est lisse et glabre, et porte à sa face inférieure des feuillets blanchâtres. Ce champignon, qu'on trouve en automne dans les buissons de houx, a une chair parfumée et fort délicate : aussi le recherche-t-on dans les contrées où il est commun.

AGARIC DE L'OLIVIER, *agaricus olearius*. De Cand., Flor. fr., 6, p. 44. Cette espèce ne croît que dans la région des oliviers, où on la désigne communément sous le nom d'*oreille de l'olivier*. Sa couleur est rousse-dorée très-vive : il forme des touffes souvent implantées sur les racines de l'olivier et de quelques autres arbres. Son pédicule court et un peu arqué est presque toujours légèrement excentrique. Les lames du chapeau sont décurrentes sur le pédicule. Sa chair est dure et filandreuse, sa saveur peu agréable. Il est fort important de bien distinguer cette espèce, que M. De Candolle assure être très-vénéneuse.

AGARIC BRULANT, *agaricus urens*. Bull., t. 528, f. 1 ; Orfil., Méd. leg., t. 1. Ce champignon est d'une teinte jaune-terne ou brunâtre. Son pédicule est cylindrique, glabre, long de cinq à six pouces, légèrement strié dans sa partie supérieure, et velu inférieurement. Son chapeau, d'abord convexe, devient un peu concave ; sa largeur est d'environ deux pouces ; ses lames sont inégales entre elles, et d'une couleur brune plus foncée que celle des autres parties. Il croît ordinairement par touffes dans les bois humides, et principalement sur les feuilles mortes ; sa saveur âcre et brûlante est un indice certain de ses qualités délétères.

3° *Espèces à pedicule central, laissant écouler un suc blanc et laiteux quand on les entame.* — Les espèces réunies dans cette section sont généralement désignées sous la dénomination de *lactaires*, à cause du suc blanc et laiteux, quelquefois jaune ou rougeâtre, qui s'en écoule, lorsqu'on les casse ou qu'on les entame. Elles sont toutes plus ou moins suspectes, d'une saveur âcre et poivrée. Cependant plusieurs espèces comestibles appartiennent à cette section. On doit avoir la précaution de les laisser tremper dans de l'eau vinaigrée avant de s'en servir.

AGARIC DÉLICIEUX, *agaricus deliciosus*. L. Schœff., t. 2. Ce champignon, que l'on rencontre surtout dans les forêts de sapins du nord de l'Europe, croît en général par touffes. Son chapeau un peu concave est d'abord jaune, marqué de zones plus foncées, et devient assez souvent fauve et même rougeâtre. Il est soutenu par un pédicule épais, charnu, de deux à trois pouces de hauteur; ses lames sont inégales et d'une couleur plus pâle. Le suc qui s'écoule des plaies faites à ce champignon est d'un rouge de brique plus ou moins intense, et lui donne une âcreté assez marquée, qui se dissipe par la cuisson. Cependant ce champignon, que l'on mange dans le nord de l'Europe, conserve toujours une saveur poivrée.

Il paraît que, dans beaucoup de contrées, on mange également les différentes variétés de l'AGARIC ACRE, *agaricus acris*, qui ont été figurées par Bulliard, t. 538 et t. 488; mais on doit se défier de ce champignon.

AGARIC CAUSTIQUE, *agaricus pyrogalus*. Bull., t. 529, f. 1; Orfil., Méd. leg., t. 18, f. 2. Le chapeau de ce champignon est d'une jolie couleur rouge; il est convexe, à l'exception de son centre, qui est légèrement concave; il est marqué de lignes un peu plus foncées. Ses feuillets inégaux et rougeâtres sont adhérens au pédicule. Celui-ci est jaunâtre, haut d'un à deux pouces, cylindrique et plein dans son intérieur. Ce champignon est assez commun dans les bois; son suc est jaunâtre et caustique.

C'est une espèce vénéneuse.

AGARIC MEURTRIER, *agaricus necator*. Bull., t. 529, f. 2, et t. 14; Orfil., Méd. leg., t. 19, f. 3. On l'appelle vulgairement *morton, raffoult, mouton zoné, etc.* Il est d'un brun rougeâtre; son pédicule, ayant deux à trois pouces de hauteur, est cylindrique, et porte un chapeau convexe, légèrement concave vers son centre, assez souvent marqué de zones concentriques, et recouvert dans sa jeunesse de petites pellicules d'une teinte plus foncée. La circonférence du chapeau est légèrement roulée en dessous; ses feuillets sont inégaux. On trouve ce champignon, qui est très-vénéneux, dans les bois, vers la fin de l'été et en automne. Le suc blanc qui s'en écoule, lorsqu'on le casse, est extrêmement âcre et caustique.

4° *Espèce à pédicule latéral.* AGARIC STYPTIQUE, *agaricus stypticus.* Bull., t. 140 et 557, f. 1; Orfil., Méd. leg., t. 18, f. 4; t. 19, f. 2. Cette espèce est d'une teinte jaune-fauve plus ou moins intense; son pédicule s'insère latéralement et à la circonférence du chapeau; il est conique, long de huit à dix lignes; son chapeau est hémisphérique, et a quelque ressemblance, par sa forme, avec une oreille humaine; son plus grand diamètre est d'environ un pouce; ses feuillets sont égaux, et se détachent facilement de la chair du chapeau. Ce champignon, dont la saveur est âcre et astringente, croît sur les vieux troncs d'arbres : il est très-vénéneux.

§ II. *Des espèces du genre Amanite.* — Les amanites se distinguent des agarics par leur pédicule ordinairement renflé et comme bulbeux à sa base, par la bourse ou volva qui recouvre le champignon en partie ou en totalité avant son développement. Les espèces de ce genre doivent être distinguées avec soin, car il renferme les champignons les plus délétères et ceux que leur saveur agréable fait le plus rechercher.

AMANITE ORONGE VRAIE, *amanita aurantiaca.* Pers. Champ., com. 174, t. 1. Cette belle espèce, dont on fait grand usage comme aliment, porte les noms d'*oronge* proprement dite, de *dorade*, de *jazerand*, de *jaune d'œuf*, de *cadran*, *etc.* On la reconnaît en ce qu'elle se présente d'abord sous la forme d'un œuf. En effet, au moment où elle commence à paraître, son volva, qui est blanc, la recouvre en totalité; mais bientôt il se sépare, à sa partie supérieure, en plusieurs lobes, et le chapeau, ainsi que le pédicule, se développent rapidement. Le chapeau est convexe, d'une belle couleur rouge-orangé, strié, large de quatre à cinq pouces. Son stipe est cylindrique, plein, jaune, portant un collier membraneux et rabattu; ses feuillets sont inégaux, épais et jaunes.

L'oronge vraie n'est pas rare dans les bois en automne, surtout dans les provinces méridionales de la France; il est important de ne la pas confondre avec l'oronge fausse qui est très-vénéneuse.

AMANITE FAUSSE ORONGE, *amanita muscaria.* Persoon; *aga-*

ricus pseudo-aurantiacus, Bull., t. 122; Orfil., Med. leg., t. 14 , f. 1. La fausse oronge a la plus grande ressemblance pour le port et la couleur avec l'oronge vraie, mais cependant on peut l'en distinguer par les caractères suivans : son volva n'est jamais complet, c'est-à-dire qu'il ne recouvre pas le champignon en totalité. Son chapeau est marqué de plaques jaunâtres et irrégulières ; son pédicule et ses lames sont blancs, et jamais jaunes, comme dans l'oronge vraie. Cette espèce abonde en automne dans tous nos bois : elle est fort vénéneuse.

AMANITE VÉNÉNEUSE, *amanita venenosa*. Pers. Ch., com. 178 , t. 2. M. Persoon réunit sous ce nom plusieurs champignons, regardés comme des espèces distinctes par quelques auteurs, et connus sous les noms d'*agaric bulbeux* et d'*agaric printanier*. Les caractères de cette espèce consistent en un pédicule de trois à quatre pouces de hauteur, bulbeux et renflé à sa base qui est environné d'un volva, dans lequel le chapeau était d'abord renfermé ; ce chapeau est convexe, ordinairement parsemé de plaques écailleuses ; le collier est membraneux, souvent rabattu.

Cette espèce présente trois variétés principales, savoir :

1° L'amanite bulbeuse blanche, ou *oronge ciguë blanche* de Paulet. C'est l'*agaricus bulbosus vernus* figuré par Bulliard, t. 108. Elle est entièrement blanche dans toutes ses parties.

2° L'amanite sulfurine, ou *oronge ciguë jaunâtre* de Paulet (*amanita citrina*. Pers., Syn. fung.), Bull., t. 577, f. 9. Le chapeau de cette variété est d'un jaune citron, ainsi que son collier ; le pédicule est long de trois à quatre pouces, le chapeau marqué de taches brunes : elle est fort commune dans les bois sombres et humides.

3° L'amanite verdâtre, ou *oronge ciguë verte* de Paulet ; *amanita viridis*, Pers., Syn. fung. ; *agaricus bulbosus*, Bull., t. 2 et 108. Son chapeau, d'un vert foncé, est quelquefois lisse et sans taches écailleuses : cette variété est plus grande que les deux précédentes ; elle croît en automne dans les lieux ombragés.

Cette espèce, dont la saveur est âcre et nauséabonde, est une des plus importantes à bien connaître, à cause de sa ressemblance avec le champignon de couche. Il paraît même que c'est celle qui a donné lieu au plus grand nombre des empoisonnemens causés par l'usage des champignons, à cause des méprises qui ont été faites, en la prenant pour le champignon ordinaire. Mais on évitera cette erreur, en remarquant que l'amanite vénéneuse a toujours le pédicule bulbeux, environné à sa base par une bourse, et ayant la face supérieure de son chapeau garnie de plaques écailleuses, ce qui n'a jamais lieu dans le champignon ordinaire.

C'est au même genre amanite que l'on doit rapporter plusieurs autres espèces mal connues, et qui n'ont encore été indiquées que par M. Paulet dans son traité des Champignons, sous le nom générique d'*hypophyllum*. Nous citerons ici pour exemples :

1° L'oronge-croix-de-Malte, *hypophyllum - crux - melitensis,* Paulet, Orfil., Med. leg., t. 16, f. 1, dont le chapeau se fend en plusieurs lobes rayonnans.

2° L'oronge-souris, *hypophyll. anguineum,* Paul., Orfil., l. c. t. 16, f. 2.

3° L'oronge peaucière de Picardie, *hypophyll. pellitum,* Paul., Orfil., l. c. t. 16, f. 3.

4° L'oronge dartreuse, *hypophyll. maculatum,* Paul. Orfil.; l. c., t. 16, f. 4.

5° L'oronge blanche ou citronnée, *hypophyll. albo-citrinum,* Paul., Orfil., Med. leg., t. 17, f. 1.

6° L'oronge à pointes de trois quarts, *hypophyll. tricuspidatum,* Paul., Orfil., Med. leg., t. 17, f. 2.

7° L'oronge à râpe, *hypophyll. radula,* Paul., Orfil., l. c., t. 17, f. 3.

Ces différentes espèces nous semblent être, pour la plupart, de simples variétés de l'amanite vénéneuse, dont elles partagent les qualités délétères. On peut consulter, pour les figures qui les représentent, les planches de champignons du docteur Paulet, et les Leçons de Médecine légale du professeur Orfila.

§ III. *Des espèces du genre Bolet.* — La distinction du genre bolet est très-facile à saisir : ce genre comprend tous les champignons charnus ou subéreux, dont le chapeau est garni à sa face inférieure de tubes ou de pores.

1° *Espèces à pédicule central.* BOLET COMESTIBLE, *boletus edulis,* Bull., t. 494. C'est à ce champignon, qui passe pour une des espèces les plus délicates, que l'on a donné les noms de *cèpe,* de *girolle,* de *bruguet,* de *porchin,* de *potiron* et plusieurs autres. Il est très-commun dans les bois vers la fin de l'été; il est d'une teinte jaune-grisâtre; son pédicule épais et charnu, renflé à sa base, et comme réticulé, est haut de quatre à cinq pouces; il soutient un chapeau convexe, épais et charnu, large de quatre à cinq pouces, un peu brun. Ses tubes, d'abord blancs, prennent une teinte jaunâtre; sa chair est blanche, et ne change pas de couleur, quand on la casse.

Il faut faire remarquer ici que toutes les autres espèces de cette section, et en général tous les bolets dont la chair est tendre et ne change pas de couleur, sont bons à manger. Ce genre ne renfermant aucune espèce vraiment vénéneuse, nous nous croyons dispensés d'en décrire ici plusieurs.

2° *Espèces à pédicule nul.* — C'est à cette seconde section qu'appartiennent les espèces plus ou moins dures et subéreuses, avec lesquelles on prépare l'amadou ou agaric des chirurgiens, dont nous avons traité au mot AGARIC du chêne, ainsi que l'AGARIC du mélèse, qui est un violent purgatif. *Voyez* AGARIC.

Après avoir décrit les espèces les plus remarquables des genres agaric, amanite et bolet, nous allons signaler en peu de mots les résultats des analyses que les chimistes ont faites de plusieurs espèces de champignons, afin de passer ensuite à l'exposition des caractères généraux auxquels on peut reconnaître les champignons vénéneux, et les distinguer des espèces comestibles. Un grand nombre de chimistes se sont exercés à analyser plusieurs espèces différentes de champignons. Nous devons citer ici particulièrement MM. Bouillon-la-Grange, Vauquelin, et surtout M. Braconnot de Nancy, qui le premier a jeté quelque jour sur la nature des principes qui constituent les champignons. Les résultats principaux des analyses faites par ce chimiste, et qu'on trouve consignés dans les tomes 79 et 87 des *Annales de Chimie*, sont, 1° qu'après l'eau de végétation, le principe qui prédomine dans ces végétaux est la FUNGINE (*Voyez* ce mot), 2° un acide particulier, nommé *acide fungique*, et qui est combiné le plus souvent avec la potasse; 3° deux matières animales, l'une peu connue, insoluble dans l'alcohol; l'autre soluble dans ce liquide, et que l'on a reconnue être de l'osmazôme; 4° enfin de l'albumine, de l'adipocire, de l'huile, une espèce particulière de sucre, et quelques autres substances en moins grande proportion. Les analyses faites par M. Vauquelin coïncident parfaitement avec celles du chimiste de Nancy, et ont conduit aux mêmes résultats.

M. Braconnot a trouvé de plus, dans une autre espèce de champignon (la *peziza nigra*), de la gomme, de la bassorine et de l'acide fungique, en partie libre. Malgré l'importance et la

précision de ces travaux, nous n'avons point encore de données
certaines sur la nature des principes actifs et vénéneux des champignons. On doit donc souhaiter vivement que ces analyses soient
reprises par les chimistes et les médecins qui se sont déjà occupés avec tant de succès de rechercher les principes actifs des
végétaux, afin qu'ils constatent par l'expérience les effets des différens principes des champignons sur l'économie animale.

D'après ce qui vient d'être dit précédemment, il est facile
de voir que les champignons sont de tous les végétaux ceux
qui, par leur composition chimique, se rapprochent le plus des
substances animales, à cause de la grande quantité de matériaux
azotés qu'ils renferment. La fungine et l'osmazôme paraissent en
être les principes alibiles.

Plusieurs auteurs ont avancé que les champignons ne contenaient point de substance nutritive, et que par conséquent on
en devait proscrire l'usage comme aliment. Mais les faits contraires à cette assertion sont trop nombreux et trop bien constatés pour ne pas la repousser. On sait que, dans plusieurs
contrées de l'Europe, surtout en Russie, en Toscane, en Pologne,
en Lithuanie, et en général dans presque tout le nord de l'Europe, les habitans des campagnes se nourrissent presque exclusivement de champignons pendant une grande partie de l'année,
usage qui ne serait point si généralement répandu, si ces peuples
n'y trouvaient un moyen puissant d'alimentation. Mais cet aliment n'est point également bon pour tous les estomacs : sa chair
est généralement ferme et cassante, et les personnes faibles, les
convalescens, en un mot ceux qui digèrent péniblement, doivent
soigneusement s'en abstenir.

Ici se présente une question importante à résoudre; c'est
celle de savoir s'il existe des caractères sûrs, faciles et invariables pour distinguer les espèces de champignons qui sont
vénéneuses de celles que l'on peut manger sans inconvénient. Le
nombre et la fréquence des accidens funestes auxquels l'usage
des champignons délétères donne lieu ont engagé plusieurs auteurs à s'occuper de la solution de cette question. Malheureusement il faut avouer que leurs pénibles recherches n'ont point
encore conduit à des résultats tout-à-fait satisfaisans sur les signes
extérieurs auxquels on peut distinguer les espèces de champignons qu'il est quelquefois si important de ne pas confondre.
En effet ce sont les caractères botaniques, c'est-à-dire ceux qui

sont tirés de la structure, de la forme, de la position relative
des différens organes de ces végétaux singuliers, qui peuvent
seuls être considérés comme les moyens certains de distinguer
les différentes espèces de champignons. Or, comme le nombre
de ceux qui sont vraiment délétères est fort peu considérable,
il est extrêmement facile de reconnaître et de retenir les caractères de ces espèces. Ce serait d'après l'inspection de ces caractères que le médecin, appelé auprès des tribunaux pour décider si un empoisonnement, dont quelque individu aurait été
victime, a été occasioné par l'usage des champignons meurtriers,
pourrait asseoir les bases de son jugement. Mais il est d'autres
signes qui, sans offrir la même certitude, peuvent souvent
être fort utiles, et doivent par conséquent ne pas être né-
gligés.

Les sens de l'odorat et du goût sont des guides que l'on peut
suivre avec quelque sécurité dans la distinction des espèces de
champignons. Ainsi l'on doit généralement rejeter, au moins
comme suspectes, celles qui ont une odeur vireuse ou fétide,
comme le *phallus impudicus* ; celles dont la saveur est âcre,
amère ou très-acide, et qui occasionnent, lorsqu'on les mâche et
qu'on les avale, une sorte de constriction dans le gosier. Il est inutile de prévenir que l'on ne doit, en aucun cas, employer comme
alimens les champignons dont la chair est très-coriace, subéreuse
ou ligneuse. Il faut également se défier des espèces qui croissent
dans les lieux ombragés et très-humides, dans les cavernes, sur
les troncs d'arbres pourris ou sur les substances animales en état
de fermentation putride ; tandis qu'au contraire les espèces les
plus saines sont celles que l'on recueille sur la lisière des bois,
dans les haies et les buissons, sur les pelouses et dans les prés secs
bien exposés au soleil. On doit encore rejeter les espèces dont
la chair est molle, aqueuse, et se décompose rapidement, celles
qui changent de couleur, et surtout qui prennent une teinte
bleue quand on les casse. Il en est de même des espèces qui laissent
écouler un suc laiteux, d'une saveur âcre et styptique, quoique
cependant il y ait dans ce groupe quelques espèces qui ne sont
pas dangereuses.

Les champignons reconnus comme alimentaires peuvent même
perdre ce caractère dans quelques circonstances, et devenir plus
ou moins pernicieux. C'est ce qui arrive, par exemple, lorsqu'on les récolte trop tard, et qu'ils ont déjà subi un commence-

ment de décomposition, ou lorsqu'ils se sont développés dans des lieux trop humides. Il est donc important de saisir le temps opportun pour en faire la récolte : or ce temps est l'époque où le champignon n'est point encore parvenu au dernier degré de son développement, car c'est alors le moment où sa saveur est plus agréable, et sa chair plus tendre et plus facile à digérer.

Lorsqu'on fait usage de champignons dont on n'est pas entièrement sûr, on doit prendre quelques précautions qui en diminuent le danger. Ainsi on a remarqué que le vinaigre dissout le principe vénéneux de l'amanite bulbeuse et de la fausse oronge, de sorte que l'on a fait usage de ces espèces sans aucun inconvénient, après qu'elles avaient séjourné pendant quelque temps dans de l'eau fortement vinaigrée. Il est donc nécessaire de tenir quelque temps dans de l'eau acidulée les champignons dont on pourrait suspecter la nature. Mais on doit, après cette opération, rejeter soigneusement cette eau, qui contient alors le principe délétère de ces végétaux.

Nous ne croyons pas devoir combattre ici l'opinion de quelques auteurs, même parmi les modernes, qui pensent qu'il n'existe point de champignons vénéneux, et que toutes les espèces dont la chair est assez tendre pour être mangée n'occasionnent jamais d'accidens. Quelles funestes conséquences n'aurait point une pareille assertion, si l'on parvenait jamais à la faire prévaloir ! Mais malheureusement il existe trop d'exemples authentiques d'empoisonnemens occasionés uniquement par l'usage des champignons, et ces exemples se renouvellent encore trop souvent pour qu'un tel paradoxe puisse être adopté. Cependant nous devons convenir que, dans certains pays, particulièrement dans le nord de l'Europe, on mange un grand nombre d'espèces de champignons que nous rejetons comme suspectes. Mais d'abord il n'est pas prouvé qu'ils n'y occasionnent jamais d'accidens ; et en second lieu ces espèces, qui peut-être ne sont pas les mêmes que dans notre pays, peuvent bien y avoir perdu une partie de leur principe délétère. D'ailleurs, dans un sujet aussi grave que celui-ci, où les méprises peuvent être si funestes, la prudence semble exiger de n'employer que les espèces dont l'innocuité est bien constatée.   (A. RICHARD.)

CHANCRE, s. m., *ulcusculum cancrosum, caries pudendorum ;* petit ulcère occasioné par le virus vénérien. Le plus souvent on emploie ce mot au pluriel, *ulcuscula syphilitica.* Les chancres ont été ainsi nommés parce qu'ils sont fréquemment douloureux et rongeans, comme les ulcérations cancéreuses. Cette dénomination n'est pourtant pas d'une exactitude rigoureuse, puisque beaucoup d'ulcères syphilitiques sont tout-à-fait indolens et stationnaires; mais, l'usage l'ayant consacrée, je l'emploierai concurremment avec les mots ulcère vénérien et ulcère syphilitique, qui sont bien mieux appropriés.

Les chancres sont, après la blennorrhagie, le symptôme vénérien qu'on observe le plus fréquemment. On les appelle primitifs lorsqu'ils paraissent presque immédiatement après un coït impur. Le nom de consécutif leur est donné quand ils surviennent long-temps après. Les premiers se manifestent toujours à l'endroit sur lequel a été appliquée la matière contagieuse. L'époque de leur apparition est assez variable : on en a vu, mais ce cas est infiniment rare, commencer moins de douze heures après la cohabitation; le plus souvent ils paraissent du troisième au sixième jour, et parfois ils ne se montrent qu'au bout de plusieurs semaines. Les seconds, les ulcères vénériens consécutifs, qui siégent presque toujours plus ou moins loin du lieu où avaient paru les signes primitifs d'infection, se déclarent au plus tôt quelques semaines après la guérison de ces derniers. Le plus souvent ce n'est qu'après plusieurs mois, et même des années. Quelquefois la syphilis constitutionnelle, qui les fait naître, n'a été annoncée par aucun symptôme primitif vers la partie qui a livré passage au virus.

Les portions de membranes muqueuses les plus voisines de la surface du corps sont ordinairement le siége des chancres. Le gland et le prépuce chez l'homme; la face interne des grandes lèvres, toute l'étendue des petites, le clitoris et l'orifice du vagin chez la femme, sont les parties le plus souvent affectées. Mais on les voit parfois à la bouche, au mamelon, à l'anus, aux yeux, et même au périnée, au scrotum, à la face externe des lèvres génitales, au corps de la verge, à l'ombilic, sous les aisselles, entre les doigts ou les orteils, tous endroits où la peau est rarement très-sèche. Ils se développent encore quelquefois, surtout dans le cas de vérole ancienne et constitutionnelle, au nez, au palais, aux amygdales, au pharynx et au larynx lui-même.

Les chancres débutent communément par de petites taches rouges, inflammatoires, accompagnées de démangeaisons incommodes, dont le centre s'élève rapidement, devient un peu blanc, vésiculeux, transparent, et laisse échapper une sérosité roussâtre

v.

et corrosive. Bientôt le sommet de ce bouton se creuse, les bords
de la perte de substance se durcissent, et la surface ulcérée fournit une matière purulente plus ou moins visqueuse, fétide et
abondante. D'autres fois l'activité du principe contagieux est si
grande, que la partie où il est déposé se trouve rongée et profondément ulcérée avant que la moindre sensibilité extraordinaire
ait pu faire soupçonner ce genre d'altération. Les ulcères du palais et des fosses nasales se déclarent souvent d'une tout autre
manière ; c'est-à-dire consécutivement à la carie d'un os voisin :
il en sera parlé plus bas. Quelquefois aussi le chancre commence par
une simple excoriation, qui gagne en profondeur, et prend rapidement tous les caractères des ulcères syphilitiques. Enfin on en
voit d'autres, et ceux-là sont tous secondaires et symptomatiques
d'une infection très-ancienne, dont l'apparition est précédée par
des engorgemens durs, indolens, qui persistent même fort long-
temps après la cicatrisation des ulcères auxquels ils servaient de
base.

Les chancres vénériens, qu'ils soient primitifs ou consécutifs,
ont des caractères communs et des dissemblances qui méritent
d'être notés. Dans tous, en général, la surface ulcérée est d'une
couleur grise blanchâtre ; leurs bords sont plus ou moins élevés,
coupés perpendiculairement ; leur pourtour, qui offre plus ou
moins de dureté et d'engorgement, est à peu près constamment
d'un rouge assez foncé. Presque tous ces ulcères peuvent donner
naissance aux bubons, tant par la communication de l'inflammation jusqu'aux glandes lymphatiques les plus voisines, que par l'absorption du virus. Les caractères propres à les différencier entre
eux sont les suivans : les uns sont larges et superficiels ; d'autres,
plus profonds, ont très-peu d'étendue. Il en est dont la surface
est au-dessous du niveau de la peau ou de la muqueuse où ils
existent, tandis qu'on en voit qui font saillie, et offrent l'aspect
de petites pustules humides. Les chancres varient encore quant
au degré d'irritation qui les accompagne, ce qui les fait distinguer en indolens ou benins, et en douloureux et inflammatoires,
qu'on a aussi nommés chancres malins. Ces derniers occasionnent
ordinairement le phimosis et le paraphimosis. Je dois dire ici, et
cela sans prétendre tirer de cette remarque de grandes ressources
pour le diagnostic, qu'on a pourtant observé que les chancres
primitifs sont, plus souvent que les autres, accompagnés d'un
certain appareil inflammatoire, tandis que les consécutifs se mon-

trent plus ordinairement indolens, ou tout au moins sans qu'il existe d'inflammation remarquable. Relativement à leurs progrès, on divise les chancres en stationnaires, et en rongeans ou serpigineux. Par rapport à leur forme, la différence n'est pas moins grande. La plupart, il est vrai, surtout quand ils sont primitifs, sont arrondis ou plus ou moins régulièrement ovalaires; mais il en est encore beaucoup d'autres dont les bords sont frangés et irrégulièrement découpés.

Les chancres vénériens, lorsqu'ils indiquent une infection récente, sont produits par l'action immédiate du virus sur la région où il a été appliqué. Quand ils dépendent d'une syphilis constitutionnelle, le principe contagieux venu de l'intérieur se dépose sur la partie, et y détermine ces ulcérations, en vertu de la même propriété irritante spécifique, qui, dans l'un des cas, agit de dehors en dedans, et, dans l'autre, en sens inverse. Ces deux espèces d'ulcères ne diffèrent donc que par l'ancienneté de leur cause. Les uns se cicatrisent quelquefois par de simples applications locales non-mercurielles; les autres ne cèdent, pour l'ordinaire, qu'à l'emploi méthodique des antivénériens.

Le diagnostic des chancres s'établit en prenant pour type les caractères indiqués plus haut; en considérant, en outre, s'ils ont été précédés, accompagnés ou suivis d'autres symptômes d'infection, et en s'aidant des signes commémoratifs relatifs à l'époque du coït suspect, à la moralité de la personne avec laquelle il a eu lieu, et à quelques autres antécédens.

Le pronostic des ulcères vénériens doit aussi varier suivant une foule de circonstances, parmi lesquelles je citerai leur plus ou moins d'ancienneté, leur différence de situation, leur marche, leurs complications, les accidens qui se manifestent pendant leur cours, et le mode de traitement qu'on leur oppose.

Traitement. — Avant d'entrer dans le détail des moyens curatifs qu'il convient d'employer contre les chancres, on doit se rappeler ce qui a été dit sur la distinction fondamentale de ces ulcères en primitifs et en constitutionnels. Les uns et les autres, indépendamment du traitement local, le seul dont je m'occuperai ici, réclament encore l'emploi des remèdes généraux, spécialement dirigés contre leur cause commune, le vice syphilitique. Quelques personnes, il est vrai, ont regardé les chancres comme incapables d'occasioner l'infection générale, et se sont crues, d'après cette théorie, autorisées à les traiter exclusivement par des moyens locaux non-mercuriels, et même à les faire disparaître le plus promptement possible par la cautérisation, regardant comme superflu tout remède interne destiné à prévenir l'absorption du principe contagieux qui les a produits. Cette erreur n'a heureusement plus guères de partisans aujourd'hui. Le médecin prudent suit une marche contraire, en établissant toutefois une grande différence, sous le rapport de la force et de la durée, entre le traitement mercuriel des chancres primitifs, et celui des ulcères vénériens consécutifs. Je renvoie pour cet objet aux articles SYPHILIS, MERCURE et SUDORIFIQUE.

Le traitement du symptôme syphilitique qui nous occupe, exclusivement considéré sous le rapport de l'affection locale, doit varier suivant l'espèce d'ulcère à laquelle on a affaire. Le chancre benin, qui est toujours peu inflammatoire, doit être pansé avec la charpie fine, sèche, ou trempée dans une décoction de guimauve, de graine de lin, ou bien simplement recouverte d'un peu de cérat frais. Si, après quelques jours de ces applications, aidées des soins de propreté, d'un régime tempérant et de quelques bains, l'ulcère paraît encore moins sensible, et qu'il devienne stationnaire, on commence l'administration des mercuriaux, sous l'empire desquels il se déterge, devient rouge et se cicatrise communément avec assez de promptitude, surtout si l'on stimule encore directement sa surface par le moyen d'un plumasseau couvert de pommade napolitaine, pure, ou affaiblie avec moitié de cérat. On imbibe aussi quelquefois cette charpie avec l'eau de chaux, l'eau phagédénique, ou la liqueur de Van-Swieten plus ou moins étendue, avec addition de vin d'opium composé. Dans d'autres cas il suffit de couvrir l'ulcère avec le calomélas humecté de salive. Lorsque, par cette méthode, on ne parvient pas à remédier à l'indolence des ulcères syphilitiques, on peut les toucher avec le nitrate d'argent, et même les panser avec le miel égyptiac, la solution de sulfate de cuivre, ou l'oxyde rouge de mercure incorporé dans un peu de graisse, d'onguent napolitain ou de basilicum. Toutefois il faut être très-réservé sur l'emploi de ces derniers remèdes, qui, si on les continuait trop long-temps ou à trop forte dose, pourraient occasioner de graves accidens. C'est surtout quand on a l'imprudence d'en faire usage dans le traitement des chancres inflammatoires, ainsi que plusieurs auteurs en ont trop légèrement donné le conseil, qu'on s'expose à voir ces ulcères dégénérer en cancers, qui nécessitent

souvent l'amputation de la verge, et entraînent même quelquefois la perte du sujet. Je saisirai cette occasion pour dire un mot
du danger qui peut résulter de la cautérisation pratiquée pour
faire cicatriser les chancres primitifs, et dans la vue de détruire
en même temps le virus, qu'on suppose n'avoir pas encore été
porté par l'absorption jusque dans l'économie. Ce procédé plaît à
beaucoup de gens, et surtout aux malades ; mais indépendamment
de ce qu'il donne souvent lieu à l'apparition de bubons, il est bien
aisé d'en sentir l'insuffisance, si l'on se rappelle que les chancres ne
se manifestent le plus souvent que quelques jours après l'application du virus, c'est-à-dire après un temps d'incubation plus ou
moins long, pendant lequel une partie de cette matière a déjà été
introduite dans la circulation. Il m'est pourtant arrivé d'avoir
recours à ce moyen dans des circonstances où les malades étaient
en voyage ; ou dans d'autres cas infiniment rares ; mais je ne les
dispensais pas pour cela de la nécessité d'un traitement antivénérien, proportionné au degré présumé de l'infection, et comme
si les ulcères se fussent guéris après un laps de temps beaucoup
plus considérable.

Les chancres très-inflammatoires réclament l'emploi des topiques adoucissans et du traitement antiphlogistique, le médecin
devant, pour ainsi dire, oublier la cause première du mal, pour
ne s'occuper que de l'irritation. Ainsi on recommandera la diète,
le repos, les boissons délayantes, telles que l'eau de veau, de
poulet, de chiendent, d'orge ou de graine de lin : le malade se
baignera une fois chaque jour ; il prendra en outre plusieurs
bains locaux dans l'eau de guimauve ou le lait tiède, liquides
qu'on pourra au besoin rendre plus calmans en y faisant bouillir
des têtes de pavots, ou par l'addition de quelques gouttes d'opium
de Rousseau, depuis un demi-scrupule jusqu'à deux scrupules
par livre. Si, malgré ce traitement, les accidens inflammatoires,
loin de céder, prenaient encore de l'accroissement, il faudrait
avoir recours à la saignée du bras, ou tout au moins aux applications de sangsues à peu de distance du siége des chancres ; quelquefois néanmoins tout cet appareil ne réussit pas à arrêter les
progrès de l'irritation, et elle se termine par la gangrène. C'est
surtout aux parties génitales externes qu'on observe cet accident. Le traitement antiphlogistique et calmant est encore celui
qu'exige cette complication ; mais il doit être plus sévère, s'il est
possible. Le quinquina, le camphre et tous les autres prétendus

antiseptiques seraient ici très-nuisibles, la gangrène ne dépendant que de l'excès d'irritation joint à l'extraordinaire gonflement des parties affectées, et se bornant aussitôt qu'un des points enflammés a été frappé de mortification.

Quant aux chancres malins, douloureux et sans inflammation très-vive, ils sont communément rongeans ou serpigineux. Dans le premier cas, ils font des progrès en largeur, en profondeur surtout, et détruisent souvent la peau et les parties sous-jacentes. Les ulcères serpigineux présentent moins de danger; car, s'ils gagnent sur un point de leur circonférence, la cicatrice s'opère vers le point diamétralement opposé. Ces ulcères se reconnaissent à leurs bords durs, rouges, saignans, à leur surface sale, cendrée, et quelquefois couverte d'escarres. Les antivénériens, loin de les améliorer, les irritent d'abord, les exaspèrent; et, comme ordinairement cet état paraît être sympathiquement causé par une excitation concomitante de la muqueuse gastrique, on y remédie par le traitement indiqué en pareil cas. Quand il tient à une disposition herpétique, les tisanes de bardane, de saponaire, de douce-amère, le souffre à l'intérieur, sont les remèdes sur lesquels on peut le plus compter. Si l'on ne reconnaît pas l'existence de l'une ou de l'autre de ces causes, le traitement doit être délayant et surtout très-tempérant. Les boissons mucilagineuses, édulcorées avec une certaine quantité de sirop diacode; les topiques émolliens et narcotiques, tels que les décoctions de morelle, de pavot, de ciguë, avec addition de laudanum de Rousseau, ou d'extrait gommeux d'opium; enfin l'usage intérieur de cette dernière substance, à la dose d'un, deux ou trois grains, sous forme de pilules : tels sont les moyens à employer dans cette circonstance. Quand ils sont insuffisans pour apaiser l'irritation, on parvient quelquefois à la déplacer, en établissant un vésicatoire à quelque distance du lieu affecté, à la cuisse, par exemple, lorsque le mal est à la verge, ou sur le siége d'une ancienne dartre, à la suppression de laquelle on croirait pouvoir attribuer son opiniâtreté. Aussitôt qu'on est parvenu, par des soins méthodiquement dirigés, à ramener l'ulcère douloureux, serpigineux ou rongeant à un moindre degré d'irritation, on se conduit pour son traitement local ultérieur comme il a été indiqué en parlant des chancres indolens, tout en commençant l'emploi des antivénériens généraux, qui peuvent dès lors être fort avantageux pour hâter et consolider la guérison. Il est à remarquer que, lorsque ces espèces de chancres commencent à se cicatriser, ce travail de la nature s'achève le plus souvent avec beaucoup de rapidité.

Ce qui vient d'être dit de la marche et du traitement des chancres considérés comme maladie locale, est également applicable à tous en général, qu'ils soient primitifs ou bien symptomatiques d'une infection ancienne. Un coup d'œil jeté rapidement sur ce symptôme observé dans les diverses parties qu'il affecte le plus ordinairement, va me donner l'occasion de faire ressortir les différences qu'il est susceptible de présenter dans chacune d'elles, et d'indiquer les modifications que la méthode curative décrite dans les généralités qui précèdent doit subir, suivant la nature, les usages ou la conformation de ces mêmes organes.

Chancres de la verge. — Ils sont comparativement plus fréquens que ceux des autres régions, et ne doivent pas être confondus avec certaines ulcérations à surface rouge, peu profonde, qui tiennent à l'existence d'un vice dartreux ; ni avec les excoriations et les fissures, qui sont quelquefois occasionées par les tiraillemens qu'éprouve la verge pendant le coït, ou par l'action immédiate des poils et autres obstacles qui peuvent gêner l'intromission. Leur siège le plus ordinaire est en arrière de la couronne du gland, et surtout vers les côtés du filet, lieux où la matière contagieuse, retenue par la disposition naturelle des parties et la mucosité épaisse qui s'y sécrète en abondance, séjourne plus facilement que partout ailleurs. Ils ne présentent aucune particularité digne de remarque, et se cicatrisent aussi promptement que d'autres, pourvu qu'on puisse y appliquer les remèdes topiques indiqués ; mais, lorsqu'il existe en même temps un phimosis naturel ou accidentellement produit par le gonflement inflammatoire, lorsqu'enfin ils restent cachés, leur traitement est plus difficile, et la guérison souvent retardée. On ne peut, dans ce cas, en nettoyer la surface qu'en faisant, entre le prépuce et le gland, des injections, qu'on rend émollientes, anodines ou antivénériennes, suivant les circonstances. Cette conduite n'est cependant pas toujours couronnée de succès. Quand les ulcères sont très-enflammés, douloureux et rongeans, on est forcé de pratiquer l'opération du phimosis, afin de les découvrir et de permettre des pansemens méthodiques. Les chancres vénériens situés sur le prépuce, pour peu qu'une certaine irritation les accompagne, sont la cause la plus ordinaire du paraphimosis, à l'occasion duquel des opérations de chirurgie, telles que des débridemens et des mouchetures, deviennent assez fréquemment indispensables, soit pour prévenir.la gangrène de la partie, qu'une inflammation toujours croissante pourrait déterminer, soit dans la seule vue de faciliter le traitement local des ulcérations.

Si l'on est appelé trop tard pour s'opposer avec efficacité à la mortification d'une partie considérable de la verge, et qu'il en résulte une hémorrhagie inquiétante, la cautérisation et la compression exercée autour d'une sonde introduite dans le canal, suffisent ordinairement pour l'arrêter. Dans le cas contraire, il n'y a plus de ressource que dans l'amputation de toute la portion gangrenée de l'organe. Une autre espèce de gangrène, qui du reste est commune aux deux sexes, s'observe quelquefois chez les individus qui sont atteints d'une fièvre aiguë de mauvais caractère, au moment où ils portent des chancres aux parties génitales. Les émolliens ne conviennent pas dans cette complication des ulcères vénériens ; il faut, au contraire, les panser avec les décoctions amères, le quinquina, le vinaigre ou l'alcohol camphrés, en même temps qu'on remédie, par une médication appropriée, à la concentration vicieuse des forces sur les organes intérieurs.

Les chancres qui affectent le parenchyme du gland sont plus rares que ceux du prépuce. Ils méritent néanmoins quelque attention, en ce qu'ils se distinguent souvent des ulcères syphilitiques des autres parties par leurs bords frangés et irrégulièrement découpés, et que leur surface, au lieu d'être lardacée, est ordinairement granuleuse, pleine d'inégalités et d'une couleur de lie de vin, ou couverte d'une escarre d'un gris trésfoncé. Leur base n'offre souvent aucun engorgement, quand ils sont primitifs. Le contraire a lieu presque toutes les fois qu'ils annoncent une infection très-ancienne. Alors aussi on les voit souvent détruire une partie considérable du gland. Ceux de ces ulcères qui intéressent le méat urinaire exigent, lorsque leur détersion annonce une cicatrisation prochaine, qu'on place à demeure une sonde de gomme élastique dans la .partie antérieure du canal de l'urètre, afin de lui conserver ses dimensions ordinaires. J'ai vu plusieurs fois l'oubli de cette précaution occasioner un rétrécissement tel de l'orifice, qu'on avait ensuite les plus grandes peines pour y remédier.. Il est des chancres ron-

geans, qui, faisant journellement des progrès perpendiculairement à leur surface, perforent le prépuce, passent d'un côté à
l'autre du filet, qu'ils finissent par détruire, et pénètrent même
jusqu'à l'intérieur de l'urètre. Les fistules qui en résultent dans
ce dernier cas ne peuvent être guéries que bien rarement et seulement lorsque la perte de substance est très-peu considérable.
Une sonde doit alors être introduite jusque dans la vessie, et l'on
cherche à rapprocher les bords de la petite plaie par le moyen d'emplâtres agglutinatifs soutenus par un bandage approprié. Quand
ces ulcères atteignent les corps caverneux, l'hémorrhagie qui survient doit être combattue par les stiptiques, et les autres moyens
que je viens d'indiquer contre celles occasionées par la gangrène
de la verge.

Chancres de la vulve. — Ils sont, en général, accompagnés de
moins d'inflammation, et par conséquent de moins d'accidens que
ceux de la verge. Quelquefois pourtant la tuméfaction qu'ils occasionnent aux grandes et aux petites lèvres devient telle, que
les orifices de l'urètre et du vagin en sont considérablement res-
serrés : disposition qui rend l'expulsion des urines difficile autant que douloureuse, et le coït à peu près impossible. Ces ulcères vénériens, lorsqu'ils sont très-irrités, communiquent même
parfois, au tissu cellulaire des grandes lèvres ou du pourtour du
vagin, une inflammation assez vive pour que la suppuration en
soit le résultat. Ces abcès se remarquent particulièrement lorsque
les chancres sont primitifs. J'en ai vu toutefois plusieurs survenir pendant l'existence et à l'occasion d'ulcères consécutifs. Les
antiphlogistiques, les bains généraux et locaux et les cataplasmes
émolliens sont la base obligée de leur traitement dans les deux
cas. La guérison se fait ordinairement peu attendre, une fois
qu'on a donné issue au pus par le moyen de l'instrument, ou que
l'ouverture du foyer s'est opérée spontanément. Il suffit alors de
panser avec la charpie sèche. Quand l'abcès a été évacué par une
ouverture trop étroite, il en résulte souvent une fistule qui ne
se cicatrise que lorsqu'on a mis son fond à découvert par une
incision plus grande. La matière purulente de ces sortes de tumeurs n'est pas toujours d'un blanc jaune, comme celle des
phlegmons ordinaires : fréquemment elle est rougeâtre, et exhale une odeur d'une fétidité extrême, surtout quand elle s'est
rassemblée très-près du rectum ou du vagin.

Les ulcères vénériens consécutifs de la fourchette et de la paroi postérieure du vagin sont pour l'ordinaire assez rebelles, et l'on est souvent obligé de les toucher avec le nitrate d'argent, lorsque, vers la fin du traitement antivénérien général, ils ne paraissent pas disposés à se cicatriser. Quelle que soit, du reste, la position des chancres de ces parties, ils ont parfois, s'ils sont douloureux et rongeans, l'inconvénient toujours très-grave de pénétrer en avant jusqu'au canal de l'urètre, et en arrière jusqu'à l'intestin rectum. Les fistules qui s'établissent alors donnent lieu à des incommodités dégoûtantes et d'autant plus fâcheuses, qu'il est presque sans exemple qu'on en obtienne la guérison, si ce n'est dans les cas où l'ouverture a très-peu d'étendue. Les pansemens avec les émolliens opiacés, l'usage intérieur de l'opium, et l'établissement d'un exutoire à l'une des cuisses, sont les moyens propres à arrêter les progrès de ces ulcères ; après quoi, mais seulement après, on procède à l'administration du traitement spécifique. Pendant l'administration des remèdes, et surtout lorsque, dans l'une des circonstances dont il est question, la cicatrisation de la fistule urétro-vaginale paraît vouloir s'opérer, il faut placer une sonde dans le canal, en même temps qu'on tamponne le vagin par le moyen d'une tente de charpie ou d'une éponge fine.

La partie du col de la matrice qui fait relief au fond du vagin, ordinairement la première en contact avec le virus, est pourtant bien rarement affectée de chancres. Cette position, d'ailleurs, doit apporter peu de changement dans le traitement de ces ulcères. Il s'agit seulement de substituer aux pansemens par les plumasseaux, et autres moyens employés dans les cas ordinaires, des injections diversement modifiées suivant le degré et les différentes phases de la maladie.

Chancres de l'anus et du rectum.—Ils sont primitifs ou consécutifs, et s'observent également dans les deux sexes. Les uns sont extérieurs, tandis que les autres restent profondément cachés dans l'intestin. Les premiers, ordinairement longitudinaux et situés entre les plis de l'anus, se nomment rhagades ou fissures. Le pus qu'ils rendent est souvent séreux et sanguinolent. On ne doit pas les confondre avec les gerçures ou fissures produites par le déchirement résultant d'une violence extérieure ou par le passage d'excrémens durcis et très-volumineux. Dans les deux espèces, le traitement local consiste à employer les bains de siége, les injections émollientes, les lavemens, pour délayer

les matières fécales, et l'introduction de mèches enduites de cérat frais, plus ou moins opiacé suivant la violence de la douleur.
Il faut surtout que les malades renoncent à toute intromission
illicite. Les chancres syphilitiques de l'anus requièrent en outre
l'administration d'un traitement antivénérien, qui toutefois doit
varier, selon que l'infection est ancienne, ou qu'elle est due à une
application récente du virus. Lorsqu'ils sont douloureux ou irri-
tés, la prudence veut qu'on retarde l'usage de tout remède spécifique, jusqu'à ce que l'inflammation soit dissipée. Le cérat mercuriel, dont on couvre les mèches placées dans l'anus, devient
très-utile vers la fin du traitement.

Les ulcères vénériens de l'intérieur du rectum font souvent
des progrès assez rapides avant qu'on en ait soupçonné l'existence, spécialement lorsqu'ils sont peu douloureux. Les moyens
curatifs sont ici absolument les mêmes que pour le cas précédent, et l'on doit de plus être toujours fort circonspect sur l'u-
sage des pansemens irritans, dans la crainte de provoquer une
dégénérescence cancéreuse, à laquelle les ulcérations de ces parties ne sont que trop disposées. Les tentes et les mèches de charpie sont tout-à-fait indispensables dans le traitement de ces
affections ; car elles servent à porter plus ou moins haut, dans
l'intérieur de l'intestin, les remèdes appropriés, et ont encore
l'avantage de conserver à l'orifice de l'anus sa souplesse et ses
dimensions ordinaires, qui pourraient être altérées pendant le
travail de la cicatrisation. Quand les chancres rongeans du rectum perforent les tuniques intestinales et les parties voisines,
telles que le vagin et le canal de l'urètre, il faut tamponner l'anus
avec du linge, de la charpie ou une éponge, qu'on renouvelle
fréquemment, afin de s'opposer au passage des matières fécales
par la vulve. Il est, du reste, très-rare que ces fistules recto-
vaginales se cicatrisent, si ce n'est lorsqu'elles sont peu considérables, et surtout peu profondément situées. J'en dirai autant
des fistules recto-vésicales chez l'homme, pendant le traitement
desquelles on place à demeure une sonde de gomme élastique
dans le canal de l'urètre, pour évacuer les urines à mesure qu'elles
arrivent dans leur réservoir, et les empêcher par-là de passer
dans le rectum, en suivant le trajet fistuleux. Les mèches un peu
volumineuses qu'on porte en même temps dans l'anus s'opposent
aussi de leur côté à ce que des excrémens délayés, ou de simples
mucosités, ne s'introduisent par la même voie jusque dans la

vessie. A la suite de ces espèces de chancres, et probablement aussi par un effet tout naturel des irritations locales trop fréquemment répétées chez les individus qui persistent long-temps dans leurs déréglemens, il se développe dans l'intestin des brides et des excroissances irrégulières, de formes variées, plus ou moins volumineuses, qui en rétrécissent le calibre, et rendent la défécation difficile et douloureuse. Cette maladie doit être regardée comme tout-à-fait incurable. J'ai vu plusieurs personnes qui en étaient affectées ne pouvoir rendre leurs excrémens, si elles ne s'astreignaient à porter à peu près habituellement, dans l'anus, un tente de gomme élastique de quatre à cinq pouces de longueur, sur six à sept lignes de diamètre.

Chancres du nez et des fosses nasales. — Parmi les premiers, les uns affectent les parties extérieures des narines, et c'est principalement dans le cas d'application immédiate du virus par un doigt, un linge ou tout autre corps qui en était accidentellement souillé. Les autres, bien plus ordinaires, sont internes, et indiquent une vérole ancienne. Ceux de l'extérieur attaquent communément le bord libre de la cloison, les ailes du nez, et quelquefois son lobe. Leur guérison s'obtient avec assez de facilité, lorsqu'ils sont indolens ; mais s'ils se montrent douloureux et rongeans, leurs progrès sont parfois si rapides, que la peau, les cartilages même se détruisent plus ou moins complétement, et les malades restent défigurés à jamais, à moins que l'on ne parvienne à en arrêter les ravages par un traitement anti-vénérien brusque, tant local que général. Quand on est assez heureux pour réussir à entraver la marche de ces ulcères, la guérison s'en opère souvent sans beaucoup de difformité, pourvu qu'il n'y ait pas une grande perte de substance. Si au contraire l'on n'a pu leur opposer à temps un obstacle efficace, une cicatrice difforme, présentant des échancrures très-profondes, est presque inévitable.

Les chancres de l'intérieur des narines se montrent le plus ordinairement à la membrane muqueuse qui tapisse leur cloison mitoyenne, ou sur les cornets ; ils sont toujours consécutifs, et attaquent fréquemment les portions osseuses correspondantes ; ils détruisent les cornets, ou établissent, à travers la cloison, une communication plus ou moins large entre les deux cavités nasales. Quelquefois aussi ces ulcères affectent d'abord la membrane pituitaire qui revêt la voûte nasale, et, si l'on ne se hâte

d'y apporter remède, ils gagnent vers l'extérieur, carient les os
propres du nez, dont l'exfoliation, et par suite l'affaissement plus
ou moins complet, déforment pour toujours cette partie, que rien
ne peut rétablir dans son état primitif. Le seul moyen que nous
connaissions pour dissimuler cette hideuse mutilation est de porter un faux nez. Quelques artistes sont parvenus à en confec-
tionner d'assez bien imités pour faire illusion, surtout si le malade veut bien s'astreindre à porter des lunettes. Lorsque la carie
n'a intéressé qu'une faible portion d'un des os cariés, et qu'il
s'est établi une fistule aérienne sur l'un ou l'autre côté du nez,
comme cette ouverture gêne beaucoup la prononciation, on est
obligé de la fermer avec un peu de charpie râpée, recouverte
d'un morceau de taffetas gommé, de couleur de chair. On obtient quelquefois, pendant l'administration des remèdes antivénériens, la cicatrisation parfaite de ces sortes de fistules, lorsqu'elles sont peu considérables. Dans beaucoup d'autres circonstances l'occlusion n'est pas complète; mais leur aire se rétrécit
notablement par le seul rapprochement des parties molles, et
bien long-temps même après la cessation de tout traitement.

Les ulcères syphilitiques profondément situés dans l'intérieur
des fosses nasales se développent en arrière des cornets, sur le
plancher de l'une ou de l'autre cavité, et même jusque dans les
anfractuosités des sinus. Ils indiquent constamment une maladie vénérienne invétérée. Leur surface est blanchâtre, et leurs
bords d'un rouge très-prononcé. La matière puriforme qu'ils
fournissent se dessèche promptement, devient comme cornée,
et adhère tellement à l'ulcère, qu'on ne la détache qu'avec des
efforts violens et répétés; presque toujours elle est mêlée d'un
peu de sang, et contient assez souvent quelques parcelles osseuses. En effet, la membrane sur laquelle se montrent ces
chancres étant généralement très-mince, les os qu'elle recouvre
se trouvent rarement exempts de carie ou de nécrose. Cette circonstance rend le traitement infiniment plus long, parce que
l'exfoliation se fait toujours beaucoup attendre, et qu'on a peine
à appliquer immédiatement les remèdes convenables. Il est, par
la même raison, plus incertain dans son résultat, surtout si la suppuration que fournit la partie ulcérée contracte cette odeur nauséabonde et tout-à-fait insupportable qui distingue certains ozènes
(*Voyez* ce mot). Les chancres du plancher des fosses nasales,
attaquant fort souvent la voûte osseuse du palais, pénètrent

quelquefois jusque dans la bouche. La perte de substance qui en résulte, quand le traitement est terminé, peut être assez grande pour nécessiter l'application d'un obturateur métallique, afin de s'opposer au passage des alimens dans les narines, et de redonner à la voix le son que cette perforation lui fait presque toujours perdre. J'en dirai autant des ulcères de ces parties qui sont précédés par une carie de l'os; dont la suppuration soulève, soit supérieurement, soit inférieurement, la membrane muqueuse correspondante, long-temps avant que l'ulcération se soit manifestée. Le désordre peut être le même, et l'on y remédie par un procédé analogue.

Le traitement de la syphilis la plus invétérée, c'est-à-dire celui qui se compose de l'administration, différemment modifiée suivant les circonstances, du mercure et des bois sudorifiques, est le seul qui convienne pour combattre les chancres dont il est ici question, qu'ils soient profondément situés dans les cavités nasales, ou qu'ils affectent le nez proprement dit.(*Voy.* syphilis, mercure, sudorifiques.) Il doit être continué long-temps, mais toujours en raison de l'ancienneté du mal, et des remèdes qui auront été administrés antérieurement. Le traitement local, propre à seconder l'effet des antivénériens généraux, consiste, tant qu'il y a beaucoup d'irritation, à faire des lotions et des injections émollientes ou anodines, et à recevoir sur les parties affectées des fumigations de même nature. Quand les ulcères sont devenus indolens, il faut les stimuler par des décoctions amères, auxquelles on ajoute, vers la fin de la cure, quelque sel mercuriel. Le calomélas est quelquefois employé avec avantage dans les intervalles des lotions, injections et fumigations, mélangé avec une poudre inerte, telle que l'amidon ou la poudre d'Althæa. On tamponne, dans ce cas, l'ouverture antérieure de la narine malade, immédiatement après en avoir inspiré une forte prise, afin d'empêcher la dessiccation de la matière puriforme que fournissent ces ulcères. M. Dupuytren a reconnu à ce moyen la propriété de corriger l'odeur infecte qu'exhale parfois cette suppuration. Il m'est plusieurs fois arrivé, lorsque les ulcères n'étaient pas trop éloignés de l'orifice antérieur, de faire usage avec succès du cérat avec addition d'un huitième de mercure doux, porté jusque sur l'ulcération au moyen d'une plume non-taillée ou d'un petit pinceau. Les fumigations de cinnabre conviennent également à cette époque; mais elles pourraient être

nuisibles s'il restait encore la moindre apparence d'inflammation. Ces derniers moyens doivent principalement être tentés,
lorsque, ce qui n'est pas rare, le symptôme local persiste après
un traitement général méthodique. On peut encore hâter sa
guérison, en administrant, comme dérivatifs, des purgatifs répétés, en établissant un vésicatoire au bras ou à la nuque, ou en
pratiquant un séton à ce dernier endroit.

Je dirai peu de chose des ulcères du nez et des fosses nasales,
qui peuvent dépendre d'irritations mécaniques imprudemment
portées sur ces parties, ou être entretenues par un vice herpétique, ou tout autre disposition étrangère à la syphilis. Les circonstances commémoratives, et souvent même l'aspect de l'ulcération, doivent préserver de toute erreur dans le diagnostic. Les
lotions émollientes et la cessation des attouchemens susceptibles
d'entretenir les ulcérations, sont le seul traitement convenable
dans le premier cas; un régime et un genre de vie appropriés, l'u-
sage des antiscorbutiques, des préparations sulfureuses sous des
formes variées, et particulièrement les exutoires établis dans le
voisinage du lieu affecté, suffiront pour faire obtenir la guérison
dans le cas de dartres.

Chancres de la bouche. — Ordinairement produits par une
infection consécutive, plus ou moins ancienne, due, soit à des
écoulemens, à des chancres récens, ou à tout autre symptôme
vénérien négligé ou incomplétement traité, ces ulcères sont
pourtant assez fréquemment primitifs; cette partie étant, dans
beaucoup de circonstances, exposée à la contagion, comme il arrive, aux personnes qui reçoivent des baisers lascifs d'une bouche
infectée, et à celles dont les lèvres s'appliquent, par un raffinement
de libertinage, sur d'autres parties d'où distille également le principe contagieux, mais qui paraîtraient devoir être exempts d'un
pareil contact. On les voit encore survenir aux enfans qui tètent
des nourrices infectées, et à tous les individus qui font usage de
cuillers, de verres, de pipes ou autres ustensiles qui leur sont
communs avec des vénériens.

Tous les points de la membrane muqueuse qui tapisse l'intérieur de la bouche, de la gorge, du pharynx et du larynx lui-
même, peuvent être le siége de chancres syphilitiques. Je vais
les passer en revue, et faire connaître les particularités qu'ils présentent en raison de leur position.

1° *Les chancres des lèvres* sont souvent primitifs, et se développent à leur face interne, sur les bords ou vers les commissures. Ces derniers s'observent surtout chez les enfans à la mamelle. On obtient assez promptement la cicatrisation de ces chancres, par l'emploi local des émolliens ou des stimulans, suivant qu'ils sont indolens ou inflammatoires, et par le traitement antisyphilitique général. Lorsqu'ils sont consécutifs, ou qu'ayant paru primitivement on a méconnu trop long-temps leur vrai caractère, ils se montrent ordinairement plus rebelles, s'étendent assez rapidement ; leurs bords se durcissent, leur base s'engorge; ils deviennent même le siége de douleurs aiguës, lancinantes, et prennent un aspect cancéreux. Il faut beaucoup d'habitude de ces sortes d'affections pour se défendre du désir de mettre en usage le traitement que cette apparence indiquerait comme dernière ressource. Cependant l'administration des frictions mercurielles ou de la solution de sublimé, et, dans quelques circonstances, des boissons sudorifiques, aidées d'abord de topiques adoucissans, et plus tard de pansemens avec le cérat napolitain, suffisent pour ramener ces ulcères à un état d'irritation plus modérée, et pour en amener la guérison. Néanmoins les chancres douloureux et rongeans de la face intérieure des lèvres font, chez certains sujets, et malgré tout ce qu'on peut mettre en pratique, des progrès vers l'extérieur, et traversent toute l'épaisseur de la lèvre, plus ou moins loin de son limbe. Les fistules qu'ils occasionnent disparaissent parfois d'elles-mêmes pendant le traitement ; mais, quand il y a une perte considérable de substance, et que les bords fistuleux se sont cicatrisés séparément, on en peut tenter le recollement par une opération analogue à celle du bec-de-lièvre.

2° Les gencives sont rarement affectées de chancres vénériens, qui, dans tous les cas, rendent la mastication fort douleureuse. Pour l'ordinaire, un traitement méthodique les fait aisément disparaître. Quand ils sont consécutifs, et qu'un des points des bords alvéolaires est en même temps carié ou frappé de nécrose, leur cicatrisation ne peut avoir lieu qu'après la séparation des portions d'os malades. On les distingue des ulcères scorbutiques, parce ces derniers sont presque toujours bornés à la portion de membrane qui embrasse le collet des dents, qu'ils siégent sur des chairs molles, engorgées sans induration, et que leur surface, au lieu d'être grise, profonde et plus ou moins arrondie, est d'un rouge livide, superficielle, saignant à la moindre pression,

et à bords très-irréguliers. On voit souvent à la base des gencives, à la face interne des lèvres, et près du point où la membrane muqueuse se réfléchit de l'une à l'autre, des aphthes que
j'ai nommés *aphthes d'irritation*, et qui ont quelque ressemblance
avec les ulcères syphilitiques. Ils sont, il est vrai, très-douloureux, gris, à bords rouges et un peu élevés. Cependant leurs
différences d'avec ces derniers sont faciles à saisir : leur surface est
d'un gris lardacé, transparent ou nacré; leurs bords, bien que
rouges et assez élevés, ne sont pas taillés à pic comme ceux des
chancres vénériens; enfin ils disparaissent d'eux-mêmes, sans aucun traitement, au bout de cinq ou six jours. Il en vient aussi
de semblables à la langue, et ils ne sont pas d'une plus grande
durée.

3° *Les chancres des joues* n'offrent rien de remarquable. Il
sera toutefois bon de noter qu'on peut, lorsqu'on n'est pas très-
attentif, les confondre avec les ulcérations produites par l'usage
du mercure. Leurs différences seront décrites au mot SALI-
VATION.

Une exulcération occasionée par les aspérités d'une dent cariée
a été aussi quelquefois attribuée au vice syphilitique; mais on
peut éviter toute méprise de ce genre, en se rappelant que ce
prétendu chancre est ordinairement unique; qu'il n'est pas couvert d'escarre comme les ulcères vénériens, et que sa surface
est rouge, sanguinolente, enflammée et irrégulière. L'avulsion de
la dent, ou la simple précaution de détruire ses parties anguleuses par un coup de lime, le font bientôt disparaître.

4° La langue est souvent affectée d'ulcères syphilitiques : ils
sont quelquefois primitifs. Quand ils dépendent d'une infection
ancienne, leur surface paraît en général plus concave et couverte
d'une escarre plus épaisse; leur base n'est ni dure, ni engorgée,
comme celle des autres chancres vénériens.

5° On voit aussi quelquefois des chancres à la paroi supérieure
de la bouche, ou pour mieux dire à la membrane qui tapisse
la voûte palatine. Ils sont à peu près toujours consécutifs, et
commencent, tantôt par une légère excoriation, d'autres fois,
par un épaississement rougeâtre plus ou moins étendu, qui tarde
peu à s'ulcérer. Leurs progrès sont assez lents; mais, si on les
abandonne à eux-mêmes, ils peuvent finir par altérer l'os, et
pénétrer dans les fosses nasales. Dans quelques autres cas la cause
morbifique se fixe d'abord sur une portion osseuse, qu'elle carie

avant que la muqueuse qui la recouvre soit visiblement affectée.
Le pus fourni par la maladie de l'os s'amasse, soulève cette membrane, et enfin l'ulcère. Le traitement le plus prompt et le plus
méthodique doit être mis en usage pour arrêter la marche de
ces sortes de chancres. Que la carie précède ou suive l'ulcération du palais, cette dernière ne peut se guérir qu'après la
séparation de l'os nécrosé, opération que la nature fait assez
lentement, et qu'on est souvent obligé d'aider par quelques débridemens. Souvent alors il s'établit des fistules assez grandes
pour laisser passer les alimens dans les fosses nasales, et donner
à la voix un ton nasillard très - désagréable. Le temps referme
quelquefois ces ouvertures, quand l'exfoliation a été peu considérable. Dans le cas contraire on ne peut remédier aux inconvéniens qu'elles déterminent qu'en y adaptant un obturateur en
argent, en or ou en platine. *Voyez* OBTURATEUR.,

6" *Chancres de la gorge.* — Je comprendrai sous ce titre les
ulcères syphilitiques du voile du palais, ceux des piliers, des
amygdales, du pharynx, et même du larynx. Ils sont tous consécutifs, et offrent au plus haut degré tous les caractères vénériens indiqués précédemment. La plupart des maux de gorge
de cette espèce ne sont pas accompagnés d'un surcroît très-
remarquable de sensibilité locale. C'est bien souvent plutôt de la
gêne qu'une douleur prononcée. Aussi, après les avoir pris pendant long-temps pour les simples précurseurs d'une angine, est-
on tout surpris, quand on vient à examiner la partie, de reconnaître de vastes ulcères dont l'aspect annonce aussitôt l'origine,
et dissipe tous les doutes.

Il faut pourtant convenir qu'il existe assez souvent des angines
syphilitiques sans aucune ulcération. Elles sont toujours chroniques. La gorge présente alors une couleur de cuivre foncée, et
sécrète une mucosité extrêmement visqueuse, difficile à détacher ; mais ces caractères ne sont pas assez certains pour soumettre le malade à un traitement nécessairement long et assu-
jettissant, s'il n'existe pas en même temps d'autres symptômes
d'infection.

Les chancres du voile du palais commencent le plus souvent
au bord libre de cette cloison membraneuse, ou à la luette. Quelquefois ils se manifestent vers son centre, soit à la face buccale,
soit à celle qui correspond au pharynx. Dans le premier cas, si
la syphilis n'est pas combattue avec promptitude, l'ulcération

peut détruire en peu de temps une grande partie du palais mou,
d'où il résulte des échancrures qui gênent d'abord beaucoup les
malades, tant pour avaler que pour la prononciation des sons;
mais ils finissent le plus ordinairement par s'y accoutumer, surtout
si la perte de substance n'est pas énorme; la déglutition tarde peu à
se rétablir, et la parole devient aussi claire et aussi nourrie qu'auparavant. Dans le second cas, le chancre, s'il est rongeant, intéresse toute l'épaisseur du voile du palais. Si la perforation qui
s'ensuit est peu étendue, on peut espérer que le temps en amènera
l'oblitération complète. Dans le cas contraire, le malade doit se
décider à vivre avec l'incommodité que cette disposition entraîne
après elle. Il est pourtant une ressource qui paraît se présenter
aujourd'hui avec avantage pour remédier aux divisions accidentelles de cette cloison charnue, mais pour les cas seulement où
l'échancrure est profonde et très-étroite; c'est une opération pareille à celle pratiquée avec succès par M. le professeur Roux, et
qui consiste à tenir les bords de la division rapprochés par quelques points de suture, après les avoir excisés. *V.* STAPHYLORAPHIE.

Les chancres des amygdales sont également consécutifs, et se
voient très-fréquemment. Ils ne diffèrent pas des autres ulcères
vénériens. La seule remarque à laquelle ils peuvent donner lieu,
c'est qu'on les a quelquefois confondus avec les ulcérations occasionées par une angine, ou qu'on a pris pour eux les anfractuosités
ou dépressions ordinaires à ces glandes, et qui sont encore plus
profondes chez certaines personnes que dans l'état naturel. Le
dépôt dans ces concavités d'une matière très-blanche, dont la
consistance est assez dure et l'odeur très fétide, ajoutent encore
à l'illusion, quand on n'est pas sur ses gardes, puisqu'on peut
le prendre pour le pus tenace et visqueux qui couvre souvent
les ulcères de ces régions. On déloge facilement ces petites concrétions avec l'extrémité d'un stylet mousse.

C'est surtout contre les chancres des amygdales qu'il faut se
hâter d'administrer largement et sous toutes les formes les antisyphilitiques; et encore leurs progrès sont-ils quelquefois si rapides, malgré cette précaution, que, pour éviter la destruction
totale des parties affectées, on est obligé, lorsqu'on est appelé
un peu tard, de les toucher légèrement avec le nitrate d'argent,
afin de leur imprimer une modification salutaire, qui puisse en
arrêter la marche; sauf ensuite à continuer les remèdes pour prévenir toute récidive.

Les chancres du pharynx s'observent assez souvent aussi ; mais on est quelquefois long-temps avant d'en soupçonner l'existence, parce qu'ils sont cachés derrière les piliers, ou par le voile du palais lui-même. Symptômes non équivoques d'une infection ancienne, il n'est pas rare de les voir survenir après un grand nombre d'années d'une infection latente. J'en ai vu paraître après vingt ans. Il y a peu de temps qu'une dame âgée a réclamé mes soins pour un cas de cette nature, associé avec des douleurs nocturnes, dont elle était obligée de faire remonter l'origine à un écoulement communiqué par son mari, et guéri depuis 29 ans. Elle était si éloignée de croire à une pareille cause, qu'elle s'était fait poser plusieurs fois des sangsues, d'après l'avis de ses médecins, dans la supposition que c'était une angine ordinaire. Il n'est pas inutile de noter que ce mal de gorge, comme beaucoup d'autres symptômes syphilitiques en fournissent des exemples, s'irritait prodigieusement pendant la nuit, et que la malade était privée de repos depuis plusieurs mois, lorsque je fus appelé auprès d'elle : elle est aujourd'hui parfaitement rétablie. Des gargarismes adoucissans, qu'on rend plus ou moins antivénériens, vers la fin du traitement général, par l'addition d'une certaine quantité de liqueur de Van-Swieten, d'eau phagédénique, ou de calomélas, sont les seuls remèdes locaux que ces ulcères gutturaux exigent. On les a vus quelquefois faire assez de progrès pour carier les premières vertèbres du cou.

Chancres du larynx et de la trachée-artère. — Ce symptôme est un des plus rares et des plus graves de tous ceux que fait naître la maladie syphilitique. Nicolas Massa a rapporté avoir guéri d'un ulcère de cette espèce un prince français, qui commandait alors la citadelle de Milan, et chez lequel il s'était formé une ouverture fistuleuse à la partie antérieure du cou. Les phthisies laryngées ou trachéales de cause vénérienne sont vraisemblablement produites par des ulcérations de cette espèce, soit que l'altération de la membrane muqueuse ait précédé ou non la carie du cartilage, qui a presque toujours lieu, pour peu que la maladie soit avancée. L'impossibilité de porter les regards jusque sur le siége du mal a dû empêcher de reconnaître beaucoup de ces ulcères, surtout lorsque le traitement antivénérien a été employé avec succès, ce qui toutefois doit être regardé comme fort rare. D'un autre côté, la négligence ou quelques circonstances tout-à-fait fortuites ont sûrement fait perdre beaucoup d'occasions de s'assurer par l'autopsie de la nature précise du désordre dans les cas où l'issue a été funeste. Mais on est autorisé à adopter cette opinion, d'après ce qui a été remarqué dans les phthisies laryngées et trachéales dépendantes de toute autre cause. Le traitement des ulcères vénériens du conduit aérien exige beaucoup de prudence, et l'emploi des préparations mercurielles les plus douces, combinées aux sudorifiques sous forme de sirop. On y joint l'inspiration fréquemment répétée de vapeurs émollientes, l'application de sangsues, l'établissement d'un ou de plusieurs vésicatoires, tant au-devant du cou que sur les bras, et quelquefois même un séton à la nuque.

7° *Chancres ou ulcères vénériens survenant à la peau.*—Ces symptômes syphilitiques s'observent particulièrement aux endroits où l'organe cutané est d'un tissu délicat et mince, comme aux mamelons, aux paupières, autour des ongles, ou bien là où il est humecté par une transpiration continuelle et abondante, comme à l'ombilic, au périnée, surtout chez les femmes, à la région pubienne, entre les doigts ou les orteils, sous les aisselles, derrière les oreilles, et à la partie supérieure et interne des cuisses.

Les chancres des paupières sont le plus souvent consécutifs, à moins qu'on ne les suppose inoculés, ce dont il y a de bien fâcheux exemples, par l'application de la bouche ou de toute autre partie infectée; par un doigt ou un linge chargés de virus; par le contact prolongé des yeux d'un enfant avec la vulve d'une mère infectée, pendant un accouchement laborieux, ou par le pus que la pression fait quelquefois jaillir d'un bubon, au moment où l'on y plonge le bistouri. Ces chancres s'étendent souvent du bord libre de la paupière jusque sur l'une de ses faces, quelquefois sur les deux en même temps, et s'accompagnent d'un gonflement plus ou moins inflammatoire, qui se communique parfois à la conjonctive qui recouvre le globe de l'œil. Dans cette affection, le traitement antivénérien trouve des auxiliaires d'une efficacité secondaire, mais pourtant réelle, dans les émissions sanguines, tant générales que locales, les bains, les fumigations, les lotions et applications émollientes ou narcotiques, rendues plus ou moins stimulantes vers la fin, par l'addition de quelques sels mercuriels. Le cérat napolitain peut encore être employé avec avantage. On est aussi, dans certains cas, obligé d'établir un vésicatoire, et même un séton à la nuque, de même que dans les phlegmasies oculaires non vénériennes, qui présentent de l'opiniâtreté. La cicatrice qui succède à ces ulcères est souvent inégale, tuberculeuse, et les cils qui tombent bien souvent dans cette occasion ne reparaissent plus, à moins que l'ulcération n'ait été très-superficielle. Le même mode de traitement est également convenable dans les cas où cette dernière affecte la conjonctive ou la cornée transparente. Alors seulement, lorsqu'il y a complication de chémosis, on doit être très-réservé sur l'usage des stimulans; car il serait à craindre qu'ils ne déterminassent, comme on en a des exemples, une dégénérescence cancéreuse, et ne missent dans la nécessité d'extirper l'organe. Ce qui peut arriver de plus heureux en pareille occurrence est de voir l'irritation se dissiper, et les paupières se réunir entre elles. Lorsque les chancres de la cornée sont rongeans et douloureux, ils peuvent pénétrer jusqu'à l'intérieur de l'œil, dont les humeurs s'échappent par l'ouverture fistuleuse. Dans les cas les moins défavorables, ces sortes d'ulcères se guérissent, il est vrai, sans accidens; mais ils laissent toujours sur les lames de la cornée des cicatrices opaques tout-à-fait ineffaçables, et qui gênent plus ou moins la vision.

Les chancres des oreilles sont le plus ordinairement consécutifs. Quelquefois cependant la dépravation des goûts en fait naître primitivement. Les uns sont placés à l'une ou à l'autre face de la conque; d'autres paraissent assez fréquemment dans le conduit auditif lui-même. L'analogie de forme, qu'ils présentent avec beaucoup d'éruptions dartreuses de ces parties, rend souvent leur diagnostic assez difficile dans les deux cas, à moins qu'il n'y ait ailleurs d'autres symptômes d'infection moins équivoques. La guérison de ces ulcères est communément peu difficile à obtenir par le moyen du traitement antivénérien intérieur et des pansemens avec le cérat mercuriel. Il en est un peu différemment, lorsqu'il existe en même temps une altération du cartilage; car alors il faut attendre qu'il s'exfolie, avant de voir s'opérer la cicatrisation. Lorsque les chancres occupent l'intérieur du conduit auditif, ils peuvent, s'ils font des progrès, détruire les osselets de l'ouïe, et causer la surdité, ou tout au moins des bourdonnemens d'oreilles opiniâtres et fort incommodes. Dans les circonstances les plus ordinaires l'ulcération ne présente pas ce danger, et disparaît par l'usage de fumigations et d'injections auriculaires émollientes ou anodines.

Les chancres des seins s'observent principalement chez les femmes qui nourrissent des enfans infectés. Ils ont presque toujours lieu au mamelon, et commencent par un petit bouton rouge, comme la plupart des autres ulcères syphilitiques. S'ils sont très-profonds et rongeans, on est souvent obligé de conseiller le sevrage, afin d'éviter des douleurs atroces à la malade, et de faciliter sa guérison. Mais, quand ils sont récens, bénins et peu incommodes, on peut faire continuer l'allaitement, et avec d'autant plus de raison, qu'il offre la voie la plus convenable pour guérir l'enfant par le moyen du lait de sa nourrice, devenu médicamenteux par le traitement qu'on lui fait subir dans cette double intention.

Presque toujours les chancres de l'ombilic sont primitifs et occasionés par l'application immédiate d'une semence infectée ; d'où l'on s'explique aisément pourquoi les exemples qu'on en rencontre s'observent à peu près exclusivement chez les femmes. C'est surtout chez celles dont le nombril présente un enfoncement, que ce symptôme syphilitique se déclare. Il ne présente, du reste, aucune indication particulière ; si ce n'est, dans les cas où l'orifice de cette cavité est très-étroite, d'empêcher que la suppuration n'y séjourne long-temps, en faisant des injections fréquentes d'eau de guimauve, et d'introduire le moyen de pansement jusqu'à sa partie la plus profonde pour s'opposer au contact des surfaces ulcérés.

Les chancres des mains et des pieds sont ordinairement les signes d'une infection très-ancienne. Lorsqu'ils siégent entre les doigts ou les orteils (et ces derniers sont les plus fréquens), ils ont la forme allongée des gerçures, et reçoivent le nom de rhagades. Leur pansement doit se faire avec de petites mèches de charpie trempées dans une liqueur émolliente, plus ou moins opiacée, et quelquefois aiguisée avec le sublimé. On les place profondément, de manière à bien séparer les bords de chaque fissure.

Il est encore d'autres rhagades vénériennes qui se manifestent à la paume des mains et au-dessous des pieds. Elles suivent communément la direction des lignes, variables dans leur nombre et dans leur position, que présentent ces parties. Le même traitement local leur est applicable : on se trouve aussi fort bien des pansemens avec l'onguent mercuriel pur, mais l'administration, toujours indispensable, des antisyphilitiques généraux est, sans contredit, de tous les moyens à employer le plus efficace.

On désigne sous le nom, d'onglée de petits gonflemens syphilitiques rougeâtres, parfois livides, qui surviennent à la racine des ongles, et qui s'ulcèrent dans quelques circonstances. Ces chancres sont plus souvent consécutifs que produits par une infection récente. Dans ce dernier cas, ils guérissent par le traitement ordinaire des ulcères de cette espèce; mais, quand ils sont anciens, profonds, et qu'ils ont, pour ainsi dire, déchaussé l'ongle, ce dernier tombe assez fréquemment. D'autres fois, moins disposé à se détacher, sa présence devient irritante pour la partie ulcérée, qu'il agace continuellement, et il faut en opérer l'arrachement, si l'on veut obtenir une cicatrisation prompte et solide.

Les autres points de la surface des doigts peuvent aussi être affectés de chancres primitifs chez les personnes qui les exposent imprudemment à l'impression du virus syphilitique, lorsqu'ils offrent des plaies, de simples écorchures, quelque partie dépourvue d'épiderme, ou bien quand ils sont blessés par un instrument chargé de cette matière contagieuse. Cette inoculation vénérienne est souvent suivie d'engorgemens des glandes de l'aisselle, pour lesquels on doit se conduire comme il a été dit à l'article BUBON. Quant aux ulcères eux-mêmes, ils sont parfois compliqués d'une violente irritation; mais, en général, ils ne présentent pas d'autres indications curatives que les chancres primitifs de toutes les autres régions.

Enfin, presque toutes les autres portions de la peau, même les plus sèches, sont susceptibles d'être affectées d'ulcères syphilitiques. Ils naissent sans cause extérieure apparente, et sont constamment dus à une infection invétérée, quelquefois même avec complication d'autres virus. Il est, du reste, assez rare de ne pas les voir précédés par une induration tuberculeuse dans le tissu cellulaire, des tumeurs gommeuses, des nodus, ou par des pustules cutanées, surmontées de croûtes épaisses, dont la chute les laisse à découvert. *Voyez* PUSTULES, GOMME, NODUS.

(L. V. LAGNEAU.)

CHANT, s. m., *cantus*, *vox modulata;* mode de la voix, qui consiste à produire une suite de sons variés et appréciables. Ce phénomène, du même ordre que les cris et la parole, diffère néanmoins de ceux-ci par la faculté qu'on a d'en prendre aisément l'*unisson*. Le défaut de permanence ou de continuité des sons qui constituent les deux autres modifications de la voix, paraissent en effet refuser à l'oreille le principe de leur fidèle imitation.

Le chant, exclusif à l'homme parmi la classe des mammifères, présente cette particularité remarquable de se retrouver chez les oiseaux, qui le possèdent si éminemment, comme on sait, que quelques-uns ont, par cette raison, mérité d'être nommés *oiseaux chanteurs*.

Accordé à l'homme comme un moyen d'exprimer ses sentimens et ses idées, le chant paraît lui être naturel. L'idée contraire de J.-J. Rousseau n'est qu'un paradoxe. L'enfant ne chante pas, sans doute ; mais il est appelé à chanter, et le développement graduel de son organisation n'attend pour cela que l'occasion née de l'exemple et de l'éducation.

Lié, ainsi que le geste et les autres modes de voix, à l'expression intellectuelle et affective, le chant est une véritable émanation de la pensée. C'est donc à tort que ses rapports, d'ailleurs intimes avec l'ouïe, l'ont fait regarder comme placé dans la dépendance de cette sensation. Celle-ci n'est véritablement qu'une de ses conditions nécessaires ou de ses moyens. Son origine, plus relevée, se rattache au principe même de notre intelligence. M. Gall, qui n'hésite pas, comme on sait, de le mettre au nombre des facultés fondamentales de l'âme, va jusqu'à lui attribuer un organe particulier, qu'on retrouverait exclusivement, parmi les mammifères, dans le cerveau de l'homme, et qui, cranologiquement appréciable chez celui-ci et chez les oiseaux, correspondrait à la saillie du front située en haut et en dehors de l'œil. Mais on sent que le temps et de nouvelles recherches d'anatomie humaine et comparée peuvent seuls confirmer cette idée.

Le chant, en tant que son vocal, est produit dans le larynx. Afin d'éviter des répétitions, c'est au mot *voix* que nous examinerons le mécanisme de sa formation. Nous ferons toutefois remarquer maintenant que le chant, en produisant avec toutes leurs nuances les différens *tons* de la voix humaine, est au moins aussi fatigant que les cris, dont il se rapproche par sa simplicité, et qu'il l'est beaucoup plus que la parole, quoique celle-ci exige le concours d'un bien plus grand nombre d'organes. Dans le chant, en effet, la série non interrompue des sons émis par le larynx exige l'action la plus précise et la plus soutenue de cet organe, que dessèche et prive de son mucus le courant à la fois rapide et continuel de l'air qui le traverse, tandis que d'autre part les poumons, promptement et largement dilatés, et pour ainsi dire gorgés de ce fluide, le retiennent plus ou moins long-

temps contre l'ordre ordinaire de leurs mouvemens. Ces organes ne fournissent ensuite l'air nécessaire à l'instrument vocal
que d'une manière d'autant plus lente, que son émission très-
prolongée n'admet aucune interruption. Une partie de l'art du
chant consiste, en effet, à renouveler cette provision, une fois
épuisée, par une inspiration comme instantanée, faite au moment
même où la mesure qui marque le repos naturel de la phrase
musicale, permet, sans choquer l'oreille, l'interruption presque
insensible du son vocal.

Or il résulte nécessairement de ces différens phénomènes du
chant que le larynx, en vibrant continuellement, fatigue les muscles extenseurs des cordes vocales, que la bouche et la gorge se
sèchent et s'irritent, que la respiration modifiée dans son mode et
son rhythme lasse les agens de l'inspiration, et que de plus les phénomènes chimiques de cette fonction commencent eux-mêmes à
languir, par le retard apporté dans le renouvellement de l'air. La circulation, si étroitement liée aux mouvemens des poumons, ne tarde
pas elle-même à s'embarrasser; le sang stagne dans les ramifications
de l'artère pulmonaire, et par suite on le voit de proche en proche
gonfler les veines jugulaires, et rougir sensiblement la face, tandis qu'il engorge et distend d'ailleurs le système veineux cérébral. D'autre part, l'état de la respiration étend probablement
encore sa mauvaise influence sur les fonctions des viscères abdominaux. Leur mouvement de balancement alternatif accoutumé
est ralenti, en même temps qu'ils restent, pendant toute la durée
de l'inspiration, dans un état gênant de compression, pénible même
pour l'estomac, principalement dans la réplétion de ce viscère.
Ces inconvéniens inhérens au chant deviennent surtout sensibles, lorsque celui-ci se prolonge outre mesure, qu'on chante
avec effort, ou encore dans un ton autre que celui qui est le
plus naturel à sa voix. C'est alors que celle-ci, produite avec peine,
s'enroue, paraît sur le point de s'éteindre, et *faussant* ou *dé-*
tonant, enlève au chant tout son agrément. Le chant porté à ce
point laisse après lui un sentiment de sécheresse, de fatigue et de
chaleur dans la poitrine, qui subsiste pendant un temps plus ou
moins long; la respiration et le pouls sont plus fréquens; il existe
de la soif, de la constriction à la gorge, et le plus souvent le
système capillaire de la peau, et particulièrement celui de la face,
demeure injecté par le sang, en même temps que la perspiration
cutanée est universellement augmentée. Un repos prolongé de-

vient nécessaire pour rétablir l'harmonie dans les diverses fonctions.

Nous remarquerons toutefois que la plupart de ces résultats nécessaires du chant sont amoindris par l'heureux effet que donne la grande habitude de chanter, et qu'ils sont d'ailleurs en partie rachetés par l'avantage de fortifier les organes respiratoires et vocaux en même temps que par tous ceux qui dérivent, pour l'ensemble de l'économie, d'un exercice plein de charme, et qui a sur les sentimens et les idées la plus douce influence.

Les différences de la voix humaine, qui la font distinguer suivant qu'elle est juste ou fausse, bornée ou étendue, haute ou basse, pure, douce ou criarde et aigre, etc., etc., s'appliquant au chant lui-même, pourraient être examinées ici; mais, comme elles rentrent dans l'histoire générale des variétés de la voix proprement dite, c'est au mot voix que nous en traiterons d'une manière spéciale.

Le but naturel du chant est d'exprimer le plaisir et la joie; il est pour l'homme, dit avec raison Grétry, le signe de son parfait contentement et de sa liberté. Partout, en effet, l'homme heureux chante, et manifeste ainsi le sentiment vif du bonheur qu'il éprouve. Souvent alors, véritable langage instinctif, il reçoit son complément en s'unissant aux sauts et à la danse.

Mais le chant étendu et perfectionné par l'éducation soignée de ses organes, soutenu de toutes les ressources de l'harmonie, embelli du charme de la mélodie, soumis à toutes les inflexions de la parole à laquelle il est uni, et qui lui prête tous les accens qu'elle reçoit des passions; le chant, disons-nous, perdant ainsi la simplicité de sa signification primitive, devient comme une sorte de langue universelle, dans laquelle le chanteur habile parvient à peindre la plupart des choses, et à exprimer les nuances des divers sentimens. Mais on sent que de pareils effets dérivent moins du chant lui-même que des ressources que lui fournit la musique, et qu'il retire des combinaisons les plus heureuses du rhythme, du caractère particulier et des différens modes de cette dernière. *Voyez* musique.

Les utilités du chant ressortent principalement des agrémens et du charme vrai qui l'accompagnent. Ce mode de voix d'institution politique chez les anciens servait, parmi les Grecs en particulier, à l'enseignement de la morale. La jeunesse, accoutumée de bonne heure à répéter des chants, y puisait avec plaisir, dit

Barthelemy, l'amour du devoir et l'idée de la vraie beauté. Leurs chants, tour à tour patriotiques, guerriers et voluptueux, les attachaient à la patrie, les portaient aux combats, et les disposaient aux douceurs de la paix et aux plaisirs de l'amour. Les chants d'Anacréon, ceux de Sapho vivent encore dans la mémoire.

Le chant, quoiqu'en moindre honneur chez les modernes, amuse toujours au hameau; il fait le principal ornement de nos théâtres et des grandes réunions de nos cités. Uni à nos prières, il fournit encore, dans les *chants d'église*, à la piété, à la reconnaissance et à la douleur, leurs accens les plus vrais et les plus touchans. Qui n'a senti son âme élevée par de beaux cantiques, des hymnes sacrées, et ses larmes couler dans les chants religieux et funèbres?

L'état particulier et si différent du chant observé chez les divers peuples, et même parmi les habitans de certaines provinces, offre partout encore des données assez justes sur leur caractère dominant. En Italie, on chante en tous lieux; la langue même est toute chantante; c'est le pays des improvisateurs. On remarque généralement en France un air de gaieté qui porte au chant, et cela est surtout sensible dans quelques-unes de nos provinces méridionales. On chansonne encore dans le Languedoc, qui est la patrie de nos anciens troubadours, la plupart des événemens de la vie, et l'on y menace son ennemi d'une chanson, comme ailleurs d'un coup de poignard. Le midi de la France, Venise en Italie, l'Écosse en Angleterre, sont les contrées de ces états où l'on chante le plus.

Le chant, *hygiéniquement* envisagé, forme un exercice partiel, utile dans quelques circonstances, et que l'on peut regarder comme éminemment capable de fortifier la poitrine. Son union à la musique lui fait produire d'autres effets sur l'ensemble du système nerveux; mais ceux-ci doivent être exposés au mot MUSIQUE, auquel nous renvoyons. Quoique les anciens et même Hippocrate aient conseillé l'usage du chant, on ne paraît pas bien fixé sur les cas qui le réclament. Il nous semble toutefois, à cet égard, que cet exercice peut convenir aux personnes généralement assez peu actives, à voix naturellement voilée, et dont les poumons, amples d'ailleurs, manquant de ton et d'énergie, sont exposés par-là à une sorte d'engouement ou d'embarras muqueux ou pituiteux.

La fatigue et par suite les dangers réels attachés à l'exercice habituel du chant rendent peut-être utile d'indiquer ici quelles sont les principales conditions qui le rendent compatibles avec le maintien de la santé. Or au don naturel d'une voix pure et sonore, d'une intonation facile et juste, et d'une oreille délicate, le chanteur doit réunir celui d'une poitrine suffisamment bombée, mobile avec facilité et étendue ; des poumons amples et robustes, aisément expansibles et contractiles ; un cou bien proportionné, ni épais, ni grêle. Il existera de plus, suivant M. Sœmmerring, la proportion la plus exacte et l'égalité la plus parfaite dans la structure des diverses parties de l'appareil vocal, et notamment dans la tension, la longueur et la force des ligamens de la glotte de l'un et de l'autre côté, afin que dans un temps égal leurs vibrations soient identiques.

Néanmoins pour se livrer au chant avec sécurité, alors même qu'on réunira l'ensemble très-rare de toutes ces conditions, il faudra constamment chanter avec modération, dans la mesure de ses forces, se renfermer dans le caractère et l'étendue de sa voix. La vie de celui qui chante beaucoup sera des plus régulières ; il évitera tout écart de régime, sous peine de chanter faux et d'une manière désagréable et fatigante. Le chant réclame encore que l'estomac soit, sinon vide, au moins à peine rempli, que le ventre n'éprouve ni gène, ni compresion, que l'esprit soit libre et le corps sain et dispos. Galien voulait encore qu'il fût tempéré ou rafraîchi par l'usage fréquent du bain tiède.

Mais, hors ces conditions, le chant doit inspirer de justes craintes. On redoutera donc ses effets, et on l'injerdira sévèrement aux personnes qui s'en trouveront plus ou moins éloignées. On voit, en effet, les gens d'un tempérament nerveux et délicat, à poitrine étroite et irritable, disposés à la toux, les jeunes gens encore à peine formés, les convalescens qui, malgré de sages conseils, s'obstinent à chanter, trouver incessamment dans cet exercice la cause d'une affection irrémédiable à laquelle ils ne tardent pas à succomber. C'est, en effet, ainsi que ces victimes trop nombreuses du chant toussent opiniâtrement, maigrissent, crachent le sang, et enfin deviennent phthisiques ou tout au moins asthmatiques.

Les maladies des organes vocaux et respiratoires ne sont pas les seules auxquelles expose le *chant*. Ramazzini, Falloppe et Mercurialis ont encore remarqué que, parmi les chanteurs, les *basses tailles* sont particulièrement sujets aux hernies abdominales, tandis que les *hautes-contre*, ceux qui chantent dans le *fausset* ou le *soprano* des Italiens, éprouvent assez fréquemment diverses affections de la tête, telles que le gonflement de cette partie, la tuméfaction des yeux, les vertiges, le battement des artères temporales, l'*étonnement* du cerveau, et le tintement d'oreilles.   (RULLIER.)

CHANTERELLE, s. f., *Merulius cantharellus*, Pers. *Agaricus cantharellus. L.* Bull. t. 505. C'est une des espèces de champignons comestibles répandues avec le plus de profusion dans nos bois, et une de celles dont on fait le plus fréquent usage comme aliment et comme assaisonnement. On la reconnaît facilement à sa forme qui est à peu près celle d'un entonnoir, à son chapeau qui est garni, à sa face inférieure, de plis etroits, ramifiés ou veineux, et non de lames saillantes comme les agarics, et surtout à sa couleur jaune très-analogue à celle du jaune d'œuf. Ce champignon, qui se montre dès le printemps dans les bois, a une saveur légèrement poivrée, lorsqu'on le mâche cru ; mais il est très-sain et fort agréable quand il est cuit.   (A. RICHARD.)

CHANVRE, s. m., *Cannabis sativa L.*, plante annuelle que l'on croit originaire de la Perse et de l'Inde, et que l'on cultive aujourd'hui abondamment dans toutes les contrées de l'Europe, à cause de ses usages économiques. Le chanvre est dioïque, sa tige, haute de cinq à six pieds, porte des feuilles opposées, pétiolées, profondément divisées en cinq lobes, lancéolées; ses fleurs sont petites et peu apparentes; les mâles se composent de cinq étamines attachées à un calice à cinq divisions profondes; les femelles offrent un calice d'une seule pièce, fendu latéralement, un ovaire surmonté de deux sigmates subulés; le fruit est une petite capsule globuleuse, lisse, s'ouvrant en deux valves et contenant une seule graine.

Toutes les parties de cette plante exhalent une odeur forte, désagréable et enivrante. On prétend même que les émanations qu'elle répand peuvent causer des accidens graves aux personnes qui y restent exposées pendant long-temps. Les Orientaux préparent, avec les feuilles de ce végétal, une sorte de liqueur, qui les jette dans un état d'extase et de béatitude analogue à celui qu'ils se procurent par l'usage de l'opium. On dit que, dans différens pays, les nègres mêlent ces feuilles à celles du tabac ; et que ce mélange, dont ils se servent pour fumer, les rend plus gais, plus alertes, et les excite quelquefois à tel point, qu'ils se livrent alors des combats sanglans et opiniâtres. Selon Bergius, dans le nord de l'Europe, le chanvre perd la plus grande partie de son énergie. Cette différence dans les propriétés peut être attribuée à l'influence que le climat exerce sur la nature des végétaux; mais aussi pourrait-on la faire dépendre d'une autre cause, c'est que les Orientaux, les Indiens et les Nègres se servent probablement d'une espèce différente de chanvre, qui est celle que les botanistes ont désignée sous le nom de *cannabis indica*, qui paraît en effet posséder des propriétés plus énergiques que le chanvre ordinaire, et que l'on cultive presque exclusivement dans les Indes.

Les fruits sont la seule partie du chanvre que l'on emploie à titre de médicamens. On les connaît généralement sous le nom de *chénevis*. Ils renferment dans une enveloppe crustacée une amande blanche, charnue, qui contient une grande quantité d'huile grasse. Cette huile est usitée en peinture; elle sert aussi à la fabrication du savon noir. On prépare, avec les fruits du chanvre écrasé, une émulsion qui est à la fois adoucissante et légèrement sédative, et dont Swediaur et quelques autres médecins recommandent l'usage dans l'inflammation aiguë de l'urètre. Elle est avantageuse dans cette circonstance, comme, au reste, toutes les boissons adoucissantes.

Tout le monde sait que c'est avec les fibres de la tige du chanvre que l'on prépare la filasse, dont on fait des toiles et des cordages. Morgagni et Ramazzini pensent que les maladies auxquelles sont sujets les ouvriers qui préparent la filasse, ne doivent point être attribuées aux émanations délétères du chanvre, ainsi que le disent quelques auteurs, mais qu'elles sont produites par l'espèce d'atmosphère de poussière dans laquelle vivent les personnes adonnées à ce travail. (A. RICHARD.)

CHAPEAU, s. m. *Voyez* VÊTEMENT.

CHARANSON, s. m., *curculio*. Les entomologistes ont donné ce nom à un genre d'insectes de la famille des rhinocères et du sous-ordre des tétramérés. Parmi les nombreuses espèces qui composent ce genre, et qui sont reconnaissables à leurs antennes portées sur un bec plus ou moins grêle et terminées en masse perfoliée, nous citerons, comme propre à intéresser le médecin, le *charanson antiodontalgique* de l'italien Ranieri Gerbi, rangé par Olivier parmi les lixes, sous le nom de *lixus odontalgicus*. C'est cet insecte qui, vers la fin du siècle dernier, excita l'attention de tous les gens de l'art, en Italie, par les nombreux éloges que lui avait prodigués l'auteur que nous venons de citer. Il suffisait, en effet, selon lui, de frotter quinze de ses larves entre le pouce et l'index, pour voir ces deux doigts acquérir sur-le-champ la vertu d'apaiser, par le moindre attouchement, et même encore au bout d'un an, la douleur occasionée par une dent malade. Sur six cent vingt-neuf expériences entreprises à ce sujet par lui, ce moyen a été couronné, ajoute-t-il, quatre cent une fois du succès le plus complet. Une découverte aussi brillante n'a cependant pu soutenir l'épreuve du temps, et le charanson antiodontalgique de Gerbi n'est plus connu que des naturalistes.

Il en est de même aussi du charanson de la jacée, *curculio jaceæ* de Linnæus, *rhynchœnus jaceæ* de Fabricius, que Bedchelli dit avoir employé dans les mêmes cas, avec les plus grands avantages; et qui vit en France sur les cirsium et les chardons, comme l'autre se nourrit en Italie sur le *carduus spinosissimus*. Il est pareillement sans efficacité aucune.

Nous ne devons pas oublier, en parlant des charansons sous le rapport médical, de mentionner celui du fenouil d'eau, nommé par Linnæus *curculio paraplecticus*. Cet insecte est devenu en quelque sorte fameux aussi depuis les observations du professeur d'Upsal, qui a cru devoir lui attribuer la cause d'une paraplégie qui attaque en Suède les chevaux qui mangent le fenouil d'eau (*phellandrium aquaticum*), plante dont les tiges servent de nourriture à la larve. Cette opinion est généralement accréditée dans ce pays, où l'on pense que la maladie doit se guérir par l'administration d'excrémens de cochon. Mais Dégéer, contradictoirement à Linnæus, a démontré qu'elle n'était point fondée, puisque la plante sèche produit la maladie en hiver même.

Enfin, le *ver palmiste des Antilles*, que l'on mange confit dans du rhum ou du tafia, et que l'on sert à la Jamaïque et dans quelques autres colonies sur la table des riches, n'est que la larve d'un charanson, le *calandra palmarum* d'Olivier.

Quant aux autres espèces de ce genre, elles ne sont remarquables que par le tort qu'elles font aux fruits et aux graines; et, sous ce point de vue, elles peuvent intéresser le pharmacien dans l'officine duquel elles attaquent ces produits végétaux.

(HIPP. CLOQUET.)

CHARBON, s. m., *carbo* (Chimie) ; nom donné à la substance noire que l'on obtient en décomposant, à une chaleur rouge, les matières végétales et animales, privées du contact de l'air. On distingue le charbon végétal et le charbon animal ; le premier provient des matières végétales et animales qui ne contiennent point d'azote ; le charbon animal, au contraire, est fourni par les substances animales et végétales renfermant de l'azote.

CHARBON VÉGÉTAL. Il doit être regardé comme un composé de carbone, d'hydrogène et de cendres. (*Voyez* ce mot). La proportion de cendres varie dans les charbons des diverses espèces de végétaux depuis 0,01 à 0,02 , jusqu'à 0,10. Les quantités de carbone et d'hydrogène varient également, suivant que le charbon a été ou n'a pas été calciné. M. Doëbereiner a trouvé que 100 parties de charbon calciné, abstraction faite des cendres, étaient formées de 98,56 de carbone et de 1,44 d'hydrogène, tandis que 100 parties de charbon de bois ordinaire, dépouillé de son eau hygrométrique, contenaient 97,85 de carbone, et 2,15 d'hydrogène.

Propriétés. — Le charbon végétal est solide, noir lorsqu'il est vu en masse, et d'un bleu foncé quand il est divisé, suspendu dans l'eau et regardé par transmission ; il est inodore, insipide, assez dur pour polir certains métaux, très-poreux ; sa densité est d'autant plus grande, qu'il provient de bois plus denses. Mis sur l'eau, il surnage d'abord, parce que ses pores sont remplis de gaz qui le rendent plus léger que ce liquide ; mais, au bout d'un certain temps, les gaz se dégagent, et il finit par être entièrement submergé, ce qui prouve que la densité des molécules solides du charbon est plus considérable que celle de l'eau ; en effet la pesanteur spécifique de ce corps privé de gaz est au moins de 2, suivant la plupart des physiciens. Si le charbon provient d'une substance qui n'est pas susceptible de fondre, comme le bois, il offre la même forme que cette substance ; il n'en est pas ainsi, lorsqu'il provient d'une matière qui se fond avant de se carboniser, comme le sucre, la gomme, etc. Il est très-mauvais conducteur du calorique. Il est fixe au feu ; toutefois lorsqu'on le chauffe fortement, il perd son eau hygrométrique, puis fournit une certaine quantité d'un gaz composé d'hydrogène et de carbone. Il absorbe fortement la lumière, et il s'échauffe. Il est bon conducteur de l'électricité, et il pourrait être employé pour envelopper le pied des paratonnerres, et pour faciliter la transmission du fluide qu'ils ont attiré des nuages. Soumis à l'action de la pile voltaïque, dans le *vide* ou dans le gaz *azote*, il devient incandescent sans brûler, et sans perdre sensiblement de son poids.

Le charbon, comme tous les corps poreux, jouit de la propriété d'absorber plusieurs gaz ; ce fait est assez important pour que nous consignions les principaux résultats du travail entrepris par M. Théodore de Saussure. 1° Les différens gaz sont absorbés en diverses proportions par un charbon d'une même espèce de bois : ainsi une mesure de charbon de buis, incandescent, puis éteint sous le mercure pour le refroidir, et introduit dans une cloche pleine de gaz et posée sur le mercure, a absorbé les quantités suivantes, savoir : 90 mesures de gaz ammoniac, 85 de gaz acide hydrochlorique, 65 de gaz acide sulfureux, 55 de gaz acide hydrosulfurique, 40 de gaz protoxyde d'azote, 35 de gaz acide carbonique, 35 de gaz hydrogène percarboné, 9,42 de gaz oxyde de carbone, 9,25 de gaz oxygène, 7,50 de gaz azote, et 1,75 de gaz hydrogène. Ces expériences ont été faites à la température de 11 à 13° th. centigr., et sous la pression de 0^m,724. 2° Le charbon humide absorbe moins de gaz que celui qui est sec, et l'absorption est plus lente dans le premier cas que dans le second. 3° Quand les gaz sont absorbés par le charbon, il se développe une quantité de chaleur qui est d'autant plus grande, que la condensation des gaz est plus forte et plus rapide. 4° Le charbon exposé au vide de Boyle absorbe, à très-peu près, les mêmes quantités de gaz que celui dont la température a été portée à l'incandescence ; cependant les absorptions sont un peu moindres. 5° Le charbon, saturé d'un gaz à la pression ordinaire, en laisse dégager une portion, lorsqu'on le fait passer dans le vide de Toricelli ; et en même temps il se refroidit. Pour expliquer ce résultat, il faut avoir égard à la porosité du charbon, à son affinité pour la base du gaz, à la tendance plus ou moins grande qu'a cette base pour passer à l'état gazeux. 6° Lorsqu'on introduit dans un gaz un charbon imprégné d'un autre gaz, le premier gaz pénètre dans le charbon, et en expulse une partie de celui qui y était contenu antérieurement. 7° Plus le gaz absorbé en dernier lieu est abondant, relativement à celui qui se trouvait dans le charbon, et plus il y a de ce dernier d'expulsé ; cependant jamais on ne peut en chasser la totalité. 8° Des gaz réunis dans le même charbon y éprouvent souvent une condensation plus grande que s'ils étaient isolés. 9° Mais,

lorsque des gaz qui sont réunis dans un charbon sont susceptibles de former des combinaisons chimiques, comme sont l'oxygène et l'hydrogène, l'oxygène et l'azote, l'azote et l'hydrogène,
ils n'y contractent pas d'union chimique.

Le gaz *oxygène*, mis en contact avec du charbon qui présente
un ou deux points en ignition, se combine avec lui, et donne
naissance à une petite quantité d'eau et à du gaz acide carbonique : ce phénomène a lieu avec flamme ; si l'oxygène se trouve
en excès, et que la température soit très-élevée, il se forme du
gaz acide carbonique et du gaz oxyde de carbone. L'*air atmosphérique* est absorbé par le charbon à la température ordinaire :
il cède en outre une partie de son oxygène au charbon, et il y
a dégagement de calorique, et formation d'acide carbonique.
L'inflammation spontanée des charbonnières, qui a lieu quelquefois auprès de l'eau, reconnaît pour cause principale l'absorption
de l'air et de l'humidité qu'il contient. Lorsque le charbon qui a le
contact de l'air commence à brûler, il se produit du gaz acide carbonique et du gaz hydrogène carboné, tandis qu'il ne se forme que
de l'acide carbonique, quand il est bien enflammé. Si on fait passer
du gaz *hydrogène* à travers du charbon rouge, on obtient du gaz
hydrogène plus ou moins carboné. Le *soufre* mis en contact avec le
charbon calciné donne naissance à deux produits désignés sous le
nom de proto et de persulfure de carbone. (*V.* CARBONE.) Le *chlore*
s'empare de l'hydrogène contenu dans le charbon, et forme de
l'acide hydrochlorique. L'*eau* ne dissout point le charbon ; mais si
l'on fait arriver de la vapeur aqueuse sur du charbon rouge, l'eau
est décomposée, et il se forme du gaz acide carbonique ou du
gaz oxyde de carbone et du gaz hydrogène carboné. Le charbon
peut s'unir avec le *fer* et le *platine* : le premier composé constitue l'acier et la plombagine. (*Voyez* ces mots.) Les *oxydes
métalliques* de la troisième et de la quatrième classes, qui sont
irréductibles par le feu (*Voyez* MÉTAL.), sont décomposés à une
température élevée par le charbon qui leur enlève l'oxygène.
Plusieurs sulfates, plusieurs phosphates, etc., indécomposables
par la chaleur seule, sont décomposés par le charbon, à une température élevée.

Extraction. — On obtient ordinairement le charbon, en décomposant le bois par la chaleur, soit que l'on agisse dans des
vaisseaux clos, comme l'ont indiqué MM. Mollerat, soit qu'après
avoir rassemblé plusieurs cordes de bois, que l'on recouvre

d'une couche de terre un peu humide, on l'enflamme en donnant à l'air la faculté de circuler. Lorsqu'il s'agit d'obtenir du charbon pour des expériences chimiques, on introduit dans un creuset de terre des petits cylindres de bois recouverts de poussier de charbon ordinaire; on ferme le creuset avec une tuile, et on chauffe à un feu de forge pendant deux heures.

Usages. — On emploie le charbon pour faire la poudre à canon, l'acier, l'encre d'imprimerie, le noir de fumée, pour polir les métaux, et pour réduire certains oxydes métalliques. Les peintres se servent du charbon de fusain pour esquisser leurs dessins. C'est de tous les combustibles celui dont on fait le plus souvent usage, et il est nécessaire d'entretenir un courant d'air dans les lieux où il est brûlé, afin de favoriser la combustion, et de débarrasser l'atmosphère des gaz qui se dégagent, surtout lorsque le charbon n'est pas encore rouge. Le charbon est surtout employé pour enlever l'odeur à plusieurs substances odorantes. Il suffit, par exemple, de nettoyer avec du charbon pulvérisé les vases imprégnés des odeurs de l'acide succinique, de l'acide benzoïque, des punaises, des huiles empyreumatiques, d'acide sulfureux, etc., pour les en débarrasser entièrement. Les eaux qui ne sont pas très-putréfiées perdent également leur odeur, en passant à travers un filtre de charbon, comme dans les fontaines épuratoires de MM. Smith et Ducommun. Si, au contraire, la putréfaction de ces liquides est très-avancée, on mêle, d'après Lowitz, trois livres et demie d'eau avec une once et demie de poussière de charbon bien sec, et 24 gouttes d'acide sulfurique concentré : aussitôt que l'eau a perdu son odeur, on la passe à travers une chausse contenant du charbon. Quel que soit le procédé mis en usage, les eaux ainsi purifiées doivent être employées le plus promptement possible; en effet, le charbon n'a point agi sur les matières animales non-décomposées : or, celles-ci ne tardent pas à s'altérer, et à infecter de nouveau le liquide. La viande faisandée perd son mauvais goût, lorsqu'on la fait bouillir dans de l'eau avec une certaine quantité de charbon. Enfin il suffit de charbonner l'intérieur des tonneaux qui doivent contenir l'eau dans les voyages de long cours pour prévenir la corruption de ce liquide. Le charbon est encore employé pour décolorer une foule de substances : ainsi il suffit de le mettre en contact, à froid ou à une douce chaleur, avec le sous-carbonate d'ammoniaque huileux, le vinaigre et les acétates colorés, l'acide tartarique, la crème de tartre, l'eau-de-vie de grains, l'huile empyreumatique de corne de cerf, les sucs sucrés, les teintures de jalap, de bois de Santal, de cochenille, etc., pour qu'il leur enlève la couleur. La propriété qu'a le charbon d'enlever l'odeur et la couleur à plusieurs substances paraît dépendre autant de l'action chimique qu'il exerce sur les parties odorantes et colorantes, que de son action mécanique, qui peut le faire regarder comme un filtre propre à séparer les matières tenues en suspension.

Le charbon a été considéré par plusieurs médecins comme un antiseptique propre à aviver en peu de temps la surface des ulcères gangreneux et phagédéniques; mais il est reconnu aujourd'hui que le quinquina jouit de cette propriété à un degré supérieur. Il a été quelquefois employé contre la gale et surtout contre la teigne : dans ce dernier cas, on l'appliquait sur la tête du malade préalablement débarrassée des croûtes et nettoyée au moyen de l'eau de savon. Il est peu de praticiens qui s'en servent aujourd'hui contre ces affections. Réduit en poudre et mêlé avec du sucre, il agit comme un excellent dentifrice. Uni à un mucilage et à un aromate, il est propre à former des pastilles qui corrigent la mauvaise haleine, sans agir directement sur la cause qui produit ce symptôme. On l'a quelquefois administré à l'intérieur, sous le nom de *magnésie noire*, pour absorber la matière des flatuosités, dans la tympanite, etc. Dans ces cas, il doit être lavé et tamisé : la dose est de 20, 30, 40 grains, un gros, etc.

Charbon animal. — Il est composé de carbone, d'azote et de cendres. (*Voyez* ce mot.) Celui qui provient de la décomposition de la gélatine contient 71,7 parties de carbone et 28,3 d'azote. Le charbon animal brûle plus difficilement que le charbon végétal, probablement à cause de l'azote qui entre dans sa composition. Chauffé avec du sous-carbonate de potasse, il fournit un cyanure alcalin, susceptible de donner du bleu de Prusse par son mélange avec un sel de fer et de l'acide hydrochlorique. Le charbon végétal ne se comporte ainsi qu'autant qu'il provient d'une substance végétale azotée. Le charbon animal jouit à un plus haut degré que le charbon végétal de la propriété de décolorer le vinaigre, les acétates colorés, les infusions des plantes, etc.; aussi emploie-t-on souvent, à cet effet, le charbon d'os. On fait encore usage de ce charbon dans la peinture grossière, tandis qu'on préfère celui d'ivoire lorsqu'on veut obtenir un noir plus homogène et plus velouté.   ‘   •   (ORFILA.)

CHARBON , s. m., ἄνθραξ, *anthrax ; carbunculus, carbo, pruna ; ignis persĭcus* , etc. , tumeur inflammatoire ordinairement très-dure et très-douloureuse, dont le centre est occupé par une escarre noire , tandis que sa circonférence est circonscrite par un cercle rouge, luisant.

On trouve beaucoup d'obscurité dans la plupart des descriptions que les auteurs ont données du charbon. On voit qu'il a été confondu avec la pustule maligne, avec l'anthrax benin, avec les furoncles et les phlegmons gangréneux. On a aussi donné mal à propos le nom de charbon à une gangrène particulière des gencives et des joues qu'on observe assez fréquemment chez les enfans réunis en grand nombre dans les hospices , et qui attaque aussi quelquefois les parties génitales des jeunes filles. Cette affection qui commence presque toujours par la membrane muqueuse, n'a de commun avec le charbon que sa terminaison par gangrène. (*Voy.* GANGRÈNE.) Galien a indiqué les caractères principaux de deux variétés du charbon, et en même temps les causes auxquelles il les attribue.   ‘   •   .

Celse et Paul d'Égine donnent une description plus exacte mais trop concise du charbon. Celse recommande de le cautériser dès son invasion. Paul d'Égine donne le précepte bien moins rationnel de saigner les malades jusqu'à défaillance, de scarifier profondément la tumeur, et d'employer ensuite les topiques discussifs et repercussifs.

Pline, N. H., lib. 26, a décrit une maladie charbonneuse, qui, suivant lui, était très-fréquente dans la Gaule narbonnaise : elle naissait dans les parties du corps les plus cachées ; le plus souvent sous la langue ; on y remarquait une dureté rougeâtre, dont la surface était presque noire ou livide et quelquefois entourée de pustules ; elle donnait rarement lieu à la fièvre. Cette dureté ne se tuméfiait pas , ne causait point de douleur, point de démangeaisons, elle n'était accompagnée que d'un sommeil accablant ; les malades éprouvaient quelquefois des frissons et mouraient dans l'espace de trois jours. Quand cette maladie se fixait sur la gorge ou sur l'estomac, elle était encore beaucoup plus promptement mortelle.

A. Paré et Diemerbroeck nous ont laissé d'excellentes descriptions du charbon pestilentiel ; l'un et l'autre en ont été affectés. Parmi les auteurs modernes qui ont contribué à perfectionner l'histoire des maladies charbonneuses, on doit citer particulièrement Fournier, Thomassin, Chambon, Bayle, Enaux et le professeur Chaussier.

Le charbon est le plus souvent une maladie sporadique. Le docteur Bayle, dans sa *thèse* soutenue à Paris en 1802, décrit cependant sous le nom de pustule gangréneuse, une maladie qui paraît avoir été épidémique, en 1796, dans quelques villages du département des Basses-Alpes; cette affection paraît n'être qu'une variété du charbon, avec lequel elle a beaucoup plus de ressemblance qu'avec la pustule maligne. J'en rapporterai la description à la suite de celle du charbon.

Le charbon est un des symptômes les plus graves et les plus constans de la peste. Il diffère peu dans cette maladie de ce qu'il est lorsque d'autres causes le produisent, mais il augmente toujours le danger que courent les malades.

Les animaux domestiques sont bien plus souvent affectés du charbon que l'homme; ce ne sont pas les quadrupèdes seuls qui peuvent en être atteints; on l'a observé sur les oies, les canards, les poules, etc. Cette maladie pouvant se transmettre par différens modes de contagion des animaux à l'homme, et l'histoire du charbon qui attaque l'espèce humaine pouvant être éclairée par celle du charbon observé chez les animaux, nous pensons qu'il est utile de donner ici une description succincte de cette dernière maladie, extraite de l'excellent *mémoire* de Chabert, inséré dans le tome 1er *des instructions et observations sur les maladies des animaux domestiques*, publiés par MM. Chabert, Flandrin et Huzard.

Le charbon chez les animaux se montre quelquefois sans être précédé d'aucun signe de maladie, dans d'autres cas il ne paraît qu'à la suite d'un mouvement fébrile. Dans le premier cas Chabert le nomme *essentiel*, et dans le second *symptomatique*.

Le *charbon essentiel* s'annonce le plus souvent par une petite tumeur dure, rénitente, de la grosseur d'une fève, très-adhérente par sa base; elle a quelquefois dans le centre une ouverture imperceptible qui répond à un filament que l'on regarde comme le bourbillon; si l'on comprime cette tumeur dans le cheval, le mulet, ces animaux témoignent la plus vive sensibilité. Dans les bêtes à cornes, ce charbon se montre dès les premiers instans sous un volume plus considérable; il est moins douloureux et rarement perforé. Dès que la tumeur est parvenue au tiers ou à la moitié de son accroissement, tous les symptômes d'inflammation et d'anxiété paraissent, et ils sont, au bout d'une heure ou de deux heures, au plus haut degré d'intensité. Les yeux sont ardens, enflammés, hagards; le poil est terne, hérissé; la respiration est laborieuse, et le pouls devient très-accéléré. Ces symptômes ne subsistent pas long-temps; dès que la mortification s'est emparée du charbon, le pouls devient faible, lent, intermittent; les yeux paraissent abattus, et les forces anéanties; elles se raniment pour un instant; il survient des convulsions qui finissent bientôt avec la vie.

A l'ouverture des cadavres on trouve ordinairement le sang coagulé dans les gros vaisseaux et surtout dans les artères. Quelquefois celui des veines est fluide et en quelque sorte putréfié. L'un et l'autre sont toujours de couleur de charbon. Les viscères les plus voisins du siége du mal sont noirs et sphacélés; et si l'on ouvre la partie tuméfiée, on voit les chairs et les vaisseaux noirs, macérés et gangrenés; les os même qui l'avoisinent sont teints de noir, et cette teinte s'observe encore dans la moelle et le suc médullaire.

On observe surtout sur les bœufs et sur les vaches un autre charbon essentiel encore plus rapide dans sa marche : il se montre au poitrail et à la pointe des épaules, au fanon et sur les côtes; il paraît d'abord du volume d'une noix ; ses progrès en grosseur sont tels, qu'en une demi-heure il a acquis celle d'une tête d'homme, il se propage ensuite avec une promptitude extrême, à la faveur du tissu cellulaire, sous le ventre, l'épine, l'encolure et la gorge : l'animal est dans l'instant d'une roideur insurmontable; les coups les plus violens ne peuvent le déterminer à changer de place ; les artères sont tendues, pleines, dures et sans action ; le sang semble y circuler par la seule force du cœur dont les mouvemens violens sont sensibles à la vue, au toucher et même à l'ouïe, à une certaine distance. Dès que la tumeur s'est étendue sous la gorge, l'animal tombe et meurt.

On connaît encore une variété du charbon essentiel qui affecte particulièrement le bœuf, le mouton, le cochon, et qui s'annonce par de simples taches blanches ou livides ou noires : ces différentes nuances se succèdent suivant la progression de la maladie. Ces taches n'intéressent que la peau, qui est presque toujours soulevée, détachée et crépitante, surtout dans les bêtes à cornes; une humeur âcre et corrosive s'infiltre sous la peau, et les chairs sont dissoutes à divers degrés. La marche de ce charbon est moins aiguë que celle des précédens, mais ses effets ne sont pas moins funestes.

La maladie que les habitans des campagnes nomment *charbon blanc* ne paraît être qu'un charbon profond du tissu cellulaire, ou une fièvre charbonneuse qui donne lieu à des infiltrations sanguinolentes, gélatiniformes dans le panniculc charnu, à la gangrène des muscles, à l'infiltration et à la gangrène des viscères. Les cadavres des animaux qui y ont succombé, exhalent toujours une odeur infecte et très-rebutante.

Le charbon que Chabert nomme *symptomatique* ne paraît qu'à la suite d'un accès de fièvre plus ou moins long; il est précédé de dégoût, de tristesse, de cessation de la rumination, de froid des oreilles, des cornes, des extrémités. L'épine et les lombes deviennent douloureuses. L'abdomen se tend, surtout si la maladie se déclare après que l'animal a mangé, parce que la digestion est entièrement suspendue; le pouls est concentré, irrégulier; les urines sont rares ou supprimées; les déjections sont arrêtées: le frisson survient; dès qu'il est passé, la chaleur du corps et de l'air expiré est plus forte que dans l'état naturel; le mouvement des flancs est accéléré; le pouls est soulevé, fréquent, et c'est ordinairement à cette époque que les tumeurs charbonneuses se manifestent. L'animal paraît moins souffrant, il cherche à manger et surtout à boire; la chaleur de la peau est uniforme, la circulation est presque naturelle; mais si on n'administre pas les secours convenables, la gangrène fait des progrès plus ou moins rapides; tous les symptômes généraux ne tardent pas à annoncer une extrême anxiété et la prostration des forces; les tumeurs s'affaissent, et l'animal succombe. Quelquefois les fluides amassés dans les tumeurs, se font jour à travers la peau, ou s'infiltrent dans le tissu cellulaire, la mort arrive alors moins promptement.

On a vu des animaux chez lesquels les tumeurs charbonneuses, surtout lorsqu'elles se formaient dans la gorge, l'arrière-bouche et le larynx, donnaient lieu peu de temps avant la mort à des symptômes de frénésie ou d'hydrophobie.

La plupart de ces charbons sont contagieux pour l'homme. Les faits suivans le prouvent. Un vétérinaire faisant l'ouverture d'un bœuf mort du charbon, porta imprudemment ses mains teintes de sang à son visage naturellement couvert de boutons. Il lui survint un érysipèle charbonneux accompagné de frisson, de nausées, de syncope, auquel il succomba.

' Une femme ayant introduit son bras dans le rectum d'un cheval, atteint du charbon, pour extraire les excrémens de cet intestin, mourut de cette maladie au bout d'un temps très-court. Un vétérinaire blessé à la main, ayant fait, dans cet état, l'extirpation d'une tumeur charbonneuse, contracta lui-même le charbon, et en mourut malgré tous les soins qui lui furent administrés.

Deux hommes ayant saigné à la gorge un taureau affecté d'un charbon très-malin, éprouvèrent un gonflement très - considérable au bras droit, avec des taches livides, suite de l'attouchement du sang sur cette partie. Peu de temps après l'apparition du gonflement, ils ressentirent des maux de cœur, une fièvre violente, des sueurs copieuses, et furent très - dangereusement malades.

Le charbon peut exister sans aucune tumeur extérieure ; on ne le reconnaît qu'à l'ouverture des cadavres dans lesquels on remarque en général les mêmes désordres que dans le charbon essentiel, et plus particulièrement des tumeurs noires, sanguines et charbonnées dans le mésentère, le foie, la rate, le pancréas ; des ecchymoses dans le cerveau, sur la surface du cœur, dans l'épaisseur de ses parois, dans les poumons ; des épanchemens de sang noir dans le cerveau, les intestins, la vessie, le tissu cellulaire et les muscles. Cette maladie que l'on nomme *fièvre charbonneuse*, est extrêmement aiguë ; l'animal y succombe presqu'au moment où il en est atteint ; sa plus longue durée est d'une heure ou deux. « L'animal paraît étourdi, égaré ; il lève et baisse la tête, il se secoue, se tourmente, se plaint, hennit ; ses yeux sortent pour ainsi dire de leurs orbites ; il chancelle, tombe et meurt dans des convulsions plus ou moins violentes. » Cette maladie est presque toujours épizootique et n'attaque guère que les jeunes animaux. Les charbons, quelle que soit d'ailleurs leur nature, présentent dans les symptômes qui les accompagnent, des différences qui dépendent de la structure anatomique des parties qu'ils affectent. Comme ces différences ne sont qu'accidentelles, nous pensons qu'il serait superflu de les exposer dans cet article.

Les médecins vétérinaires s'accordent à considérer comme causes du charbon, la succession des saisons pluvieuses aux grandes sécheresses; les grandes chaleurs accompagnées de sécheresses ; la consommation des fourrages vasés, rouillés, chargés d'insectes ou recoltés dans des prairies marécageuses qui abondent en renoncules et autres végétaux malfaisans. Le voisinage des marais, l'emploi des eaux croupies pour abreuver les animaux, l'usage du foin nouveau, de l'avoine plâtrée, du son fermenté, du trèfle sans être mélangé à une nourriture plus rafraîchissante, suffisent aussi pour occasioner cette maladie. Nous trouverons beaucoup d'analogie entre ces causes et celles qui déterminent le charbon chez l'homme.

Les vétérinaires conseillent comme moyens préservatifs pour les animaux sains, leur entier isolement des animaux malades, un exercice modéré ; les breuvages rafraîchissans, les lavemens laxatifs, les purgatifs, l'emploi des sétons sous les muscles pectoraux.

Ils ont recours, comme moyens curatifs, à l'extirpation des charbons peu volumineux ; ils circonscrivent profondément avec le fer rouge ceux qui sont d'un grand volume ; ils enlèvent ensuite la partie saillante de la tumeur, et en cautérisent le fond. Chabert conseille de se servir de l'acide sulfurique pour cautériser les charbons de la langue, après l'excision des parties dures ou déjà gangrenées. Les plaies résultantes des extirpations, des cautérisations sont d'abord pansées avec des onguens caustiques et épispastiques ; et plus tard, quand la suppuration s'établit, avec des digestifs animés.

Le traitement interne se compose de l'emploi de la saignée pour les animaux vigoureux. Ce moyen cependant ne réussit pas dans le *charbon blanc* ni dans le charbon qui est seulement caractérisé par des taches. On donne aux animaux vigoureux des boissons rafraîchissantes, diurétiques, antiseptiques, laxatives. On prescrit au contraire les breuvages sudorifiques, le quinquina, le camphre, les cordiaux aux animaux faibles ou tombés dans un état de faiblesse considérable par les progrès de la maladie. Les frictions générales, les fumigations avec les infusions aromatiques aiguisées avec le vinaigre, une nourriture peu abondante et au sec, la promenade en plain air, des fumigations antiseptiques dans les écuries, sont les autres moyens qui doivent faire partie du traitement. Il est aussi important pour les animaux qui sont restés sains que pour les hommes eux-mêmes, que le fumier provenant des animaux attaqués du charbon soit brûlé, et que les cadavres de ceux qui ont succombé soient enfouis profondément, et que préalablement leur peau soit coupée en lambeaux, afin que la cupidité n'engage plus quelques malheureux à l'enlever.

Le charbon ou *l'anthrax malin* non *pestilentiel* se déclare ordinairement chez l'homme pendant les grandes chaleurs de l'été : il attaque particulièrement les pauvres habitans de la campagne qui sont obligés de travailler exposés à un soleil brûlant, ne se nourrissent que de mauvais alimens, et ne boivent que des eaux malsaines. En 1724, la chaleur fut excessive pendant l'été, en Languedoc, et Fournier y observa un grand nombre de charbons très-dangereux. Dans l'année 1796, la chaleur fut aussi très-forte dans le département des Basses-Alpes, et Bayle observa dans quelques villages une épidémie de pustules charbonneuses. Le charbon, d'après les observations de Fournier, reconnaît aussi pour cause le voisinage d'eaux croupissantes, de mares, de marais, d'étangs récemment et incomplètement desséchés. Il peut être contracté par contagion, et c'est une affection à laquelle sont particulièrement exposés les vétérinaires, les pâtres, les écarisseurs qui touchent sans précaution les animaux atteints de maladies charbonneuses. Les bouchers qui tuent des bœufs surmenés, les personnes qui en mangent la chair ou celle des animaux tués lorsqu'ils etaient déjà affectés du charbon, peuvent être atteints de cette maladie, comme le prouvent des faits rapportés par Fournier et par Morand, dans ses opuscules de chirurgie. Il est cependant à remarquer que les bouchers qui tuent des animaux surmenés, peuvent être atteints de charbons ou de pustules malignes ; et que les individus qui mangent la chair de ces animaux ne contractent pas toujours alors d'affections charbonneuses.

Les personnes qui lavent la laine, les tanneurs, les cardeurs de matelas, sont aussi, par leurs professions, exposés à contracter le charbon ; mais il est en général moins dangereux que celui qui provient de l'emploi comme aliment de la chair des animaux qui en sont infectés, parce que, dans ce cas, la cause septique agit d'abord immédiatement sur des organes très-importans, et qu'elle donne souvent lieu au développement de charbons internes qui sont constamment mortels.

Verny, chirurgien très-expérimenté, considérait le charbon comme presque incurable : il ne se rappelait en avoir guéri que trois malades sur un très-grand nombre qu'il avait soignés.

Le charbon est de toutes les tumeurs externes la plus

vive et la plus redoutable, principalement en Languedoc et en Provence. Elle parcourt pour l'ordinaire ses périodes avec une rapidité incroyable, et détermine les accidens les plus graves, les plus pressans. Abandonné à lui-même, le charbon se termine toujours d'une manière aussi prompte que funeste. Cette maladie inspirait autrefois un tel effroi, qu'on abandonnait souvent les malades, qu'on les isolait sans leur porter de secours.

Le charbon est une tumeur ordinairement peu saillante, peu profonde, mais très-dure et fort douloureuse; d'un rouge vif, éclatant vers la circonférence, mais toujours livide et noire dans son centre. La couleur de cette partie gangrenée, parfaitement ressemblante à celle du charbon ordinaire, lui en a fait probablement donner le nom.

Le charbon est presque toujours précédé ou accompagné d'une ou plusieurs pustules qui noircissent d'abord, ou de peties vésicules livides qui se déchirent promptement, et versent une sérosité roussâtre, très-corrosive, qui détermine une chaleur et une démangeaison insupportable.

La base de cette tumeur est toujours et essentiellement entourée d'un cercle enflammé, luisant, qui prend ensuite différentes couleurs, et s'étend fort rapidement sur les parties voisines, selon les différens degrés de malignité du charbon. On en voit quelques-uns, dans lesquels des rayons livides, violets, noirâtres, qui partent du cercle luisant, se prolongent de plus en plus à mesure que le charbon s'affaisse, ce qui doit être toujours regardé comme le présage certain d'une mort prochaine.

On remarque assez souvent un charbon érysipélateux qu'on peut aisément distinguer de celui que nous venons de décrire, non-seulement par une plus grande étendue qu'il occupe et sa manière irrégulière de se propager, mais encore par l'intensité moindre des accidens qui l'accompagnent. Cependant ce charbon érysipélateux, moins dangereux que le premier lorsqu'il est simple, prend tout à coup le même caractère d'activité et de violence lorsqu'il se déclare dans les fièvres de mauvais caractère, dans les petites véroles épidémiques, ou, pour mieux dire, lorsqu'il en est l'effet. La plus grande partie des charbons observés pendant la peste de Marseille étaient érysipélateux; plusieurs pestiférés en avaient quelquefois deux et trois en différens endroits du corps dont la lividité et la noirceur étaient très-considérables.

Le charbon, et surtout celui qui provient de l'usage d'alimens septiques, est presque toujours précédé d'un abattement, d'une prostration de forces, dont les malades ne s'aperçoivent que quand ils veulent se livrer à quelque exercice. On a aussi remarqué chez quelques malades un sentiment de frayeur, de saisissement, dont il leur était impossible d'assigner la cause. Une chaleur brûlante et une douleur très-vive sont en quelque sorte inséparables du charbon malin : la douleur part toujours du cercle enflammé, avec des élancemens par intervalle qui occasionnent des faiblesses, des défaillances. Tous les malades atteints du charbon éprouvent constamment dans le cercle luisant et dans le contour de la partie affectée un sentiment de constriction très-pénible : ils sont bientôt pris de fièvre très-vive, et tantôt le pouls est fréquent, petit, concentré, et d'autres fois il est fréquent mais assez développé, et cette différence est fort importante pour le choix des moyens thérapeutiques. La peau est ordinairement aride, les yeux sont fixes, le regard est inquiet. Quelques malades éprouvent une soif inextinguible, d'autres ne désirent aucune boisson; chez quelques-uns on observe une sueur abondante qui cesse et revient ensuite; presque tous se plaignent d'angoisses, de tiraillemens dans la région du cœur; quelques-uns éprouvent des palpitations.

Le charbon qui affecte le visage, le col, la partie supérieure de la poitrine détermine en peu de temps les accidens les plus violens et les plus dangereux, tels que la rougeur ou le gonflement extraordinaire du visage, la suffocation, le hoquet, le délire, les convulsions, le coma. A mesure que la gangrène s'étend, les parties qui entouraient le charbon deviennent mollasses, livides, noires; il se développe de nouvelles pustules remplies d'une sanie fétide qui peut communiquer le charbon par son contact, si on ne prend la précaution de s'oindre les mains avec de l'huile avant de toucher les parties malades, et de les laver ensuite avec de l'eau de savon ou avec une liqueur antiseptique. Fournier dit avoir vu deux exemples de ce mode de contagion.

La pustule maligne, proprement dite, diffère du charbon dont nous venons d'exposer la marche : 1° parce qu'elle est constamment, dans son origine, une affection purement locale, provenant du contact ou de l'inoculation récente du virus septique; 2° parce qu'elle n'est point entourée d'un cercle luisant comme le charbon; mais quand cette pustule est parvenue à sa troisième période, elle a la plus grande analogie avec le charbon proprement dit.

Traitement. — Fournier, Chambon, Thomassin ont exposé avec assez de détails le traitement interne et externe que réclame le charbon. Fournier assure avoir obtenu presque constamment les résultats les plus satisfaisans de l'emploi de la méthode curative suivante :

. *Traitement interne. Premier cas.* — Lorsque le charbon se présente avec une inflammation considérable, une fièvre violente, beaucoup de chaleur et d'altération, il faut d'abord faire pratiquer une saignée, et trois heures environ après, prescrire le tartre stibié à dose suffisante pour faire vomir. Après l'effet du vomitif, on peut faire prendre un bouillon léger au malade, mais ensuite il faut ne lui permettre qu'une tisane rafraîchissante ou de l'eau pure. Le lendemain du vomitif, s'il n'y a eu aucune évacuation alvine, on prescrit un apozème purgatif préparé avec la décoction de tamarin, le séné mondé et la manne; on peut même ajouter à chaque verre une petite dose de tartre stibié, pour rendre plus active et plus prompte l'action du médicament; et on ne donne pendant l'effet du purgatif que du bouillon aux herbes. Le troisième jour, on prescrit un lavement purgatif, quelques bouillons légers, la tisane rafraîchissante. Le quatrième jour, si la langue est encore chargée, et surtout si le charbon fait encore des progrès, on fait prendre un second vomitif, et on insiste sur l'usage de l'eau ou d'une tisane rafraîchissante pour boisson. Fournier a remarqué que le quinquina pris en décoction ou en substance ne réussit pas contre cette espèce de charbon.

Deuxième cas. — Lorsque les forces sont abattues dès l'invasion du mal, que le pouls est petit, concentré, intermittent, que la chaleur naturelle est considérablement affaiblie, la saignée serait très-dangereuse. Il faut alors prescrire quelque cordial tel que la thériaque, la confection alkermès, etc., délayée dans une infusion aromatique. Deux heures après environ on administre le tartre stibié, en continuant de soutenir les forces pendant son action, avec quelque léger cordial. Il faut quelquefois revenir à l'usage de l'émétique au bout de trois ou quatre jours, s'il existe une nouvelle complication saburrale. C'est particulièrement contre ce charbon accompagné de prostration des forces, de redoublemens irréguliers, de concentration du pouls que le quinquina donné en substance toutes les quatre heures produit d'excellents effets.

Troisième cas.—Quand le pouls n'est ni trop fort, ni faible, ni concentré, que les forces sont à peu près dans l'état naturel, on doit s'abstenir de la saignée : on prescrit un vomitif, et on tient le malade pendant un ou deux jours à l'usage de l'eau pour toute boisson, à moins que la faiblesse n'indique l'administration d'un léger cordial. Fournier ordonne dès le lendemain un apozème purgatif dont l'activité doit être proportionnée à l'abondance des évacuations du jour précédent, à la nature et à la rapidité des accidens tant internes qu'externes; le troisième jour, quelques bouillons rafraîchissans et la boisson aqueuse. Le quatrième jour, si la gangrène s'étend, ce qui est rare dans ce troisième cas, il faut administrer un second vomitif, et soutenir les forces par quelque potion ou tisane cordiale, revenant au purgatif le lendemain, ou le différant de deux jours, selon la marche et la violence des accidens. Ces secours ainsi pressés préviennent toujours les dépôts internes, arrêtent les progrès de la gangrène, et concourent essentiellement à l'efficacité et au succès du traitement externe.

Traitement externe. — Fournier s'élève contre l'usage des escarrotiques dans le traitement des charbons; suivant lui, ils agissent trop lentement : ils pénètrent à des profondeurs inégales et très-variables dans l'épaisseur des parties gangrénées, ils peuvent intéresser des parties qu'il serait important de ménager. L'on peut juger que ces reproches ne sont applicables qu'à l'emploi peu méthodique des caustiques, qui réussiraient bien certainement, si, avant d'en faire l'application, on avait soin de fendre les escarres, et d'enlever les parties frappées de gangrène jusque dans le voisinage des parties encore vivantes. Fournier veut qu'on enlève avec le bistouri jusqu'au vif tout ce qui est gangrené et durci, et qu'immédiatement après on applique l'emplâtre suppuratif suivant : Faites fondre sur un feu doux, dans deux bouteilles de vin blanc, une livre de gomme élémi, deux livres de résine, une livre de cire jaune coupée en petits morceaux; ajoutez une once d'aristoloche ronde pulvérisée, une once de sang-dragon commun et ensuite une livre de térébenthine de Venise. Passez à travers un tamis. Si la chute de l'escarre est tardive, ou que la gangrène se renouvelle, il faut encore enlever, dans les pansemens suivans, les lambeaux gangré-

neux, laver la plaie avec une décoction d'aristoloche et de
quinquina dans du vin, et continuer l'application de l'emplâtre
suppuratif auquel Fournier attribue la plus grande efficacité.

La pustule gangréneuse observée par Bayle, dans le département des Basses-Alpes, nous paraît n'avoir été qu'une variété
du charbon. Cette affection, survenue à la suite de fortes chaleurs, s'était déclarée sans qu'il y ait eu aucun animal affecté
de charbon ou de pustule maligne. Plusieurs malades cou-
chèrent avec d'autres personnes, et ne leur communiquèrent
pas la maladie; il n'y eut pas deux individus de la même maison
affectés de cette pustule. Quelquefois l'invasion fut précédée de
défaillance, d'autres fois de gaieté inaccoutumée; mais le plus
ordinairement elle ne fut annoncée par aucun signe précurseur.
Son siége était au visage, ou à la partie antérieure du thorax.
L'invasion était marquée par une enflure considérable, élastique, sans changement de couleur à la peau, et présentant dans
son centre une tumeur circulaire, circonscrite, ordinairement
de la largeur de la cornée transparente, très-dure, pénétrant
plus ou moins profondément, tantôt mobile, tantôt adhérente
aux parties subjacentes. Sur le milieu de cette tumeur, qui
dépassait peu le niveau des parties environnantes, s'élevait une
pustule égalant la grosseur d'un grain de millet ou d'un grain
de chénevis. Après avoir enlevé la pustule, on trouvait sous sa
base une tache brune-noirâtre ou livide, s'enfonçant plus ou
moins profondément dans le tissu de la peau. L'enflure faisant
de nouveaux progrès, on y distinguait une souplesse et une
légèreté remarquables; elle paraissait emphysémateuse, mais ne
crépitait point par la pression. La petite tumeur endurcie s'é-
tendait un peu, et elle ne dépassait plus le niveau des parties
environnantes; quoiqu'il n'y eût ni chaleur ni rougeur, la peau
qui environnait la pustule était sèche et aride. A cette époque,
quelques malades eurent des frissons, d'autres des nausées, quelques autres des évanouissemens, et la plupart aucun symptôme
particulier. Il n'y avait ni rougeur ni douleur locales, ni fièvre;
la langue était belle, le pouls naturel, quelquefois seulement un
peu plein, les forces comme dans l'état de santé, l'appétit ordinaire, les déjections alvines nulles ou très-sèches; les autres
excrétions avaient lieu comme dans l'état naturel : le sang qu'on
retirait par la saignée rendait peu de sérosité, mais ne présentait
pas de couenne. A une époque très-rapprochée de l'invasion, il

survenait ordinairement des phlyctènes autour de la pustule. La tension du ventre, des douleurs dans cette cavité, l'assoupissement interrompu par de violentes angoisses, indiquèrent la terminaison funeste de la maladie. La suppuration fut ordinairement annoncée par la fièvre, le froid des extrémités, l'inégalité et un peu d'intermittence du pouls ; alors les malades s'effrayaient à un tel point, qu'ils croyaient toucher à leur dernière heure.

Les muscles étaient ordinairément épargnés par la gangrène ; le tissu cellulaire sous-cutané tombait en mortification, ainsi que l'intermusculaire ; la peau se mortifiait sans changer de couleur, et quelquefois sans enflure préliminaire elle acquérait une sorte de dureté coriace qui la faisait crier sous l'instrument. Après la chute des escarres, la cicatrice se formait très-vite chez la plupart des convalescens.

Traitement.—On n'a vu succomber à cette maladie aucun des malades auxquels on a administré le traitement suivant : Proscription du vin, des alimens et de tous les échauffans ; usage de la saignée chez les sujets dont le pouls n'était pas trop faible ; des lavemens chez ceux qui étaient constipés ; des bains pour ceux qui éprouvaient des douleurs musculaires ou intérieures, et du petit-lait pour tous.—Prompte extirpation de la tumeur dure, et de toutes les parties sphacélées ; scarifications autour de la plaie résultant de l'extirpation, et incisions assez profondes dans le tissu cellulaire tuméfié autour de la pustule. On a obtenu des résultats aussi avantageux de la cautérisation exécutée méthodiquement avec les acides caustiques, la pierre à cautère, le cautère actuel. — Les pansemens étaient faits avec de l'onguent égyptiac et du styrax. Les topiques émolliens n'ont produit aucun effet. — Des purgatifs peu irritans ont été donnés à très-haute dose dès le premier jour. A la dose ordinaire, ils ne déterminaient aucune évacuation. Dès le premier jusqu'au quinzième jour, on les administrait avant l'établissement de la suppuration, ou dès qu'elle était supprimée, et toujours on l'a vue reparaître après leur action. Dans les années suivantes, on a prescrit des vomitifs avant l'établissement de la suppuration, mais toujours des purgatifs, lorsqu'elle se supprimait.

Avicenne et Guy de Chauliac recommandent d'appliquer des ventouses sur l'anthrax, et de le cautériser avec le fer rouge. Sylvius assure n'avoir trouvé aucun caustique qui égale l'efficacité du beurre d'antimoine, pour arrêter les progrès de la gangrène dans cette maladie. Pouteau, en appliquant le fer rouge sur un anthrax très-douloureux qu'une femme portait à la joue, fit cesser sur-le-champ la douleur, et arrêta les progrès de la gangrène. M. le professeur Récamier recommande, comme caustique contre cette affection, la dissolution de nitrate de mercure cristallisé dans l'acide nitrique concentré. M. Hossaç a employé avec succès après la cautérisation les cataplasmes préparés avec la levure de bière et le quinquina.

Nous avons copié presque littéralement les méthodes thérapeutiques indiquées par Fournier et par Bayle contre le charbon. Elles ont entre elles la plus grande analogie : elles ont l'une et l'autre procuré presque constamment la guérison ; et cependant quelques auteurs établissent en principe général que la saignée est dangereuse dans cette maladie ; que les vomitifs et les purgatifs sont plus nuisibles qu'utiles ; et ils placent toute leur confiance dans les sudorifiques, les cordiaux, les alexipharmaques. Il nous paraît probable qu'ils n'ont pas eu occasion d'observer cette maladie ; ou bien ils l'ont soignée dans des circonstances différentes de celles où Fournier et Bayle l'ont observée ; peut-être aussi se sont-ils trop empressés de tirer des inductions générales de quelques faits particuliers.

CHARBON OU ANTHRAX PESTILENTIEL. — Diemerbroeck réfute la théorie de Galien et de ses sectateurs, qui attribuent la formation des anthrax à la chaleur excessive, à l'épaississement du sang, à son mélange avec de l'atrabile ou avec une matière sanieuse, etc. Ils dépendent, suivant lui (les pestilentiels comme les sporadiques), d'un principe vénéneux essentiellement septique. Cet auteur établit une distinction bien importante entre les charbons pestilentiels. Le plus grand nombre d'entre eux paraissent dépendre d'une cause qui a exercé son action sur toute l'économie ; mais on en observe aussi quelques-uns qui paraissent le produit d'une contagion purement locale. C'était d'un anthrax de cette espèce qu'il fut atteint lui-même à la main gauche, après avoir fait une première visite au capitaine Brouwer, qui était affecté de plusieurs charbons. Depuis l'invasion de cet anthrax jusqu'à sa terminaison, Diemerbroeck continua, sous tous les autres rapports, de jouir d'une bonne santé, et il se contenta de fumer du tabac pour tout antidote. Cet auteur convient cependant, avec Fernel, que quelques individus meurent avec des anthrax pestilentiels, sans avoir éprouvé de fièvre. Le professeur

Desgenettes a observé le même phénomène dans la peste d'É-
gypte. Chez certains malades, on n'observe qu'un seul anthrax;
chez d'autres, il en survient plusieurs, et ils peuvent se développer dans toutes les parties du corps. Lorsque les anthrax
sont multiples, et ne sont pas très-éloignés les uns des autres,
on remarque quelquefois des traînées inflammatoires ou livides,
qui s'étendent de l'un à l'autre.

Voici la description que Paré donne de cette tumeur : Charbon pestiféré est une petite tumeur ou pustule maligne, fervente
et furieuse. . . . . Il est de figure ronde et aiguë, et en son commencement n'est point plus gros qu'un petit grain de mil ou un
pois, adhérent tellement, que le cuir de dessus ne se peut enlever de la chair de dessous, et croît promptement, ainsi que
fait la bosse, avec grande chaleur, ardeur et douleur lanci-
nante, poignante comme pointes d'aiguilles, laquelle est très-
cuisante et intolérable, principalement vers le soir, et la nuit
plus que le jour, et plus lorsque la concoction se fait en l'estomac que quand elle est faite ; et au milieu apparaît une petite
vessie, en laquelle paraît être contenue quelque sanie ; et, si
on l'ouvre et qu'on découvre le cuir, on trouve la chair de
dessous brûlée et noire. . . . . , et la chair d'alentour est trouvée
de diverses couleurs, savoir : rouge, brune, perse, violette,
plombée ou noirâtre, avec splendeur ou lueur étincelante comme
poix noire embrasée, ayant pareillement similitude à une pierre
nommée *escarboucle*, dont aussi aucuns lui ont attribué le
nom. . . . Il y a aucuns charbons qui prennent leur commencement d'un ulcère croûteux sans pustule, comme si on y avait
appliqué un cautère potentiel, ou un fer ardent. . . . . ; tous lesquels charbons pestiférés sont toujours accompagnés de fièvre
continue, et d'autres accidens fort cruels ; et semble au malade
qu'il a une grande charge de plomb sur la partie charbonnière,
et qu'elle soit étroitement liée (et véritablement, dit Paré, je le
sais pour l'avoir senti en mon corps). . . . , et souvent s'ensuit
défaillance de cœur, inquiétude, aliénation d'esprit, furie, gangrène et mortification; et par conséquent la mort, non-seulement
de la partie, mais aussi de tout le corps.

Diemerbroeck fait remarquer que le charbon commence souvent par plusieurs pustules d'abord isolées les unes des autres,
et qui se réunissent ensuite en une seule. M. Larrey rapporte
que, dans la peste d'Orient qu'il a observée, lorsque la maladie

se déclarait tout à coup et qu'il n'y avait ni bubons ni charbons, on voyait paraître des taches de forme lenticulaire, d'abord rouges, ensuite brunes et noires. Souvent elles se réunissaient, communiquaient ensemble, et formaient des charbons.

Je n'expose pas le pronostic qui peut se tirer des charbons pestilentiels et de leurs différences accidentelles; je renvoie pour ce sujet à l'article PESTE. Je passe à l'exposition de leur traitement chirurgical, en faisant remarquer toutefois que le traitement interne doit probablement être modifié suivant le caractère de l'épidémie qu'ils accompagent, puisque l'on trouve recommandées, dans l'histoire de différentes épidémies pestilentielles, des méthodes curatives générales presque absolument opposées.

Agrippa, dans son *Traité de la Peste*, recommande de ne point cautériser les anthrax, pour ne pas augmenter les douleurs des malades. Paré donne le précepte d'appliquer d'abord sur ces tumeurs des topiques relâchans et anodins. «Davantage, dit-il, ne faut omettre, à l'augmentation du charbon, de cautériser la pointe, si elle apparaît noire, avec huile fervente ou eau-forte, car par ladite cautérisation on abat et foudroie le venin, et on apaise la grande douleur; et, après l'avoir cautérisée, on continue les remèdes susdits, jusqu'à la séparation de l'escarre.»

Diemerbroeck assure avoir vu constamment de mauvais effets produits par les scarifications profondes dans les charbons; il ne parle point de la cautérisation, et recommande comme excellent topique un cataplasme préparé avec la racine de grande consoude et de guimauve, les feuilles de scordium, la farine de lin et de froment, le miel, la térébenthine, l'onguent des apôtres, la poix liquide, l'onguent basilicum, les jaunes d'œufs, le safran, la thériaque et suffisante quantité d'eau. Il administrait à l'intérieur les sudorifiques et les cordiaux à très-haute dose.

Les chirurgiens de nos jours sont revenus sagement à la méthode thérapeutique conseillée par Celse; ils scarifient profondément, ou enlèvent jusque dans le voisinage des parties vivantes les parties déjà gangrenées; ils cautérisent ensuite, soit avec les cautères potentiels les plus puissans, soit avec le fer rouge, le fond des scarifications ou de l'ulcère résultant de l'excision des chairs, et cherchent à provoquer l'établissement d'une bonne suppuration et la chute des escarres par des digestifs excitans et antiseptiques. (MARJOLIN.)

CHARDON, s. m., *carduus*. L. Genre de plantes de la famille des Synanthérées, section des Carduacées, de la syngénésie polygamie égale, qui se reconnaît à ses capitules entourés d'un involucre formé d'écailles imbriquées et épineuses à leur sommet, à ses fleurons, qui sont tous égaux, hermaphrodites et fertiles ; à son réceptacle garni de soies, et enfin à ses fruits, qui sont couronnés par une aigrette sessile et poilue. Toutes les espèces de ce genre sont des plantes herbacées, à feuilles profondément sinueuses et armées d'épines. Les botanistes modernes en ont retiré les espèces dont l'aigrette est plumeuse pour en former le genre *Cnicus*. Nous citerons parmi les véritables espèces de chardon :

Le chardon marie, *carduus marianus*, L., qui se distingue facilement par ses feuilles luisantes, sinueuses, épineuses et marquées de taches blanches plus ou moins considérables ; par les écailles de son involucre qui sont épineuses sur leurs bords et terminées par une longue pointe aiguë. Il croît dans les lieux incultes et sur le bord des chemins. Sa racine et ses feuilles sont amères. On dit que leur décoction est sudorifique. Le suc que l'on en exprime lorsqu'elles sont fraîches a été conseillé autrefois dans une foule de maladies telles que l'ictère, les hydropisies et le rhumatisme chronique. Mais aujourd'hui cette plante n'est presque jamais employée par les médecins. Dans quelques contrées, on mange les jeunes feuilles du chardon marie, après en avoir retranché les bords épineux. Elles ont à peu près la même saveur que celles des cardons, qui appartiennent à un genre de la même famille naturelle.   (A. RICHARD.)

CHARDON HÉMORRHOIDAL, nom vulgaire du *serratula arvensis*. *Voyez* SERRATULE.   (A. R.)

CHARDON ÉTOILÉ. *Voyez*. CENTAURÉE.   (A. R.)

CHARDON ROLAND ou ROULANT, noms vulgaires du Panicaut. (*Eryngium campestre.*) *Voyez* PANICAUT.   (A. R.)

CHARLATAN, s. m.; CHARLATANISME, s. m. Ces expressions, auxquelles on a attribué diverses étymologies plus ou moins forcées, paraissent dériver du mot italien *ciarlare*, babiller.

Dans tous les temps la considération et la fortune ont été des idoles auxquelles on a sacrifié. Les moyens droits et ordinaires n'y conduisaient pas assez vite : l'adresse vint au secours de l'ambition. Quelques hommes, ayant peu de confiance en leur mérite, ou convaincus de leur insuffisance, mirent à profit, sans égard pour la vérité ni même pour l'intérêt de ceux qu'ils séduisaient, cette crédulité facile qu'ils avaient remarquée dans leurs semblables. Tels sont l'origine et le but du charlatanisme. Celui qui chercha, par un artifice quelconque, à surprendre l'attention et la confiance publiques, reçut généralement le nom de charlatan. Nouveau Protée, le charlatanisme s'est montré sous toutes les formes, dans tous les lieux, sans jamais cesser d'être favorablement accueilli. Il n'a pas uniquement envahi les sciences ; il s'est glissé dans toutes les conditions humaines, dans tous les états, depuis celui de l'humble artisan jusqu'aux états qui dominent la société ; il a prêté son appui aux projets généreux comme aux projets perfides : la plupart des chefs de sectes religieuses et politiques ont été d'adroits charlatans. Mais c'est dans l'art de guérir surtout que le charlatanisme a dû exercer une influence plus facile et plus étendue ; c'est là que serait son refuge, s'il pouvait être banni de toute autre partie. L'amour de la vie, qui donne à la crédulité une extension extraordinaire, les erreurs généralement répandues sur les maladies et leur guérison, les bornes naturelles imposées à la puissance de la médecine, tout concourt à favoriser le charlatanisme médical, à perpétuer à jamais son règne.

Les anciens paraissent avoir possédé, comme les modernes, plusieurs classes de charlatans ; ce qu'attestent les diverses dénominations sous lesquels ils étaient connus, telles que celles de *pharmacopolæ, agyrtæ, circulatores, circumforanei, cellularii medici,* etc. Leurs manœuvres ont été à peu près semblables : les uns et les autres, suivant les époques et plus ou moins publiquement, ont fait servir à leurs desseins les pratiques de la superstition et les prestiges des sciences occultes. Dans des temps d'ignorance, la médecine presque entière, il faut l'avouer, ne fut qu'un déplorable charlatanisme, basé sur les erreurs de la théosophie : erreurs qu'un grand nombre de médecins partagea de bonne foi, mais qui furent adoptées par d'autres comme un moyen d'en imposer au vulgaire. Il serait inutile, à moins de vouloir écrire l'histoire des folies humaines, de passer en revue toutes les jongleries qu'inventa l'art de tromper, depuis les diverses amulettes des peuples anciens, les talismans des Arabes, les rêveries mystiques et la panacée universelle de Paracelse, jusqu'au baquet magnétique de Mesmer et l'élixir d'immortalité du thaumaturge Cagliostro. Nous ne devons qu'indiquer cette espèce de charlatans qui ont exploité le penchant naturel des hommes pour tout ce qui est merveilleux. Leurs succès deviendront d'autant plus incertains que les lumières se répandront davantage dans toutes les classes de la société. Examinons sous quels traits le charlatanisme médical se montre le plus communément à l'époque où nous vivons, et quels seraient les moyens les plus propres à le réprimer.

Le charlatanisme, chez ceux que leurs titres autorisent à exercer l'art de guérir, présente des degrés et des caractères différens qui modifient ou changent même entièrement sa physionomie. Considéré à ce point où il ne se confond pas encore avec ce que l'intrigue a de plus coupable, il est, en général, tel à peu près qu'on l'observe dans les autres professions. Inspirer, à quelque prix que ce soit, une haute opinion de ses talens; faire ressortir les suffrages réels ou prétendus qui en sont le prix : voilà l'étude constante du médecin qu'embrase le désir immodéré d'arriver à la célébrité et à la fortune. Sa passion lui suggère une foule d'artifices qu'il combine suivant le rôle qu'il veut jouer et d'après la sphère où il se trouve placé. Pour s'établir dans le monde, a dit La Rochefoucault, on fait tout ce qu'on peut pour y paraître établi. Pénétrés des avantages de cette méthode, les uns cherchent à donner, par leur opulence, la mesure de leurs succès; ils répandent de tous côtés le bruit de ceux que leur prête une complaisante imagination. D'officieux amis sont chargés du soin de varier leur panégyrique. Ils paraissent sans cesse accablés du poids de leurs occupations : le nom, les qualités des personnes qui leur ont accordé confiance sont continuellement sur leurs lèvres. D'autres, connaissant avec quelle facilité le vulgaire se laisse imposer par ce qui sort des routes ordinaires, appellent au secours de leur mérite la singularité des manières et des vêtemens, le ton d'inspiré et le langage de prophète. Celui-ci publie de temps en temps, sur quelque maladie ou sur quelque espèce de médicamens, de légers mémoires, dont le but est de rappeler au public le nom et la demeure de l'auteur, plutôt que d'ajouter aux richesses de la science. Une vingtaine de titres fastueux, qui escortent le nom du docteur, forme les preuves de son savoir. Il semble avoir voulu faciliter aux curieux le dénombrement de tout ce qu'il existe d'académies nationales et étrangères. Celui-là, moderne Asclépiade, méprise et rejette toutes les méthodes adoptées avant lui. La nature a soulevé pour lui seul des voiles jusqu'alors impénétrables. Pour sonner sa gloire, il emboucle lui-même la trompette; il organise l'enthousiasme. Ce genre de charlatanisme compromet la dignité d'un art qui a besoin de considération pour résister aux préjugés de l'ignorance et aux prétentions du demi-savoir. C'est un moyen facile de réussir qu'emploie la médiocrité, et que ne dédaigne pas toujours le mérite. L'arme seule du ridicule et de la satire doit en faire justice.

Mais quelquefois, à l'abri d'un titre honorable et trop facilement obtenu, on voit l'ignorance et la fourberie se liguer et jouir impunément de succès préparés par les plus coupables manœuvres; les remèdes secrets, les spécifiques en forment les plus communes. Ici, les murs sont couverts d'affiches qui annoncent effrontément à chaque pas la découverte d'une méthode plus sûre que toutes les autres pour guérir une affection honteuse. Ailleurs, une enseigne d'une effrayante dimension indique la demeure où quelque Esculape rend ses oracles; ou bien on répand avec profusion certains livres, dans lesquels la science, habillée en grotesque, semble mise à la portée de tout le monde, et dont le but évident est d'accréditer les erreurs les plus grossières de l'humorisme, et de procurer un débit immense au remède meurtrier qui y est préconisé contre tous les genres de maladies. L'uromantie elle-même, ou l'art prétendu de deviner les maladies sur l'inspection de l'urine, pourrait renouveler avec fruit les scènes burlesques qu'elle a déjà données, si toutefois elle n'a pas encore conservé ses tréteaux. Nous eussions désiré qu'il nous eût été permis de jeter un voile sur la conduite de quelques médecins, indignes de ce nom qu'ils déshonorent; confondus, sous presque tous les rapports, avec la tourbe des charlatans, ils ne s'en distinguent que par les titres qui les garantissent de l'atteinte des lois. C'est généralement à la faveur du diplôme d'officier de santé que se soutient ce charlatanisme doublement condamnable. La dénomination bizarre d'officier de santé se change naturellement en celles de médecin et de chirurgien que portent également les docteurs reçus dans les Facultés : la distinction des deux grades disparaît pour le public. Il ne nous appartient peut-être pas de censurer ici l'organisation actuelle de la médecine, qui, en établissant des grades différens, et en ne faisant qu'une restriction insuffisante relativement au dernier, abandonne des fonctions importantes à des individus auxquels elle laisse supposer des degrés différens d'instruction. Cette question sera d'ailleurs examinée dans un autre article de police médicale. Mais nous pouvons exprimer le vœu de voir créer pour les médecins une institution analogue à celle qui dirige la discipline de l'une des professions les plus honorables de la société, nous voulons parler de la chambre des avocats. Cette sorte de police, soustraite à toute influence étrangère, tendrait à détruire ou du moins à diminuer les abus qui se commettent dans l'exercice de la médecine.

Il est une dernière classe de charlatans ; ce sont ceux qui, sans titres, sans mission, s'adjugent quelques attributions de l'art difficile d'Hippocrate. Leur vocation est toute dans leur cupidité ; la crédulité générale a déterminé le choix de leurs occupations. Pour eux le temple d'Épidaure est un marché public où ils trafiquent de la santé de leurs concitoyens. Tels sont les vendeurs de spécifiques, qui siégent dans les grandes villes, ou parcourent les provinces, levant des tréteaux sur les places publiques, et ameutant la populace autour d'eux : la plupart empiètent sur les droits des dentistes ; quelques-uns font même certaines opérations de chirurgie. Tels sont encore les auteurs de remèdes secrets. Ce serait ici le lieu de parler des pharmaciens qui, oubliant les devoirs de leur profession, se placent dans les rangs méprisés de ces charlatans ; mais ce sujet sera touché aux articles PHARMACIE, PHARMACIEN.

S'il est vrai qu'en portant les lois sur l'organisation de la médecine, on n'ait pas eu le dessein d'imposer de vaines formalités, n'est-on pas en droit de s'étonner de la protection qui semble être accordée à ce genre de charlatanisme ? Un ancien édit défendait, sous peine d'amende, à quiconque n'était ni docteur, ni licencié dans une faculté de médecine, d'ordonner aucun remède, même gratuitement, sous quelque prétexte que ce fût. Cette défense s'étendait même aux religieux. Un semblable règlement sans doute ne fut pas observé ; il indiquait du moins la responsabilité qui pesait sur celui dont les conseils téméraires auraient eu de funestes conséquences, et il pouvait quelquefois les prévenir. Cette disposition n'a pas été rappelée dans les lois des 19 ventôse et 21 germinal an XI, qui concernent l'organisation et l'exercice de la médecine : c'est peut-être un tort, puisque les amendes et peines que ces dernières prononcent contre les individus qui exercent quelques-unes des fonctions du médecin, ne peuvent être appliquées qu'autant qu'ils prennent les titres de docteur ou d'officier de santé ; mais plusieurs dispositions de ces lois pourraient encore réprimer le charlatanisme, si ceux qui s'en rendent coupables n'étaient pas autorisés souvent à les enfreindre. Tout débit au poids médicinal, y est-il dit, toute distribution de drogues et préparations médicamenteuses sur les théâtres ou étalages, dans les places publiques, foires et marchés ; toute annonce et affiche imprimée qui indiqueraient des remèdes secrets, sous quelque dénomination qu'ils soient présentés, sont sévèrement prohibés. Que penser, après cela, des permissions accordées par les autorités locales à cette foule de charlatans qui font retentir les carrefours de leurs vociférations ? (RAIGE DELORME.)

CHARNU, UE, adj., *carnosus*, de *caro*, chair, qui est de la nature de la chair, qui appartient à la chair, particulièrement à la chair musculaire : FAISCEAU *charnu*, PANNICULE *charnu*, *fibres charnues, portion charnue d'un* MUSCLE, *colonnes charnues du* COEUR, BOURGEONS *charnus*. (*Voyez* ces mots.) On dit aussi qu'une partie est *charnue*, quand elle contient beaucoup de chair. (A. BÉCLARD.)

CHARPIE, s. f., *linteum carptum*. On prépare la charpie en effilant des morceaux de linge à demi usés, de trois ou quatre pouces de longueur et de largeur. On conserve à ces morceaux de linge plus de longueur, lorsque la charpie est destinée pour faire des mèches. Les Anglais emploient, au lieu de charpie, une espèce de tissu en coton, dans lequel les fils qui forment la trame sont très-écartés les uns des autres. Cette charpie ne paraît pas être plus irritante que la nôtre, mais elle paraît moins propre à absorber le pus à mesure qu'il est exhalé par la surface des plaies. On a essayé en France une charpie préparée avec de l'étoupe fine de chanvre et de lin, blanchie et assouplie par le chlore. Cette charpie nous a paru trop sèche et trop peu tomenteuse. On lit dans l'histoire de la conquête du Mexique par les Espagnols, qu'ils se servaient de laine pour panser les blessés ; cette substance est irritante, et ne s'imbibe que difficilement du pus.

On emploie assez souvent la charpie brute dans les pansemens ; d'autres fois on la dispose en forme de plumasseaux, de bourdonnets, de mèches, de tente, de tampon, etc. (*Voyez* ces mots). Dans un grand nombre de cas, la charpie seule suffit comme topique pour entretenir dans les chairs ce degré d'excitation suffisant pour obtenir une bonne suppuration. Mais, dans d'autres circonstances, il faut employer simultanément d'autres topiques indiqués par l'état des bourgeons charnus. La charpie préserve les surfaces qu'elle recouvre du contact de l'air et de l'impression du froid; elle absorbe le pus, et l'empêche de macérer la surface des plaies et des ulcères; on peut la considérer comme un topique légèrement excitant.

La *charpie rapée* absorbe plus promptement le pus. Elle est plus irritante que la charpie ordinaire; elle se fait en raclant du linge fin ou de la charpie longue avec la lame d'un instrument tranchant. On peut la remplacer par de la *charpie hachée*. On l'emploie assez souvent pour accélérer la cicatrisation des plaies anciennes et de peu d'étendue.

La charpie est une des substances qui absorbe et conserve plus long-temps les miasmes putrides ou délétères. On a observé les accidens de contagion les plus fâcheux produits par l'emploi de charpie qui avait déjà servi à des pansemens de plaies compliquées de pourriture d'hôpital, et qu'on avait ensuite lavée. On a même vu, à l'Hôtel-Dieu de Paris, la pourriture d'hôpital communiquée par de la charpie qui avait été pendant long-temps emmagasinée dans le voisinage d'une salle où cette maladie avait régné. (MARJOLIN.)

CHARTRE, s. f., expression qui n'est employée que dans le langage vulgaire, et par laquelle on désigne quelquefois le carreau et le rachitisme.

CHASSIE, s. f., *leme*, *lippa*, *glama*; humeur onctueuse, jaunâtre, sécrétée par les follicules qui sont situés vers le bord de chaque paupière, et qui sont désignés sous le nom de glandes de Meibomius; ses usages sont probablement de lubrifier la conjonctive et d'empêcher les larmes de se répandre sur les joues. (*Voyez* OEIL, PAUPIÈRE.) Lorsque, par un état pathologique, cette humeur est sécrétée en trop grande abondance, elle colle les paupières l'une à l'autre, et produit cet état des yeux qu'on nomme lippitude. *Voyez* ce mot. (R. DEL.)

CHATAIGNE, s. f. On appelle ainsi les fruits du châtaignier. *Voyez* ce mot. (A. R.)

CHATAIGNIER, s.m., *castanea vesca*, Gœrtn. *fagus castanea*, L. famille naturelle des Cupulifères, monœcie polyandrie, L. Le châtaignier est un des plus grands et des plus beaux arbres de nos forêts où il est naturalisé de temps immémorial; car s'il faut en croire quelques auteurs, il serait primitivement originaire des contrées occidentales de l'Asie. Son tronc acquiert quelquefois des dimensions extraordinaires; ses feuilles sont grandes, lancéolées, aiguës, luisantes, dentées; ses fleurs mâles forment de longs chatons grêles; ses fleurs femelles sont réunies au nombre de quatre à cinq dans une cupule épineuse qui s'accroît après la fécondation, recouvre entièrement les fruits, et semble être le péricarpe. Ces fruits, qui mûrissent en automne, sont connus sous le nom de *marrons* et de *châtaignes*; ils sont formés d'un péricarpe sec, d'une couleur brune foncée, garni à sa face interne d'une bourre courte et très-abondante; dans son intérieur se trouve une ou deux amandes blanches essentiellement composées de fécule amilacée, de gluten et d'une quantité notable de matière sucrée; aussi sont-ils fort nourrissans. Dans plusieurs contrées de l'Europe ils sont la principale nourriture des habitans des campagnes pendant une grande partie de l'année. On les mange après les avoir fait bouillir ou griller; alors on en prépare des pâtes, des galettes que l'on peut conserver plus ou moins long-temps. On en fait à Paris une grande consommation. Celles qui sont grosses et bien choisies portent le nom de marrons; les plus estimées viennent du Dauphiné et de la Savoie.   (A. RICHARD.)

CHATONNEMENT, s. m., *incarceratio*. CHATONNEMENT DES CALCULS : on dit que les calculs sont enchatonnés ou enkystés lorsqu'ils sont adhérens à la face interne de la vessie, et qu'ils semblent contenus dans une poche qui les retient immobiles. Ce chatonnement a lieu lorsque les calculs se développent dans quelque cavité naturelle ou accidentelle que présente la face interne de la vessie, ou lorsque l'ulcération de cet organe donne naissance à des fongosités qui entourent les calculs plus ou moins parfaitement, et pénètrent dans leurs inégalités. Quelquefois le calcul enchatonné est logé dans l'orifice de l'uretère ou dans celui de l'urètre; d'autrefois les calculs descendus des reins et parvenus vers l'orifice vésical de l'uretère, détruisent la membrane muqueuse dans cet endroit, et se glissent entre les membranes muqueuses et musculeuses de la vessie, où ils restent engagés.   (R. DEL.)

CHATONNEMENT DU PLACENTA, *incarceratio placentæ*. On appelle *placenta enchatonné ou enkysté*, celui qui se trouve après l'accouchement renfermé en tout ou en partie dans une cellule, une arrière-cavité formée aux dépens de la cavité de l'utérus par l'effet de la contraction inégale des parois de cet organe. Cette rétention, ce *chatonnement* ou *enkystement du placenta* oppose de grandes difficultés à la délivrance, et peut être la cause d'accidens très-graves. *Voyez* DÉLIVRANCE.

(DESORMEAUX.)

CHATOUILLEMENT, s. m. *titillatio*; sensation qui se développe dans certaines régions de la peau et des membranes muqueuses, consécutivement à un contact et un mode d'attouchement particulier; et qui est caractérisé parce qu'elle provoque le plus souvent le rire, jette toute l'économie dans un état de spasme et de convulsion générale, et demande qu'on la fasse finir aussitôt.

Il n'est pas possible de définir une sensation, de la peindre par des mots; on ne peut qu'en rappeler le souvenir à quiconque l'a éprouvée. Nous ne pouvons donc définir le chatouillement; mais c'est en avoir énoncé les traits caractéristiques et principaux, que d'avoir dit qu'il est une sensation externe, c'est-à-dire qui reconnaît toujours pour cause un contact; qu'il exige dans le contact auquel il succède des conditions particulières; et qu'enfin éclatant exclusivement dans de certaines régions de la peau et des membranes muqueuses, le sentiment qui le constitue est si vif, qu'il perturbe tout le système nerveux, et exige qu'on le fasse cesser aussitôt. Nous n'avons pas à exposer ici tout ce qui lui est commun avec toute sensation ; nous ne devons nous arrêter qu'à ce qui lui est propre.

D'abord toute région de la peau et des membranes muqueuses, n'est pas propre à développer la sensation du chatouillement; ce sont surtout les hypocondres, la paume des mains, la plante des pieds, la lèvre supérieure et les origines des membranes muqueuses, savoir : les orifices de la bouche, du nez, de l'oreille, des parties génitales. Il est difficile de dire à quelle condition de structure ces parties doivent cette plus grande aptitude; si c'est à ce qu'elles sont plus riches en nerfs, ou à ce que les nerfs sont en elles plus dépouillés, et épanouis en un tissu spongieux. L'état général du système nerveux et son degré de susceptibilité y ont peut-être part aussi; du moins ce sont les personnes qui ont le système nerveux prédominant, comme les enfans, les femmes, qui sont le plus prédisposés au chatouillement; il est des individus qui y sont si disposés, qu'il suffit du moindre geste, de la moindre menace du chatouillement, pour les jeter dans le spasme général qui accompagne cet état.

Ensuite, le chatouillement reconnaît toujours pour cause un contact, un attouchement; mais il exige en ce contact des conditions particulières. Le plus souvent il faut que ce contact soit léger, et tel qu'il ne paraisse qu'effleurer les papilles nerveuses; il faut qu'il consiste en de légers attouchemens saccadés, intermittens, et qui soient imprévus, inopinés. Du reste cela varie selon la partie dans laquelle on développe le chatouillement; aux lèvres, par exemple, le contact doit être bien plus délicat que sur les flancs.

Enfin la sensation qui le constitue est si vive, qu'elle jette toute l'économie dans un spasme général, et que généralement elle excite un rire convulsif. Si ce dernier fait est caractéristique du chatouillement, le premier est commun à toutes les sensations très-vives, et l'un et l'autre tiennent aux connexions qui unissent entre elles les diverses parties du système nerveux. On ne peut pas plus expliquer pourquoi la sensation du chatouillement entraîne à sa suite un rire irrésistible et des mouvemens involontaires de tout le corps, qu'on ne peut dire pourquoi une autre impression sensitive très-forte, celle qui accompagne le coït, par exemple, détermine comme une convulsion de tout le corps, et semble faire taire toutes les autres sensations en enlevant l'individu momentanément à lui-même. Il est certain que la sensation du chatouillement est, jusqu'à un certain point, une sensation de plaisir, mais de plaisir si vif, qu'elle ne peut être prolongée, et qu'on a hâte de la faire finir. Si elle durait quelque temps, elle deviendrait un véritable supplice, et l'on a vu quelques individus en recevoir la mort.

Considéré sous ce dernier point de vue, le chatouillement a double titre pour intéresser le médecin. D'un côté, éprouvé trop souvent, ou il rend trop irritable le système nerveux, ou il épuise ce système, et énerve; l'hygiène doit prévenir les abus auxquels le besoin de sentir peut conduire à cet égard certains individus. D'autre part, on s'est demandé si en thérapeutique, quand il s'agit d'effectuer une perturbation dans l'économie, d'exercer une irritation propre à aller retentir dans des organes centraux, on ne pourrait pas provoquer une sensation si puissante. De même que dans des cas de syncope, on irrite la membrane pituitaire par les vapeurs de l'ammoniaque, l'intérieur du

gosier avec les barbes d'une plume, de même on pourrait employer le chatouillement à la plante des pieds, sur les flancs.

(ADELON.)

CHAUDEPISSE, s. f., nom vulgaire de la blennorrhagie, ainsi
dénommée à cause de la douleur cuisante qui accompagne l'excrétion de l'urine. *Voyez* BLENNORRHAGIE.

CHAUSSE-TRAPE, *Voyez* CENTAURÉE.   (A. R.)

CHAUX, s. f. *Calx*. Nom donné au protoxyde de calcium,
composé de 100 parties de métal et de 38,09 d'oxygène. La
chaux, rangée parmi les oxydes alcalins et les terres alcalines, est
très-abondamment répandue dans la nature à l'état de sous-carbonate, de sous-phosphate, de sulfate, de nitrate et d'hydrochlorate; on ne la rencontre jamais pure. Lorsqu'elle est privée
d'eau, elle est solide, d'un blanc grisâtre, d'une saveur âcre
caustique, peu consistante, verdissant le sirop de violettes, et
rougissant le papier de curcuma : sa pesanteur spécifique est
de 2,3. Lorsqu'on la soumet à l'action d'une température très-
élevée, elle fond en dégageant une flamme pourpre, et donne
des globules vitrifiés de couleur jaune, comme la cire. Elle est
décomposée en oxygène et en calcium, par le courant *électrique*
de la pile de Volta, surtout si on emploie du mercure, qui s'empare du calcium : c'est même par ce moyen que Davy, Berzélius et Pontin sont parvenus à prouver qu'elle ne pouvait plus
être regardée comme un corps simple. L'*oxygène*, l'*hydrogène*,
le *bore*, le *charbon* et l'*azote* n'exercent aucune action sur
elle, tandis qu'on peut la combiner facilement avec le *phos-*
phore, l'*iode*, le *soufre* et le *sélénium*. A une température élevée, le *chlore* en dégage l'oxygène, et forme un chlorure avec
le calcium. Exposée à l'air atmosphérique, la chaux en absorbe
d'abord l'humidité, puis l'acide carbonique, et se transforme en
sous-carbonate mêlé d'*hydrate*; dans cet état elle a augmenté de
volume, et se trouve réduite en poudre. L'action de l'*eau*, ver-
sée par gouttes sur la chaux, est très-remarquable : d'abord le
liquide est absorbé sans que la chaux paraisse mouillée; bientôt
après, le mélange s'échauffe, laisse dégager des vapeurs aqueuses
qui deviennent de plus en plus épaisses : la chaux se fendille,
acquiert un volume plus considérable, blanchit et se réduit en
poudre; alors on dit qu'elle est *délitée* ou *éteinte*; c'est un *hy-*
drate de chaux ou un composé de 100 parties de chaux et
de 31,03 d'eau : dans cette expérience la température s'élève

jusqu'à 300° th. centigr., et la chaux paraît rouge, si l'on agit dans un endroit obscur. L'hydrate produit est beaucoup moins âcre et moins brûlant que la chaux privée d'eau; il se dissout dans 400 à 450 parties d'eau à 10°, et donne naissance à l'eau de chaux, dont nous parlerons plus bas.

Tous les acides peuvent se combiner avec la chaux et former des sels que l'on appelle *calcaires*. Chauffée avec la *silice*, elle fournit une masse blanche, dure, tenant le milieu entre la porcelaine et l'émail; l'*alumine* et la *magnésie* peuvent également se combiner avec la chaux à une température élevée.

Les usages de la chaux sont très-nombreux. On l'emploie dans la préparation de la potasse, de la soude et des savons, pour enlever l'acide carbonique aux sous-carbonates de ces bases, et dans la fabrication de l'ammoniaque; on en fait usage pour chauler le blé et pour boucher les fissures qui se forment quelquefois dans les bassins pleins d'eau : on s'en sert comme engrais. Unie au sable et à de l'eau, elle constitue les mortiers, qui ont la propriété de durcir en séchant, et qui par conséquent sont très-utiles dans la bâtisse. Elle entre dans la composition d'une poudre propre à teindre les cheveux, et d'une pommade dépilatoire. Mêlée avec la noix d'arec, elle constitue une préparation que les Indiens appellent *betel*, et qu'ils mâchent souvent. La chaux vive était autrefois employée pour cautériser, mais on l'a abandonnée depuis que l'on fait un si grand usage de la pierre à cautère. Introduite dans l'estomac à la dose d'un ou de deux gros, elle agit comme un poison irritant. *Voyez* POISON.

On obtient la chaux pure, en chauffant jusqu'au rouge pendant une heure ou deux, dans un creuset, du marbre blanc (sous-carbonate de chaux); l'acide carbonique se dégage, et la chaux reste : la décomposition du sous-carbonate est plus facile lorsqu'on ajoute une petite quantité d'eau, parce que ce liquide tend à se combiner avec la chaux. Lorsqu'on veut obtenir la chaux en grand, on chauffe la pierre à chaux (sous-carbonate de chaux) au moyen de bois vert et humide qui fournit un peu d'eau; la chaux qui en résulte contient environ $\frac{1}{7}$ de potasse provenant du bois dont on s'est servi. Il est important de ne pas trop chauffer la pierre à chaux lorsqu'elle contient de la silice, parce qu'il se formerait une espèce de frite, et la chaux ne serait plus propre aux constructions.

Eau de chaux : liquide transparent, incolore, inodore, d'une saveur semblable à celle de la chaux, mais moins forte, verdissant le sirop de violettes, rougissant le papier de curcuma, précipitant en blanc par l'acide carbonique (le sous-carbonate de chaux déposé se dissout dans un excès d'acide carbonique), ne se troublant point par l'acide sulfurique pur, donnant par l'acide oxalique un précipité blanc d'oxalate de chaux insoluble dans un excès d'acide oxalique, et soluble dans l'acide nitrique. Lorsqu'on enferme l'eau de chaux dans un récipient de verre, et que l'on place à côté un vase contenant de l'acide sulfurique concentré, la chaux se cristallise en prismes hexaèdres réguliers, coupés perpendiculairement à leur axe. Exposée à l'air, l'eau de chaux en attire l'acide carbonique; le sous-carbonate de chaux produit. vient d'abord à la surface sous forme de pellicules anciennement désignées sous le nom de *crême de chaux*, puis se précipite. La potasse silicée (liqueur de cailloux) est décomposée par l'eau de chaux, et il se précipite un composé de silice et de chaux. On obtient l'eau de chaux en versant de l'eau distillée sur de la chaux vive éteinte, en agitant et en filtrant au bout de quelques minutes : on doit la conserver à l'abri du contact de l'air. Les pharmaciens distinguent avec raison l'eau de chaux *première*, de l'eau de chaux *seconde*; en effet, celle-ci est ordinairement moins caustique que l'autre, parce qu'elle ne contient pas de potasse, tandis que l'autre en renferme 7 pour 100, suivant Descroizilles : toutefois il n'y aurait aucune différence entre ces liquides, si la chaux employée était parfaitement pure.

L'eau de chaux est un des réactifs les plus employés en chimie pour reconnaître les acides carbonique, oxalique et phosphorique, etc. ; on s'en sert dans les raffineries de sucre, les tanneries, et pour préparer l'eau phagédénique. On l'a employée extérieurement en médecine pour laver les ulcères sordides dont les bords sont mous et infiltrés, pour résoudre les engorgemens des articulations; elle paraît avoir été utile sous forme de bains dans certains cas de rhumatismes aigus et dans la goutte. Unie à la dissolution d'acétate de plomb, elle forme un mélange répercussif très-avantageux dans la première période des brûlures superficielles. Elle a été souvent administrée avec succès, à la dose de 6, 8 ou 10 onces par jour, avec autant de lait ou d'une décoction mucilagineuse, dans tous les cas où il se développe une grande quantité d'acide dans l'estomac, dans certaines tympanites, dans les cas de gravelle, etc. Injectée dans l'anus, dans le vagin ou dans l'urètre, elle a été quelquefois utile pour arrêter les anciennes dysenteries muqueuses, certaines diarrhées, des gonorrhées passives, les flueurs blanches, etc.

CHAUX (lait de). Nom donné à de l'eau de chaux tenant en suspension une assez grande quantité de chaux éteinte et réduite en poudre par le moyen de l'eau. On peut employer ce mélange pour purifier les lieux où l'air est vicié par le gaz acide carbonique, qui ne tardera pas à être absorbé par la chaux ; c'est ce que l'on pourrait faire dans les hôpitaux, les prisons, les écuries, etc.

CHAUX (sels de). Les sels solubles de chaux fournissent par les sous-carbonates de potasse, de soude et d'ammoniaque, un précipité blanc de sous-carbonate de chaux, qui, étant desséché et calciné, donne de la chaux vive. L'acide oxalique, et surtout l'oxalate d'ammoniaque, y font également naître un précipité blanc d'oxalate de chaux, insoluble dans l'eau et dans un excès d'acide oxalique, soluble dans l'acide nitrique, et décomposable par la chaleur, de manière à laisser de la chaux vive. L'ammoniaque pure né précipite aucun de ces sels. Nous allons examiner ceux des sels calcaires employés en médecine.

CHAUX (sous-carbonate de), *subcarbonas calcis, calcarea carbonica*. Sel composé de 100 parties d'acide carbonique et de 127,41 de chaux. Il est très-répandu dans la nature ; il constitue la craie, la pierre à chaux, les marbres, les stalactites, les albâtres : il existe très-souvent cristallisé, et affectant près de sept cents formes secondaires différentes, ayant toutes pour forme primitive le rhomboïde obtus ; il fait partie de tous les terrains cultivés, des enveloppes des mollusques, des crustacés, des radiaires et des nombreux polypiers : on le trouve aussi dans certaines eaux, et alors il est dissous par un excès d'acide carbonique. Il est solide, blanc, insipide, insoluble dans l'eau, soluble dans l'eau acido-carbonique (*Voyez* CARBONIQUE), inaltérable à l'air, décomposable par le feu en gaz acide carbonique, et en chaux vive : les acides, même les plus faibles, le décomposent, en dégagent l'acide carbonique, s'emparent de la chaux, avec laquelle ils forment un sel soluble ou insoluble. On l'obtient en versant un sous-carbonate soluble dans un sel calcaire dissous ; le sous-carbonate de chaux se précipite sur-le-champ. Il est employé pour bâtir, pour préparer la chaux vive et l'acide carbonique : il fait la base de la pierre qui sert à la lithographie : le

marbre et l'albâtre ont des usages généralement connus. Il peut
être employé en médecine comme *absorbant*, quoiqu'on lui préfère le sous-carbonate de magnésie dans beaucoup de circonstances. (*Voyez* ABSORBANS.) Les concrétions appelées improprement yeux d'écrevisses, les écailles d'huîtres, les coquilles d'œufs,
les coraux, tant vantés par les anciens médecins, et que des praticiens célèbres emploient encore aujourd'hui, ne sont autre
chose que du carbonate de chaux pur ou mêlé avec des matières
animales. La dose de ce médicament varie depuis 10 jusqu'à 30
ou 40 grains.

CHAUX (hydrochlorate de), CHLORURE DE CALCIUM, MURIATE
DE CHAUX. Sel composé de 100 parties d'acide hydrochlorique
et de 77,421 de chaux. Il existe dans les eaux de plusieurs fontaines, et dans les matériaux salpêtrés : il cristallise en prismes
à six pans striés, terminés par des pyramides aiguës : il a une
saveur âcre, très-piquante et amère ; il est très-déliquescent, et
très-soluble dans l'eau ; la dissolution se comporte avec les
réactifs, comme les sels calcaires solubles ; elle précipite en
outre par le nitrate d'argent (*Voyez* CHLORURE et HYDRO-
CHLORATE) : chauffé, il éprouve la fusion ignée, et se transforme en *chlorure de calcium*. (*Voyez* HYDROCHLORATE.) Il a
été proposé et employé comme fondant dans les engorgemens
et les tumeurs squirrheuses ; on en fait rarement usage aujour-
d'hui. Le chlorure de calcium est d'un usage fréquent, soit pour
dessécher les gaz, soit pour produire des froids artificiels ; dans
le premier cas il est employé seul, tandis qu'on le mêle avec de
la neige ou avec de la glace pilée, lorsqu'on veut qu'il agisse
comme réfrigérant.

CHAUX (hydrosulfate de). Sel formé d'acide hydrosulfurique
et de chaux. Il est constamment le produit de l'art : il est toujours liquide, incolore, décomposable par les acides, qui en dégagent du gaz acide hydrosulfurique, sans en précipiter du soufre.
On l'obtient en traitant le sulfure de chaux par l'eau. *L'hydrosulfate sulfuré de chaux* n'est autre chose que le précédent tenant du
soufre en dissolution : on l'obtient en faisant bouillir pendant une
demi-heure parties égales de soufre et de chaux vive dans l'eau
et en filtrant. Il est liquide, d'un jaune rougeâtre, décomposable par les acides qui en dégagent du gaz acide hydrosulfurique, et précipitent l'excès de soufre. Il peut remplacer à mer-
veille la dissolution de foie de soufre dans l'eau, toutes les fois

qu'il s'agit d'appliquer ce dernier à l'extérieur sous forme de bains, de lotions, de douches, etc. Il importe donc que son emploi devienne plus général, puisqu'il est moins dispendieux que le foie de soufre.

CHAUX (phosphate de). Il existe deux composés de ce genre, le sous-phosphate et le phosphate acide de chaux. *Sous-phosphate de chaux :* sel formé, suivant Berzelius, de 100 parties d'acide phosphorique et de 107 de chaux. Il fait la base des os des animaux qui ont un squelette intérieur; il entre dans la composition de certains calculs animaux, de toutes les matières végétales et animales, du tartre dentaire, des diverses concrétions animales, des ossifications contre nature. Il constitue l'*apatite* (pierre d'asperge), la *chrysolite*. On le rencontre très-abondamment sous forme de masses, en Estramadure, où il est employé comme pierre à bâtir; à Schlagenwald, etc. Il est blanc, pulvérulent, insipide, insoluble dans l'eau; l'acide sulfurique concentré le décompose, et il se forme du sulfate de chaux peu soluble et du phosphate acide de chaux très-soluble, dont nous exposerons bientôt les caractères. Il sert à la préparation du phosphore. (*Voyez* ce mot.) On ne l'emploie jamais seul en médecine; mais il entre dans la composition de certains médicamens, dont quelques-uns peuvent être fort utiles : la corne de cerf calcinée au blanc, avec laquelle on prépare la *décoction blanche* de Sydenham (*Voyez* ce mot), est presque entièrement formée par ce sel; il fait partie de la poudre de James et de l'*album græcum*. (*Voyez* ces mots.) *Phosphate acide de chaux* sur-phosphate de chaux). Il existe dans quelques concrétions urinaires, dans l'urine, dans certains bézoards, dans des os qui provenaient d'un tombeau du onzième siècle. Il cristallise en lames micacées; il est déliquescent et très-soluble dans l'eau : cette dissolution rougit l'eau de tournesol; l'eau de chaux en sature l'excès d'acide, et le transforme en *sous-phosphate* de chaux : c'est même le moyen que l'on emploie pour obtenir ce sel; l'ammoniaque, la potasse et la soude s'emparent de l'acide phosphorique libre, avec lequel elles forment des phosphates solubles, et il se précipite du sous-phosphate de chaux. En évaporant la dissolution de phosphate acide de chaux jusqu'à siccité, on obtient un produit qui peut être vitrifié à une chaleur rouge (phosphate acide de chaux vitrifié), et qui, étant traité par le charbon, se décompose et fournit du *phosphore*. On obtient ce phosphate acide en mêlant les os de bœuf, de mouton, etc., calcinés jusqu'au blanc avec un tiers de leur poids d'acide sulfurique concentré; il se forme du sulfate de chaux peu soluble, et du phosphate acide de chaux soluble, retenant un peu de sulfate de chaux; on traite par l'eau, et on évapore la dissolution pour séparer la petite quantité de sulfate de chaux. *Voyez* os.

CHAUX (sulfate de), plâtre, sélénite, gypse, etc.; sel formé de 100 parties d'acide et de 70,175 de chaux. Il existe très-abondamment dans la nature, cristallisé ou en masses amorphes, ou dissous dans l'eau, comme dans les eaux de puits, et dans certaines eaux minérales. (*Voyez* EAUX MINÉRALES SÉLÉNITEUSES.) Lorsqu'il est pur, il est sous forme d'aiguilles blanches, satinées, peu consistantes, presque insipides, solubles dans 300 ou 350 parties d'eau. Chauffé, il fond et donne un émail blanc; avant de fondre il décrépite et perd sa transparence, s'il contient de l'eau de cristallisation; il attire l'humidité de l'air sans tomber en déliquium, s'il a été préalablement desséché. La dissolution aqueuse de sulfate de chaux précipite par les sels solubles de baryte, en blanc; le précipité est insoluble dans l'eau et dans l'acide nitrique. On emploie le sulfate de chaux dans les arts pour faire le plâtre, qui n'est autre chose que le sel dont nous parlons, privé d'eau par l'action de la chaleur, mais qui cependant contient quelquefois un dixième de son poids de chaux vive; on s'en sert encore pour faire le *stuc*, composition qui imite le marbre, et que l'on obtient en gâchant du plâtre avec une dissolution de colle forte. Il n'est d'aucun usage en médecine.

(ORFILA.)

CHEF, s. m., *caput*; extrémité des bandes, des compresses.

CHÉLIDOINE, s. f., *chelidonium*, genre de plantes de la famille des Papavéracées, de la polyandrie monogynie, qui offre pour caractères un calice formé de deux sépales caducs, une corolle tétrapétale, des étamines nombreuses et hypogynes, et pour fruit une capsule linéaire étroite à une seule loge et semblable à la silique d'une crucifère.

LA GRANDE CHÉLIDOINE, *chelidonium majus*, L. vulgairement nommée *éclaire*, est vivace et croit dans les murailles, les décombres et les lieux stériles. Sa racine est jaune et fusiforme; sa tige est dressée, rameuse, longue d'un pied; ses feuilles sont profondément pinnatifides, à lobes obtus et crénelés; ses fleurs sont jaunes, pédonculées, et forment, en se réunissant au nombre

de quatre à huit, de petits bouquets, opposés aux feuilles.
Toutes les parties de cette plante laissent écouler, lorsqu'on les
entame, un suc propre, jaune et très-caustique, d'une amertume
très-marquée et d'une odeur désagréable. Les expériences du
professeur Orfila prouvent que le suc des feuilles de chélidoine
et l'extrait de la même plante doivent être rangés parmi les
poisons irritans. (*Voyez* poisons.) Cependant plusieurs auteurs
ont employé la chélidoine comme médicament. Boërhaave en a
vanté les bons effets dans l'ictère; d'autres l'ont recommandée
contre les hydropisies, les scrofules, et les fièvres intermittentes. Tout en convenant de l'énergie que le suc propre qu'elle
renferme doit lui donner, les médecins modernes ont abandonné l'usage interne de cette plante. L'eau distillée de grande
chélidoine a joui pendant long-temps d'une vogue extraordinaire
contre les maladies des yeux; mais aujourd'hui il est bien rare
que l'on y ait recours. Nous en dirons presque autant de son
suc dont on se servait pour détruire les verrues qui se développent sur la peau, dans diverses parties du corps.

CHÉLIDOINE (petite), espèce du genre ficaire. *Voyez* ce mot.

(A. RICHARD.)

CHÉMIATRIE, s. f., *chemiatra*. Nom donné par les Allemands à un système de médecine dans lequel tous les phénomènes de l'économie animale, dans l'état de santé et dans l'état
de maladie, sont expliqués d'après les principes d'une chimie
grossière, telle qu'elle existait il y a cent cinquante ans. *Voyez*
CHIMISME.

(COUTANCEAU).

CHÉMOSIS, s. m., *chemosis*, χήμωσις, de χήμη, trou. On
a donné ce nom à l'ophthalmie, lorsque la conjonctive qui entoure la cornée transparente est énormément gonflée; qu'elle
forme autour de cette membrane un bourrelet rouge, élevé,
circulaire, qui la fait paraître comme au fond d'un trou. *Voy.*
OPHTHALMIE.

(J. CLOQUET.)

CHÊNE, s.m., *quercus*. Ce genre fait partie de la famille naturelle des Cupulifères, de la monœcie polyandrie, et se distingue de
tous les autres genres connus, par ses fruits ou glands, qui sont
ovoïdes ou arrondis et environnés à leur base d'une cupule
écailleuse. Nous citerons, parmi les espèces intéressantes de ce
genre les suivantes:

1° Le CHÊNE ROUVRE, *quercus robur*, L. Cet arbre est, à

juste titré, considéré comme le roi des forêts de l'Europe. S'il en est quelques autres qui acquièrent une taille plus gigantesque, aucun ne peut lui être comparé pour la solidité et la durée de son bois, ni pour les usages variés auxquels il peut être employé dans les arts, et surtout dans les constructions civiles et navales. Dans un terrain qui lui est convenable, le chêne peut s'élever jusqu'à plus de cent pieds, et acquérir dix à douze pieds de diamètre. Mais il lui faut plusieurs siècles pour atteindre ces proportions énormes, car il croît avec une extrême lenteur. Ses feuilles, d'un vert agréable, sont élégamment sinueuses sur leurs bords. Les fleurs mâles forment de longs chatons grêles; les fleurs femelles sont sessiles, et il leur succède des glands ovoïdes allongés, emboîtés dans une cupule écailleuse qui en revêt le tiers inférieur.

Toutes les parties du chêne, mais surtout son écorce et ses fruits, sont remarquables par leur saveur extrêmement astringente, qui est due à la quantité considérable de tannin qui s'y trouve renfermé. Réduite en poudre, l'écorce du chêne rouvre porte le nom de *tan*, et sert à la préparation et au tannage des cuirs. On fait quelquefois usage de la poudre d'écorce de chêne dans le pansement des ulcères atoniques, lorsque les chairs sont blafardes et boursouflées, et la suppuration séreuse et fétide. On applique également des sachets remplis de cette poudre sur les tumeurs indolentes, dont on veut favoriser la résolution. On doit, pour la préparation du tan, choisir les écorces des jeunes pieds, c'est-à-dire de ceux de vingt à trente ans, et les enlever au moment de la sève du printemps, époque où les principes astringens y existent en plus grande abondance. Cette écorce, jouissant de propriétés toniques très-manifestes, pourrait être employée, à défaut de quinquina, dans quelques-unes des circonstances où l'on a recours à ce puissant médicament. C'est ainsi, par exemple, que quelques auteurs en ont recommandé l'usage dans les diarrhées chroniques, les hémorrhagies passives et les fièvres intermittentes. Cette poudre même a joui d'une sorte de célébrité comme fébrifuge. En la mélangeant à la camomille romaine et à la racine de gentiane, on obtient un médicament d'une grande énergie, et que l'on a employé avec succès dans les hôpitaux militaires, sous le nom de *quinquina français*. La dose de ce mélange doit être modifiée d'après l'âge du malade et la gravité de la maladie que l'on veut combattre; quatre à six gros, plusieurs fois répétés, suffisent, dans le plus grand nombre des cas, pour arrêter les accès d'une fièvre intermittente simple, qui n'a point cédé aux moyens hygiéniques, ni à l'usage des boissons amères.

Les glands du chêne ont également été mis en usage par plusieurs praticiens. La torréfaction, loin de diminuer l'intensité de leurs propriétés, semble leur donner une nouvelle force, une nouvelle énergie. Aussi l'infusion, préparée avec les glands torréfiés et réduits en poudre, est-elle d'une amertume et d'un astringence très-marquées, et quelques auteurs la considèrent comme un médicament fort énergique; mais aujourd'hui le chêne nous intéresse davantage sous le rapport de ses propriétés économiques qu'à titre de médicament.

L'amande renfermée dans les glands du chêne rouvre est blanche et charnue; elle offre, quand elle est crue, une saveur âpre et désagréable. Cependant on s'en est quelquefois servi pour faire du pain dans des temps de disette. M. Bosc pense qu'en faisant cuire ces amandes dans une lessive alcaline, on les prive d'une grande partie de leur âpreté. Mais c'est surtout les fruits de l'yeuse, ou chêne vert (*quercus ilex*, L.), qui, à cause de leur saveur, douce, agréable, et rappelant un peu celle de la noisette, sont recherchés avec avidité par les habitans des contrées méridionales de l'Europe, et qui deviennent pour les peuples d'une ressource inappréciable. Plusieurs autres espèces de chêne présentent également des glands doux et bons à manger ; tels sont, en Portugal et sur les côtes de la Barbarie, le *quercus ballota* de M. Desfontaines; dans les différentes contrées de l'Amérique septentrionale, le chêne blanc, le chêne prinus, le chêne de montagne, et quelques autres espèces.

Plusieurs espèces du genre chêne mériteraient encore d'être ici mentionnées. Ainsi c'est sur le *quercus infectorius* d'Oliver qu'on recueille en Orient les excroissances charnues, connues sous le nom de *noix de galles*. (*Voy.* ce mot.)C'est sur le *quercus coccifera*, L., que vit l'insecte nommé *coccus ilicis*, très-employé autrefois sous le nom de *kermès végétal*, avant qu'on lui préférât la cochenille. Le *liége*, qui est d'un si grand usage dans les arts, est l'écorce extérieure du *quercus suber*, très-commun en Espagne et en Portugal, où il forme une branche importante de commerce. Enfin l'on emploie en teinture l'écorce et les cupules de plusieurs espèces de ce genre, tels que le quercitron, *quercus tinctoria*, et le velani, *quercus œgylops*.　　(A. RICHARD.)

CHÉNEVIS, s. m. On appelle ainsi les fruits du chanvre. *Voyez* ce mot.　　(A. R.)

CHÉNOPODÉES, s. f. C'est le nom d'un groupe ou famille naturelle de plantes dicotylédones apétales, ayant les étamines insérées sous l'ovaire, que l'on appelle aussi *Atriplicées* ou *Arroches*. Ces plantes sont peu remarquables par leurs propriétés médicales, car ce sont presque toutes des herbes insipides et mucilagineuses dont on fait usage comme aliment; telles sont l'épinard, la bette; les arroches. Dans quelques espèces on trouve un principe aromatique plus ou moins abondant, qui leur donne une vertu excitante. C'est ce que l'on remarque dans le botrys (*chenopodium botrys*, L.), dans le *chenopodium ambrosioïdes*, le *chenopodium anthelminticum*, et quelques autres qui ne sont point sans efficacité. Mais cette famille est plus intéressante sous le rapport des avantages que l'économie domestique en retire. La racine de la betterave, variété de la bette commune, est non-seulement un aliment sain pour l'homme et les animaux domestiques, elle est encore extrêmement précieuse par la grande quantité de sucre qu'elle renferme, et que l'on peut extraire par des procédés assez simples. La soude du commerce est le résidu de l'incinération de plusieurs végétaux de la famille des Chénopodées, et surtout de celles qui croissent dans le voisinage de la mer, telles que les *salsola soda*, *salsola kali*, *salsola tragus*, quelques *anabasis*, et plusieurs espèces d'anserine, d'*atriplex* et de salicorne. *Voyez* SOUDE.　　(A. RICHARD.)

CHEVAUCHEMENT, s. m., *ossium superpositio*. On donne ce nom au déplacement qu'éprouvent les fragmens d'un os fracturé, lorsqu'au lieu d'être bout à bout, ils se croisent et sont placés parallèlement à côté l'un de l'autre. Ce déplacement, opéré principalement par la contraction des muscles qui s'articulent au-dessus et au-dessous de la fracture, produit constamment le raccourcissement du membre. On le nomme déplacement suivant la longueur. *Voyez* FRACTURE.　　(J. CLOQUET.)

CHEVELURE, s. f., nom vulgaire qui s'applique à la totalité des cheveux.　　(A. B.)

CHEVESTRE, s. m., *capistrum*; bandage conseillé par les auteurs pour maintenir réduites les fractures et les luxations de l'os maxillaire inférieur, et qui ne convient cependant que dans le traitement des fractures du col du condyle de cet os, dans lesquelles il importe de maintenir la mâchoire immobile, et de pousser fortement en devant celle de ses branches qui est voisine de la fracture, afin de mettre en contact le fragment inférieur avec le supérieur qu'entraîne en devant et en dedans le muscle ptérigoïdien externe.

On distingue le chevestre en *simple* et en *double*. On exécute le *chevestre simple* avec une bande longue de cinq aunes et large de trois travers de doigt. On commence ce bandage par deux tours circulaires horizontaux autour de la tête ; on porte ensuite la bande de la nuque sous l'oreille, du côté opposé à la maladie, sous le menton, sur l'angle de la mâchoire du côté opposé, sur le bord postérieur de sa branche, sur la tempe, sur la partie supérieure de la tête ; on redescend ensuite sous le menton, et on fait ainsi trois tours verticaux qui forment des doloires ouverts du côté de la bouche. Le troisième tour terminé, on couvre par deux ou trois autres doloires obliques, de la nuque au menton, la partie antérieure du menton, puis on fait un dernier tour vertical, et on termine par quelques tours horizontaux autour du crâne. Pour que ce bandage pousse fortement en devant la branche de la mâchoire, il faut, avant de l'appliquer, placer le long du bord postérieur de cet os une compresse épaisse, afin que la compression, exercée par la bande, agisse spécialement sur cette partie, et pour obtenir plus sûrement l'effet que l'on attend, il est utile de rendre légèrement obliques de bas en haut et d'arrière en avant les jets de bande qui remontent sur la tempe du côté de la fracture.

Le *chevestre double* se fait avec une bande de huit aunes de long, roulée à deux globes. On place d'abord les compresses épaisses le long du bord postérieur des branches de la mâchoire ; un aide les assujettit, et pousse les branches de l'os en devant. Le chirurgien applique le plein de la bande sur le milieu du front ; il dirige obliquement les globes au-dessus des oreilles pour descendre à la nuque, où il les entrecroise pour venir au-dessous des oreilles et du menton, où on les change de nouveau de main pour monter de chaque côté sur les angles de la mâchoire et les tempes. Lorsque les deux globes ont été conduits jusque sur la partie supérieure du front, on les croise pour redescendre à la nuque : là, on les croise pour les ramener de nouveau sous le menton, les côtés de la face et la partie supérieure du front, où ils doivent être encore entrecroisés pour être ramenés à la nuque, etc. Au quatrième tour, lorsque l'on change de main les globes sur la partie inférieure du visage, on a l'attention d'embrasser le menton pour faire la mentonnière avec un des globes, tandis qu'avec l'autre on assujettit le bord inférieur de la première bande sous le menton. On ramène les deux globes à la nuque, et on termine par quelques circulaires autour de la tête.

Ce bandage est très-solide; il convient quand le col des deux condyles maxillaires est fracturé. On peut le substituer avantageusement au chevestre simple quand la fracture n'existe que d'un côté; mais dans ce cas on ne place la compresse épaisse que du côté de la fracture. (MARJOLIN.)

CHEVEU, s. m. *capillus*, θρίξ. On désigne sous ce nom les poils qui couvrent les tégumens du crâne et de la partie postérieure et supérieure du cou. Ils manquent au front, sur le devant de la tempe et autour du pavillon de l'oreille; ils ne diffèrent de ceux des autres parties du corps que par leur nombre et leur longueur plus considérables; ils présentent, comme les autres poils, beaucoup de variétés, suivant l'âge, le sexe, les races, les individus, les maladies, etc; elles seront examinées à l'article POIL. (A. BÉCLARD.)

CHEVILLE. On appelle vulgairement *cheville du pied*, ou simplement *cheville*, la partie des os de la jambe qui fait saillie de chaque côté de l'articulation du pied, et constitue les malléoles, par l'idée que l'on en aura eue que c'était une cheville placée en travers de cette articulation. *Voy.* MALLÉOLE. (A. B.)

CHÈVRE, s. f., *capra*. On donne ce nom aux individus femelles d'un animal ruminant, très-utile dans l'économie domestique, et dont le mâle, appelé *bouc*, a déjà été mentionné dans ce dictionnaire. Nous ne reviendrons point ici sur toutes les absurdités que les anciens ont débitées sur ces animaux considérés sous le rapport de la thérapeutique; nous dirons seulement que les cornes, les sabots, le sang, le suif de la chèvre ont été célébrés dans les mêmes circonstances que les parties analogues du bouc; mais on leur attribuait généralement moins d'efficacité. La fiente de chèvre, qui passait autrefois pour un lithontriptique et un désopilant, est aujourd'hui abandonnée comme le reste, et la chèvre n'est plus utile que par le lait qu'elle fournit, et dont les propriétés seront exposées plus loin. On mange aussi par fois

sa chair, qui a beaucoup moins d'odeur que celle du bouc.
Voyez ALIMENT et LAIT.   (HIP. CLOQUET.)

CHÈVRE-FEUILLE, s. m., *lonicera periclymenum*, L. Arbuste sarmenteux qui croit dans les bois, et que l'odeur suave de ses fleurs a fait introduire dans nos jardins. Ses feuilles et ses jeunes rameaux ont une saveur astringente, et leur usage a été recommandé autrefois, suivant Murray, dans l'asthme, les catarrhes pulmonaires et plusieurs autres maladies; mais elles sont aujourd'hui inusitées. Ses fleurs, dont l'odeur est agréable, la saveur légèrement amère et mucilagineuse, sont quelquefois administrées en infusion dans les irritations du poumon; elles font partie du sirop de chèvre-feuille de la pharmacopée de Paris.

(A. RICHARD.)

CHEVREUIL, s. m., *cervus capreolus*. On appelle ainsi un quadrupède d'une forme gracieuse et légère, d'un pelage fauve, et appartenant au genre des cerfs. Il bondit avec légèreté dans les grands bois de l'Europe, où l'homme lui fait la chasse avec ardeur, pour avoir sa chair, qui est excellente à manger, tendre et savoureuse. Elle est nourrissante et douée des qualités excitantes et énergiques qui sont l'apanage du gibier. Le bois du chevreuil peut, dans la plupart des cas, remplacer celui du cerf. *Voyez* ALIMENT et CORNE DE CERF.   (HIP. CLOQUET.)

CHICORACÉES, s. f. M. de Jussieu, et après lui la plupart des botanistes appellent ainsi ce groupe de genres de la famille des Synanthérées, que les auteurs anciens désignaient sous le nom de *Semiflosculeuses*, parce que toutes les petites fleurs d'un même capitule sont des demi-fleurons. Le genre chicorée forme en quelque sorte le type de cet ordre, qui en a tiré son nom. Les plantes qui y sont réunies sont, pour la plupart, des herbes annuelles ou vivaces, presque toujours lactescentes. Le suc laiteux qui s'en écoule est d'une amertume très-intense, et donne aux plantes qui en contiennent une grande quantité, des propriétés très-actives. Ainsi la laitue sauvage, et surtout la laitue vireuse, sont puissamment narcotiques, et leur extrait s'emploie comme succédanée indigène de l'opium. (*Voyez* LAITUE.). Mais lorsque ce principe amer est délayé dans une grande quantité de mucilage et de principe sucré, les Chicoracées perdent alors leurs propriétés délétères, pour devenir des alimens sains et très-employés. C'est ce que nous voyons pour les différentes espèces des genres laitue, chicorée, salsifis, scorsonère, dont les feuilles et les racines sont

chaque jour servies sur nos tables. *Voyez* LAITUE, SALSIFIS, SCOR-
SONÈRE, etc. (A. RICHARD.)

CHICORÉE, s. f., *cichorium ;* genre de la famille des Chicoracées, qui offre un involucre double ; l'extérieur formé d'é-
cailles courtes et recourbées, l'intérieur d'écailles dressées plus
longues ; tous les demi-fleurons sont hermaphrodites fertiles ; le
réceptacle est couvert de petites paillettes courtes, et le fruit
couronné d'une aigrette, formée de petites écailles imbriquées.
Ce genre présente deux espèces principales, savoir :

La CHICORÉE SAUVAGE, *cichorium intybus*, L., qui est vivace, et
croît constamment dans les lieux stériles et sur le bord des
chemins. Ses fleurs sont d'une belle couleur bleue d'azur ; ses
jeunes feuilles sont amères ; on les mange en salade, ou l'on en
fait des tisanes qui sont légèrement toniques. Les cultivateurs,
en faisant croître cette plante à l'ombre et dans l'obscurité, l'é-
tiolent, la rendent plus douce. C'est dans cet état qu'elle porte
le nom vulgaire de *barbe de capucin*. La racine de chicorée,
lorsqu'elle a été desséchée et torréfiée convenablement, est fort
amère. Dans un temps où la guerre continentale et maritime
avait haussé d'une manière prodigieuse le prix des denrées colo-
niales, on a cru avoir trouvé dans cette racine le meilleur succédanée de la graine du cafeyer. Mais si la chicorée possède la
même amertume que le café, elle est loin d'offrir cet arôme,
ce goût suave qui font le caractère distinctif de la graine de
Moka.

La CHICORÉE ENDIVE, *cichorium endivia*, L. se cultive également dans les jardins potagers : elle est annuelle. C'est une variété
de cette espèce qui fournit la *chicorée frisée* que l'on mange
tantôt crue, tantôt cuite. Dans ce dernier état, c'est un aliment
de facile digestion, dont on peut permettre l'usage aux convalescens. (A. RICHARD.)

CHIENDENT, s. m. Ce nom a été donné à la racine ou souche
rampante de deux plantes de la famille des Graminées. L'une,
beaucoup plus commune et plus employée, est fournie par le
triticum repens, L. ; l'autre, par le *cynodon dactylon*. Rich., ou
panicum dactylon, L. Cette dernière est assez souvent désignée
sous le nom de *pied de poule*.

La racine de chiendent a une saveur douce, sucrée et légèrement alcaline. C'est un de ces médicamens que leur peu d'activité
devrait faire abandonner. Rien de plus innocent qu'une décoction

faite avec la racine de chiendent, et cependant c'est une tisane
que les médecins ordonnent chaque jour. Il est rare qu'on n'y
ajoute point 20 à 30 grains de nitrate de potasse, et c'est alors
que cette boisson peut agir comme diurétique. Devons-nous rappeler que quelques auteurs, parmi lesquels on cite Van-Swieten,
ont vanté l'usage du chiendent dans le traitement de l'ictère. On
conserve dans les pharmacies un extrait de chiendent, préparation inerte, presque entièrement composée d'amidon, et que l'on
n'emploie que fort rarement.   (A. RICHARD.)

CHIMIE, s. f. (*kemia*, mot arabe qui signifie l'art qui traite
des propriétés des corps; ou du grec χεῖν, fondre, ou χυμός,
suc); science qui apprend à connaître l'action intime et réciproque des corps les uns sur les autres. La chimie diffère de la
physique, en ce que celle-ci ne s'occupe que des propriétés des
corps dans l'état où la nature nous les présente, tandis que la
chimie veut les connaître jusque dans leur composition la plus
intime. Toutefois, dans l'état actuel de nos connaissances, ces
deux sciences sont inséparables, et l'étude des lois générales de
la physique est indispensable à celui qui veut s'occuper avec
fruit de la chimie. La science qui fait le sujet de cet article a
porté différens noms; on l'appela *science hermétique*, parce que
l'on prétendait que les préceptes en étaient tracés sur les colonnes d'Hermès : on lui donna aussi le nom d'*art spagyrique*,
composé de deux mots grecs σπαω et αγειρω, je sépare et je
réunis : plus tard elle reçut la dénomination de *chrysopée* et
d'*argyropée*, ou bien œuvre de l'or et de l'argent, quand elle
n'avait d'autre objet que la transmutation des métaux : elle fut
aussi appelée *alchymie* ou chimie par excellence; enfin le nom
de *chimie* lui est resté, et c'est ainsi qu'on la désigne de nos jours
chez tous les peuples civilisés.

La chimie, ainsi que toutes les branches des connaissances
humaines, a été divisée, pour la facilité de l'étude, en plusieurs
sections. Fourcroy y établit les divisions suivantes: 1° chimie philosophique; 2° météorologique; 3° minérale; 4° végétale; 5° animale; 6° pharmacologique; 7° manufacturière; 8° économique. Il
rapporte à la chimie philosophique les faits généraux sur lesquels
s'appuie la science, et les lois générales déduites de ces faits,
telles que la cohésion, l'affinité, la cristallisation, etc. La chimie
philosophique indique de plus à l'aide de quelles opérations on
peut parvenir à la connaissance intime des corps: parmi ces

opérations, on remarque principalement l'analyse et la synthèse. La chimie météorologique, qui rentre plutôt dans le domaine de la physique générale, donne l'explication des phénomènes connus sous le nom de météores. La chimie minérale a rapport à tout ce qui appartient au règne minéral; c'est la branche la plus étendue de cette science : on peut y distinguer la chimie géologique, qui a plus particulièrement pour objet l'examen des produits minéraux qui se trouvent dans la nature, tels que les composés métalliques dont sont formés les mines, les eaux minérales naturelles, les produits volcaniques, les sels naturels, comme le borax, le carbonate de soude, le salpètre, etc. La chimie végétale et animale s'occupe de la composition et des propriétés chimiques des corps organiques de ces deux règnes. La chimie pharmacologique a principalement pour objet les compositions pharmaceutiques. La chimie manufacturière se rapporte à la découverte, au perfectionnement, à la simplification des moyens chimiques employés dans les manufactures. Enfin la chimie économique a pour but de simplifier et de régulariser une foule de procédés économiques, dont l'usage est continuel dans le cours de la vie : ainsi, dans certains cas, nous appliquerons la chimie à l'éclairage, au chauffage, à la nourriture, à l'habillement, etc.

On voit que ces divisions peuvent être augmentées ou réduites, selon que l'on examine la chimie dans un plus ou moins grand nombre d'applications aux sciences et aux arts ; mais la division la plus généralement adoptée par les auteurs, et dans laquelle viennent se classer tous les faits qui constituent la science, est celle qui distingue les phénomènes chimiques, selon qu'ils appartiennent au règne inorganique ou minéral, et au règne organique ou végétal et animal. Nous nous bornerons ici à examiner les rapports que la chimie peut avoir avec l'art de guérir.

Dans une thèse soutenue en 1811, devant la Faculté de médecine de Paris, M. de Lens envisage la chimie dans ses applications à l'anatomie, à la physiologie, à l'hygiène, à la pathologie, à la pharmacie, à la matière médicale, à la thérapeutique, à la médecine légale, enfin à la médecine pratique. Nous suivrons cet auteur dans les divisions qu'il a tracées, et nous ferons ressortir les avantages que chacune de ces branches de la médecine a retirés de la chimie.

C'est au moyen de l'action de différens réactifs chimiques que l'*anatomiste* parvient à isoler les différens tissus dont il veut connaître la structure: c'est ainsi que Bichat a fait les nombreuses expériences qui servent de base à son immortel Traité de l'anatomie générale. L'art de préparer les différentes pièces d'anatomie, de conserver des cadavres entiers, ou des portions de cadavre, est aussi fondé sur différens procédés chimiques: parmi ces procédés, nous citerons celui qui consiste à plonger les pièces dans une solution de deuto-chlorure de mercure (sublimé corrosif); ce moyen, découvert depuis plusieurs années, rend les corps organisés inaltérables, et c'est à la combinaison insoluble du proto-chlorure (calomélas) formé, avec la matière animale, qu'est due cette inaltérabilité. La *physiologie* emprunte souvent avec avantage le secours de la chimie : c'est par l'analyse de l'air inspiré et expiré, que l'on a reconnu que l'oxygène était un des alimens indispensables de la respiration, et par conséquent de la vie; toutefois des expériences faites depuis Lavoisier ont prouvé que la théorie établie par ce savant n'était point exacte. (*Voyez* RESPIRATION.) La plupart des liquides et des solides de l'économie animale ont été analysés : les Fourcroy, les Vauquelin, les Thénard, les Chevreul ont, par leurs expériences aussi exactes que nombreuses, fait connaître la nature de tous ces composés, et plusieurs points de doctrine ont été éclaircis. Il faut toutefois se garder de faire un usage trop exclusif des lois de la chimie, pour expliquer les phénomènes de la vie; peut-être quelques savans sont-ils tombés dans cet excès; et c'est un pareil abus que M. Coutanceau a signalé et combattu avec une grande force de raisonnement dans un ouvrage intitulé: *Révision des doctrines chimico-physiologiques.*

L'application des connaissances chimiques à l'*hygiène* est continuelle : c'est ici le cas de parler de la méthode désinfectante inventée par Guyton-Morveau, et fondée sur la décomposition par le *chlore* des différentes combinaisons gazeuses qui peuvent infecter l'atmosphère. Ces fumigations sont d'un usage journalier, dans les prisons, les hôpitaux, les amphithéâtres de dissection, etc. Les boissons et les alimens nécessaires à la consommation, et dont l'examen constitue une branche importante de la *police médicale*, sont souvent altérés, et ce n'est qu'au moyen d'opérations chimiques que le médecin consulté peut donner son avis.

Le praticien se trouve quelquefois obligé de faire l'application de la chimie à la *pathologie* proprement dite ; il est telle maladie dont on ne peut connaître le véritable caractère que par l'analyse chimique : nous citerons les diabètes sucré et non sucré. En voici un autre exemple : un malade rend de l'urine d'un rouge foncé, et qui peut faire croire à une hématurie ; l'analyse chimique ne découvre dans le liquide excrété aucune trace de sang : c'est donc à une autre cause qu'il faut rapporter la coloration de l'urine. La chimie a éclairé les opinions des médecins sur le passage de différens fluides dans le torrent de la circulation, la bile, par exemple ; sur les prétendues métastases de lait. Nous retrouvons ici toutefois l'abus que nous avons signalé en parlant de l'application de la chimie à la physiologie.

Il est inutile de s'appesantir sur les avantages que la *pharmacie* retire continuellement de la chimie. Tout pharmacien doit être chimiste consommé, et c'est aux profondes connaissances des Sertuerner, des Pelletier, des Laubert, des Planche, des Robiquet, etc., que nous devons ces nombreuses analyses de substances végétales, qui ont enrichi la matière médicale de nouveaux produits dont l'utilité n'est plus contestée, tels que la morphine, l'émétine, la quinine, etc. La chimie nous a aussi délivrés de cette foule de formules bizarres, triste héritage de la médecine des Arabes, et des rêveries des alchimistes du 14ᵉ siècle. La fabrication des eaux minérales artificielles est encore un des heureux résultats de l'alliance de la chimie et de la pharmacie. Il est de la plus grande importance que le médecin sache la chimie, pour *formuler*. Qu'arrivera-t-il, s'il ne connaît pas la théorie des affinités ? Il combinera ensemble des médicamens qui pourront se décomposer : heureux s'il n'obtient, dans les formules, qu'une combinaison inerte ! Mais dans combien de circonstances n'administrera-t-il pas au malade un composé dangereux ! Il faut donc que le Médecin ait toujours présente à sa mémoire, en faisant ses prescriptions, cette loi, dont nous devons la découverte à l'illustre Berthollet : « Toutes les fois que deux corps dissous sont mêlés ensemble, et qu'ils renferment les élémens capables de donner naissance à un corps soluble et à un corps insoluble, ou bien à deux corps insolubles, la décomposition est forcée ». Ainsi, par exemple, le praticien se gardera bien de prescrire ensemble l'hydrochlorate de baryte et le sulfate de soude, l'acétate de plomb et le sulfate de magnésie,

le nitrate d'argent et l'hydrochlorate de potasse, etc. Il est toutefois
certains cas constatés par l'expérience où une décomposition mu-
tuelle n'est point une raison pour proscrire le nouveau produit.
La connaissance précise de la même théorie des affinités n'est pas
moins nécessaire au médecin appelé, soit pour donner ses soins
à un individu empoisonné, soit pour éclairer l'autorité sur la
nature d'un *empoisonnement* : c'est surtout dans ce dernier cas
qu'il doit sentir combien son ignorance deviendrait préjudiciable
à la société, en faisant condamner l'innocent, ou en faisant
absoudre le coupable.

De toutes les sciences, la chimie est peut-être la seule qui soit
de création moderne. Quelques procédés routiniers pour extraire
et employer le petit nombre de métaux connus dans l'antiquité,
l'art de préparer quelques couleurs minérales, la connaissance
de quelques sels : telles étaient les données des anciens en
chimie : aucun médicament tiré du règne minéral ne figurait
dans la matière médicale des Grecs ; il serait donc absurde de
vouloir donner le nom de science à ces faits épars. Ce ne fut
guère qu'à l'époque où les Arabes cultivèrent les sciences que
la chimie fut considérée comme telle ; les produits chimiques
furent introduits dans la thérapeutique. Rhazèz, Albucasis, Mesué,
Géber furent, parmi les médecins de cette nation, ceux qui
firent connaître le plus grand nombre de préparations chimiques.
Mais la direction vicieuse des esprits à cette époque infecta
bientôt la nouvelle science, des préjugés et de la superstition du
temps ; ce fut comme moyen de recherche de la pierre philo-
sophale et d'une panacée universelle, que la chimie fut cultivée
depuis le septième jusqu'au dix-septième siècle ; c'est alors qu'elle
porta exclusivement le nom d'alchimie. Parmi les alchimistes les
plus célèbres il faut citer Thadée le Florentin, Agricola, Albert
le Grand, Roger Bacon, Arnauld de Villeneuve, Basile Valentin, Paracelse, Trollien, Poterius, Glazer, Digby, Libavius, Van
Helmont qu'il faut distinguer de la foule, et qui sut le premier
donner une définition exacte de l'inflammation, Glauber et un
grand nombre d'autres qu'il serait trop long de citer. C'est aux
essais infructueux des alchimistes pour trouver l'or, que nous
devons la découverte de l'alcohol, de l'éther, des préparations
de mercure et d'antimoine, de la poudre à canon, de l'ammoniaque et d'une foule d'autres produits qui portèrent long-temps
le nom de ceux qui les trouvèrent. Parmi les nombreux ouvrages

qui parurent sur l'alchimie, quelques‑uns furent recommandables et peuvent encore être consultés avec quelque utilité; mais il n'y avait point de liaison entre les faits connus : personne n'avait cherché à réunir en corps de science les découvertes qui étaient le fruit de ces nombreux travaux; à peine trouve‑t‑on quelques traces de méthode dans les ouvrages de Libavius, de Van Helmont et de Starkey, qui parurent dans le dix-septième siècle. Le commencement du dix-huitième siècle fut encore plus fertile en découvertes chimiques, que les différentes époques que nous venons de citer. Boyle, les deux Lémery, les Geoffroy, Homberg, etc., concoururent à agrandir le cercle des connaissances déjà acquises. Parmi tous ces savans, s'éleva en Prusse un homme qui sembla devoir alors fixer la science. Sthal imagina la théorie du phlogistique.

Boerhaave soutint la nouvelle doctrine de tout l'éclat de son nom et de ses talens. Parmi les sectateurs de la théorie sthalienne, on peut citer Bacon, Macquer, les deux Rouelle, Freind, Gaubius, etc. Cette théorie semblait établie sur des bases inébranlables; mais les expérimentateurs continuaient leurs travaux, et la science marchait toujours. Van Helmont, Rey, Boyle, avaient fait quelques recherches sur les gaz; en 1728 et 1750, Hales et Venel avaient parlé de la différence qui existe entre l'air atmosphérique et les différens gaz qui se dégagent pendant la distillation; Venel avait trouvé le gaz acide carbonique, mais des savans pensaient que ce n'était autre chose que de l'air altéré. Black, en 1755, fut le premier qui prouva que le gaz des effervescences n'est pas de l'air. Saluces examinait à Turin, à peu près vers la même époque, les gaz produits dans la déflagration de la poudre à canon; Macbride répétait ces différentes expériences. Meyer créait une théorie qui avait pour base le passage d'un certain principe nommé *causticum* ou *acidum pingue*, dans les corps brûlés; il expliquait ainsi les phénomènes de la calcination : on voit que ce chimiste avait trouvé, sans s'en douter, la véritable théorie de la combustion; mais il ne put tirer aucune conséquence exacte de cette théorie, trouvée par hasard, et qui n'était appuyée sur aucun fait; cette découverte fut donc perdue pour la science. Woulse, Smith, Priestley, Bergman, Guyton-Morveau, Bayen prouvaient, par une série d'expériences, l'existence de différens fluides élastiques, bien que quelques chimistes voulussent encore, en 1773, soutenir que les différens gaz n'étaient que de l'air altéré. Fontana, Berthollet, Scheele, Volta continuaient le cours de leurs recherches et de leurs découvertes: pendant ce temps Lavoisier préludait par les travaux les plus importans à la révolution qu'il devait opérer dans la chimie : une suite de mémoires publiés successivement pendant quinze ans, depuis 1768 jusqu'en 1783, furent les fondemens sur lesquels il éleva l'édifice de la chimie pneumatique, en faisant jouer le rôle d'agent général de la combustion à la base de l'air vital qu'il désignait sous le nom d'*oxygène*. La chimie, fondée sur de nouveaux principes en harmonie avec l'observation, avait besoin d'un langage plus philosophique. Lavoisier, Guyton-Morveau, Berthollet et Fourcroy se réunirent pour le créer, et donnèrent le jour à la nouvelle nomenclature. Il n'entre pas dans le plan de cet article de donner l'exposé de la chimie pneumatique : nous renvoyons le lecteur aux auteurs qui traitent de ce sujet, *ex professo*; il nous suffira de dire que les principes de Lavoisier répandus en Europe furent adoptés par les plus habiles chimistes, et qu'ils comptèrent bientôt autant de défenseurs qu'il y avait d'hommes distingués dans les sciences; la langue des chimistes français devint celle des savans de tous les pays. Bien que la théorie de Lavoisier semblât devoir fixer la science, elle a subi de grandes modifications depuis plusieurs années : de nouveaux métaux ont été découverts par M. Davy dans les alcalis, qui ne sont que des oxydes métalliques : on a reconnu que plusieurs corps simples se comportent comme l'oxygène; nous ne citerons que l'hydrogène, qui agit sur l'azote, comme l'oxygène sur les métaux, pour former une base salifiable, et sur le soufre, le chlore, etc., comme l'oxygène sur ces mêmes corps simples, pour donner naissance à des acides. Les travaux de MM. Berzelius, Thomson, Ampère, Gay-Lussac, OErsted, etc., ont de plus prouvé, presque jusqu'à l'évidence, que l'électricité joue le premier rôle dans la plupart des phénomènes chimiques.

(ORFILA.)

CHIMISME, s. m. Nous croyons pouvoir désigner sous cette dénomination l'abus que l'on a fait à diverses époques des théories chimiques dans leur application à la science médicale.

La chimie, comme toutes les autres branches de la physique générale, a été appliquée à la médecine tant qu'on a méconnu les véritables principes sur lesquels doit reposer cette dernière science. On peut reconnaître quelques traces des idées chimiques confondues avec les germes de l'humorisme dans les écrits des philosophes et des médecins grecs qui fournirent à Galien les bases de son système. Mais c'est dans le moyen âge et en Allemagne qu'il faut chercher la véritable origine du chimisme, parce que c'est en ce temps et dans ce pays que commença véritablement à se former la science chimique. Paracelse est le premier qui imagina une théorie des phénomènes de l'économie animale d'après les principes des alchimistes, qui aux quatre élémens admis sans contestation depuis les anciens avaient substitué trois élémens chimiques, le sel, le mercure et le soufre. On sait jusqu'à quel point ce fougueux réformateur poussa les prétentions et la folie; il serait inutile de s'y arrêter. Van-Helmont, qui lui succéda, ne sut pas répudier en entier ce triste héritage, et exerça par son génie supérieur une influence qui devint à quelques égards funeste ; car en admettant dans son système l'action des fermens chimiques, bien qu'il la subordonnât à la direction de ses archées qui représentaient le principe de vie, il donna parlà occasion à des esprits moins élevés que le sien de s'emparer de ses fermens, d'en changer la nature, de leur accorder la direction suprême des phénomènes de la vie et de les ranger ainsi dans la classe commune des phénomènes chimiques. C'est ce que fit Sylvius, qui lui-même puisa le reste de son système dans les écrits de Corneille Van Hogheland, ami de Descartes. François De le Boë Sylvius, professeur en grande renommée à Leyde, employa à cette œuvre un véritable talent et des connaissances immenses pour le temps où il a vécu. Son système roule uniquement sur les opérations chimiques qui se passent dans l'économie animale, et qui en sont les seuls principes actifs. Les solides n'y remplissent d'autre usage que de contenir les liquides dans lesquels on peut dire que tout l'élément vital est en quelque sorte renfermé : tout s'y réduit à des fermentations, des distillations, des effervescences; à cela se bornent les seuls élémens de la vie. La digestion n'est qu'une fermentation opérée à l'aide d'un ferment, et qui a lieu par le mélange de la salive avec le suc pancréatique et la bile. Le chyle, qui en est le produit, n'est autre chose que l'esprit volatil des alimens. La préparation des *esprits vitaux* dans l'encéphale n'est qu'une distillation, et les esprits, disait-il, avaient beaucoup d'analogie avec l'esprit de vin. Le lait se développe dans les mamelles par l'afflux d'un acide très-doux qui fait prendre une teinte blanche à l'humeur rouge du sang. La bile n'est point sécrétée dans le foie; elle préexiste toute formée dans le sang. Le sang est le centre et le point de réunion de toutes les autres humeurs. Elles s'en séparent ou se mêlent à lui sans que les solides prennent la moindre part à ces changemens, et par le seul effet de la réaction des molécules des liquides les unes sur les autres. Les mouvemens mêmes du sang sont le produit de l'effervescence du sel volatil huileux de la bile et de l'acide dulcifié de la lymphe, fermentation qui a lieu dans le cœur, et qui développe la chaleur vitale par laquelle le sang s'atténue et devient susceptible de circuler. Tout le reste de la physiologie de Sylvius était dans ce goût. Sa pathologie était fondée sur des principes semblables. *L'âcreté*, mot introduit par cet auteur, était la cause prochaine de toutes les maladies. On pouvait ainsi les diviser en deux grandes classes, selon qu'elles sont produites par une âcreté acide ou une âcreté alkaline; mais chacune de ces classes renferme plusieurs variétés de l'âcreté principale qui en détermine la nature. Sylvius ne manque pas d'appliquer ces principes à l'étiologie de chaque maladie en particulier; il regarde toutes les différences qui les séparent comme le résultat des modifications diverses des opérations chimiques et des âcretés principales. Il n'était pas moins exclusif dans ses principes de thérapeutique: jamais dans le traitement d'une maladie il ne considérait que sa nature chimique présumée; tout médicament devait nécessairement neutraliser l'état acide ou l'état alkalin des humeurs, et ne pouvait être ainsi employé qu'à titre de réactif chimique. Il n'avait aucun égard aux indications qui auraient pu être fondées sur les causes de la maladie, ses périodes, la constitution atmosphérique et épidémique, l'âge et le tempérament du sujet, etc., etc., enfin à tout ce qui est recommandé par la médecine dogmatique. Tous les préceptes des anciens étaient regardés par lui avec mépris, et il ne croyait absolument à rien si ce n'est aux opérations chimiques des humeurs. Il est inutile d'entrer dans de plus grands détails sur ce système, auquel les Allemands ont donné le nom de chémiatrie. Le peu que j'en ai dit suffira pour faire sentir qu'il n'en fut jamais de plus exclusif et de plus détestable. On aurait lieu de s'étonner que de si grossières erreurs aient pu fasciner les yeux et obscurcir le jugement d'un si grand nombre de médecins d'ailleurs éclairés, à la tête desquels on place à regret Vieussens et Willis, si l'on ne savait jusqu'à quel point l'irréflexion, l'engouement, la mode, le préjugé peuvent faire illusion aux meilleurs esprits en fait de médecine comme en toute chose. Ces causes communes aux succès de toutes les folies humaines concoururent sans doute avec les talens réels, l'érudition, l'éloquence et la grande célébrité du professeur de Leyde, à faire recevoir son système sans contestation dans presque toute l'Europe. Ses ennemis mêmes, trop faibles pour le combattre avec les armes qui auraient pu le vaincre, contribuèrent à son succès. On ne doit pas oublier cependant que la faculté de Paris, Riolan à sa tête, résista à la prétention de la chémiatrie d'outre-Rhin et demeura fidèle aux doctrines du galénisme. Nous ne chercherons point à approfondir si elle ne poussa pas la fermeté jusqu'à une obstination irréfléchie, en apportant comme elle le fit autant d'obstacles à la propagation du tartre stibié, qui ne pouvait avoir d'autre vice à ses yeux qu'une origine chimique, sans que son admission dans le catalogue des médicamens avoués par la saine médecine pût rien faire changer à la théorie médicale qu'elle jugea à propos de conserver.

Il est bon d'observer que la chémiatrie ne fut qu'une branche de l'humorisme, et qu'elle doit son existence comme secte à l'application qu'on voulut faire des *qualités chimiques* aux altérations des humeurs. Mais parce qu'elle se croyait plus parfaite, elle appliqua les principes de l'humorisme avec plus de rigueur, et devint tout-à-fait exclusive. Le mélange des humeurs, leur nature acide ou alcaline, les opérations chimiques qui produisent en elles toutes les combinaisons dont elles sont susceptibles : tels sont les seuls élémens d'un système dans lequel l'action des solides, et à plus forte raison celle des organes, ne furent comptées pour rien.

Le système chémiatrique existait encore dans toute sa force en 1680 ; mais bientôt le flambeau de la philosophie dont Bacon et Newton avaient éclairé l'étude des sciences commença à dissiper les erreurs grossières qui régnaient dans les écoles. La médecine prit part à cette amélioration ; et le système de Boerhaave, qui ne tarda pas à se produire au grand jour, contribua directement à la ruine de la chémiatrie, en cherchant son principal point d'appui dans les principes de la physique et de la mécanique, bien différens de ceux de la chémiatrie. Cependant Boerhaave, dont la doctrine n'avait rien d'exclusif, et qui cherchait à appliquer à la médecine tous les ordres des connaissances hu-

maines, écrivit quelques pages que Sylvius n'aurait point désa-
vouées; mais la force et l'autorité de son nom firent bientôt ou-
'blier celui de son prédécesseur. Le chémiatrie, comme secte,
tomba alors dans le plus profond oubli.

Il ne serait pas juste de désigner sous cette dénomination, prise
en mauvaise part, les recherches estimables qui signalèrent la
naissance de la chimie animale, et les utiles travaux auxquels se
livrèrent avec plus ou moins de succès les chimistes du 18ᵉ siècle.
Les découvertes de Lavoisier permirent d'espérer la vraie théorie
de la respiration. Les analyses nombreuses qui furent faites des
parties animales donnèrent naissance à une foule de faits intéressans sur la nature de ces parties et sur leurs propriétés. Tous
ces résultats des travaux des plus célèbres chimistes de notre
siècle se présentent à nous sous deux aspects : ce sont tantôt
des faits, tantôt des théories : les faits, importans, ordinairement bien observés, font déjà partie de nos richesses, en anatomie, en physiologie et même en matière médicale; et nous
ne devons pas oublier que c'est à la chimie que nous les devons.
Les théories n'ont pas un mérite aussi incontestable; mais on ne
peut leur disputer celui d'avoir long-temps fixé l'attention des
hommes éclairés sur les questions qu'elles avaient eu la prétention de résoudre. Rendons justice toutefois à la modération des
chimistes et à la saine raison qui les a jusqu'à un certain point
préservés des témérités que, dans l'enivrement de leurs succès,
ils auraient pu se permettre. Sans doute l'esprit philosophique
de ce siècle servit à les défendre des écarts où de flatteuses illusions auraient pu les précipiter. Cent ans plus tôt, ils eussent
cru avoir dans les mains dix fois plus de faits qu'il n'en fallait
pour reconstruire de fond en comble l'édifice entier de la science.
Au lieu de cela, que se sont permis les plus habiles et les plus
célèbres d'entre eux ? Quelques théories isolées qui, il faut l'a-
vouer, paraissaient alors bien justifiées par des découvertes
aussi brillantes qu'inattendues, et par des analogies dont les plus
sévères défenseurs des lois de la vitalité ne songeaient pas à
mettre en doute la réalité. La théorie de la respiration par Lavoisier et celle de la chaleur animale, qui n'en est qu'une conséquence, sont les parties les plus brillantes des systèmes chimiques de cette époque, et celles qui obtinrent le succès le plus
universel. Depuis ce temps, elles ont été retournées en cent
manières par les chimistes eux-mêmes.

Fourcroy, qui, par la facilité et la grâce de son élocution, son imagination vive, son érudition immense, et surtout ce charme indéfinissable qui s'attache aux paroles de l'homme qui semble animé par la passion; Fourcroy, dis-je, qui, par ses cours de chimie, donna à cette science tant de vogue, même auprès des gens du monde, est de tous les chimistes celui qui s'occupa avec le plus de constance et de succès de ses applications à la physiologie. Toutefois il se garda avec d'autant plus de soin de hasarder un système chimique complet, qu'ayant des connaissances approfondies sur l'économie animale, il sentait tout le danger et l'inconvenance d'une pareille entreprise. Les théories partielles qu'il se permet ne sont jamais données par lui que comme des essais qui pourront mener un jour à de grands résultats, mais qui ne peuvent dès à présent être mises en balance avec ce que l'observation médicale et l'expérience des siècles ont consacré. Il fait lui-même avec beaucoup de justesse la part de la chimie dans les phénomènes de l'économie animale. Il ne cherche point dans cette science les applications aux fonctions qui dépendent du mouvement vital ou de l'exercice même de la sensibilité. Mais il fait observer que beaucoup d'autres phénomènes de la vitalité sont de véritables opérations chimiques; que la digestion, la chylification, les altérations qu'éprouve le sang dans l'organe pulmonaire, les dégagemens de gaz qui ont lieu dans le tube digestif, la vaporisation de l'humeur transpirable, la solidification des fluides, etc., etc., sont autant de phénomènes susceptibles d'être éclairés par les connaissances générales de la chimie. Fourcroy avait sur ces divers objets et sur plusieurs autres encore des idées qui ne pouvaient pas à beaucoup près constituer un ensemble, un système, et dans lesquels néanmoins son esprit, toujours ingénieux, faisait apercevoir des rapports et des analogies d'où il manquait rarement de déduire une conséquence ou un principe. Ainsi, après avoir exposé la théorie de Lavoisier sur la combustion pulmonaire, le dépouillement de carbone et d'hydrogène qu'é prouve le sang veineux dans le poumon, il se plaisait à faire remarquer la nature huileuse de la bile et la sécrétion qui s'en opère, comme une action congénère avec celle du poumon. De là, disait-il, lorsque le poumon ne remplit pas ses fonctions dans toute leur plénitude, la partie graisseuse devient plus abondante dans le foie, et donne souvent lieu à des concrétions dont la eause première est dans le poumon. Dans ce cas, l'homme se rapproche des animaux qui respirent peu, et chez lesquels la sécrétion de la graisse est très-abondante. Car sous ce rapport l'exhalation pulmonaire et les sécrétions biliaire et graisseuse sont destinées à produire un même effet, et ce qu'il appelait la *décarbonisation* et *déshydrogénation* du sang. Une autre série d'idées en contraste avec celle-ci résultait de l'absorption de l'oxygène, suite de la combustion pulmonaire. Fourcroy poursuivait cet élément depuis son introduction dans le sang pulmonaire jusqu'au dernier phénomène de la nutrition et de l'assimilation, et ne manquait jamais d'indiquer, dans sa combinaison plus ou moins intime avec les différentes parties animales et particulièrement avec l'albumine, la cause des divers degrés de densité propres à chacune de ces substances. Le cerveau n'était que de l'albumine concrétée, et partant solidifiée. La couenne inflammatoire témoignait par sa densité une plus forte oxygénation de l'albumine du sang. Enfin la fibrine elle-même pouvait n'être que de l'albumine oxydée au dernier degré. La graisse aussi, dans toute l'économie animale, acquérait plus ou moins de solidité, suivant qu'elle était combinée avec une plus ou moins grande proportion d'oxygène. Tout partait, comme on voit, de la combustion pulmonaire, ou venait y aboutir; et cette fonction bien entendue rendait raison de tous les autres phénomènes chimiques de l'économie animale. Fourcroy ne s'appliquait pas avec moins de soin à suivre dans tous ses détails le mécanisme de l'animalisation qui, pour lui, n'était que l'azotisation des matières alimentaires. L'addition graduelle de l'azote concourait, avec la déperdition de l'hydrogène et du carbone opérée dans le poumon, à la surface de la peau, et par d'autres voies encore, à donner aux solides et aux liquides le caractère qui leur est propre. En un mot c'est sur cette triple base, la présence de l'oxygène oxydant de plus en plus les matières animales, la déperdition de l'hydrogène et du carbone contenus primitivement dans les alimens, et l'introduction de l'azote destiné à les remplacer, que Fourcroy établissait sa théorie générale des phénomènes chimiques qu'on observe dans le corps des animaux. C'est par de semblables aperçus sur les fonctions de l'économie que Fourcroy captivait l'attention de ses nombreux auditeurs, et excitait leur enthousiasme pour la chimie animale qu'il avait l'art de leur présenter sous des formes toujours variées, toujours nouvelles, et surtout embellies par l'espérance. Car cette science, il se plaisait à le répéter, était encore dans son berceau, mais elle promettait de se développer un jour sous les formes les plus majestueuses. Tous ces aperçus chimico - physiologiques, liés entre eux jusqu'à un certain point, présentaient une apparence de doctrine à laquelle seule il paraît convenable de donner le nom de chimisme moderne. Fourcroy doit en être regardé comme le véritable auteur, puisqu'il devait à son imagination la plus grande partie de son existence, et à son éloquence la vogue dont il a joui. Mais bientôt il s'évanouit, en quelque sorte, comme une vapeur, lorsque ce professeur célèbre quitta la chaire qui avait fait sa renommée pour le bureau d'un homme d'état.

Des esprits moins justes et plus téméraires, des hommes dans une position moins élevée, qui semblaient chercher la célébrité par l'exagération des principes chimiques alors en faveur, ne se bornèrent pas, comme Fourcroy, à des essais ou à des théories particielles, et s'élancèrent audacieusement vers les hypothèses les moins soutenables. Girtanner prétendit que l'oxygène constitue l'essence même de l'irritabilité, et attribua la phthisie à la surabondance, le scorbut, ainsi que l'obésité, au défaut de ce principe. Valli se permit des assertions non moins étranges. Thomas Beddoes essaya de renouveler une sorte d'humorisme chimique. Jaëger assigna pour cause à la goutte, au rachitisme, au rhumatisme et aux calculs urinaires, la surabondance de l'acide phosphorique. En France, faut-il l'avouer, l'hypothèse de Girtanner trouva un illustre complice, et l'humorisme chimique de Beddoes fut surpassé par le *Système chimique de la science de l'homme*, publié par un célèbre professeur de Montpellier. Toutes ces folies sont des dernières années du 18e siècle.

Le chimisme moderne, quoique privé aujourd'hui de la force qu'il puisait dans des opinions nouvelles et passionnées, est loin d'être complétement détruit. Il a laissé partout des débris, et même quelques ruines imposantes. Les deux principales théories auxquelles venaient se rattacher tant d'objets secondaires, celles de la respiration et de la chaleur animale, malgré les attaques nombreuses qu'elles ont eu à supporter, sont encore debout. On peut même dire que de toutes les théories physiologiques qui ont eu le même but, ce sont celles qui comptent le plus grand nombre de partisans. Une autre gloire moins fragile est restée aux chimistes de nos jours : seuls ils sont parvenus à

jeter une vive lumière sur la manière d'agir de l'atmosphère à
l'égard des corps vivans, à saisir et à manier la partie respirable
de l'air, ce *souffle vivifiant*, cet *esprit subtil*, ce *pabulum
vitæ*, indispensable à l'existence, senti plutôt qu'aperçu par les
anciens, et qui, dans les mains des Lavoisier, des Priestley, est
devenu, sous le nom de gaz oxygène, l'un des corps les mieux
connus de tous ceux qui ont jamais été soumis à l'analyse chimique. Ce résultat, qui suffirait seul pour fixer une époque glorieuse dans l'histoire de la chimie, fait plus que compenser quelques erreurs passagères que l'enthousiasme d'une pareille découverte inspira.

(COUTANCEAU.)

CHIQUE, s. f., *pulex penetrans*. On donne ce nom à un
insecte aptère, que Linnæus a rapporté au genre des puces, et
que M. Latreille regarde plutôt comme un acarus ou ciron. Cet
insecte est un véritable fléau pour les habitans des Antilles et de
l'Amérique méridionale en général. D'une petitesse extrême
dans le principe, la chique pénètre dans la peau des habitans de
ces contrées, et plus spécialement dans celle des pieds. Elle s'y
loge et s'y nourrit. Elle ne détermine d'abord qu'une légère démangeaison, mais l'inflammation s'établit à mesure que l'insecte
grossit. En peu de temps, en effet, il acquiert le volume d'un
pois ; il produit un grand nombre de petits qui se logent autour
de lui, et qui, de là, se répandent dans toutes les autres parties
du corps, où leur présence cause de vives douleurs, des ulcérations de mauvaise nature, et même la gangrène.

Quand on s'aperçoit, dès l'origine, de la présence d'une
chique dans la peau, il faut la retirer aussitôt avec une grosse
aiguille. Si on lui donne le temps de se développer, on ne peut
plus s'en débarrasser qu'en cernant avec la pointe d'un bistouri
la peau qui environne son habitation, et en enlevant celle-ci
tout entière.

Si on néglige de faire cette opération, la mort peut être la
suite du séjour prolongé de l'animal, et souvent dans les colonies on voit des nègres périr sans autre cause.

Il n'y a guère, au reste, que les individus négligens et mal-
propres qui soient attaqués par cet insecte, qui se glisse partout
et traverse même les vêtemens, mais se plaît particulièrement
dans les lieux échauffés, sales et mal aérés.

Les Indiens savent se préserver des attaques de cette bête incommode avec des frictions d'huile de carapa et de raucou, ou avec des lotions d'un décoctum de tabac. (HIP. CLOQUET.)

CHIRAGRE, s. f., *chiragra*, de χείρ, main, et de ἄγρα, proie. On désignait sous ce nom, peu usité maintenant, la goutte, lorsque cette affection attaquait les mains.

CHIROMANCIE, s. f., *chiromancia*; de χείρ, main, et de μάντις, devin; art de dèviner les événemens de la vie sur l'inspection de la main. Cette partie offre, sur sa face palmaire, diverses plicatures qui n'ont certainement pas d'autres rapports qu'avec les mouvemens de l'organe. Les lignes qui en résultent, quoique présentant quelquefois de légères variétés, ont en général une disposition semblable chez la plupart des individus. C'est cependant sur ces différences qu'a été basée une prétendue science qui, de même que toutes les autres sciences occultes, doit son origine à l'ignorance et à la superstition. Chacune de ces lignes a sa destination bien marquée, est en rapport avec certains organes, comme le cœur, le cerveau, etc., dont elle indique le bon ou mauvais état. Leur existence, leur direction, leur étendue, sont l'expression des destinées futures. Ainsi il est écrit sur la main de chaque mortel, s'il lui est permis d'espérer une longue vie, une constitution robuste, une santé régulière, un heureux caractère; s'il doit obtenir des succès dans les entreprises qu'il tentera, etc., etc. Nous ne pensons pas devoir entrer dans plus de détails sur ce sujet. On conçoit, jusqu'à un certain point, que l'imagination frappée d'une prétendue puissance des corps célestes ait pu se laisser dominer par les rêveries de l'astrologie. Mais la chiromancie, parmi toutes ses absurdités, n'a rien qui puisse excuser la crédulité; la foi qu'on y a ajoutée ne s'explique que par le désir ardent qu'ont en général les hommes de pénétrer dans l'avenir. (RAIGE DELORME.)

CHIRONIEN, adj., *chironius*, χειρώνειον, de χείρων, mauvais, malin. Nom que les anciens avaient donné aux ulcères invétérés, dont les bords sont durs, calleux, enflammés et difficiles à cicatriser. Quelques auteurs ont fait dériver ce mot de Chiron, soit parce que ce célèbre Centaure apprit à traiter de pareils ulcères, soit parce qu'il fallait avoir son habileté pour les guérir. Inusité. (J. CLOQUET.)

CHIRURGIE, s. f., *chirurgia*, mot dérivé de χείρ, main, et de ἔργον, ouvrage.

On considérait autrefois la chirurgie comme la partie de la

médecine qui emploie la main, les instrumens ou les topiques dans le traitement des maladies. Cette distinction ne donne qu'une simple idée des moyens qu'on met le plus souvent en usage dans la pratique chirurgicale, et ne peut par conséquent convenir à l'état actuel de cette science.

Selon quelques auteurs, la médecine a pour but le traitement des maladies internes, et la chirurgie celui des maladies externes; cette distinction n'est pas plus rigoureuse que la division elle-même des maladies en externes et en internes. Personne ne disconviendra qu'il n'appartient qu'aux chirurgiens de traiter les malades affectés de pierre dans la vessie, d'épanchement sanguin dans le crâne à la suite de violences extérieures, d'empyème, etc., et cependant ces maladies ne sont pas externes.

D'autres, avec M. le professeur Richerand, définissent la chirurgie « ce qu'il y a de mécanique dans la thérapeutique. » On n'a recours à la chirurgie, observe ce célèbre écrivain, que dans l'insuffisance bien reconnue des moyens diététiques et pharmaceutiques; ce n'est qu'après avoir épuisé tous les secours tirés du régime et des médicamens que l'on invoque ceux de la chirurgie : ils sont les derniers et les plus efficaces. Le fer, dit Hippocrate, guérit ce qui résiste aux médicamens; le feu ce que le fer ne peut détruire, et l'on doit réputer incurable tout mal qui résiste à ce dernier remède.

On a encore voulu distinguer la médecine de la chirurgie, en considérant la première comme une science, et la seconde comme un art; cette distinction tend à faire regarder la chirurgie comme une simple profession mécanique; elle est peu exacte sous ce rapport. Les mêmes lois, observe Péarson, président dans l'état de santé à l'exercice des fonctions des organes intérieurs et des parties extérieures. Qu'une inflammation se manifeste dans un organe profondément situé, ses effets et les symptômes offriront beaucoup de ressemblance avec ceux de la même affection développée dans les parties extérieures, et les indications thérapeutiques seront à peu près semblables. Or, si par science on entend la connaissance des lois de la nature, celui qui connaîtra ce qu'on sait de positif sur l'origine, la marche et la terminaison des maladies réputées chirurgicales, méritera tout aussi bien le titre de savant praticien que les médecins les plus expérimentés. La médecine et la chirurgie, souvent distinctes et séparées dans la pratique, sont donc inséparables dans leur théorie et leurs principes, puisqu'elles ne constituent qu'une seule et même science. La chirurgie n'est à proprement parler qu'une branche de la thérapeutique.

Le plus simple examen des maladies de l'homme démontre jusqu'à l'évidence que la séparation de la médecine et de la chirurgie ne peut être fondée. Depuis long-temps l'expérience a prouvé que le régime et l'usage des médicamens intérieurs sont indispensables dans le traitement de la plupart des maladies appelées chirurgicales, tandis qu'il est peu d'affections internes pour lesquelles le médecin ne soit obligé d'avoir recours à quelque application manuelle ou topique, à quelque moyen qu'il emprunte à la chirurgie. Le traitement des fièvres et des inflammations intérieures, dit Thomson, est confié exclusivement aux médecins, partout où on admet la distinction des patriciens en médecins et en chirurgiens, et cependant dans certaines espèces de fièvres et dans les inflammations internes, la saignée, opération chirurgicale, est le plus souvent le principal, sinon le seul remède à employer. Fréquemment la rétention d'urine dans la vessie survient pendant le cours des maladies fébriles, et le plus ordinairement ne peut être guérie par l'usage des médicamens internes; il devient alors nécessaire de pratiquer une opération de chirurgie, d'introduire une sonde dans la vessie, afin d'évacuer l'urine qui distend outre mesure ce réservoir, et d'empêcher son inflammation, sa gangrène ou sa rupture.

Il est évident, d'après ce qui précède, que la médecine et la chirurgie sont deux parties de la même science, et doivent marcher de front. La séparation des maladies en médicales et en chirurgicales est bien plus basée sur la coutume et l'accord commun des praticiens, que sur des règles ou des principes fixes et invariables.

L'exercice de l'art de guérir, à raison de son étendue et de la multiplicité des connaissances qu'il exige, est confié aujourd'hui à trois classes de personnes différentes : les médecins proprement dits, les chirurgiens et les pharmaciens. Chez les anciens, le même individu s'occupait en même temps de trois branches de la science. Les écrits d'Hippocrate, de Galien, de Celse, de Paul d'Égine, d'Albucasis, prouvent que les Grecs, les Romains et les Arabes n'avaient point séparé les maladies en chirurgicales et médicales, qu'ils n'avaient point fait de la chi-

rurgie une branche particulière de la médecine pratique. Tous
ces auteurs anciens traitent successivement des fièvres, des fractures, des plaies, des affections nerveuses.

Si on veut remonter à l'origine première de la chirurgie, et
voir les progrès qu'elle a faits pour s'ériger en corps de doctrine, on est forcé de la considérer simultanément avec les autres
branches de l'art de guérir. Une chose digne d'être remarquée
est la liaison qui existe entre l'histoire de l'anatomie et celle
de la chirurgie; leurs époques se correspondent exactement, et
les progrès de la première de ces sciences semblent avoir toujours précédé ceux de la seconde.

Dans sa *Nosographie chirurgicale*, M. le professeur Richerand, auquel nous emprunterons plusieurs passages, divise
l'histoire de la chirurgie en sept époques principales, lesquelles
se distinguent les unes des autres par les révolutions qui se sont
opérées dans la science, et par les hommes célèbres qui ont brillé
à la tête de chacune d'elles; ces époques sont celles, 1° d'Hippocrate et des Grecs; 2° de Celse, de Galien et des Romains; 3° des
Arabes et des Arabistes; 4° de la renaissance des lettres, d'Ambroise Paré; 5° de l'Académie de chirurgie, de J. L. Petit; 6° de
Desault; 7° de l'École de médecine de Paris: de la chirurgie actuelle.

La chirurgie peut se vanter d'une noble origine : elle la doit,
en effet à ce sentiment généreux de compassion que la nature a
mis dans le cœur de l'homme, et qui le porte à soulager les
souffrances de ses semblables.

Si l'on porte ses regards sur les siècles héroïques ou fabuleux,
on trouve des faits qui prouvent que l'exercice de la chirurgie remonte aux époques les plus reculées, et se perd dans la nuit des
temps. Obligé de défendre sa vie contre des animaux féroces, et
de leur ravir sa nourriture, l'homme, dans les premiers âges du
monde, dut nécessairement être exposé à recevoir beaucoup
de blessures, et porté à chercher du soulagement à ses douleurs.
Les guerres vinrent encore accroître le nombre de ses maladies,
et les multiplièrent tellement, qu'on en put faire le sujet d'observations fréquentes. Les premières tentatives pour les guérir
ont été nécessairement grossières et fort imparfaites; le hasard
et peut-être un sentiment instinctif pouvaient seuls diriger dans
l'administration des remèdes quelquefois plus nuisibles que salutaires; quand tous les efforts étaient inutiles, on invoquait l'assis-
tance des Dieux ou des puissances surnaturelles.

Chez plusieurs peuples, chacun avait le droit de pratiquer la médecine et la chirurgie; on exposait sur les places publiques les malades qui imploraient les secours des passans.

Les Égyptiens furent les premiers qui composèrent un code ou livre sacré. Hermès, Apis, Osiris, que ce peuple représentait si souvent parmi les emblèmes hiéroglyfiques qui décorent ses monumens, furent à la fois des médecins et des Dieux. Il semblerait aussi, d'après les observations des savans qui ont accompagné l'expédition d'Égypte en 1798, que la chirurgie était cultivée avec succès par les Égyptiens dès la plus haute antiquité. M. Larrey rapporte qu'en visitant les ruines de la célèbre ville de Thèbes et des temples de Tentyra, Karnack, Medynet-Abou, la commission eut occasion de voir sur les murailles de ces monumens des peintures et des bas-reliefs, dans lesquels on avait représenté des membres amputés avec des instrumens analogues à ceux dont on se sert aujourd'hui pour ce genre d'opérations.

L'époque de la guerre de Troie nous fournit des guerriers non moins célèbres par leur habileté chirurgicale que par leur bravoure dans les combats : tels étaient Chiron, Machàon et Podalyre; Hercule, Thésée, Télamon, Jason, Achille et Palamède. Homère nous représente Achille faisant tomber la rouille de sa lance sur la plaie de Télèphe, et Patrocle pratiquant une incision pour extraire un dard. C'est dans les poëmes immortels de l'Iliade et de l'Odyssée que l'on trouve les premières traditions sur l'état de la chirurgie avant l'établissement des républiques de la Grèce, et même jusqu'à la guerre du Péloponèse. Cet art était alors presque exclusivement borné au traitement des plaies; les chirurgiens étaient des guérisseurs de plaies. Les anciens donnaient, comme on sait, Apollon pour père à Esculape; chez eux, en effet, la médecine était regardée comme un bienfait de la Divinité, et l'exercice en était confié aux rois, aux guerriers ou aux prêtres, qui joignaient presque toujours à l'emploi des topiques la puissance imaginaire des enchantemens et des cérémonies religieuses.

Chez les Chinois, deux mille ans avant Hippocrate, le roi Ciningo et son successeur Ho-Hamti étaient déja célèbres dans l'art de guérir. Chez les Indous, de tout temps la médecine et la chirurgie ont été abandonnées à des jongleurs qui ajoutent des amulettes et d'autres pratiques superstitieuses aux moyens grossiers dont ils font usage dans le traitement des maladies.

Parmi les rois de Judée, Salomon, surnommé le Sage, qui commença à régner 170 ans après la guerre de Troie, avait, suivant l'historien Josephe, des connaissances fort étendues en médecine.

Chez les anciens, on inscrivait dans les temples les guérisons des malades, et l'on y déposait les instrumens de chirurgie, alors fort rares : chez eux la chirurgie était nécessairement très-imparfaite, puisqu'ils n'avaient aucune connaissance en anatomie, qui lui sert de base. Mille obstacles environnaient cette dernière science dans son berceau. Ce n'était point assez d'avoir à vaincre l'horreur qu'inspire l'aspect des cadavres, à soulever le voile dont la nature se sert pour cacher ses admirables productions, il fallait surmonter des difficultés plus grandes les unes que les autres, opposées au génie par l'ignorance et le fanatisme. L'homme qui avait touché un cadavre était regardé comme impur, et repoussé comme tel. Chez les Égyptiens, les embaumeurs étaient obligés à de fréquentes ablutions, et à prendre la fuite, après avoir rempli leur ministère.

Chez les autres nations, nous trouvons à peu près les mêmes dégoûts à vaincre. Abusé par les prestiges de la métempsycose, l'habitant de l'Inde est peint dans l'histoire, comme respectant le corps des animaux même les plus vils, et ne pouvant, sans paraître criminel, y porter le couteau. On connaît le respect des Grecs pour les morts : on sait avec quels soins, quelles peines, ils tâchaient de se procurer les restes inanimés de leurs parens, de leurs amis, pour leur rendre les derniers honneurs. D'ailleurs la coutume qu'ils avaient de brûler les cadavres n'était pas favorable aux progrès de l'anatomie, et par conséquent de la chirurgie.

Les observations étaient éparses, et la médecine ne formait point une science, jusqu'à Hippocrate, né 460 ans avant l'ère chrétienne, dans l'île de Cos, alors célèbre par le culte qu'on y rendait à Esculape. Hippocrate rassembla les observations de ses prédécesseurs, y ajouta les résultats de sa longue et vaste expérience, et composa le premier traité de médecine. Il cultivait également les deux parties de l'art : mais la médecine et la chirurgie ne brillèrent pas d'un pareil éclat entre ses mains. La première parvint au plus haut point de perfection. Il traça l'histoire des maladies aiguës avec une telle précision, qu'à peine après vingt siècles trouvons-nous quelque chose à y ajouter.

L'impossibilité que l'on éprouvait de son temps, pour disséquer des cadavres humains, mettait un obstacle insurmontable à l'étude de l'anatomie humaine : on ne pouvait se conduire que d'après de fausses analogies tirées du corps des animaux que l'on disséquait, comme les plus semblables à l'homme. Dès lors la chirurgie ne pouvait marcher qu'avec lenteur et timidité. Cependant, malgré leur imperfection, on fait encore grand cas des ouvrages qu'Hippocrate nous a laissés sur la chirurgie, et qui sont au nombre de six, sous les titres *de Officiná medici, de Fracturis, de Capitis vulneribus, de Articulis vel luxatis, de Ulceribus, de Fistulis.*

L'histoire ne nous offre pas fréquemment de ces hommes de génie, qui ont changé la face des sciences et des arts. Il semble que la nature ait besoin de se reposer, quand elle a formé un grand homme. Cette vérité se trouve confirmée dans les successeurs d'Hippocrate, dont les plus célèbres, tels que Phaon, Euriphon, Clésias, sont aujourd'hui tombés dans le plus profond oubli. A l'exception de quelques fragmens rassemblés ou cités par Galien, nous ne trouvons aucun écrit publié par les successeurs d'Hippocrate, jusqu'à l'époque de Celse; ce qui comprend un intervalle de près de quatre siècles. Dans cette période, 280 ans avant J.-C., à Alexandrie, sous le règne des Ptolémées, Érasistrate et Hérophile entreprirent de disséquer des cadavres humains, et firent plusieurs découvertes importantes en anatomie.

219 ans avant J.-C., sous le consulat de Lucius Æmilius et de Marcus Livius, on vit paraître à Rome le premier médecin grec qui vint s'établir dans cette ville. C'était Archagathus, qui apportait avec lui la doctrine d'Hippocrate. Il s'acquit d'abord une grande réputation; mais il la perdit bientôt, parce qu'il employait le fer et le feu au traitement des maladies, et que ces deux moyens extrêmes effrayèrent les Romains.

Asclépiade, né à Prusa, en Bithynie, parut à Rome, environ cent ans après Archagathus. Il se garda bien d'user des mêmes moyens; il condamna la méthode du médecin grec son prédécesseur; comme il était éloquent, persuasif, et ne prescrivait que des remèdes doux, il s'acquit une haute réputation. Cependant il fut le premier qui, dans les angines violentes, pratiqua l'opération de la bronchotomie.

Cassius, son sectateur, surnommé le *Médecin philosophe*, mit beaucoup de sagacité et de jugement dans ses travaux; mais il fit

de la médecine une science toute conjecturale. Thémison, de Lao-
dicée, son disciple, fonda la secte des méthodistes.

C. Celse vivait à Rome sous les règnes d'Auguste, de Tibère,
et de Caligula, trois ans après la naissance de J.-C. Il ne paraît
pas avoir jamais exercé l'art de guérir, sur lequel cependant il a
écrit avec beaucoup de précision, de perspicacité et d'élégance.
Son ouvrage est très-précieux, en ce qu'il nous apprend les
progrès de la chirurgie depuis Hippocrate jusqu'à lui. Les quatre
derniers livres de son traité : *De Re medicâ*, et surtout le
septième et le huitième, sont exclusivement consacrés à la chirurgie. Le style facile et élégant de Celse l'a fait généralement
surnommer le *Cicéron des médecins*. Sa chirurgie ne diffère en
rien de celle des Grecs. A Rome, en effet, toutes les personnes
qui exerçaient la médecine étaient venues de la Grèce, ou avaient
puisé leur instruction dans les écoles de cette terre natale des
sciences et des arts.

Franchissons l'intervalle qui sépare Celse de Galien. Ce dernier, né à Pergame, dans l'Asie mineure, vint à Rome sous le
règne de l'empereur Marc-Aurèle, vers l'an 165 de l'ère chrétienne. Il pratiquait à la fois la médecine et la chirurgie. Il avait
exercé la chirurgie à Pergame, et continua à Rome, de s'adonner à la même profession. Mais, bientôt entraîné par l'esprit prédominant de son siècle vers une science qui prête davantage aux
systèmes et aux brillantes spéculations des sectes philosophiques,
il ne tarda pas à négliger la chirurgie. Cependant ses écrits prouvent qu'il ne l'abandonna pas entièrement. Ses commentaires sur
le traité d'Hippocrate *de Officinâ medici*, et son traité des bandages prouvent qu'il était versé dans les plus petits détails de la
pratique chirurgicale. Il s'était également livré à l'étude de la pharmacie ; il nous apprend, dans son livre sur les antidotes, qu'il
avait dans la voie Sacrée une officine, laquelle devint la proie
des flammes dans l'incendie qui, sous l'empereur Commode,
consuma le temple de la Paix et plusieurs autres édifices. Le
peu de courage de Galien lors de la perte qui désola Rome, a
terni sa réputation. On sait qu'effrayé des ravages de l'épidémie,
il prit honteusement la fuite. Avant Marc-Aurèle, au rapport de
Galien, les médecins des armées impériales étaient si peu instruits,
qu'ayant eu occasion de disséquer plusieurs cadavres de leurs
ennemis, ils eurent de la peine à reconnaître la position des viscères. A cette époque, une foule d'esclaves exerçaient la médecine

et la chirurgie, et tout le monde connaît les reproches que Phèdre faisait à ce sujet à ses contemporains.

Après Galien, la science fit peu de progrès. Nous trouvons le compilateur Oribase, médecin et ami de l'empereur Julien, Ætius d'Amide, qui vivaient vers la fin du cinquième siècle ; Alexandre de Tralles, et Paul d'Ægine, ainsi nommés du lieu de leur naissance, bien qu'ils exerçassent à Rome et à Alexandrie. Paul d'Ægine rassembla dans un seul ouvrage, encore fort estimé, tout ce qu'on avait écrit avant lui sur la chirurgie ; il est le dernier des médecins grecs et romains, dont la célébrité soit venue jusqu'à nous.

En 641, Amrou, vice-roi d'Égypte, s'étant emparé d'Alexandrie, ordonna que l'on saisît tous les livres de la bibliothéque de cette ville, le plus vaste dépôt des connaissances humaines qui existait alors, et qu'on les employât à chauffer les bains publics. L'espace de six mois vit les travaux d'un nombre prodigieux d'années devenir la proie des flammes. Cette bibliothéque était celle de Sérapis, située au centre de la ville. En 390 Théophile, patriarche d'Alexandrie, conduit par un fanatisme religieux, en avait déjà dispersé les volumes. Quand une fois le fanatisme et l'ignorance eurent détruit ces monumens capables de propager les sciences ; celles-ci firent des progrès plus prompts vers leur décadence, qu'elles n'en avaient fait vers leur élévation, et jusqu'à la fin du dixième siècle, nous ne trouvons que les épaisses ténèbres de l'ignorance et de la barbarie.

Maîtres d'une grande partie de l'empire romain, les Arabes traduisirent les manuscrits grecs qui avaient échappé à la destruction ; ils s'approprièrent, après les avoir défigurées, les doctrines qu'ils renfermaient : aussi leurs ouvrages en chirurgie ne sont que d'informes et monstrueuses compilations. Tels sont les traités de Rhasès, d'Hali-Abbas, d'Avicennes, d'Averrhoës et d'Albucasis, les plus célèbres des médecins arabes. Inventeurs d'un nombre considérable d'instrumens et de machines, ils semblent, comme le dit M. Richerand, n'avoir calculé la puissance de l'art que par la richesse de ses arsenaux, et se montrent moins jaloux d'inspirer la confiance que l'effroi. Veut-on un exemple de la cruauté de leurs méthodes ? Pour arrêter l'hémorrhagie après l'amputation des membres, ils plongeaient l'extrémité du moignon dans de la poix bouillante.

En 1163, le concile de Tours défendit aux ecclésiastiques

toute opération sanglante, sous prétexte que l'Église abhorre l'effusion du sang. La chirurgie fut alors rejetée du sein des universités; c'est à cette époque qu'eut lieu la séparation de la médecine et de la chirurgie. Celle-ci fut abandonnée aux laïques, gens illettrés dans ces siècles de barbarie. Roger, Roland, Bruno, Lanfranc, Guillaume de Salicet, Gordon se bornèrent en général à commenter les Arabes.

Guy-de-Chauliac doit cependant être excepté de ses contemporains; docteur en médecine de Montpellier, prêtre, chambellan, chapelain et médecin du pape, il fallait qu'il se fût beaucoup élevé au-dessus des préjugés de son temps, pour se livrer à la pratique des opérations de chirurgie. Comme ecclésiastique, dans son ouvrage écrit à Avignon en 1363, sous le pontificat d'Urbain V, il ne parle pas des maladies des femmes.

Depuis quelque temps déjà, les lettres fleurissaient en Italie, et les sciences médicales étaient plongées dans l'oubli le plus profond; mais Ferdinand II, souverain d'une grande partie de ce pays, fit défense aux médecins et aux chirurgiens d'exercer leur art, sans avoir auparavant étudié l'anatomie sur des cadavres humains, et Milan eut la gloire de posséder Mundinus, qui fut le premier professeur de cette science, et qui, en 1306 et 1315, au grand étonnement du monde entier, disséqua trois cadavres humains.

Après Mundinus, l'anatomie fit de nouveaux progrès entre les mains de Vésale, et communiqua son impulsion à la chirurgie. Alors se distinguèrent comme chirurgiens, Bérenger de Carpi, Fallope, Eustachi, Columbus, Jean de Vigo, Franco, etc.

Bientôt parut Ambroise Paré, de Laval, le premier et le plus illustre des chirurgiens français: « obéissant à l'impulsion de son génie, Paré fait taire l'autorité devant l'observation, ou cherche à la concilier, lorsque l'envie, acharnée à le poursuivre, lui fait un crime de ses découvertes. Restaurateur, sinon inventeur de la ligature immédiate des vaisseaux, il est obligé de tronquer des passages de Galien, d'en altérer le texte, et de se dépouiller en faveur des anciens de la gloire que lui méritait cette heureuse innovation. »

« Chirurgien des rois Henri II, François II, Charles IX et Henri III, il pratiqua son art en divers lieux, suivit les armées françaises en Italie, et mérita une telle estime, que sa seule présence dans une ville assiégée suffisait pour ranimer l'espoir des

combattans. Sa grande renommée lui sauva la vie dans l'exé-
crable nuit de la Saint-Barthélemy. Attaché à la religion réformée, il n'aurait pas échappé au massacre, si Charles IX lui-même
n'eût pris soin de l'en garantir. Ambroise Paré doit être regardé
comme le père de la chirurgie française; il doit tenir parmi les
chirurgiens la même place qu'Hippocrate parmi les médecins,
et peut-être n'en est-il aucun, parmi les anciens ni parmi les modernes, qui soit digne de lui être comparé. »

Après la mort d'Ambroise Paré, l'art resta stationnaire, et suivit même une marche rétrograde, qu'il faut attribuer à l'état d'a-
vilissement dans lequel tombèrent ceux qui le cultivaient, réunis
aux barbiers par la plus indigne des associations.

Pigrai, disciple et ami d'Ambroise Paré, fut loin de le remplacer; à cette époque, Rousset et Guillemeau écrivirent des ouvrages estimés en chirurgie; Covillard, Cabrol, Habicot pu-
blièrent des observations curieuses sur divers points de la même
science.

Le dix-septième siècle suivant la même impulsion, amena de
nouveaux progrès; alors parurent en Italie, César Magatus, qui
simplifia le thérapeutique des plaies; Fabrice d'Aquapendente,
moins recommandable comme chirurgien, que comme physiologiste; Marc-Aurèle Sévrin, restaurateur de la chirurgie active;
parmi les Anglais Wisemann, le Paré de l'Angleterre; en Allemagne, Fabrice de Hilden, Scultet, si connu par son arsenal;
Purmann et Solingen, trop atteints de la manie instrumentale.

Rendue à la liberté par les efforts généreux de ses habitans,
la Hollande ne fut point étrangère à ces progrès; alors parurent
Ruysch, Roon - Huyssen, Raw, et plus tard l'illustre Camper.
« Au milieu de ces accroissemens, dont Ambroise Paré peut être
regardé comme le promoteur, la chirurgie française languissait
humiliée, confondue avec la barberie; c'est en vain qu'elle essayait
de se soustraire à cette honteuse association; les intérêts du
premier chirurgien du roi l'emportèrent : ses priviléges furent
confirmés; il continua d'exercer son empire sur les barbiers,
chirurgiens, perruquiers, baigneurs, étuvistes, etc., et cette
tourbe ignoble fut tenue à l'obéissance envers ses seigneurs et
maîtres MM. les membres de la faculté de médecine. »

L'accoucheur Mauriceau, Dionis, Saviard, Belloste sont les
seuls chirurgiens que la France puisse opposer à tant d'hommes
illustres parmi les nations étrangères : le beau siècle de Louis XIV

fut un siècle de fer pour la chirurgie découragée ; ce monar-
que manqua d'en être la victime ; atteint d'une fistule à l'anus ,
il n'obtint sa guérison qu'après un grand nombre de tâtonne-
mens et d'expériences inutiles.

« Après avoir langui long-temps dans le plus déplorable aban-
don , la chirurgie trouva enfin un appui auprès du trône, et
l'Académie de chirurgie fut fondée en 1737. Des places de professeurs furent créées dans le collège de Paris pour l'enseignement de cette science. Alors les chirurgiens travaillèrent à l'envie, et portèrent leur art au plus haut degré de perfection; c'est
à cette époque , où la chirurgie française florissante acquérait
dans toute l'Europe une supériorité avouée même par nos ennemis, que J. L. Petit fut reconnu par ses collégues pour le premier d'entre eux. Tandis que Mareschal, Lapeyronie et Lamar-
tinière assuraient à la chirurgie l'appui du souverain, Quesnay,
Morand et Louis, ses interprètes , lui faisaient parler un langage digne d'elle. L'histoire de cette époque , si glorieuse pour
la chirurgie , est renfermée dans les mémoires et les prix de
cette Académie. C'est là que sont consignés les travaux de Le-
dran , de Garengeot, de Lafaye, de Verdier, de Foubert, de
Hevin , de Pibrac, de Fabre, de Lecat, de Bordenave ; de Sabatier , de Puzos, de Levret, etc. Il faut joindre à cette liste de
noms , justement fameux, ceux de Maître-Jan , de Goulard, de
Daviel, de Ravaton, de Méjean, de Pouteau, de David , de
Valentin et du frère Cosme. »

Les nations voisines s'efforcèrent de rivaliser avec la France.
L'Angleterre put présenter à la tête de ses grands chirurgiens
Cheselden, Douglas, les deux Monro, Scharp, Cowper, Alanson,
Percival Pott, Hawkins, Smelie et les deux Hunter; l'Italie,
Molinelli, Bertrandi, Moscati; la Hollande, Albinus, Deventer,
Camper; l'Allemagne et le nord de l'Europe, Heister, Platner,
Rœderer, Stein, Bilguer, Acrell, Callisen, Branbilla , Théden
et Richter.

« L'Académie de chirurgie paraissait vieillir, elle avait ralenti la
publication de ses travaux, et devait bientôt être éclipsée par la
Société royale de médecine établie dans le sein de la faculté.

« Desault, génie hardi et libre, représentait à lui seul digne-
ment la chirurgie française, lorsque la révolution amena la suppression de l'Académie. Ce grand chirurgien s'est distingué par
l'exactitude qu'il a mis dans l'étude et l'enseignement de l'anato-

mie, les ingénieux appareils qu'il inventa pour le traitement des fractures, l'enseignement clinique de la chirurgie, la hardiesse et la simplicité de ses procédés opératoires. De son école sont sortis l'immortel Bichat qui fit connaître les travaux de son maître, et la plupart des hommes célèbres de nos jours, qui ont rempli la France et l'Europe de sa gloire et de ses principes. »

Au milieu des orages de la révolution, la convention nationale, qui gouvernait la France, rendit la médecine et la chirurgie à leur unité primitive, en fondant l'école actuelle qui compte parmi ses professeurs les membres les plus distingués de la Société royale de médecine et de l'Académie de chirurgie. Elle fut créée en l'an 1795 sur la proposition et par les soins du professeur Fourcroy. Plus tard le gouvernement autorisa l'École de médecine à s'adjoindre un certain nombre de savans pour les travaux académiques.

La Société qui continuait à la fois les travaux des Académies royales de médecine et de chirurgie, a été remplacée par l'Académie royale de médecine créée en 1820, par ordonnance du roi : cette dernière institution réunit en un seul corps trois académies distinctes, celles de médecine, de chirurgie et de pharmacie, qui doivent travailler de concert aux progrès de la science.

La chirurgie n'étant que l'une des branches de la thérapeutique, la plus efficace à la vérité, ne forme point comme nous l'avons vu, une science distincte de la médecine ; elle a les connexions les plus intimes avec toutes les autres parties de l'art de guérir.

Il est indispensable que les personnes qui cultivent exclusivement la médecine, ne soient pas étrangères aux connaissances chirurgicales, afin de pouvoir déterminer au moins les cas dans lesquels il devient utile d'avoir recours aux divers moyens de la chirurgie, et de savoir les employer au besoin : il n'est pas moins nécessaire que les chirurgiens aient fait une étude approfondie de la médecine proprement dite, car les maladies qu'ils traitent présentent presque toujours, dans leurs diverses périodes, plusieurs symptômes généraux et diverses complications qui semblent appartenir plus spécialement à la pathologie interne. Il suffit de citer la fièvre symptomatique qui accompagne l'inflammation, que celle-ci se soit manifestée après quelque violence extérieure, après une opération, ou bien qu'elle se soit développée à la suite d'une affection interne ; la fièvre hectique qui arrive chez les malades épuisés par une longue suppuration ; les fièvres

bilieuses, les nombreux dérangemens des fonctions digestives,
qui sont causes ou effets des maladies locales; les affections nerveuses comme l'apoplexie, la paralysie, les convulsions qui surviennent dans les plaies de tête ; le tétanos qui complique si fréquemment les plaies dans les climats chauds et dans les hôpitaux à
la suite des armées. On regarde généralement le traitement de ces
différentes maladies comme appartenant aux médecins, quand elles
ne sont pas la suite de plaies ou d'autres lésions physiques des organes; mais comme on les observe fréquemment dans le cours des
affections chirurgicales, et que toujours elles modifient et souvent aggravent les symptômes de ces affections, un chirurgien,
pour exercer avec honneur et distinction sa profession, ne saurait
ignorer leur nature, les formes aussi variées que nombreuses sous
lesquelles elles peuvent s'offrir, leurs connexions et leur mode de
traitement.   (J. CLOQUET.)

CHIRURGIEN, s. m., *chirurgicus*, *vulnerum medicus*. On
nomme ainsi les personnes qui se livrent à l'exercice de la chirurgie.

Les chirurgiens pour exceller dans leur art, doivent avoir fait
une étude particulière de l'anatomie, et surtout de l'anatomie chirurgicale qui fait connaître avec exactitude les rapports dans lesquels se trouvent entre eux nos différens organes; comment, en
effet, un chirurgien pourrait-il diriger ses instrumens dans les
opérations les plus délicates, s'il n'avait continuellement présente
à l'esprit la disposition des parties sur lesquelles il opère; ne ris-
querait-il pas à chaque instant à donner la mort, au lieu de rendre
la santé, au malheureux malade qui se serait confié à ses soins?
L'anatomie pathologique, qui nous fait connaître les changemens
de forme, de volume, de situation, de rapport et de texture
qu'éprouvent nos organes par l'effet des maladies, doit également
éclairer de son flambeau la marche des chirurgiens dans beaucoup d'opérations: l'habitude des dissections les plus difficiles,
les expériences sur les animaux vivans, et surtout la pratique
des opérations sur les cadavres, donnent au chirurgien l'adresse
qui lui est si nécessaire dans l'exercice de sa profession; il faut
encore qu'il soit doué de qualités particulières, heureuses dispositions de la nature qui ne s'acquièrent pas, mais se développent seulement par l'exercice et l'expérience: Le chirurgien,
dit Celse, doit être jeune ou du moins peu avancé en âge; il
faut qu'il ait la main ferme, adroite, et jamais tremblante, qu'il

se serve de la gauche et de la droite avec une égale dextérité;
qu'il ait la vue claire et perçante, l'âme intrépide, et qu'impas-
sible, lorsqu'il veut guérir celui dont il s'est chargé, il ne se hâte
pas, ni ne coupe moins qu'il ne faut, mais achève son opération
comme si les plaintes du malade ne faisaient aucune impression
sur lui.

Ce n'est point de l'insensibilité qu'exige l'exercice de la chirurgie, comme les gens du monde le pensent généralement. « Le
chirurgien, dit M. le professeur Richerand, doit être accessible à
la pitié; mais au moment de l'opération, ce sentiment doit se
taire, et toute émotion serait faiblesse. Cet imperturbable sang-
froid, plus rare encore que l'adresse, est la qualité la plus précieuse dans l'exercice de notre art. La dextérité s'acquiert par
l'exercice; la fermeté de l'âme est un don de la nature. Elle l'a-
vait refusé à Haller; ce grand physiologiste l'avoue avec candeur:
Quoique j'aie, dit-il, enseigné la chirurgie pendant dix-sept années, et que j'aie fait pratiquer sur le cadavre les opérations les
plus difficiles, je n'ai jamais pu porter le tranchant du fer sur
l'homme vivant, retenu par la crainte de nuire. Celui qu'elle en
a doué, éclairé par l'anatomie, entreprend, sans hésiter, les opérations les plus épineuses, et, se hâtant avec lenteur, arrive au
but par l'observation de tous les préceptes. C'est cette fin qu'il
ne faut jamais perdre de vue, et sur laquelle on ne saurait recueillir son attention avec trop de force, qui dérobe la connaissance des cris du malade et le spectacle de ses douleurs. »

« La chirurgie est seulement l'art d'opérer; hors de l'opération, et toutes les fois qu'il n'accomplit pas des actions ma-
nuelles ou mécaniques, le chirurgien ne fait pas de la chirurgie.
Il doit non-seulement savoir pourquoi, où, comment et quand
il est nécessaire d'opérer, mais aussi être instruit de ce qu'il faut
faire avant, pendant et après l'opération; il doit tâcher de la
rendre inutile, et n'y recourir qu'après avoir épuisé des remèdes
plus doux. » *Voyez* le mot OPÉRATION.

Deux choses sont nécessaires, dit Bichat, pour faire un grand
chirurgien, le génie et l'expérience; l'une trace sa route, l'autre
la rectifie; tous deux, pour le former, se prêtent un mutuel secours. Sans l'expérience, le génie serait inutilement fécond; sans
le génie, l'expérience ne lui offrirait qu'un stérile avantage. Peu
de chirurgiens réunissent cette double ressource d'agrandir leur
art, et il est vrai de dire, avec le célèbre historien de l'Académie

royale de chirurgie : « les grands chirurgiens sont aussi rares que le génie, le savoir et les talens. »   (J. CLOQUET.)

CHLORATE, s. m.; muriate suroxygéné, muriate oxygéné. Genre de sels formés d'une base et d'acide chlorique. (*V.* ce mbt.) Tous les chlorates connus sont solides et décomposables par le feu en gaz oxygène et en sous-chlorure métallique, ou en gaz oxygène et en chlorure métallique, plus une portion d'oxyde du chlorate; d'où il suit que l'acide est constamment décomposé en totalité, et que l'oxyde ne l'est quelquefois que partiellement. Mis sur les *charbons* ardens, la plupart des chlorates *fusent*, l'oxygène de l'acide se portant sur le charbon; la flamme produite est d'une couleur variable. Mêlés avec des substances avides d'oxygène, la plupart des chlorates, et surtout celui de potasse, donnent naissance à des poudres fulminantes que l'on peut enflammer par le choc ou par l'action de la chaleur; dans ce cas l'acide chlorique est décomposé, et cède de l'oxygène au corps qui en est avide. Tous les chlorates, excepté celui de protoxyde de mercure, sont solubles dans l'eau : leurs dissolutions ne précipitent point le nitrate d'argent. La plupart des acides forts altèrent les chlorates. Tous les chlorates sont le produit de l'art. On les obtient directement en combinant l'acide chlorique avec la base, et plus souvent encore en faisant arriver dans une dissolution aqueuse concentrée de la base, autant de chlore qu'il en faut pour la saturer; alors il se forme, dans la plupart des cas, du chlorure, du chlorate et de l'hydrochlorate de la base; d'où il suit que l'eau est en partie décomposée, que le chlore forme, avec l'oxygène et avec l'hydrogène de ce liquide, des acides chlorique et hydrochlorique qui s'unissent avec la base; la formation du chlorure dépend de ce qu'une portion de chlore se combine directement avec la base : le chlorate, étant moins soluble que le chlorure et l'hydrochlorate, cristallise et peut être facilement séparé des deux autres. Le chlorate de potasse est le seul sel de ce genre employé en médecine : nous en parlerons au mot POTASSE.

CHLORATE OXYGÉNÉ : sel formé d'une base et d'acide *chlorique oxygéné*. On ne connaît que celui de potasse. *Voyez* CHLORIQUE OXYGÉNÉ et POTASSE.   (ORFILA.)

CHLORE, s. m., *chlorina*, mot dérivé de χλωρός, *vert*, ou qui tire sur le vert; corps simple, découvert en 1774 par Scheele, qui le décrivit sous le nom d'acide marin *déphlogistiqué*, et que l'on a désigné pendant plusieurs années sous celui d'*acide muriatique oxygéné*, parce qu'on le croyait formé d'oxygène et d'acide muriatique. Il n'existe jamais dans la nature qu'à l'état de *chlorure* et d'*hydro-chlorate* : séparé des composés qui le renferment, il est gazeux.

Propriétés. — Il est coloré en jaune verdâtre, d'une saveur désagréable, d'une odeur piquante et tellement suffocante, qu'il est impossible de le respirer, même lorsqu'il est mêlé à l'air, sans éprouver un sentiment de strangulation et un resserrement à la poitrine. (*Voy.* ASPHYXIE et POISON.) Sa pesanteur spécifique est de 2,470. Il éteint la bougie, après avoir communiqué à la flamme un aspect pâle d'abord, ensuite rouge. S'il ne contient point d'humidité, il n'exerce aucune action sur le tournesol desséché ; il le décolore, au contraire, et le jaunit, s'il n'est pas sec. Quelque forte que soit la pression à laquelle on le soumette, il conserve son état aériforme ; mais, comme le gaz oxygène, il laisse dégager de la lumière, s'il est comprimé fortement et rapidement. Il n'éprouve aucune altération de la part de la *chaleur* ni de la *lumière*, à moins qu'il ne contienne de l'humidité, car alors l'eau est décomposée, son hydrogène s'unit au chlore, et on obtient du gaz acide hydrochlorique et du gaz oxygène. Le fluide électrique n'agit point sur lui s'il est sec ; si on le soumet, au contraire, à l'action de la *pile* voltaïque, lorsqu'il est humide, l'eau est décomposée, et le chlore et l'oxygène se portent au pôle vitré, ce qui prouve que le chlore est *électro-résineux*. Soumis à l'action d'un *froid* de 50° au dessous de zéro, le chlore sec n'éprouve aucune altération ; mais, s'il est humide, il se congèle au-dessous de zéro, et ressemble par ses ramifications à la glace qui se dépose sur la surface des carreaux pendant la gelée.

Le gaz *oxygène* n'exerce aucune action sur lui ; il est cependant possible de combiner ces deux corps à l'état naissant, et d'obtenir quatre composés que nous ferons connaître plus bas. L'affinité de l'*hydrogène* pour le chlore est assez grande pour que ce dernier enlève l'autre à la plupart des corps qui en contiennent. Lorsqu'on expose à la lumière diffuse un mélange de volumes égaux de chlore et d'hydrogène gazeux, parfaitement secs, le chlore se décolore au bout de quelques jours, et l'on obtient un volume de gaz acide *hydrochlorique* égal à celui des deux gaz employés. Si l'on soumet ce mélange à l'action de l'étincelle électrique, ou si on y plonge une bougie allumée ou une brique chauffée à 200° th. centigr., il y a détonation, dégagement de lumière et formation d'acide hydrochlorique : la lumière solaire produit les mêmes phénomènes ; la détonation est subite, et le flacon brisé en plusieurs morceaux. Placés dans l'obscurité, ces gaz n'exercent aucune action l'un sur l'autre, à moins qu'on n'élève leur température. Mis en contact avec du *charbon* végétal, le chlore s'empare de l'hydrogène que celui-ci contient, et forme de l'acide hydrochlorique. Faraday est parvenu, dans ces derniers temps, à combiner le chlore et le *carbone* en deux proportions ; il obtient le perchlorure, en traitant l'éther chlorique par le chlore : ces deux produits ne sont d'aucun usage. Lorsqu'on plonge du *phosphore* dans un flacon rempli de chlore, le phosphore fond, brûle avec une flamme blanche, et il se forme, suivant que l'on a employé plus ou moins de chlore, un proto-chlorure de phosphore liquide, ou un deuto-chlorure solide, que plusieurs chimistes ont décrit sous le nom d'acide *chloro-phosphorique*. (*Voyez* ce mot.) Il suffit de faire arriver du chlore gazeux sur du *soufre* fondu ou en poudre, pour obtenir un chlorure de soufre liquide, orangé, appelé *liqueur de Thompson.* L'*iode* peut former deux chlorures avec le chlore, l'un rouge, l'autre jaune. (*Voyez* CHLORIODIQUE.) Quoique le chlore n'agisse pas directement sur l'*azote*, on peut obtenir un composé de ces deux corps décrits en 1811 par Dulong : il suffit pour cela de faire passer un courant de chlore gazeux à travers une dissolution aqueuse d'hydrochlorate d'ammoniaque ou de tout autre sel ammoniacal : ce chlorure est oléagineux, de couleur fauve, d'une odeur suffocante ; il est très-volatil et détone avec la plus grande force, lorsqu'on le chauffe *légèrement*, ou lorsqu'on le met en contact avec du phosphore.

L'action du chlore sur les *métaux* est très-remarquable ; il enflamme à froid le potassium, l'arsenic, l'antimoine et le bismuth ; il ne produit cet effet sur le sodium, le zinc, le tellure, le mercure, le manganèse, le fer, l'étain, le tungstène, le cobalt et le cuivre, qu'autant qu'on a élevé la température : toujours il y a production de chlorures la plupart solides, et par conséquent condensation du chlore. Il se combine à chaud, sans dégagement de lumière, avec le nickel, le plomb, le palladium, l'or et l'argent. *Voy.* CHLORURE.

Cent mesures d'*eau*, à la température ordinaire, dissolvent
200 mesures de chlore gazeux : la solution porte le nom de
chlore liquide : elle a l'odeur et la couleur du chlore gazeux ;
sa saveur est astringente ; elle jaunit la couleur du tournesol
sans la rougir ; la chaleur et la lumière agissent sur elle comme
sur le chlore gazeux humide (*Voyez* plus haut); elle précipite
la gélatine et plusieurs matières animales dissoutes dans l'eau. Re-
froidie jusqu'à 2°—0°, elle fournit des cristaux lamelleux d'hydrate de chlore.

Lorsqu'on expose au soleil un mélange d'un volume de chlore
et d'un volume de gaz *oxyde de carbone*, on obtient, au bout
d'une demi-heure, un volume d'acide *chloroxi-carbonique*.(*Voyez*
ce mot.) Lorsqu'on fait arriver du chlore gazeux sur de la *magnésie*, de la *chaux*, de la *strontiane*, de la *potasse*, de la *soude*,
ou de la *baryte*, chauffées jusqu'au rouge, il y a décomposition
de ces oxydes, formation de chlorures métalliques, et dégagement de gaz oxygène. Il n'exerce aucune action sur la silice,
l'alumine, la glucyne, la zircone et l'yttria. Si le chlore est mis
en contact, à la température ordinaire, avec des oxydes métalliques délayés ou dissous dans l'eau, on obtient des composés,
qui varient suivant les oxydes employés, mais qui, dans la plupart des cas, sont des chlorures, des chlorates et des hydrochlorates. (*Voyez* chlorate.) Les acides nitrique, sulfurique,
phosphorique, carbonique et borique, sont sans action sur le
chlore; il en est de même des gaz acides nitreux *et sulfureux*,
protoxyde et deutoxyde d'azote, parfaitement secs.

La plupart des composés d'hydrogène et d'un autre corps simple sont décomposés par le chlore : ainsi l'*eau* est transformée
en acide hydrochlorique et en oxygène, si elle a le contact de la
lumière, ou si sa température est élevée. L'*hydrogène percarboné*, traité à une température rouge par deux fois son volume
de chlore, donne du gaz acide hydrochlorique et du charbon ;
l'*hydrogène phosphoré* est même décomposé à froid, et il se
forme de l'acide hydrochlorique et du perchlorure de phosphore; l'acide *hydrosulfurique*, mêlé avec son volume de chlore,
donne du soufre et de l'acide hydrochlorique: l'*ammoniaque*,
(composée d'hydrogène et d'azote) fournit avec le chlore, de
l'azote et de l'acide hydrochlorique, qui se combine avec la portion d'ammoniaque non décomposée, et produit de l'hydrochlorate; l'acide *hydriodique* est également décomposé à froid

par le chlore, et il se forme de l'acide hydrochlorique, l'iode est précipité; avec l'*hydrogène arséniqué* on obtient de l'acide hydrochlorique et du chlorure d'arsenic. Le chlore ne décompose point l'acide *hydrophtorique* (fluorique).

Le chlore exerce une action remarquable sur les matières *organiques humides ;* il décolore l'indigo, le tournesol, le vin, le café, le tabac et la plupart des principes colorans rouges; il détruit plusieurs sortes de miasmes : ce qui dépend de la décomposition de l'eau contenue dans ces matières; en effet le chlore s'empare de l'hydrogène de ce liquide pour former de l'acide hydrochlorique, tandis que l'oxygène mis en liberté se porte sur les composés organiques et les détruit. L'art de blanchir les toiles au moyen du chlore, d'après le procédé de Berthollet, repose entièrement sur la propriété qu'a le chlore de détruire la matière qui les colore : on doit avoir soin toutefois de mitiger l'action de ce corps par de la craie; sans cela, les étoffes seraient corrodées par l'acide hydrochlorique formé aux dépens du chlore et de l'hydrogène de l'eau. Le procédé inventé par Guyton-Morveau pour désinfecter les lieux remplis de miasmes, est une suite de la propriété dont nous parlons. (*Voyez* DÉSINFECTION, FUMIGATION, MIASME.) C'est encore à cette propriété que nous devons attribuer les avantages du chlore dans la recherche de la plupart des poisons minéraux mêlés avec des liquides colorés; en effet le chlore détruit la couleur de ces liquides, et les réactifs agissent alors sur les poisons comme s'ils n'étaient point mélangés; ce qui n'avait pas lieu auparavant. Cette assertion est tellement prouvée, qu'on a lieu de s'étonner qu'elle ait été niée avec autant de légèreté par l'auteur de l'article TOXICOLOGIE du *Dictionnaire des sciences médicales.* Nous reviendrons sur cet objet aux articles EMPOISONNEMENT et POISON, qui nous fourniront l'occasion de relever plusieurs erreurs commises par M. Fodéré.

Préparation. — On obtient le chlore gazeux en traitant, dans une fiole à laquelle on adapte un tube recourbé, une partie de peroxyde de manganèse pulvérisé par 4 ou 5 parties d'acide hydrochlorique concentré. On chauffe, et l'on obtient ce gaz sous des cloches remplies d'eau : il reste du proto-hydrochlorate de manganèse dans la fiole; d'où il suit qu'une partie de l'acide a été décomposée; son hydrogène s'est combiné avec une portion de l'oxygène de l'oxyde de manganèse pour former de l'eau, et le chlore a été mis à nu : la portion d'acide non-décomposé s'est combinée avec le protoxyde provenant du peroxyde qui avait perdu de l'oxygène. Le plus souvent on obtient le chlore gazeux en substituant au mélange dont nous venons de parler quatre parties de sel commun (chlorure de sodium), une partie de peroxyde de manganèse, deux d'acide sulfurique du commerce, préalablement étendu de deux parties d'eau. Ici l'eau est décomposée ; son oxygène s'unit au sodium pour former de la soude qui se combine avec l'acide sulfurique; son hydrogène se porte sur le chlore, et donne naissance à de l'acide hydrochlorique : c'est donc comme si on avait fait un mélange de peroxyde de manganèse et d'acide hydrochlorique, et alors la théorie doit être la même que celle qui vient d'être exposée à l'occasion du premier procédé. Toujours est-il vrai qu'une partie du protoxyde de manganèse produit se combine avec une certaine quantité d'acide sulfurique; en sorte que l'on obtient pour résidu du sulfate de soude et du proto-sulfate de manganèse. On prépare le chlore liquide, en faisant arriver le gaz dont nous parlons dans de l'eau placée dans plusieurs flacons communiquant entre eux, au moyen de tubes de sûreté, comme dans l'appareil de Woulf. Le chlore liquide doit être conservé à l'abri du contact de la lumière : pour cela, on enveloppe d'un papier noir le flacon qui le contient.

Usages. — On emploie le chlore pour blanchir, pour désinfecter l'air corrompu par des miasmes, pour décolorer les liquides qui peuvent avoir été mêlés avec des poisons minéraux. Uni à la potasse du commerce, il constitue l'eau de javelle. (*Voyez* poison.) Respiré pur, il agit comme un irritant énergique. Introduit dans l'estomac à l'état liquide, il enflamme les tissus, si la dissolution est concentrée. (*Voyez* asphyxie et poison.) Plusieurs praticiens disent avoir employé avec succès le chlore étendu d'eau. Bradthwate faisait prendre dans la journée deux gros de ce médicament mêlé avec huit onces d'eau ; il l'administrait dans la scarlatine et dans d'autres phlegmasies cutanées aiguës, quoiqu'il préférât l'employer en frictions sur la gorge. M. Estribaud a retiré de très-bons effets de cette solution dans les maladies décrites sous le nom de *fièvres putrides.* Nysten l'a administrée avec succès dans certains cas de diarrhée et de dysenterie chroniques, entretenues par l'atonie de la membrane muqueuse intestinale. Quels que soient, au juste, les avantages

que la thérapeutique peut retirer du chlore dans ces sortes
d'affections, toujours est-il vrai que l'administration de sa dissolution *étendue* n'offre pas plus d'inconvéniens que celle des
acidules. Cluzel et surtout Brugnatelli ont beaucoup vanté l'emploi du chlore dans le traitement de la rage, soit en l'administrant
sous forme de pilules avec de la mie de pain, soit en lavant les
morsures avec la dissolution concentrée; l'expérience est loin
d'avoir confirmé ces résultats. (*Voyez* RAGE.) Cluzel et Thénard
ont reconnu que les immersions des mains dans du chlore liquide suffisaient pour guérir la gale la plus invétérée. Le chlore
gazeux a été quelquefois employé comme stimulant dans les cas
de syncope et d'asphyxie, et surtout dans l'empoisonnement
par les gaz qui se dégagent des fosses d'aisance. On ne saurait
être trop circonspect sur l'usage d'un pareil médicament, à cause
de l'irritation qu'il détermine dans les voies aériennes.... (RIBES.)

CHLORE (oxydes de). Il existe deux composés de ce genre :
le *protoxyde* et le *deutoxyde.*—*Protoxyde de chlore* (*euchlorine*,
*chlorure d'oxygène, acide chloreux, acide muriatique suroxy-
géné*). Il est gazeux, d'une couleur jaune verdâtre très-fon-
cée, qui le caractérise, d'une odeur tenant de celle du chlore et
de celle du sucre brûlé. Il rougit d'abord, puis détruit la couleur
du tournesol. Il est formé de deux volumes de chlore et d'un
volume d'oxygène. Lorsqu'on le chauffe, il est décomposé avec
détonation, et l'on obtient du chlore et du gaz oxygène : la
chaleur de la main suffit quelquefois pour produire ce phénomène. Il n'agit point sur le mercure à froid, tandis que ce métal
est rapidement attaqué par le chlore. Le phosphore s'empare de
son oxygène avec explosion et avec un grand dégagement de
lumière; il se forme de l'acide phosphorique et du chlorure de
phosphore. L'eau, à la température de 20°, peut dissoudre huit
ou dix fois son volume de ce gaz. On l'obtient en chauffant lentement dans une petite fiole deux parties de chlorate de potasse
solide et une partie d'acide hydrochlorique liquide étendu de
trois à quatre parties d'eau : une partie de celui-ci s'empare de
la potasse, et met l'acide chlorique à nu; cet acide, formé
d'oxygène et de chlore, réagit sur la portion d'acide hydrochlorique libre, et l'on obtient de l'eau, du chlore et du *protoxyde de
chlore.* On sépare ces deux gaz, en laissant le mélange sur le mercure qui se combine avec le chlore et laisse le protoxyde libre. Ce
gaz a été découvert en 1811 par H. Davy : il n'a point d'usages

—*Deutoxyde de chlore.* Comme le précédent, il est le produit de l'art ; il est gazeux, d'un vert jaunâtre, plus brillant que le protoxyde, d'une odeur aromatique. Sa pesanteur spécifique est de 2,3144 ; il détruit les couleurs bleues végétales, sans les rougir préalablement. Il est formé d'un volume d'oxygène et d'un demi-volume de chlore, condensés en un seul ; il détone et devient lumineux à la température de 100° th. centigr. Il n'agit sur aucun corps simple à froid, ce qui le distingue du précédent, dont l'action sur le soufre est très-vive à la température ordinaire ; le phosphore y brûle avec éclat et avec détonation, même a la température ordinaire. L'eau peut en absorber plus de sept fois son volume. On l'obtient en chauffant au bain-marie, dans une cornue, un mélange de trois grammes de chlorate de potasse pulvérisé, et d'autant d'acide sulfurique qu'il en faut pour former une pâte sèche de couleur orangée. Le mélange doit être fait à l'aide d'une spatule de platine ; on doit étendre l'acide d'une demi-partie d'eau ; la quantité de chlorate ne doit pas s'élever au-dessus de trois grammes : sans ces précautions, on s'exposerait aux plus grands dangers. Ce gaz a été découvert, dans ces derniers temps et à peu près à la même époque, par H. Davy et par le comte Stadion : il est sans usages.

CHLORIODIQUE (acide). Nom donné par Davy au chlorure d'iode jaune orangé, que l'on obtient en mettant de l'iode sec dans du chlore : il attire l'humidité de l'air, et alors il rougit fortement le tournesol, et décolore le sulfate d'indigo : il n'a point d'usages.

CHLORIQUE (acide). Acide formé d'un volume de chlore et de deux volumes et demi d'oxygène ; il entre dans la composition des chlorates (muriates suroxygénés), où il avait été soupçonné par Berthollet et Chenevix, et dont il a été séparé en 1814 par Gay-Lussac : il est le produit de l'art ; il est liquide, incolore, inodore, à moins qu'on ne le chauffe un peu ; d'une saveur très-acide, et d'une consistance oléagineuse, quand il est concentré : il rougit le tournesol d'abord, mais il en détruit la couleur au bout de quelques jours ; il se concentre par l'action d'une douce chaleur. Si on le chauffe plus fortement, une partie se décompose en oxygène et en chlore, tandis que l'autre partie se volatilise. L'acide *sulfureux* lui enlève son oxygène, et le chlore est mis à nu. Il n'est point décomposé par l'acide nitrique ; il ne précipite aucune dissolution métallique. On l'obtient, en traitant à une douce chaleur le chlorate de baryte pulvérisé, par l'acide sulfurique étendu de cinq à six fois son poids d'eau : cet acide s'empare de la baryte, avec laquelle il forme un sel insoluble, et l'acide chlorique reste en dissolution : il sert à la préparation des chlorates (muriates suroxygénés).

CHLORIQUE OXYGÉNÉ (acide) *acide perchlorique* ; acide découvert par le comte Stadion, en chauffant une partie de *chlorate oxygéné de potasse* avec son poids d'acide sulfurique étendu d'un tiers d'eau : l'acide chlorique oxygéné vient se condenser dans le récipient, avec un peu d'acide sulfurique et d'acide hydrochlorique ; on sépare le premier avec l'eau de baryte, et le second avec l'oxyde d'argent. Il est constamment le produit de l'art ; il est liquide, incolore, inodore ; il rougit le tournesol, sans le détruire. Il se volatilise à 140° th. centigr ; il n'est point décomposé par l'acide *sulfureux* : il forme avec les bases des chlorates oxygénés ; il est formé d'un volume de chlore et de trois volumes et demi d'oxygène : il n'a point d'usages.

CHLOROCYANATE, s. f., *chlorocyanas* : nom donné au sel formé d'une base et d'acide chlorocyanique (*Voyez* ce mot.) On ne fait usage d'aucun chlorocyanate.

CHLOROCYANIQUE (acide), *acide prussique oxygéné* : acide découvert par M. Berthollet, et analysé en 1815 par M. Gay-Lussac, qui l'a trouvé formé de volumes égaux de chlore et de cyanogène, sans contraction apparente. Il n'existe point dans la nature ; on l'obtient en décomposant l'acide hydrocyanique par le chlore : il est sans usages.

CHLORO-PHOSPHATE, s. m., *chloro-phosphas* : nom donné aux sels composés d'une base et d'acide chloro-phosphorique : aucun d'eux n'est usité.

CHLORO-PHOSPHORIQUE (acide), (*chlorure de phosphore*), acide découvert par H. Davy, en 1810, qui le regarde comme un composé de 680 parties de chlore et de 100 de phosphore, en poids. On l'obtient en mettant du chlore sec en contact avec du phosphore parfaitement desséché : il n'a point d'usages.

(ORFILA.)

CHLOROPHYLLE, s. f., de χλωρός, vert et de φύλλον, feuille. MM. Pelletier et Caventou ont donné le nom de chlorophylle à la *matière verte des feuilles*, dont ils ont fait un examen spécial.

La chlorophylle est d'un vert jaunâtre ; exposée à l'air, elle ne s'altère pas sensiblement ; la lumière affaiblit sa couleur :

exposée au feu, elle se ramollit mais ne se fond pas; distillée à feu nu, elle donne les produits des matières végétales
non azotées. Elle est insoluble dans l'eau; mais elle se dissout
très-bien dans l'alcohol et l'éther. L'action des acides sur la chlorophylle est assez remarquable; l'acide sulfurique, même à
l'état de concentration, la dissout sans l'altérer. L'acide nitrique agit au contraire sur elle avec énergie, et la convertit
en une sorte de résine, sans produire d'acide oxalique ni mucique.
Le chlore détruit rapidement la matière verte, et en altère la
nature. Les alcalis la dissolvent au contraire, sans l'altérer.
La chlorophylle a beaucoup d'affinité pour certains oxydes
métalliques, avec lesquels elles forment des sortes de lacques
que l'on pourrait peut-être employer en peinture.

Pour obtenir la chlorophylle, on prend le marc exprimé des
feuilles, on le lave à grande eau, puis on le traite par l'alcohol
bien déphlegmé; la liqueur filtrée est d'un beau vert; on l'évapore au bain marie, et l'on obtient une matière résinoïde d'un
vert foncé; on la réduit en poudre que l'on fait macérer dans
l'eau chaude, pour lui enlever les dernières portions de nature
extractive.

La chlorophylle n'a point d'emploi médical, elle fait cependant partie de l'onguent *populeum*, de l'emplâtre de ciguë; en
général, c'est à elle qu'est due la couleur verte des préparations
pharmaceutiques, dans lesquelles entrent des feuilles ou des tiges
fraîches ou bien conservées.

(J. PELLETIER.)

CHLOROSE, s. f., *chlorosis*, de χλωρός, mot grec dont la
signification n'est pas bien précise, et exprime, tantôt la pâleur,
tantôt la couleur verte ou jaune. La chlorose est une maladie
caractérisée par la décoloration, la pâleur de la peau, et surtout
de la peau de la face, jointe à un état de faiblesse habituelle, à
la dépravation des fonctions digestives et à la gêne de la respiration, et le plus souvent liée à l'aménorrhée ou à la dysménorrhée. La pâleur qui en forme le principal caractère, étant un
symptôme commun à beaucoup de maladies, quelques nosologistes, et particulièrement l'illustre et vénérable auteur de la
Nosographie philosophique, ont cru devoir la considérer, non
comme une maladie distincte, mais seulement comme un symptôme, et spécialement comme un symptôme de l'aménorrhée.
J'ai exposé, en parlant de cette dernière affection, les motifs qui

m'ont déterminé à ne la regarder que comme une cause de maladies, et il me semble qu'on doit étudier la chlorose à part et indépendamment de l'aménorrhée qui est sa cause la plus ordinaire, il est vrai, mais qui n'est pas l'unique cause qui la produise, car elle existe chez les femmes, sans qu'il y ait aménorrhée ou disménorrhée; souvent l'aménorrhée ne survient qu'après le développement de la chlorose, et ces deux affections sont les effets de la même cause; enfin on a observé la chlorose chez de jeunes garçons. Si l'on m'objecte que cet ensemble de symptômes, qui caractérisent la chlorose, doit reconnaître pour cause immédiate quelque altération organique ou le dérangement de quelque fonction importante, qu'il serait plus rationnel d'étudier en eux-mêmes, j'en conviendrai; et je souhaite qu'un jour on puisse ainsi ramener cette affection à ses véritables élémens. Jusqu'à présent la chose me paraît impossible, la chlorose étant évidemment produite par des causes éloignées différentes, et qui doivent porter leur action sur des organes différens, et l'anatomie pathologique ne nous montrant que des altérations qui paraissent être plutôt des effets des causes de la maladie ou de la maladie elle-même que la véritable cause immédiate des symptômes caractéristiques. Ce serait laisser un vide dans le cadre nosologique que de ne pas tracer l'histoire de cette maladie. Sydenham considère la chlorose comme une *espèce d'hystérie*, qu'il attribue également à *l'ataxie des esprits* et à la *cacochymie qui en dépend*. En effet la chlorose est souvent compliquée avec l'hystérie; mais ces deux maladies n'en sont pas moins distinctes, et se voient souvent absolument isolées. Van-Swieten ne la distingue pas de la *cachexie*. Il a été démontré à l'article CACHEXIE, que ce mot, dont le sens est vague, ne peut s'appliquer à aucune maladie distincte, et nous venons de voir que la chlorose doit être étudiée à part. Je ne m'occupe pas de la place que les autres pathologistes lui ont donnée dans leurs classifications; ces détails me semblent fort inutiles. La synonymie, au contraire, présente quelques avantages, en ce qu'elle fournit les moyens de se reconnaître dans les auteurs, et que les noms qu'ils ont donnés, représentant le symptôme qui les a le plus frappés, ou l'idée qu'ils se sont faite de sa nature, elle est à elle seule une histoire abrégée de la maladie. Ainsi on la trouve désignée sous les noms de *pallidus morbus, fœdus virginum color, fœdi colores, icteritia alba, icterus albus, morbus virgineus, cachexia virginum, mulierum, febris amatoria*, *febris alba*, *non*, dit Sennert, *quod febris semper conjuncta sit, sed quia sic affectæ speciem febricitantium præ se ferunt.*

Assez généralement on a attribué *la cause prochaine* de la chlorose à l'aménorrhée. Quelques pathologistes, remarquant que les dérangemens de la menstruation ne surviennent quelquefois que pendant le cours de la maladie, ont accusé les lésions de la digestion. Cabanis, avec plus de vraisemblance, indique pour cause prochaine la langueur, l'inertie des organes génitaux, et le défaut d'action, ou l'action irrégulière de ces organes sur ceux de la nutrition et de la sanguification. La nature des causes eloignées, leur mode d'action, la succession des symptômes, la nature des moyens curatifs dont l'expérience a constaté l'efficacité, sont assez d'accord avec cette hypothèse. Cependant il est des cas où on est porté à admettre que l'altération de la santé a commencé par des lésions de la digestion, et à regarder ces lésions comme la cause prochaine de la chlorose : tel est, en particulier, le cas des enfans qui deviennent chlorotiques par défaut d'alimentation convenable et suffisante, soit pendant l'allaitement, soit après le sevrage.

Causes prédisposantes. — C'est surtout chez les jeunes filles, à l'époque de la puberté, lorsque la menstruation ne s'établit pas, ou a lieu avec difficulté et irrégulièrement, que l'on observe la chlorose. Cependant on a vu aussi de jeunes garçons en être attaqués à la même époque, et probablement par la même cause, l'inertie des organes génitaux. Les femmes mariées, et surtout les veuves, n'en sont pas exemptes. Slevogt (*Diss. exhib. fœm. chlorosi Labor.*, *Jenæ*, 1704) rapporte l'observation d'une femme de trente-quatre ans, mère de trois enfans, et d'une forte constitution, qui devint chlorotique à la suite d'étranges abus de régime. Les autres causes prédisposantes sont le tempérament lymphatique, une constitution faible, mélancolique; l'influence du froid et de l'humidité, soit de l'air, soit de l'habitation; des alimens peu nourrissans ou indigestes;l'abus des boissons aqueuses, froides ou chaudes; des bains chauds; l'usage de vins de mauvaise qualité, ou au contraire l'excès dans l'usage des liqueurs alcoholiques; le sommeil et la veille trop prolongés; une vie trop sédentaire; toutes causes qui sont directement ou indirectement débilitantes. Les *causes occasionelles* les plus fréquentes sont les passions tristes, l'ennui, la captivité, et surtout l'amour

contrarié ou malheureux; la privation des jouissances physiques
de l'amour; la suppression accidentelle des règles, lorsqu'elle se
prolonge, et dans quelques cas leur excrétion trop abondante;
des maladies qui ont produit un état de faiblesse profond et
prolongé.

Les symptômes offrent le tableau suivant : pâleur excessive,
jaunâtre, quelquefois verdâtre, et bouffissure de la face, blancheur
des lèvres, lividité des paupières, qui sont tuméfiées après le sommeil; expression triste des yeux, blancheur extrême de la conjonctive; sécheresse, teinte terne, plombée, terreuse de la peau;
flaccidité des chairs; œdématié des pieds ; diminution de l'appétit, puis anorexie complète, dyspepsie, pica ou désir d'alimens
très-sapides, malacia ou désir de substances impropres à l'alimentation, telles que la craie, le charbon, etc.; constipation,
nausées, vomissemens; pouls petit, fréquent; palpitations; gêne
de la respiration, qui est surtout difficile quand la malade monte
un escalier ou en suivant une pente un peu rapide; lassitudes
spontanées; tout exercice est pénible, fatigant; aussi les malades en évitent les occasions, et cherchent le repos. Elles aiment
la solitude, sont habituellement tristes, laissent échapper des
soupirs, des larmes involontaires. Si la menstruation continue
d'avoir lieu, ses périodes s'éloignent, deviennent plus courtes,
irrégulières, la quantité de sang excrété diminue, ce fluide devient plus pâle et plus séreux. Au retour des périodes menstruelles,
les symptômes s'exaspèrent; il s'y joint de la cardialgie, des syn-
copes; les malades sont tourmentés d'idées sinistres : la maladie
continuant son cours, il survient de la céphalalgie dont le siége
est surtout à l'occiput; l'abdomen devient tendu, douloureux; il
se développe des affections organiques, et la fièvre hectique vient
terminer la scène. L'ordre dans lequel ces symptômes se développent n'est pas constant; le plus ordinairement la maladie s'annonce par un état de tristesse, d'inertie-habituelle, auquel succèdent plus ou moins promptement le dérangement des fonctions
digestives, la décoloration de la peau, et les autres symptômes.
Quelquefois aussi elle reçoit l'influence de la constitution épidémique régnante : ainsi, dans quelques cas, on observe à son
début des symptômes d'embarras gastrique; dans d'autres, ceux
d'une inflammation de la membrane muqueuse de l'estomac et
des intestins. J'ai en ce moment sous les yeux un mémoire à consulter, qui m'a été remis il y a quelques mois, et qui offre un
exemple de ce dernier fait.

La maladie peut se terminer par la santé, soit lorsque le progrès de l'âge amène un changement favorable dans la constitution, soit lorsque les causes cessent d'agir, soit lorsqu'on lui oppose un traitement convenable ; ou par la mort, quand on ne peut soustraire la malade à l'influence des causes qui ont produit la maladie, quand on la soumet à un traitement malentendu, où que la maladie est trop avancée, que la constitution est trop affaiblie, ou qu'il s'est déjà développé quelque affection organique incurable. Les ouvertures de cadavres ont montré les lésions qui sont propres à ces affections organiques, et aucune qu'on puisse regarder comme appartenant essentiellement à la chlorose. Quelquefois cependant on a trouvé les cadavres presque *exsangues*, au rapport de Lieutaud. Ainsi les épanchemens de sérosité dans la cavité des plèvres, du péricarde ou du péritoine; la purulence; les tubercules du poumon; l'ossification des valvules du cœur; la contraction excessive de l'estomac; les concrétions biliaires ; les dégénérescences du foie, de la rate; les tumeurs des ovaires , ont rapport à des maladies simplement coïncidentes avec la chlorose, ou développées pendant son cours, soit par l'effet des causes qui l'ont produite, soit par suite du désordre qu'elle-même a introduit dans les fonctions, ou sont l'effet du traitement employé. Si cependant on persistait à regarder cet ensemble de symptômes, qu'on désigne sous le nom de chlorose, comme produit par la lésion organique que l'ouverture du cadavre a mise au jour, je répondrais que chacune de ces lésions a des symptômes propres, différens de ceux de la chlorose, et qu'on ne voit le plus souvent se développer chez les chlorotiques qu'après que la maladie a déjà duré un certain temps ; que d'ailleurs on ne peut attribuer à des lésions aussi variables et aussi graves un ensemble de symptômes assez constant, qui se développe et disparaît souvent avec facilité et promptitude.

Le *diagnostic* se tire de la préexistence des causes qui ont été indiquées, et de la présence des symptômes groupés en plus ou moins grand nombre, et surtout de ceux qu'on peut regarder comme caractéristiques. S'il est facile de reconnaître la chlorose à ces traits, il ne l'est pas toujours autant de la distinguer de maladies analogues, et de la pâleur qui accompagne la plupart des maladies chroniques. L'affection dont elle se rapproche le plus est l'*anémie ;* mais la nature des causes qui produisent les deux maladies et les différences que présentent les symptômes les distinguent suffisamment; il serait superflu de retracer le tableau qui en a été présenté. (*Voyez* ANÉMIE.) La comparaison des causes, de la marche et de la nature des symptômes servira également à établir les différences qui séparent la chlorose de l'ictère, de l'anasarque et de la leucophlegmatie. Les inflammations chroniques, les affections tuberculeuses, cancéreuses, etc., ont constamment, à une certaine époque, la pâleur pour symptôme; mais cette pâleur n'est pas aussi profonde que dans la chlorose; les pommettes, les lèvres sont ordinairement colorées, au moins dans certains instans; d'ailleurs ces affections sont accompagnées le plus souvent d'un état fébrile qui n'existe pas dans la chlorose, et elles ont leurs signes spéciaux. La pâleur qui accompagne les maladies organiques de l'estomac est celle qui a le plus de ressemblance avec celle qui caractérise la chlorose; et les vices des digestions dans cette dernière maladie rendent la distinction souvent difficile. Cependant l'appréciation exacte des circonstances antécédentes, des symptômes existans, l'absence ou la présence d'une tumeur à l'épigastre, la nature des matières vomies, les notions même tirées de l'effet d'un traitement explorateur, finiront par dissiper tous les doutes. On pourra de la même manière distinguer la chlorose produite par la menstruation trop abondante, de la pâleur qui est la suite inévitable des grandes hémorrhagies.

Le *prognostic* de la chlorose varie selon qu'elle est récente et simple, ancienne et compliquée. Dans le premier cas, elle est sans danger, et sa guérison s'obtient souvent sans de grandes difficultés. Dans le second, elle est toujours très-grave, souvent incurable, et le danger est relatif à la nature des affections organiques dont elle se complique. Le prognostic est aussi relatif à la nature des causes qui ont donné lieu à la chlorose. On assure que les femmes chlorotiques sont stériles, ou ne donnent le jour qu'à des enfans faibles et maladifs.

Traitement. — L'idée que l'on se forme de la cause prochaine de la chlorose doit être la base des indications à remplir. Ainsi le but qu'on doit se proposer est d'imprimer plus d'énergie à la nutrition et à la sanguification, et dans la plupart des cas de stimuler et fortifier les organes génitaux; en effet les moyens les plus propres à produire ces effets immédiats sont ceux dont on obtient le plus de succès dans la pratique. Mais une première indication se présente ici comme dans toutes les maladies, et plus impérieusement que dans bien d'autres, c'est de soustraire les malades à l'empire des causes prédisposantes et occasionelles.

Souvent il suffit de remplir cette seule indication pour amener la guérison, et il est presque impossible de l'obtenir tant que les causes continuent d'exercer leur influence. Il est aisé de voir, d'après ces généralités, qu'on doit compter surtout sur l'emploi bien entendu des moyens hygiéniques; mais on rencontre souvent de grands obstacles dans la disposition physique et morale des malades. Des alimens d'une facile digestion, contenant beaucoup de matière nutritive, et légèrement excitans, sont certainement ceux qui conviennent le plus; mais l'anorexie et la perversion des appétences s'opposent le plus souvent à leur emploi. Il faut cependant que les malades soient alimentées, et il vaut mieux qu'elles mangent des choses qui, jugées d'après les règles générales, sont peu salubres, que de rester sans nourriture. D'ailleurs ces goûts, quelque bizarres qu'ils paraissent, doivent souvent, lorsqu'ils persévèrent pendant un certain temps, être regardés comme des indications de la nature, et il faut y obtempérer, lorsqu'ils ne portent pas sur des objets évidemment nuisibles. Les recueils d'observations sont remplis de faits qui prouvent cette vérité. La même remarque s'applique exactement aux boissons, mais il n'en est pas de même de l'exercice. Quelle que soit l'aversion qu'il inspire aux malades, quelques raisonnemens qu'elles mettent en usage pour prouver qu'il leur est nuisible, il faut insister sur son emploi, car c'est un des meilleurs moyens pour combattre la maladie. Il faut, il est vrai, qu'il soit proportionné à l'état des forces. La promenade à pied, mieux encore à cheval, dans des lieux ouverts, et accompagnée d'une douce distraction provenant soit de la diversité des sites, soit des agrémens de la conversation, est l'exercice qui convient spécialement. On peut lui substituer, selon l'état des forces, celui que l'on prend en voiture ou sur un âne. Il est facile de juger, d'après cela, de l'utilité des voyages, et sous ce rapport l'usage des eaux minérales prises sur les lieux est déjà avantageux; mais ces eaux peuvent encore être utiles à raison des substances qu'elles tiennent en dissolution. Les malades se plaignent d'abord de la fatigue que l'exercice leur cause, mais peu à peu cet inconvénient diminue et finit par disparaître. La danse réunit à tous ces avantages de l'exercice en général, celui de plaire le plus ordinairement aux malades; elle en présente aussi quelquefois qui sont particuliers au genre de société qu'elle rassemble. Une habitation sèche, bien aérée, bien éclairée, dans un air

vif et sec, est encore une condition qu'il faut tâcher d'obtenir;
mais il en est de la nature de l'air, comme des autres excitans,
il faut qu'elle soit en rapport avec la susceptibilité des malades
et l'état des organes. Il est à remarquer aussi que l'habitude finit
par émousser les effets que l'air produit sur l'économie, et qu'il
faut, pour obtenir la continuation de ces effets, changer de lieu de
temps en temps, c'est encore ici une nouvelle utilité des voyages.
Quelques médecins ont préconisé le mariage comme le meilleur
remède de la chlorose. Il n'y a pas de doutes, quand cette maladie tient à un amour contrarié, et que le mariage met fin à ces
contrariétés, quand cette maladie est la suite du veuvage, ou de
la privation des plaisirs de l'amour; mais ceci rentre dans la
soustraction des causes. Il est également clair que le coït, comme
moyen d'excitation des organes génitaux, peut être utile dans
bien des cas; mais, lorsque la maladie est fort ancienne, que les
malades sont fort affaiblies, il peut, par lui-même, augmenter
la faiblesse. Les grossesses et les accouchemens ou avortemens qui
en seront la suite, produiront le même effet, outre l'inconvénient
de donner la naissance à des enfans faibles et malades. Les médicamens qui réussissent le mieux et qui en même temps sont spe-
cialement indiqués par la nature même de la maladie, sont les
toniques, tels que les amers, et surtout le fer et ses diverses préparations. Ce métal a été regardé par beaucoup de praticiens
comme un véritable spécifique dans cette maladie. Sans admettre
cette opinion trop absolue, on ne peut se refuser à reconnaître
qu'il agit le plus souvent d'une manière vraiment surprenante.
Les eaux minérales ferrugineuses, soit artificielles, soit naturelles, offrent tous les avantages des préparations pharmaceutiques du fer, et sont souvent d'un usage plus agréable pour les
malades. Quand la maladie est la suite de l'aménorrhée, les emménagogues peuvent être utiles; ils sont au contraire évidemment nuisibles quand elle reconnaît pour cause la ménorrhagie
ou toute autre cause débilitante. Pour ce qui concerne les détails
de leur emploi, *voyez* l'article particulier où il en sera traité, et
le mot AMÉNORRHÉE. La saignée, recommandée par quelques auteurs, est contre-indiquée par la nature de la maladie. Sydenham, Hoffman, Van-Swieten la regardent comme nuisible et en
proscrivent l'usage. Van-Helmont a vu son emploi promptement
suivi de la mort. Cependant un état inflammatoire des membranes

muqueuses, ou une inflammation locale peuvent rendre nécessaire soit une saignée générale, soit plutôt une saignée locale; mais il faut y apporter une réserve extrême. On a aussi conseillé l'emploi des vomitifs. Ils peuvent être utiles soit en imprimant une secousse à toute l'économie, soit en évacuant les mucosités contenues dans l'estomac, soit pour combattre un embarras gastrique qui compliquerait la maladie. Baillou a vu le vomissement occasioné par les secousses d'une voiture rude, former une crise. Si l'emploi, bien entendu salutaire, de ces médicamens, répond quelquefois aux espérances qu'on en conçoit, principalement dans les premiers temps de la maladie et sous l'influence d'une constitution bilieuse, souvent aussi ils augmentent la faiblesse et pervertissent davantage les fonctions de l'estomac. Lorsqu'on le juge utile, l'ipécacuanha me paraît devoir être préféré à cause de son action tonique, et parce qu'il produit le vomissement avec plus de facilité et de moindres secousses. La constipation, qui est *un symptôme* assez ordinaire de la chlorose, exige l'emploi des clystères et même quelquefois des laxatifs. Les eaux minérales salines conviennent aussi dans ce cas, surtout celles qui sont en même temps ferrugineuses. (DÉSORMEAUX.)

CHLOROXYCARBONATE, s. m., *chloroxycarbonas*. Nom donné aux sels formés d'une base et d'acide chloroxycarbonique. Aucun de ces sels n'est usité.

CHLOROXYCARBONIQUE (acide), *chlorure d'oxyde de carbone* de Chevreul, *phosgène* de J. Davy, qui en a fait la découverte en 1812. Gaz composé de volumes égaux de chlore et de gaz oxyde de carbone condensés de moitié. On l'obtient en exposant à la lumière du soleil pendant une demi-heure un mélange d'un volume de chacun des gaz qui le composent. Il n'a point d'usages. (ORFILA.)

CHLORURE, s. m., *chloruretum* : nom donné aux composés non acides de chlore et d'un corps simple ou composé; toutefois la plupart de ces corps sont formés de chlore et d'un corps simple. On divise les chlorures en *métalliques* et en *non métalliques;* ces derniers sont ceux de carbone de phosphore, de soufre, d'iode et d'azote. *V.* CHLORE.

CHLORURES MÉTALLIQUES. Ils ont été connus jusque dans ces derniers temps sous le nom de *muriates;* mais ils ne doivent plus figurer parmi les sels, puisqu'ils ne contiennent point d'a-

cide. On n'a pu transformer en chlorures jusqu'à ce jour que
le magnésium, le calcium, le strontium, le baryum, le sodium,
le potassium, le lithium, l'arsenic, l'antimoine, le tellure, le bismuth, le cobalt, le nickel, le cuivre, le plomb, ainsi que les
métaux de la troisième, de la cinquième et de la sixième classes.
(*V.* MÉTAL.) Quelques-uns de ces métaux peuvent se combiner
avec le chlore en plusieurs proportions; tels sont, par exemple,
le mercure, l'étain, etc. Tous les chlorures, excepté le deuto-
chlorure d'étain, sont solides à la température ordinaire; ils
sont blancs ou colorés; aucun d'eux n'a de brillant métallique
ni d'odeur; excepté celui d'argent et le protochlorure de mercure, tous ont une saveur marquée; la plupart d'entre eux peuvent être obtenus sous forme de cristaux réguliers. Il en est de
volatils; d'autres sont fixes; plusieurs d'entre eux peuvent être
fondus. Le perchlorure de cuivre est le seul qui soit décomposé
par la chaleur en chlore et en protochlorure. Tous sont dissous
par l'eau, excepté celui d'argent et les protochlorures de mercure et de cuivre; ce dernier forme pourtant avec ce liquide un
composé blanc cristallin que l'on peut considérer comme un
chlorure hydraté. Quelques chimistes pensent que les chlorures
métalliques se dissolvent dans l'eau sans la décomposer, et par
conséquent que leurs dissolutions sont de véritables chlorures;
d'autres croient qu'au moment de la dissolution, l'eau est décomposée, que l'oxygène se combine avec le métal et l'hydrogène
avec le chlore, et que l'acide hydrochlorique produit s'unit avec
l'oxyde pour former un hydrochlorate; en sorte qu'au lieu d'un
chlorure on obtient un hydrochlorate dissous. Enfin il en est qui
pensent que certains chlorures se dissolvent dans l'eau sans la
décomposer, tandis que d'autres ne sont tenus en dissolution
dans ce liquide qu'autant qu'ils ont été transformés en hydrochlorates. Quoi qu'il en soit, toute dissolution aqueuse d'un
chlorure fournit, avec le nitrate d'argent dissous, un précipité
blanc caillebotté, lourd, insoluble dans l'eau et dans l'acide nitrique, soluble dans l'ammoniaque, et noircissant à la lumière :
ce précipité est du chlorure d'argent.

On prépare les chlorures d'après divers procédés; tantôt on
combine le chlore gazeux avec le métal; tantôt on décompose
certains oxydes métalliques par du chlore gazeux, à une température très-élevée; quelquefois enfin on chauffe fortement certains hydrochlorates pour les décomposer et les transformer en.

chlorures. Nous décrirons avec soin, en parlant des métaux en
particulier, ceux des chlorures que l'on emploie en médecine.

(ORFILA.)

CHOCOLAT, s. m., *chocolatum*; aliment fort usité dans certains
pays, mais principalement en Italie et en Espagne, dont la base est
formée d'amandes de cacao, torréfiées et broyées, et de sucre,
mais dont on varie la composition de plusieurs manières, que
nous allons exposer succinctement; les effets immédiats ou con-
secutifs du chocolat variant selon cette composition.

Parmi les nombreuses préparations de chocolat on peut en
distinguer quatre principales : 1° le chocolat dans son plus
grand état de simplicité, dit chocolat de santé; 2° le chocolat
dans lequel on a fait entrer divers aromates, dit chocolat à la
vanille; 3° celui dans lequel on a mélangé des fécules, qu'on
pourrait appeler nutritif, d'abord parce que tel est son effet sur
l'économie animale, ensuite par opposition aux précédens, qui
le sont peu, et surtout par opposition à la quatrième espèce de
chocolat qu'on rend médicamenteux par l'addition de certaines
substances.

1° *Chocolat dit de santé.* — Après avoir fait choix de cacaos
convenables, ce qui exige quelques connaissances de la part du
fabricant, on fait torréfier ces amandes à la manière du café,
on les écrase ensuite au moyen d'un rouleau de bois, après les
avoir laissé refroidir à moitié; on les dépouille de leur enveloppe
au moyen du van et du crible. Après cette première opération,
on les pile dans un mortier de fer élevé à une certaine température; on les réduit en pâte grossière, qu'on laisse refroidir sur
une plaque de marbre. La bonne qualité du chocolat dépendant
beaucoup du degré de finesse de la pâte, on a inventé plusieurs
procédés pour la rendre aussi fine que possible. Il est des fabricans qui ont fait construire pour cela des machines fort ingé-
nieuses. La manière la plus simple consiste à broyer la dernière
pâte, dont nous venons de parler, avec un cylindre de fer, sur
une pierre chauffée avec de la braise placée au-dessous; lorsqu'on juge que la pâte est assez fine, on mélange avec elle une
certaine quantité de sucre dans une bassine chaude; on la broye
ensuite de nouveau : enfin on la met dans des moules de fer-
blanc. Tel est le chocolat dans son plus grand état de simplicité. Il n'est pas toujours d'une digestion facile : il pèse quelquefois long-temps sur l'estomac; il est peu nutritif et peu excitant;

il convient aux estomacs robustes et fort peu aux gens faibles et
convalescens. Dans les cas de phlegmasies chroniques, il serait
peut-être plus convenable que le chocolat aromatique. Il produit l'espèce d'alimentation que nous avons décrite sous le nom
d'*alimentation relâchante et peu réparatrice*. Les proportions les
plus convenables pour la composition de ce chocolat sont huit
livres de cacao-caraque, deux livres de cacao des Iles, et dix
livres de sucre. Ce chocolat, ainsi que ceux dont nous allons
parler, se prend au lait ou à l'eau; dans le premier cas il est
rendu plus nutritif, mais ce mélange, comme on pense bien,
ne lui ôte rien de ses qualités relâchantes.

2° *Chocolat aromatique, dit chocolat à la vanille.*—Cette espèce s'obtient en mélangeant avec vingt livres du chocolat précédent trois onces de vanille et deux onces de cannelle, qu'on
triture avec le sucre qui doit entrer dans la confection du chocolat. Le gérofle, le gingembre, le piment et autres aromates
qu'on substitue à la cannelle et à la vanille, doivent être rejetés :
ils rendent le chocolat d'une âcreté insupportable. Le chocolat
à la vanille est d'une digestion plus facile que le précédent ; mais
il est accompagné de tous les inconvéniens attachés à l'usage des
substances aromatiques. On peut tempérer cet effet en le prenant avec du lait.

3° *Chocolat nutritif.*—On a imaginé d'incorporer avec le chocolat certaines fécules qui le rendent plus nourrissant; celles de
Salep, de Sagou, de Tapioca, n'auraient rien que de très-agréable;
mais, comme leur prix est élevé, on leur substitue la fécule de
pomme de terre, l'amidon, etc. Ce chocolat est plus nourrissant,
plus analeptique que les précédens; il participe des qualités de
l'un et de l'autre, selon qu'il est plus ou moins aromatisé.

On fait quelquefois entrer dans le chocolat du riz, des len-
tilles, des pois, des amandes douces, du beurre, des jaunes
d'œuf, des graisses, de la gomme, du maïs, etc., etc. Tous ces
ingrédiens rendent le chocolat plus ou moins désagréable au
goût, mais aucun d'eux n'est dangereux.

4° *Chocolat médicamenteux.*—Il est des personnes qui ne
peuvent souffrir les médicamens, pour ainsi dire sous aucune
forme; on est souvent fort embarrassé pour leur administrer
certaines substances que réclame leur état. On a pensé qu'on
pourrait les masquer avec avantage dans le chocolat. Il serait
très-facile de le rendre purgatif; mais la qualité qu'on a surtout

cherché à lui donner, c'est la *qualité pectorale*, et l'on s'est imaginé y être parvenu en incorporant au chocolat la pâte de lichen d'Islande. Dans ces derniers temps, où cette substance a été remise en faveur, on en a fait un grand usage, et je laisse penser avec quel succès. *Voyez* ALIMENT. (ROSTAN.)

CHOLAGOGUE, adj., de χολή, bile, et ἄγω, je chasse; médicament propre à chasser la bile. Les anciens, qui attachaient une grande importance à l'évacuation des humeurs, avaient cru trouver dans plusieurs purgatifs, et particulièrement dans la rhubarbe, un moyen spécifique pour évacuer la bile; mais cette opinion n'est appuyée sur aucune expérience positive : aussi a-t-on laissé depuis long-temps dans l'oubli l'expression de cholagogue, comme celle de mélenagogue. *Voyez* PURGATIF. (GUERSENT.)

CHOLÉDOQUE, adj., *Choledocus*, χοληδόχος, de χολή, bile, et δέχομαι, je reçois; qui reçoit la bile. Cette expression était pour les anciens un terme générique, qu'ils appliquaient à toutes les voies que parcourt la bile : c'est ainsi que Galien appelle la vésicule biliaire : κύστις χοληδόχος. Aujourd'hui le canal formé par la réunion des conduits hépatique et cystique, a seul conservé le nom de *Cholédoque*. Voy. FOIE. (A. B.)

CHOLERA-MORBUS. Dans les diverses dénominations données à cette maladie, ou pour mieux dire, à cet ensemble de symptômes gastriques, les auteurs n'ont eu en vue que la présence de la bile; et le mot composé *cholera* (χολή, bile, ῥέω, je coule), d'abord employé par Hippocrate, est arrivé jusqu'à nous, en ne recevant que de légères modifications. C'est le cholera-morbus ou passio-cholerica de Sydenham et de la plupart des modernes; pour quelques-uns c'est la diarrhée cholérique, la cholerée (Beaumes), la cholérragie (Chaussier). Le nom de trousse-galant, adopté par d'autres, ne peut qu'indiquer la promptitude des résultats, si fréquemment fâcheux, de cette maladie.

Le cholera est une affection aiguë, avec vomissemens bilieux fréquens, déjections alvines répétées, contracture des membres et refroidissement des extrémités. Chez ces malades, le pouls devient aussi plus faible et plus obscur. Cette définition, extraite de Galien et citée par Bianchi, nous semble préférable à quelques autres plus récentes, en ce qu'elle énonce les caractères essentiels du mal, sans s'attacher à sa nature première, qui varie presque dans chaque individu. Si, au contraire, on ne con-

sidère le cholera-morbus que suivant l'étymologie du mot (déjections bilieuses), on est forcé de rapprocher par un seul symptôme plusieurs maladies essentiellement différentes. Ainsi, la
diarrhée, le vomissement bilieux, peuvent appartenir tantôt à
une gastro-entérite, à une hépatite, etc., tantôt à l'action de substances vénéneuses ; enfin ne sait-on pas que ces phénomènes
dépendent souvent d'une cause dont l'action a d'abord porté
sur l'appareil nerveux cérébral? Autant vaudrait, ce nous semble,
désigner sous un même nom toutes les affections dans lesquelles
la sueur est plus abondante. Les nosologistes, pressentant cette
objection, ont cherché à déterminer la nature précise du cholera-
morbus ; et ils en ont fait tour à tour, dans leurs définitions et
dans leurs classifications, ou une maladie inflammatoire ou une
maladie nerveuse. Cullen l'a rangé parmi les spasmes, en admettant toutefois une variété produite par l'ingestion des substances âcres. M. Pinel, qui a tant fait pour ramener les désordres généraux à de simples affections locales, a cru devoir classer
le cholera-morbus près de la fièvre *meningo-gastrique* ; enfin ,
plusieurs médecins de nos jours, et entre autres MM. Broussais
et Geoffroy, le considèrent plus précisément comme une phlegmasie gastrique.

Cette diversité d'opinions sur la nature du cholera-morbus a
dû s'étendre aux différentes variétés de cette maladie. Ainsi il
a fallu distinguer un cholera résultant de l'usage de substances
végétales vénéneuses; un autre dû aux poisons animaux; une
troisième espèce produite par les acides et les sels minéraux;
enfin on cite encore un cholera vermineux, un cholera *crapulosa*,
un cholera symptomatique, etc.; à peine Sauvages a-t-il pu rassembler dans une douzaine d'espèces toutes les variétés de cette
maladie décrites par les auteurs qui ont ainsi réuni, sous un seul
point de vue, les objets les plus disparates. Qu'est-ce, par exemple, qu'un cholera accidentel? On donne ce nom aux déjections et
aux vomissemens abondans qui suivent quelquefois l'ingestion de
médicamens salins très-actifs, ou même de poisons minéraux :
mais n'est-il pas évident que, dans ces cas, on a purement affaire à une phlegmasie gastrique, et que les évacuations alvines et
les vomissemens ne sont que des symptômes de cette lésion locale. Tout ce que l'on a écrit sur le cholera-morbus symptomatique appartient encore bien plus directement à des maladies
d'un caractère tranché; et qui ne peuvent se rallier à l'histoire

des phénomènes cholériques, telle que nous devons la présenter
dans cet article. On sait que ces vomissemens et ces évacuations
de nature bilieuse se rencontrent fréquemment dans la péritonite
ordinaire ou dans la puerpérale, l'hépatitis, etc. On a vu aussi de
semblables déjections cholériques masquer une fièvre intermittente pernicieuse. (*Voyez* la description de ces maladies en leurs
lieux particuliers.) Je ne parlerai pas davantage du cholera sec
admis par Sydenham, Bianchi et quelques autres, car c'est tout-
à-fait abuser des mots que de donner cette dénomination à une
simple émission de gaz intestinaux. Quelle espéce de rapport
a-t-on pu établir entre une sorte de tympanite et le cholera-
morbus? Mais encore ce développement de fluides gazeux n'est
jamais essentiel; il est constamment le résultat d'une autre maladie; ainsi c'est un phénomène concomitant de l'hystérie, de
l'hypocondrie, d'une gastro-entérite, ou enfin d'une affection
cancéreuse du canal intestinal.

On entrevoit, d'après ce qui précède, que nous ne devons
nous occuper ici que du cholera-morbus *spontané ou essentiel*
des auteurs; et quelque désir que nous puissions avoir de ne
considérer les maladies que comme des lésions organiques, et
de découvrir toujours les altérations de tissus qui correspondent aux désordres des fonctions, nous conviendrons, 1° que
dans certains cas, l'investigation la plus attentive ne découvre
aucune altération organique à laquelle on puisse rattacher les
symptômes cholériques; 2° que, dans les circonstances où l'autopsie montre quelques désordres locaux, le peu de fixité qu'ils
affectent dans leur siége leur fait perdre la plus grande partie de
leur valeur. En effet que conclure des observations qui relatent
indifféremment qu'on a vu de la rougeur, des traces d'inflammation, et quelquefois même de la gangrène sur les voies digestives; quand on apprend que c'est tantôt l'estomac, tantôt le duodenum, ou tout autre portion de l'intestin, qui offraient ces lésions; que d'autres fois enfin c'était le pancréas, le foie ou ses
annexes? Qui nous assurera d'ailleurs que ce que l'on remarque
alors est cause déterminante du cholera, plutôt que son résultat
morbide? Il est connu que c'est particulièrement dans les cas où
cette maladie suit une marche très-rapide, que l'autopsie ne découvre aucune altération matérielle.

Il est peut-être un milieu à tenir dans le sujet qui nous occupe. Les propriétés vitales de la membrane muqueuse des voies

digestives sont susceptibles de modifications autres que l'inflammation. Par exemple, il est des personnes qui ne peuvent pas du
tout supporter les moules, les champignons, etc. : dira-t-on alors
que chez elles ces alimens déterminent une gastrite, une entérite? D'autres fois, une influence générale frappe tout le système
nerveux, et elle n'est nulle part mieux marquée que sur les
organes de la digestion. Cette influence peut être de nature
différente. Ne considérons ici que celle déterminée par la chaleur atmosphérique. M. Broussais, établissant qu'elle peut causer la gastrite, s'exprime ainsi : « Les organes de la digestion
sont dans un cas fort différent (que les poumons) : il est bien
vrai que l'appel des fluides vers l'extérieur tend à décharger
leur tissu capillaire : mais il est également certain que la chaleur
a considérablement augmenté la susceptibilité des nombreuses
papilles qui viennent s'épanouir dans le tissu de leur membrane
muqueuse; et voici ce qui le prouve. Ces papilles sont très-désa-
gréablement affectées par les corps irritans qu'elles recevaient
avec plaisir dans un temps froid, comme l'alcohol, les vins
chauds, les alimens animaux. Elles témoignent du plaisir à être
touchées par des corps de propriété opposée, l'eau, les acides,
les végétaux; mais si, malgré cette aversion, on *s'opiniâtre* à
stimuler la membrane avant l'époque où sa susceptibilité diminue, on y entretient un surcroît d'action qui dégénère en phlo-
gose. Je dis plus : à *force de persévérer* dans cette stimulation
mal entendue, on peut entretenir, dans les capillaires de la muqueuse, une modification inflammatoire ou une aptitude à l'explosion de ce phénomène, lors même que les forces iront s'épui-
sant. Il pourra même arriver que cette aptitude soit d'autant
plus considérable, que l'individu sera moins fort. D'autres fois,
cette excitation prolongée, qui menace d'inflammation, entretient la susceptibilité générale, quoique les forces et les matériaux de la vie aillent en diminuant »(*Phlegmasies chroniques*).
Non-seulement M. Broussais, dans ce passage, explique par l'observation et d'une manière à peu près satisfaisante la fréquence
du choléra dans les saisons chaudes et les climats brûlans, mais
il reconnaît, en même temps, que la gastrite peut être de long-
temps précédée d'une susceptibilité nerveuse et déjà maladive
du canal digestif. Cette disposition n'est réellement point inflammatoire, et, avant de le devenir, elle peut donner lieu à
des accidens intenses et nombreux; nous croyons aussi qu'elle

doit, suivant quelques circonstances, être le résultat d'agens locaux : ainsi, un verre d'eau glacée, un émétique léger, qui chez
un individu produiront une gastrite, détermineront, dans d'autres cas, une simple perversion ou exaltation de la sensibilité,
qui sera suivie de vomissemens et d'évacuations alvines opiniâtres, ou autrement du choléra-morbus.

D'après ce qui précède, nous pouvons, je crois, distinguer parmi
les causes de cette maladie, 1° celles qui portent leur action directe
sur les voies digestives; 2° celles qui semblent agir sur le système
nerveux général, ou primitivement sur le cerveau, et déterminer
ce moteur central à réagir d'une manière morbide sur les organes
de la digestion. Parmi les causes qui sont seulement portées sur
l'estomac, il est, comme nous l'avons déjà indiqué, des alimens
d'un usage journalier; mais leurs effets nuisibles ne sont que
circonstanciels, c'est-à-dire qu'ils ne se développent qu'avec le
concours de certaines dispositions particulières. Celles de ces
substances, que l'expérience a surtout signalées, sont les viandes
salées ou faisandées, la chair de porc, certains poissons marinés, ou seulement quelques-unes de leurs parties, les œufs de
brochet, de barbeau, etc., et, parmi les végétaux, les pêches,
les prunes, l'ananas, le melon, le concombre, etc. Dans la plupart des cas de ce genre cités par les auteurs, on voit que les
malades s'étaient, après l'usage de ces nourritures, gorgés de
liqueurs froides, de bière, d'eau de puits, de citerne; ces boissons seules, prises après tous autres alimens, ont déterminé, dans
plus d'une circonstance, les accidens cholériques.

Dans le second ordre de causes, les effets sont toujours plus
prompts, quoique les agens semblent moins immédiats. Comme
agissant d'abord sur le cerveau ou le système nerveux général,
nous noterons d'abord l'habitation sous un ciel brûlant. Quelques voyageurs disent le cholera-morbus endémique aux Indes
et dans certaines contrées de l'Amérique; mais, comme la fièvre
jaune, il attaque surtout les non-acclimatés. Hippocrate parle du
cholera-morbus comme d'une maladie commune en Grèce. Il est
fréquent aussi en Espagne et en Italie. Le passage subit dans ces
climats méridionaux est une cause d'autant plus efficace que l'individu quitte un pays plus froid; le changement inverse peut,
dit-on, produire le même effet. L'insolation, en agissant sur
le système nerveux cérébral, un mouvement circulaire rapide
et continu, ont souvent été suivis de déjections cholériques. Un

ancien instrument de supplice, espèce de cage mue sur un axe vertical, faisait périr les condamnés par de semblables vomissemens (P. Frank). Les mouvemens oscillatoires d'une voiture, d'une escarpolette peuvent avoir les mêmes suites. Je crois qu'on peut encore rapprocher de cette sorte de cause le roulis d'un vaisseau : le mal de mer n'est-il pas une espèce de cholera?

Les impressions morales, qui agissent directement sur l'organe encéphalique, déterminent souvent des troubles consécutifs dans les phénomènes de la digestion. On a vu le cholera-morbus suite d'un accès de colère, d'une terreur subite. L'état de plénitude de l'estomac favorise encore l'action de ces causes. Mahon assure que les émotions vives peuvent, chez les nourrices, altérer le lait, de manière à ce que l'enfant soit aussitôt frappé du cholera-morbus (*Encyclopédie*). Cette maladie appartient à tous les âges; cependant elle attaque plus particulièrement les adultes. L'observation n'apprend pas qu'elle soit plus commune chez l'homme que chez la femme. La fréquence de cette maladie coïncide, dans nos climats tempérés, avec l'état électrique de l'atmosphère et les dernières chaleurs d'un long été. Sydenham insistait sur le retour régulier du cholera-morbus vers le commencement de l'automne, surtout, remarquait-il, quand quelques pluies d'orages ont fait subitement baisser la température. Cependant on voit quelquefois aussi cette maladie pendant les saisons froides et dans les contrées septentrionales; mais ce doit être particulièrement l'espèce de cholera déterminée par l'action de causes immédiates sur les organes de la digestion.

L'invasion du cholera-morbus, relativement à sa rapidité, est en raison de l'intensité des causes; mais, en général, les symptômes se manifestent d'une manière plus impétueuse dans la variété qui se développe sous l'influence de la constitution atmosphérique. Quelquefois donc le début est subit; il suit immédiatement la cause déterminante; les déjections et les vomissemens paraissent d'emblée, et plus souvent, dans ces cas, la terminaison est funeste. D'autres fois les accidens graves sont annoncés, plusieurs heures d'avance, par des éructations acides ou de mauvaise odeur, une céphalalgie plus ou moins intense, un frisson général, une pesanteur, une douleur à l'épigastre, quelques coliques, des borborygmes, et enfin par des nausées fatigantes. Dans l'un et l'autre cas, les matières évacuées sont d'abord aqueuses, mêlées d'alimens, si la maladie a commencé peu de temps après le repas. Bientôt les vomissemens deviennent entièrement bilieux ; ils s'opèrent sans beaucoup de douleur, et laissent encore quelques momens de repos ; ils sont aussi sans odeur marquée. Les premières éva-cuations alvines présentent à peu près les mêmes caractères ; quelquefois alors elles amènent une quantité considérable de mucus, ou de matières glaireuses plus ou moins épaisses. A peine quelques heures se sont écoulées, que tous ces phénomènes s'ag-gravent. La cardialgie est insupportable, les secousses de l'estomac, du canal intestinal et les contractions forcées des muscles abdomi-naux sont accompagnées de douleurs très-vives et d'une extrême anxiété; la matière des déjections *gastriques* et *intestinales* a aussi changé de nature ; elles sont brunes, noirâtres, érugi-neuses ou porracées, répandent une odeur fétide ; quelquefois elles sont acides, et, parfois aussi, presque entièrement composées de sang noir. Maintenant le malade est tourmenté d'une soif ar-dente; toutes ses fonctions sont altérées; la respiration est courte, suspirieuse ; la voix est rauque; le pouls petit, fréquent, serré, devient irrégulier et disparaît sous la pression. La face, qui d'abord était animée, devient d'une pâleur effrayante ; elle est baignée d'une sueur froide, qui s'étend plus particulièrement à toutes les parties susdiaphragmatiques; les lipothymies, les syn-copes même sont fréquentes, l'abattement moral est extrême; et la prostration des forces portée au dernier degré. Malgré cette grande faiblesse, les membres se contractent encore, mais ç'est par des secousses convulsives, ou bien avec une rigidité en quel-que sorte tétanique ; les bras, les jambes restent immobiles en différens sens pendant quelques minutes, jusqu'à ce qu'une nou-velle douleur vienne les jeter dans une attitude nouvelle. Tou-jours les malades se plaignent de *crampes* fort douloureuses. Il est alors difficile de faire prendre quelques breuvages ; les con-tractions de l'estomac envahissent l'œsophage ; tout est repoussé par les efforts du vomissement et par un hoquet fréquemment répété; l'émission des gaz intestinaux rend impossible aussi l'em-ploi des lavemens. En général, quoi qu'en aient dit quelques au-teurs, la sécrétion des urines est peu altérée dans cette ma-ladie.

Par des secours habilement administrés, ou par sa nature moins intense, le cholera-morbus peut se borner à la première série des symptômes énoncés, et le retour à la santé se faire peu attendre; des sueurs abondantes, non interrompues, annoncent ordinairement cette heureuse terminaison. D'autres fois, la mort est la suite des vives douleurs et des abondantes déperditions, qui sont toujours allées en augmentant d'intensité. Les signes, qui peuvent faire prévoir cette fin, sont une chaleur brûlante de l'épigastre, une soif inextinguible; la couleur noire des matières évacuées, ou leur suppression soudaine, malgré la persistance des plus violens efforts; enfin les sueurs froides et visqueuses, et surtout la plus grande énergie des symptômes nerveux.

Le prognostic doit varier suivant les circonstances individuelles. En général le cholera-morbus paraît plus grave chez les hommes. Il est à remarquer aussi que les vieillards et les enfans, qui en sont moins fréquemment atteints, le sont, en revanche, d'une manière bien plus dangereuse. On peut dire encore que la maladie a une sorte d'individualité dépendante de ses causes ou du moment de son apparition. Le cholera, suite d'une indigestion, ou de l'usage de quelques mauvais alimens, est, pour l'ordinaire, peu sérieux et promptement terminé. Celui, au contraire, qui dépend d'une influence générale, qui règne épidémiquement, est presque toujours mortel. Sauvages, qui, d'après Bontius, a décrit un *cholera indica*, en fait une maladie des plus terribles : peut-être aussi avait-on affaire au typhus ictérode, qui s'accompagne si souvent de déjections cholériques. Ce qui pourrait faire soupçonner cette méprise, c'est que plusieurs pathologistes signalent, au nombre des symptômes du cholera-morbus, la couleur jaune de la peau.

Diagnostic différentiel. — Quelques maladies de l'appareil digestif peuvent simuler le cholera-morbus, lorsqu'elles sont accompagnées de vomissemens et de déjections alvines. L'entérite, dans les cas assez rares où il y a nausées et efforts pour vomir, se fera reconnaître par la plus grande sensibilité du ventre, la sécheresse de la peau et le mouvement fébrile. Mais le peu de durée du cholera-morbus établira une différence encore plus tranchée entre ces deux affections. Nous en dirons autant par rapport à la dysenterie. La *colique de plomb*, dont un des principaux symptômes est l'opiniâtreté du vomissement, se rapproche de la maladie que nous étudions, en ce qu'elle est aussi sans fièvre, et qu'elle s'accompagne de phénomènes nerveux généraux; mais il lui reste, pour caractère pathognomonique, une constipation long-temps rebelle. L'iléus nerveux, où la colique de

miserere, qui offre plusieurs points de ressemblance avec le cholera-morbus, a cependant cela de particulier que les évacuations
alvines sont rares et difficiles, et qu'elles sont de long-temps précédées par le vomissement; de plus, ce dernier symptôme ne lui est
pas absolument indispensable, comme il l'est au cholera. Les phénomènes morbides de l'empoisonnement par les préparations d'antimoine, d'arsenic, sont surtout difficiles à distinguer de ceux
propres au cholera-morbus. Les déjections, dans l'une et l'autre
circonstances, ont la même intensité, et les résultats sont également funestes. On fait observer néanmoins que, dans la maladie produite par le poison, la diarrhée ne se montre qu'a-
près les vomissemens; ces deux symptômes sont, au contraire,
simultanés dans l'affection cholérique. Les traces d'une substance vénéneuse dans les matières évacuées lèvent les derniers
doutes. Ce diagnostic différentiel se trouve établi, avec une précision remarquable, dans la *Toxicologie générale* de M. le professeur Orfila.

L'ouverture des cadavres, comme nous l'avons déjà annoncé,
n'apprend rien de positif sur la nature matérielle du cholera-
morbus. Sans en tirer aucune conséquence, nous nous conten-
terons de rapporter ici les lésions organiques qu'on a le plus souvent rencontrées. Ainsi, presque toujours on a vu de la rougeur sur
toute l'étendue des voies digestives, rougeur qui paraît tenir à
une simple injection du système vasculaire, et qui ne peut manquer de suivre des efforts de vomissemens nombreux et long-
temps continués. On a aussi fréquemment trouvé les vaisseaux de
l'estomac gorgés de sang, et, quelquefois même, dilatés ou rompus. Les auteurs disent encore que, dans certains cas, le foie
a paru plus volumineux et enflammé; d'autres assurent l'avoir
vu endurci, désséché, et d'une teinte presque noire. La vésicule
biliaire peut présenter des altérations aussi variées; tantôt elle
est dilatée, tantôt elle est contractée sur elle-même. C'est surtout dans la bile que les médecins du dernier siècle ont cru
remarquer de grands changemens. Suivant eux, il s'était développé dans ce liquide des principes âcres et caustiques, dont
F. Hoffmann comparait l'action aux poisons les plus énergiques. Selon Cullen, la seule chaleur de l'atmosphère amène
cette singulière acrimonie, à laquelle il faisait ensuite jouer
un rôle si important. Personne n'ignore aujourd'hui que de
pareils changemens se remarquent dans le produit des sécré-

tions, toutes les fois qu'elles sont influencées par l'état maladif des organes. La seule secousse des efforts pour vomir peut bien, suivant nous, modifier la vitalité du foie, et troubler ses fonctions, quoique la sensibilité de l'estomac soit la première atteinte. Dans quelle maladie la sécrétion biliaire est-elle plus altérée que dans la fièvre jaune d'Espagne? Néanmoins on sait combien les recherches anatomiques ont encore jeté peu de lumières sur ce terrible fléau. Il semble ici que tout le système nerveux est à la fois frappé : ira-t-on en accuser la bile ?

Le *traitement* est absolument le même pour les deux espèces de cholera-morbus que nous avons admises; la modification reçue par les organes digestifs, étant aussi la même dans ces deux cas. Cette manière d'être de la sensibilité nous est inconnue; il serait aussi hasardé de soutenir que cette propriété est en plus, que de vouloir prouver, au contraire, qu'elle a subi quelques diminutions. Les moyens thérapeutiques à employer ne seront donc réglés que sur un sage empirisme. La plupart des praticiens, depuis Arétée, s'accordent à conseiller, dans le début du cholera, l'usage de simples délayans, les boissons aqueuses, gommeuses et abondantes. Il importe peu qu'avec Sydenham on donne l'eau de poulet, ou que, suivant Celse et Hoffmann, on ne prescrive que l'eau pure : mais la différente température de ces boissons présentera peut-être quelque intérêt. Généralement les tisanes sont prises tièdes; cependant quelques médecins, et parmi eux M. le professeur Recamier, préfèrent les administrer tout-à-fait froides. Sans discuter longuement cette opinion, nous rappellerons que le froid devient dans plusieurs cas un sédatif très-puissant, et que c'est probablement de cette manière qu'il peut agir dans la maladie qui nous occupe. Les anciens, en conseillant les boissons abondantes, en en distendant l'estomac, avaient pour but, disaient-ils, de délayer l'humeur âcre et mordicante qui irritait ce viscère; et quel que soit le raisonnement, leur pratique était fréquemment suivie de succès. Dans ces derniers temps, Alphonse Le Roi introduisit une méthode tout opposée, et qui néanmoins, compte aussi, dit-on, de nombreuses réussites. Ce professeur voulait qu'on laissât le malade souffrir de la soif ; alors il permettait seulement d'humecter la bouche avec quelques gorgées d'eau froide, qui devaient être aussitôt rejetées. Alphonse Le Roi fondait cette médication sur l'impossibilité où se trouve le ventricule de garder quoi que ce soit dans le cholera-morbus; et tout son traitement consistait à donner d'heure en heure un tiers de grain de *laudanum opiatum purifié par l'éther.* (*Dissert. sur le cholera-morbus*, par S. B. Giraud, *thèse* 1812). Cette préparation d'opium est la même que celle que l'on préconise aujourd'hui sous le nom d'extrait d'opium privé de narcotine, ou préparé par la méthode de M. Robiquet. A doses graduées, on a pu, sans accident, ou plutôt avec avantage, donner jusqu'à huit grains de ce médicament actif dans l'espace de vingt-quatre heures.

Nous puiserons, dans les diverses méthodes curatives des auteurs, les moyens thérapeutiques que nous croyons devoir indiquer pour le traitement du cholera-morbus. Pendant les premières heures des évacuations, il convient de prescrire une boisson légère, un peu mucilagineuse ; trop chargée de mucilage, elle pourrait fatiguer l'estomac ; elle sera légèrement tiède, plutôt froide que chaude ; il faut se garder d'en gorger le malade : on ne la lui fera prendre que par quart de verre ; cette quantité suffit pour calmer la soif, et rendre moins douloureuses les contractions du ventricule. (Celse, Sydenham, etc.). M. le professeur Pinel prescrit, et nous avons nous-mêmes donné avec avantage, une eau de groseilles très-peu chargée, également à froid et à très-petites doses, mais fréquemment répétées. On pourra joindre à ces boissons des applications locales, émollientes et sédatives ; de simples compresses imbibées d'une décoction de guimauve et de têtes de pavots rempliront ce but ; ces topiques seront aussi à une température modérée. Dans ce début de la maladie, on peut aussi conseiller les lavemens gommeux et narcotiques, donnés au degré de chaleur humaine. Il n'est pas besoin de recommander la diète la plus sévère ; mais nous rappellerons que le système nerveux général réclame aussi le plus grand calme : nous prescrirons d'abord le repos absolu des forces musculaires et des organes sensoriaux. Le malade sera donc placé dans un lieu frais, autant à l'abri de la lumière et du bruit que de toute odeur pénétrante. Enfin il importe autant qu'il ne souffre pas du froid, que de ne point l'accabler par de nombreuses couvertures.

Ces simples secours ayant été d'abord mis en usage, on doit, si l'on a obtenu quelque amendement dans les symptômes, les continuer, ou leur en adjoindre d'une autre nature s'ils n'ont point été heureux. Dans cette seconde période du cholera-morbus, on a surtout vanté les narcotiques ; c'est toujours le laudanum liquide ou l'extrait gommeux d'opium qu'on administre :

la première préparation à la dose de quinze à vingt gouttes dans une potion; et l'autre en pilules d'un tiers de grain à un grain, jusqu'à en prendre trois à quatre grains dans les vingt-quatre heures. On peut employer, à cette même dose, l'opium privé de la narcotine. Il est ainsi plus franchement sédatif. Les lavemens seront aussi rendus calmans par l'addition du laudanum. Enfin on peut essayer de l'application d'un emplâtre de thériaque sur l'épigastre. (Sydenham, Douglas.) Plus tard, et dans le but d'établir une dérivation, on devra recourir aux rubéfians, ou même aux vésicatoires apposés dans cette même région ou aux extrémités inférieures. Dans plusieurs circonstances, on a vu disparaître en peu d'heures tous les accidens du cholera-morbus par le seul secours d'un large vésicatoire appliqué sur la partie du ventre, qui répond à l'estomac et au lobe gauche du foie. (MM. les professeurs Fouquier et Orfila.) Un moyen précieux et trop rarement employé, est le bain tiède; il ne faut pas craindre d'y tenir le malade plusieurs heures : l'adynamie, qu'on dit suivre constamment le cholera-morbus, ne trouve sa cause que dans la maladie même; on ne l'amènera jamais en calmant les douleurs par quelque moyen que ce soit. Nous ne voulons point par-là proposer les évacuations sanguines; l'expérience a depuis longtemps appris qu'elles étaient funestes. Nous n'hésiterions pas cependant à recourir à l'usage de quelques sangsues, si, dans un cas particulier, le concours des symptômes et des causes nous indiquait une fluxion locale; si encore le malade était pléthorique ou sujet à une hémorrhagie qui aurait disparu depuis peu de temps. Les évacuans, purgatifs et émétiques, sont aussi repoussés du traitement du cholera-morbus; Ettmuller, en les préconisant, s'est attiré le blâme de tous ceux qui ont écrit après lui.

De nos jours, cependant, M. Hallé employait quelquefois une potion dans laquelle entre l'ipécacuanha associé aux calmans. Un médecin (M. Gallereux) dit en avoir retiré les plus grands avantages. En Angleterre, M. Bowes préconise, comme spécifique du cholera-morbus, l'acide nitrique affaibli. La dose est de quinze à vingt gouttes que l'on fait prendre étendue dans une infusion de colombo. Nous ne connaissons aucun détail plus précis sur l'administration et les effets de ces médicamens.

Un fait aussi intéressant que singulier nous a été récemment communiqué, et, quoique son isolement ne nous permette pas d'en tirer des conséquences, nous croyons utile de le publier.

M. Bourdois, appelé auprès d'un homme de moyen âge, accablé, depuis plus de trente-six heures, par un cholera-morbus très-intense, crut entendre le malade proférer dans son délire le mot *pêche*. Cet habile praticien, profitant de cette sorte de mouvement instinctif, fit apporter un de ces fruits. Le malheureux agonisant le mange avec avidité; il en demande un second, qui est également accordé. Les vomissemens, jusqu'alors opiniâtres et déterminés par la moindre gorgée de tisane, ne reparaissent plus ; leur absence enhardit le médecin. Enfin le malade mangea, ou plutôt dévora, dans une nuit, une trentaine de pêches, non-seulement sans accident, mais même avec un tel avantage, que le lendemain sa guérison était parfaite.

Le vomissement, comme le symptôme le plus grave, a été particulièrement combattu par quelques-uns ; on a tour à tour proposé le camphre, le musc, le colombo, etc. Nous ne croyons pas que ces moyens puissent entrer dans une médication rationnelle; les exemples de succès dus à leur emploi sont d'ailleurs fort rares. Au reste, il serait superflu de vouloir rapporter tous les moyens mis en usage pour calmer les accidens du cholera-morbus : ici, comme dans toutes les maladies où le danger est imminent, les praticiens ont plutôt suivi l'impulsion de l'humanité, qui fait partout chercher des secours, qu'ils n'ont écouté les règles d'une thérapeutique sévère.   (G. FERRUS.)

CHOLÉRIQUE, adj., qui a rapport au cholera. Torti a donné le nom de fièvre cholérique à une variété de la fièvre pernicieuse, caractérisée par d'abondantes évacuations bilieuses par haut et par bas, accompagnées des accidens graves qu'on voit dans le cholera-morbus. Quelquefois la pernicieuse cholérique affecte plus particulièrement la forme dyssentérique. *Voyez* FIÈVRE INTERMITTENTE PERNICIEUSE.   (COUTANCEAU.)

CHOLESTERATE, s. m., *cholesteras*. Sel composé d'une base et d'acide cholestérique. (*Voyez* ce mot). Aucun de ces sels n'est employé en médecine.

CHOLESTERINE, s. f., *cholesterina ;* mot dérivé de χολή, bile, et de στερεός, solide. M. Chevreul a désigné ainsi la *substance cristallisée des calculs biliaires humains*, décrite par Fourcroy sous le nom d'*adipocire*. (*Voy.* ce mot). On la trouve dans la plupart des calculs biliaires de l'homme, dans le musc, dans quelques espèces de champignons, dans certaines concrétions cérébrales, dans le tissu squirrheux, dans la sérosité de certains hydrocèles, et dans quelques humeurs animales; suivant Powel elle fait quelquefois partie de la bile. Elle est formée, d'après Bérard, de 1000 parties de vapeur de carbone, de 1510 de gaz hydrogène, et de 47 de gaz oxygène en volume. Suivant Théodore de Saussure, elle contient 84,068 de carbone, 12,08 d'hydrogène, et 3,914 d'oxygène. Il est probable que la cholesterine retirée des substances dont nous avons parlé, n'est pas parfaitement identique.

Celle que fournissent les calculs biliaires est en écailles blanches, brillantes, inodores, insipides : on peut la fondre à la température de 137° th. centigr., et l'obtenir par le refroidissement sous forme de lames rayonnées. Lorsqu'on la distille, il se forme un produit liquide huileux qui n'est ni acide ni ammoniacal; il ne reste dans la cornue qu'un atome de matière charbonneuse. Elle est insoluble dans l'eau, soluble dans l'éther et dans l'alcohol : cent parties de ce dernier liquide bouillant, d'une densité de 0,816, en dissolvent 18, tandis que la même quantité d'alcohol à 0,840 n'en dissout que 11,24; aussi la majeure partie de la cholesterine se dépose-t-elle par le refroidissement de la liqueur. Les alcalis ne la saponifient point. L'acide nitrique la convertit en un acide gras, connu sous le nom d'acide cholestérique. On l'obtient en traitant par l'alcohol bouillant les calculs biliaires de l'homme, cristallisés et pulvérisés ; ce liquide dissout la cholesterine : on filtre et l'on voit cette matière se séparer sous forme d'écailles, à mesure que le liquide se refroidit ; on lave les cristaux avec de l'alcohol froid, on les égoutte et on les redissout dans l'alcohol bouillant pour les faire cristalliser de nouveau par refroidissement : alors la cholesterine est pure. Cette matière n'a point d'usage.

CHOLESTÉRIQUE (acide) : acide qui se produit lorsqu'on chauffe la cholesterine avec de l'acide nitrique concentré; on enlève l'excès d'acide nitrique en faisant bouillir le mélange avec du sous-carbonate de plomb; il a été découvert par Pelletier et Caventou. Il est sous forme d'aiguilles d'un blanc jaunâtre, qui paraissent d'un jaune orangé lorsqu'elles sont réunies; il a une odeur analogue à celle du beurre : sa saveur est faible et légèrement styptique ; sa pesanteur spécifique, inférieure à celle de l'eau, est plus considérable que celle de l'alcohol; il rougit l'eau de tournesol. On peut le fondre à 58° th. centigr.; il se décompose sans fournir de sous-carbonate d'ammoniaque, lorsqu'on le distille, ce qui prouve qu'il ne contient point d'azote. Il est peu soluble dans l'eau, tandis qu'il se dissout bien dans l'alcohol, dans l'éther acétique, l'éther sulfurique, les huiles volatiles, et l'acide nitrique ; il est insoluble dans les acides végétaux. L'acide sulfurique concentré le charbonne. Il n'a point d'usages.

(ORFILA.)

CHONDRO-GLOSSE, adj. *chondro-glossus*, nom donné par quelques-uns à une portion du muscle HYO-GLOSSE. *Voyez* ce mot. (A. B.)

CHONDROGRAPHIE, —LOGIE, —TOMIE, description, traité, dissection des cartilages. Ces mots sont peu usités. (A. B.)

CHORDAPSE, s. m., *chordapsus*, χορδή, intestin, et de ἄπτειν, lier, synonyme d'*iléus*. *Voyez* ce mot.

CHORÉE, *chorea*, dérivé de χορεία, danse ; c'est le nom d'une maladie qui a pour caractères distinctifs, certains mouvemens désordonnés, partiels ou généraux, du système musculaire, avec une légère altération de l'exercice des facultés intellectuelles, sans fièvre : phénomènes qui indiquent une affection du cerveau. On a encore appelé cette maladie *scelotyrbe*, *choréomanie*, *myotyrbie*, *danse de Saint-Guy* ou de *Saint-Wit*. Souvent le malade ne peut marcher qu'en courant et en sautant ; de là les différentes dénominations précitées. L'enfance, le sexe féminin, une disposition héréditaire, une constitution nerveuse et très-irritable, une habitude convulsive, telles sont les circonstances les plus favorables au développement de la chorée. La frayeur est sa cause excitante la plus fréquente ; viennent ensuite les accès violens de colère, les grandes contrariétés, la jalousie, la masturbation. Les auteurs ajoutent à ces causes celles de la plupart des autres maladies, et notamment la présence des vers dans le canal alimentaire. L'on observe quelquefois la chorée à la suite des attaques d'épilepsie et d'hystérie.

Les symptômes les plus apparens sont ceux qui résultent des désordres musculaires. Tantôt ces désordres sont généraux, et tantôt ils sont partiels, n'existent que d'un seul côté, par exemple ; dans ce cas il est probable que la maladie a son siége dans l'hémisphère cérébral du côté opposé. Quelquefois les yeux, une joue, le col, le bras ou la jambe, présentent seuls des désordres. La partie affectée est plus ou moins soustraite à l'empire de la volonté ; les muscles se contractent et se relâchent continuellement et avec rapidité, ce qui produit des grimaces, ces

gestes insolites, ces sauts involontaires, ces contorsions si variées et si singulières. Lorsqu'on saisit un membre avec la main,
l'on sent très-bien les contractions musculaires, et l'on ne peut les
empêcher par une compression modérée. Les malades ne prononcent que difficilement, et souvent en bégayant beaucoup : ils
éprouvent parfois des serremens de gosier, de légères suffocations. Les autres symptômes sont, quelquefois des engourdis-
semens, des picotemens, des fourmillemens dans les muscles
affectés, toujours un léger degré d'affaiblissement intellectuel,
dans quelques cas même un premier degré d'imbécillité : le
malade, qui est ordinairement un enfant, ne peut fixer son
attention, se livrer à l'étude; sa mémoire est affaiblie; il éprouve
souvent de l'agitation, portée dans des instans jusqu'à un véritable délire; il se plaint de maux de tête, d'étourdissemens;
il ne dort pas, ou bien son sommeil est léger, incomplet, agité,
interrompu par des rêves effrayans. La plupart de ces malades
sont très-susceptibles, capricieux, irascibles. Presque tous sont
maigres, grêles, souvent assez pâles, fort sujets aux palpitations;
quelques-uns ont des attaques d'hystérie ou d'épilepsie. Dans la
grande majorité des cas, les poumons, l'estomac et les autres
viscères remplissent assez bien leurs fonctions; il n'y a pas de
mouvement fébrile.

L'invasion de la chorée est subite ou lente; dans ce dernier
cas le désordre musculaire survient peu à peu, et est précédé de
quelques-uns des phénomènes cérébraux énoncés. La marche de
cette maladie est continue, rémittente, ou irrégulièrement intermittente. Les contrariétés, la frayeur, la colère, l'usage du
café ou des boissons spiritueuses, produisent des exacerbations
très-marquées, ou même le renouvellement des accès. La durée
de la chorée est indéterminée; elle peut être de plusieurs jours,
de plusieurs mois ou de plusieurs années. Cette maladie a rarement une issue fâcheuse; souvent elle se termine d'elle-même
à l'époque de la puberté, lors de l'éruption du flux menstruel
chez les filles. La guérison est toujours plus probable, plus facile à obtenir lorsque la chorée est à son début. Après la guérison il reste ordinairement une grande susceptibilité nerveuse,
beaucoup de disposition à une rechute. Quelquefois le malade
conserve des tics convulsifs dans les muscles des yeux, des paupières, d'une partie de la face, etc. Il arrive pourtant quelquefois que les malades maigrissent, sont atteints de phlegmasies

chroniques, tourmentés de fièvre lente, qu'ils tombent dans la consomption et terminent insensiblement leurs jours. L'on a vu aussi l'aliénation mentale, l'épilepsie ou l'hystérie succéder à la chorée.

Les phénomènes musculaires de la chorée sont si remarquables, si distincts, qu'il serait difficile de ne pas la reconnaître au premier abord. L'absence de la fièvre, du coma ou du délire, et de la prostration musculaire, empêchera toujours qu'on ne se méprenne sur le caractère de cette maladie, et qu'on ne la confonde avec les affections graves du cerveau qui présentent les phénomènes de la carphologie, des soubresauts des tendons, et autres désordres convulsifs. L'observateur se gardera cependant de n'arrêter son attention que sur les symptômes musculaires; les autres désordres cérébraux lui fourniront aussi des signes non-seulement pour établir son diagnostic, mais encore pour baser ses indications de traitement. Il faut rapprocher de la chorée certains tics convulsifs, le branlement de tête des vieillards, le beriberi des Indiens, le tremblement qui succède à des maladies du cerveau, ou qui suit souvent les excès vénériens, l'abus des liqueurs alcoholiques, celui que présentent les ouvriers qui travaillent aux mines de plomb ou à des objets pour lesquels on emploie du mercure.

La chorée a été rangée par les uns dans les affections convulsives, par d'autres dans les paralysies, par quelques-uns dans les démences. Nous ferons d'abord observer que ces classifications sont purement symptomatiques, et que même dans les deux premières on tend à faire de la chorée une maladie exclusivement musculaire. Il nous paraît ensuite que les phénomènes musculaires de la chorée sont de la nature des convulsions et non de la paralysie. Celle-ci, en effet, est toujours le résultat d'une lésion profonde du cerveau et des nerfs, et succède souvent aux mouvemens convulsifs dans les irritations et les inflammations de ces organes. Les muscles paralysés ne se meuvent plus : dans la chorée ces organes sont dans un mouvement continuel. Ce qui a pu en imposer sur ce point, c'est que, par cela même que les muscles ne peuvent être contractés à volonté, et maintenus dans cet état, il n'est pas possible au malade de tenir ses membres dans une position quelconque, ni d'exécuter régulièrement les actes de la marche et de la préhension ; c'est seulement en ce sens que ses actes musculaires sont *faibles*. J. Franck place le siége de la chorée, ainsi que celui de toutes les affections convulsives, dans la moelle épinière, malgré qu'il reconnaisse que cette maladie peut avoir une origine cérébrale. La chorée ne serait-elle qu'un mode de l'irritation du cerveau? L'anatomie pathologique n'a rien appris de satisfaisant qui puisse éclairer cette question. Outre que la chorée se termine rarement par la mort, dans le cas même où cette issue funeste surviendrait, il ne serait peut-être pas facile de distinguer la cause de la chorée de celle de l'affection qui a déterminé la mort. Sœmmering a trouvé des fausses membranes à la surface extérieure du cerveau; l'on a observé la chorée sur des enfans dans le cerveau desquels on a rencontré des tubercules. *Voyez* NÉVROSE.

L'on a vanté toute sorte de moyens pour guérir la chorée; les méthodes de traitement les plus opposées ont eu des succès, du moins au dire de leurs auteurs. Sydenham a surtout préconisé la saignée. Ce moyen est, en effet, dans beaucoup de cas l'un des plus puissans antispasmodiques; les évacuations sanguines, générales ou locales, faites et renouvelées avec beaucoup de mesure et de circonspection chez les enfans, calmeront souvent très-bien les agitations d'esprit, les maux de tête, l'insomnie et les désordres musculaires. L'usage journalier de bains à peine tièdes, quelquefois presque froids, de boissons aqueuses prises en abondance, un régime doux et rafraîchissant, la distraction et un exercice modéré, celui de la natation surtout, s'il est possible, pourront avoir des avantages marqués. Si la tête est habituellement chaude et douloureuse, les affusions froides seront utiles. L'on a employé les bains froids, l'immersion avec surprise. Mais la frayeur causée par ce dernier moyen serait le plus souvent capable de produire des accidens graves; l'on cite pourtant des chorées guéries à la suite d'une frayeur. Les opiacés, l'acétate de morphine, mis en usage après les évacuations sanguines, ont amené des changemens avantageux. M. Guersent m'a dit avoir employé avec efficacité la valériane en poudre, unie à une pulpe de fruit, pour en rendre l'usage moins désagréable. Les préparations de quinquina ont quelquefois été utiles. Si l'on reconnaissait la présence des vers dans le canal intestinal comme cause de la chorée, l'on aurait immédiatement recours aux anthelmintiques. Dans tous les cas, l'on aura bien soin de faire surveiller les enfans, pour les empêcher de s'adonner à la masturbation; on fera en sorte qu'ils évitent les contrariétés, les frayeurs, les excès de travail, la fatigue musculaire, et qu'ils s'abstiennent de prendre du café ou des boissons spiritueuses.

(GEORGET.)

CHORION, s. m., *chorion*. L'étymologie de ce mot a varié selon que l'on a adopté la manière de l'écrire par un *o* ou un *ω*, et peut fournir un exemple frappant du peu de sens de beaucoup de commentateurs et d'étymologistes. Ceux qui écrivent χόριον le font dériver soit de χορός, chœur, parce que les vaisseaux y sont disposés comme les personnages d'un chœur, ou, dit Moschion, parce que cette membrane est formée de plusieurs parties comme un chœur l'est de plusieurs personnages, soit de χορηγεῖν, payer les frais, fournir, parce qu'elle fournit la nourriture au fœtus, et Riolan se déclare partisan de cette opinion. Quand on écrit χωρίον, on trouve son opinion dans le verbe χωρεῖν, sortir, parce que le chorion sort en même temps que le fœtus, ou dans le mot χῶρος, χωρίον, lieu, demeure, parce qu'il est le lieu, la demeure où le fœtus se développe. Cette dernière étymologie paraît si évidente, qu'elle aurait dû exclure l'idée des autres. Le mot *chorion* désigne, chez les anciens anatomistes qui avaient des notions peu exactes de la disposition de ces parties, tantôt le placenta, tantôt une des membranes qui enveloppent le fœtus. Cette dernière acception est la seule qui soit conservée. *Voyez* OEUF HUMAIN.   (DESORMEAUX.)

CHOROIDE, adj., *choroïdeus, choroïdes,* χοροειδής, qui ressemble au chorion. On désigne sous ce nom, d'après les anciens, une des membranes de l'œil. (*Voyez* OEIL.) On appelle encore *plexus choroïdes*, deux replis membraneux et vasculaires, situés dans les ventricules latéraux du cerveau. *Voyez* ENCÉPHALE.   (A. B.)

CHOROÏDIEN, adj., ce mot, synonyme de choroïde, indique pourtant plus particulièrement ce qui appartient à la membrane ou aux plexus choroïdes : ainsi on nomme *toile choroïdienne* une membrane qui unit les deux plexus choroïdes, *enduit choroïdien* le liquide noirâtre qui revêt la membrane choroïde. Des veines sont même appelées choroïdiennes, parce qu'elles appartiennent à la toile de ce nom : ce sont les veines de Galien. *Voyez* ENCÉPHALE.   (A. BÉCLARD.)

CHOSE, s. f., *res* ; expression vague, indéterminée, aujourd'hui justement bannie du langage médical. Elle servait autrefois à classer tout ce qui a rapport à l'homme. On distinguait

trois espèces de *choses* : 1° les *choses naturelles* c'est-à-dire
inhérentes à la nature de l'homme : 2° les *non-naturelles* au
nombre de six : *et res non-naturales quæ sunt sex : aer
cibus et potus, inanitio et repletio, motus et quies, somnus et
vigilia, et accidentia animi* : 3° les *extra-naturelles*, c'est-à-dire
différentes du cours ordinaire de la nature, telles que les maladies, etc.   (ROSTAN.)

CHOU, s. m. *Brassica*. C'est à la famille des Crucifères, à la
tétradynamie siliqueuse qu'appartient ce genre de plantes, intéressant par ses usages dans l'économie domestique. Il se distingue
par un calice formé de quatre sépales connivens, et renflé à
sa base, par les quatre glandes qui entourent son ovaire, et par
son fruit qui est une silique presque conique et s'ouvrant en deux
valves. Nous ne parlerons ici que de deux espèces de ce genre;
savoir : le chou ordinaire et le navet.

1.° CHOU ORDINAIRE, *brassica oleracea*. L. De toutes les
plantes potagères, le chou est, sans contredit, celle qui présente le plus grand nombre de variétés, à tel point qu'il paraîtrait presque impossible, au premier coup d'œil, de les rapporter
toutes à une seule espèce primitive. La nature de cet ouvrage ne
nous permet point d'entrer dans des détails étendus sur chacune
de ces variétés, connues sous les noms de *Choux pommés*, *Choux
de Milan ou frisés*, *Choux-raves*, *brocolis*, et *Choux-fleurs*.
Dans les deux premières variétés, ce sont les feuilles que l'on
mange; dans la troisième, c'est la base de la tige qui se renfle,
devient charnue, et offre, quand elle est cuite, une saveur très-
analogue à celle du navet. Les parties que l'on mange dans les
brocolis et les choux-fleurs sont les boutons de fleurs qui, dans
ces deux variétés, sont très-serrés et compactes.

Les proprietés médicales du chou ont été pendant long-temps
en grande réputation auprès des anciens, qui le regardaient
comme un médicament extrêmement énergique. Mais, de nos
jours, cette plante, si l'on en excepte la variété désignée sous
le nom de *Chou rouge*, n'est plus employée comme médicament.
Le chou rouge a été vanté par plusieurs auteurs comme fort efficace dans les inflammations chroniques du poumon et en particulier dans la phthisie; mais les tisanes dans lesquelles entre cette
plante, qui est principalement mucilagineuse et sucrée, n'exercent pas une action plus spéciale sur les organes de la respiration
que les autres boissons adoucissantes, parmi lesquelles on doit

la ranger ; mais, comme ces dernières, elles peuvent être souvent avantageuses.

C'est donc surtout comme aliment que l'on fait usage du chou et de ses variétés ; et, sous ce dernier rapport, on en fait en France et dans le nord de l'Europe une énorme consommation. Les choux sont, pendant l'hiver, la principale nourriture du peuple des villes et des campagnes. Ce sont surtout ses variétés, les choux-fleurs et les brocolis, qui sont servies sur la table des riches ; elles sont aussi plus tendres, d'un goût plus agréable, et l'estomac les digère plus facilement. Quant au chou proprement dit, il est en général fort sain ; mais, comme tous les autres légumes très-aqueux, il est assez difficile à digérer, et beaucoup de personnes ne peuvent impunément en faire usage. On remédie quelquefois à cet inconvénient en mélangeant aux choux quelques substances aromatiques et excitantes qui en facilitent la digestion, tels que les fruits de cumin, de fenouil, de carvi, etc.

Il est une préparation que l'on fait subir aux choux, dont nous devons dire ici deux mots à cause de son emploi habituel et général dans les contrées septentrionales de l'Europe, je veux parler de la *sauer-kraut*, désignée en France sous le nom de *chou-croûte.* Ce sont des choux grossièrement hâchés et auxquels on a fait subir un commencement de fermentation acide après y avoir ajouté du sel et quelques aromates. Dans cet état, ils ont une saveur acide particulière, et sont pour tout le nord de l'Europe un mets fort recherché, et que l'on emploie journellement, après les avoir fait cuire de différentes manières. La chou-croûte est un aliment excitant qui se trouve en quelque sorte en rapport avec le climat plus froid, avec le tempérament généralement plus mou, plus lymphatique des peuples qui en font spécialement usage. Elle est très-précieuse pour les voyages maritimes de long cours, parce qu'elle se conserve long-temps sans s'altérer, et qu'elle remplace assez bien les végétaux frais. Aussi la regarde-t-on généralement comme antiscorbutique.

2° Le NAVET appartient aussi au genre *brassica*, et les botanistes lui ont donné le nom de *brassica napus.* Il se distingue du chou par sa taille toujours plus petite et plus grêle, par sa racine tubéreuse et charnue, et par ses feuilles hérissées de poils rudes. Sa racine est la seule partie employée ; elle est charnue, sucrée, aqueuse et légèrement piquante. C'est un aliment que l'on peut

parfaitement comparer au chou pour la saveur et pour son mode
d'alimentation.

Nous ne terminerons pas ce qui a rapport aux espèces du
genre *brassica*, sans rappeler que leurs graines sont toutes extrêmement oléagineuses et que l'on cultive abondamment, dans
les provinces du nord de la France, le colza (*brassica arvensis*) pour en retirer une huile grasse qui est surtout employée
pour l'usage des lampes.   (A. RICHARD.)

CHOU-CROUTE , s. f. *Voyez* CHOU.

CHOU-FLEUR , s. m. *Voyez* CHOU.   (A. R.)

CHOU-FLEUR, s. m., espèce d'excroissance syphilitique
rangée dans la classe des végétations, présentant, sur un pédicule plus ou moins étroit, un grand nombre de lobes ou tubercules, variables dans leur forme, leur volume, leur couleur et leur consistance. Les choux-fleurs sont communément
assez multipliés. Ils naissent de préférence sur les membranes
muqueuses, et aux régions où la peau, fine et assouplie par
une transpiration habituelle, se trouve fréquemment en contact avec le virus vénérien. Ces végétations sont quelquefois
primitives; mais le plus ordinairement elles ont été précédées
par des écoulemens ou des chancres, et annoncent une infection consécutive. *Voyez* EXCROISSANCE, VÉGÉTATION.

(LAGNEAU.)

CHROMATE, s. m., *chromas;* genre de sels formés d'une base
et d'acide chromique. (*Voyez* ce mot.) Aucun chromate n'est
employé en médecine; celui de potasse sert quelquefois comme
réactif pour découvrir certains poisons minéraux. *Voyez* POTASSE,
PLOMB, ARGENT et MERCURE.   (ORFILA.)

CHROME, s. m., *chromum*, du grec $\chi\rho\tilde{\omega}\mu\alpha$, couleur: métal
découvert en 1797, par M. Vauquelin, dans le plomb rouge de
Sibérie (chromate de plomb), et ainsi nommé, parce qu'il
forme des composés colorés avec beaucoup de corps. Il est rangé
parmi les métaux acidifiables de la quatrième classe de Thénard.
(*Voyez* MÉTAL.) On ne le rencontre jamais pur dans la nature,
mais il y existe à l'état d'oxyde et de sel; on le trouve dans les
aérolithes, l'émeraude, la serpentine, le fer natif et le plomb
rouge de Sibérie, etc. La mine de chrome, que l'on rencontre
abondamment près de Gassin en Provence, et que l'on a considérée comme du chromate de fer, est principalement composée
d'oxyde de chrome et d'oxyde de fer.

Le chrome est solide, d'un blanc grisâtre et très-fragile. Sa pesanteur spécifique est de 5,900. Il n'entre en fusion qu'à une température fort elevée, et alors il est sous forme de petits grains. L'air et l'oxygène n'agissent sur lui que lorsqu'il a été fortement chauffé ; il se forme alors du protoxyde de chrome vert : toutefois on parvient, à l'aide d'autres moyens, à combiner ce métal avec une plus grande quantité d'oxygène, et à former le deutoxyde de chrome et l'acide chromique.

Lorsqu'on expose à l'air un mélange de chrome et de potasse, le métal absorbe assez d'oxygène pour passer à l'état d'acide chromique, et il se forme du chromate de potasse. On obtient le chrome, en décomposant le protoxyde par le charbon, dans un creuset brasqué. Il n'a point d'usages.

CHROME (oxydes de). Le *protoxyde* se trouve rarement dans la nature ; il est vert, infusible, inaltérable par le feu, par le gaz oxygène et par l'air. Soumis à l'action de la pile électrique, il se décompose en oxygène et en chrome ; il se disout difficilement dans les acides ; on l'emploie pour colorer en vert la porcelaine et le verre, et pour en extraire le chrome : on l'obtient en chauffant graduellement dans une cornue de grès du chromate de mercure ; celui-ci se décompose, laisse l'oxyde dans la cornue, tandis qu'il se dégage du mercure et du gaz oxygène. — Le *deutoxyde* est brun, brillant, insoluble dans l'eau et dans les acides, presque insoluble dans les alcalis. Il n'a point d'usages. — *Peroxyde, voyez* CHROMIQUE.   (ORFILA.)

CHROMIQUE (acide) : acide composé de 87,72 parties d'oxygène, et de 100 parties de chrome ; il entre dans la composition du rubis spinelle et du plomb rouge de Sibérie (chromate de plomb). C'est dans ce dernier minéral que M. Vauquelin le découvrit en 1797. Il est sous forme de prismes de couleur rouge *purpurine*, doués d'une saveur âcre, styptique, déliquescens et plus pesans que l'eau, dans laquelle ils se dissolvent très-bien. Cette dissolution est rouge, et se transforme en hydrochlorate de chrome vert, lorsqu'on la chauffe avec de l'acide hydrochlorique. L'acide sulfureux et le protohydrochlorate d'étain enlèvent aussi une portion d'oxygène à l'acide chromique, et les transforment en potoxyde vert. Il précipite le nitrate d'argent en rouge, les sels de plomb en jaune, et les sels de protoxyde de mercure en orangé rougeâtre. Il n'est pas employé en médecine. On s'en sert comme réactif pour déceler les sels d'argent,

de plomb et de mercure; mais on lui préfère pour cet usage le
chromate de potasse. *Voyez* POTASSE.   (ORFILA.)

CHRONIQUE, adj., *chronicus*, de χρονός, temps; on donne
ce nom aux maladies dont la durée est longue, ou la marche
lente, comme on nomme aiguës celles dont la durée est courte et
la marche rapide. Les anciens auteurs avaient fixé un terme absolu à la durée des affections aiguës et chroniques; la plupart rapportaient aux premières celles qui cessaient avant le
quarantième jour, aux secondes celles qui se prolongeaient au
delà. Quelques-uns avaient pris pour limites, entre les unes
et les autres, le soixantième jour. Mais il est des maladies qui
sont encore aiguës après ce terme, il en est qui sont chroniques quoiqu'elles cessent en quelques semaines; toute affection
dont les symptômes se développent, s'accroissent et se succèdent
avec lenteur, est essentiellement chronique, lors même que
par le nombre de jours qu'elle dure, elle appartiendrait aux
affections aiguës. Il est encore à remarquer que, la même
affection pouvant passer insensiblement à l'état chronique
après avoir eu une marche très-aiguë, il devient impossible
de fixer le point où s'opère cette transformation. Il convient
donc de ne pas attacher à cette division, d'ailleurs fort bonne
en soi, une trop grande importance. *Voyez* AIGU, DURÉE,
MARCHE.   (CHOMEL.)

CHRYSIDE, s. f., *chrysis ignita*. On donne ce nom et celui
de *guêpe dorée* à un très-joli insecte, commun sur les murailles et sur le tronc des vieux arbres dépouillés de leur
écorce, où il voltige en faisant briller au soleil ses éclatantes
couleurs. La chryside, qui appartient à l'ordre des hyménop-
tères, est facile à reconnaître par son abdomen creux en dessous; par le brillant métallique de son corps rouge et bleu;
par ses antennes filiformes, brisées, vibratiles. L'anus des femelles est muni d'un aiguillon. Godefroy-Christophe Beircis,
d'Helmstadt, est le seul qui, jusqu'à présent, ait parlé des propriétés médicamenteuses de cet insecte, qu'il a prodigieusement
exaltées. D'ailleurs il le regarde comme le premier des stimulans, et il en prépare une teinture alcoholique, dont il administre quarante gouttes deux fois par jour. Il prétend avoir
guéri ainsi les paralysies les plus opiniâtres, et spécialement
des paraplégies.   (HIP. CLOQUET.)

CHUTE, s. f., *prolapsus* ; on a donné le nom de chute à ce

mode de déplacement de certains organes qui paraissent s'abaisser ou tomber en obéissant en quelque sorte à leur propre poids. Comme le nom de chute s'applique à des maladies de nature très-différente, il est impossible d'en tracer une histoire générale, et il faut les décrire chacune en particulier.

Les parties qui peuvent devenir le siége de chute ou *prolapsus* sont la paupière supérieure, la luette, la langue, le rectum, l'utérus, le vagin.

CHUTE OÙ PROLAPSUS DE LA PAUPIÈRE SUPÉRIEURE, *prolapsus palpebræ.*—Cette maladie, caractérisée par l'abaissement permanent de la paupière au-devant de l'œil, sans aucune lésion organique apparente, est le résultat de la paralysie du muscle élévateur de la paupière (*orbito-palpébral*). Elle est assez souvent compliquée d'un strabisme produit par la paralysie du muscle droit externe de l'œil. On a observé le prolapsus de la paupière à la suite de coups portés sur la région surcilière; on l'a vu également occasioné par l'action du froid et de l'humidité. Cette affection survient quelquefois sur des individus affectés d'épanchemens séreux ou sanguins dans le cerveau; chez d'autres personnes épuisées par la masturbation ou par l'abus du coït; sur des sujets fatigués par des veilles prolongées, ou par des travaux propres à fatiguer la vue. Cette maladie a quelquefois été la suite de fièvres ataxiques ou de névralgies. On l'a vue produite sympatiquement par des affections qui avaient leur siége dans la cavité abdominale. Dans le plus grand nombre des cas, ses causes restent ignorées.

Il est très-rare que les deux paupières supérieures soient en même temps affectées de prolapsus. La paralysie qui y donne lieu est tantôt complète, tantôt incomplète. Elle est quelquefois précédée pendant quelque temps par une espèce de clignotement très-incommode. Cette maladie, qui n'offre aucun danger par elle-même, est souvent très difficile à guérir; dans quelques cas, elle est incurable.

Lorsque le prolapsus de la paupière supérieure paraît dépendre d'un engorgement des vaisseaux sanguins de l'intérieur du crâne et des orbites, on a recours avec avantage à l'application des sangsues sur la tempe et sur les régions surcilière et mastoïdienne. On prescrit en même temps les purgatifs minoratifs, les pédiluves révulsifs, les boissons rafraîchissantes, et un régime atténuant et assez sévère. On conseille au contraire un régime analeptique, les infusions aromatiques de sauge, de menthe, de

mélisse, d'arnica, lorsque la maladie paraît dépendre d'un état
de faiblesse locale ou générale. C'est particulièrement dans cette
dernière circonstance qu'il convient de faire des embrocations,
des frictions sur les tempes et sur le front avec le baume de fioraventi, le baume opodeldoch, le baume nerval, l'ammoniaque unie à des huiles essentielles. On a aussi, dans quelques circonstances, obtenu de très-bons résultats de fumigations avec
l'acide sulfureux dirigées avec précaution vers la partie malade.
On peut seconder l'action de ces moyens par l'usage intérieur et
par les douches d'eaux thermales, par l'application des vésicatoires sur le front, la tempe, le vertex. Quand ces moyens
échouent, on peut encore essayer l'application de la pommade
de Gondret ou du moxa sur les mêmes régions, ou bien l'administration de l'électricité.

Le prolapsus de la paupière ayant beaucoup de rapports avec
l'amaurose, soit par ses causes, soit par sa nature, le traitement de ces deux affections doit reposer sur les mêmes bases.
Comme nous avons exposé avec détail les méthodes curatives
conseillées contre l'amaurose, nous renvoyons à ce mot.

CHUTE DE LA LANGUE, *prolapsus linguæ*, *lingua vitulina*,
lingua pendula; cette affection chronique ne doit pas être
confondue avec le gonflement aigu de la langue produit par une
glossite, par l'impression d'une substance vénéneuse, par une
petite vérole de mauvaise nature, par une fièvre thyphoïde.

La chute de la langue est quelquefois la suite, chez les enfans, de l'habitude de tirer habituellement la langue, et chez les
adultes, de salivations mercurielles abondantes et prolongées. Elle
peut dépendre de la constitution lymphatique des sujets qui en sont
affectés, de leur séjour habituel dans des lieux humides. Elle
est quelquefois compliquée de paralysie. Dans des cas plus rares
le prolapsus de la langue est occasioné par un état d'hypertrophie congénial de cet organe, qui augmente avec l'âge.

Chez les individus atteints de cette maladie, la bouche est
maintenue entr'ouverte par la langue qui s'avance entre les
dents, les lèvres, et qui tombe même quelquefois sur le menton. Les dents sont poussées en devant, le bord de la machoire
inférieure se creuse ; la salive s'écoule involontairement, et continuellement les malades sont fatigués par la soif et la sécheresse
de la bouche ; la déglutition et la prononciation sont difficiles·
Lorsque la langue n'est pas fortement tuméfiée, on parvient, chez

quelques individus à la repousser dans la bouche , dans l'intervalle des repas , et à l'y maintenir au moyen d'un bandage destiné à maintenir les mâchoires fortement rapprochées. On a employé avec succès, comme moyens de guérison, les lotions et les
gargarismes âcres , astringens ; les purgatifs drastiques, les lavemens irritans. Lorsque ces moyens sont insuffisans, on peut
essayer de dégorger la langue et d'irriter ses muscles en appliquant des sangsues sur sa surface , à plusieurs reprises, en pratiquant dans son tissu des scarifications profondes. On a même ,
dans cette circonstance, au rapport de Velschius , et de Th. Bartholin , d'après Walæus , pratiqué avec succès la résection de la
portion excédante de la langue.

CHUTE DE LA LUETTE , *prolapsus uvulæ* , *uvula pendula*. La
chute de la luette présente deux espèces de variétés bien distinctes : l'une d'elle consiste dans une infiltration séreuse , et la
seconde dans un engorgement inflammatoire chronique.

L'infiltration séreuse de la luette affecte ordinairement des individus lymphatiques , sujets aux affections catarrhales. Elle est
assez fréquente dans les lieux froids humides. Elle survient quelquefois assez brusquement , à la suite du refroidissement de tout
le corps , ou des pieds seulement , ou après l'usage des boissons
froides lorsque la peau est couverte de sueur. La luette infiltrée
devient beaucoup plus longue et plus volumineuse que dans
l'état naturel ; elle perd quelquefois sa forme, et devient bos-
selée , pâle et demi-transparente ; elle n'est pas d'ailleurs douloureuse.

Lorsque la luette est affectée d'une inflammation chronique ,
son volume est légèrement augmenté ; sa couleur est plus foncée
que dans l'état naturel ; elle est le siége d'un sentiment d'ardeur ,
de cuisson qui se propage aux parties voisines. Son extrémité
pend plus ou moins bas sur la base de la langue.

La chute de la luette , quelle que soit d'ailleurs la nature de la
maladie , donne lieu à une sensation désagréable de chatouillement dans le fond de la gorge, à une toux plus ou moins fréquente , à des mouvemens involontaires et souvent répétés de
déglutition , à des envies de vomir, à des efforts de vomissement.
Lorsque la luette est devenue très-longue et très-volumineuse, la
respiration est gênée, les malades sont quelquefois menacés de
suffocation , la déglutition est difficile, les liquides reviennent en
partie par le nez, la voix devient nasale.

On remédie quelquefois à l'infiltration séreuse de la luette, lorsqu'elle est récente, par l'usage des infusions diaphorétiques, des bains chauds, et des gargarismes astringens. Les boissons mucilagineuses, les bains tièdes, l'application d'un large vésicatoire à la nuque sont indiqués lorsque la maladie est entretenue par une infiltration chronique. Lorsque ces moyens échouent, et surtout lorsque les incommodités produites par la maladie sont portées à un haut degré, il faut en venir à l'excision d'une portion de la luette tuméfiée. Cette opération, qui a été conseillée par Celse, est très-simple et n'offre aucun danger.

Pour l'exécuter, l'on fait asseoir le malade en face d'une croisée; sa tête doit être légèrement renversée en arrière et assujettie, si on le juge convenable, par un aide. La bouche étant ouverte, le chirurgien saisit avec une pince à polypes l'extrémité pendante de la luette, et il la coupe d'un seul coup avec des ciseaux. A la suite de cette excision, il ne s'écoule qu'une très-petite quantité de sang, et il suffit de prescrire de l'eau fraîche, soit pour boisson, soit pour gargarisme.

Paré, Fabrice de Hilden, Scultet ont conseillé et pratiqué la ligature de la luette, dans des cas où elle était très-volumineuse. L'excision nous paraît, sous tous les rapports, plus avantageuse.

On a d'ailleurs proposé d'exécuter cette dernière opération avec le coupe bride de Desault, et avec d'autres instrumens plus ou moins compliqués; mais leur emploi est beaucoup moins commode et moins sûr que celui des ciseaux ordinaires.

CHUTE DU RECTUM, *prolapsus seu procidentia intestini recti.* Cette maladie est assez commune chez les enfans, mais elle survient aussi à des adultes et surtout aux vieillards. Elle paraît consister dans le relâchement et l'engorgement de la membrane interne du rectum qui franchit le sphincter de l'anus, et vient former à l'extérieur une tumeur rouge, plissée, rugueuse, humide, douloureuse, d'un volume plus ou moins considérable. On a aussi donné, mais improprement, les noms de chute et de renversement du rectum, du fondement à une autre affection qui consiste dans l'invagination d'une portion du colon et quelquefois de la totalité de cet intestin et du cœcum dans le rectum avec issue hors de l'anus d'une portion de l'intestin invaginé. Dans ce cas la tumeur extérieure est quelquefois très-longue. Muralt a fait insérer, dans les *Mémoires des Curieux de la nature,* l'obser-

vation d'une tumeur de cette espèce, longue de deux pieds, survenue à la femme d'un forgeron à la suite d'un accouchement.
On a vu souvent de ces tumeurs longues de six à huit pouces. Sabatier a réuni, dans un *Mémoire* inséré dans le cinquième volume de ceux *de l'Académie de chirurgie,* plusieurs observations
très-importantes de cette maladie dont l'issue est assez souvent
funeste. *Voyez* INVAGINATION.

Les causes de la chute de la membrane interne du rectum sont
chez les enfans, suivant quelques praticiens, la grande laxité et
le grand développement de cette membrane ; ce qui vient à l'appui de cette opinion, c'est que la maladie diminue et finit ordinairement par guérir à mesure qu'ils approchent de l'âge de la puberté. On convient généralement que la diarrhée qui accompagne l'éruption des dents, que les affections vermineuses et
dysentériques prédisposent à cette maladie, et suffisent même
pour y donner lieu. On l'observe assez souvent chez les sujets
calculeux et chez ceux qui sont affectés de catarrhe vésical ou de
rétentions fréquentes d'urine. La constipation habituelle, les efforts violens pour aller à la garde-robe, l'usage trop fréquent des
baïns de siége, des lavemens tièdes et mucilagineux, des suppo-
sitoires irritans et surtout les hémorrhoïdes habituelles, anciennes,
volumineuses, enflammées, en sont les autres causes les plus ordinaires.

Lorsque la chute de la membrane interne du rectum est récente,
la tumeur à laquelle elle donne lieu est peu volumineuse, elle rentre
spontanément, ou par l'effet d'une légère pression après que les malades ont été à la garde-robe. Quand elle est ancienne et parvenue à un certain degré, la tumeur reste habituellement au dehors.
Cette tumeur, exposée au contact des vêtemens, à des pressions,
à des frottemens réitérés, augmente de volume ; la membrane qui
la forme s'épaissit ; elle prend une teinte rouge, foncée, et fournit
une sécrétion muqueuse, puriforme, sanguinolente. Lorsque la
maladie est compliquée d'hémorrhoïdes volumineuses, il en résulte
souvent des douleurs très-vives et des pertes de sang abondantes.
Quelques malades sont presque continuellement tourmentés par
des épreintes, et ne peuvent retenir les matières fécales ; d'autres
ne les rendent qu'à la suite de violens efforts, et en éprouvant
de grandes souffrances.

La chute du rectum peut être compliquée d'inflammation aiguë, d'étranglement et même de gangrène de la tumeur ; nous

ferons cependant observer que ces accidens sont plus fréquens dans le cas d'invagination.

On peut parvenir à distinguer ces deux affections l'une de l'autre, parce que l'invagination survient ordinairement dans un temps très-court, qu'elle est souvent accompagnée de coliques et de tiraillemens dans l'abdomen, avant l'apparition de la tumeur à l'extérieur : on parvient quelquefois à la sentir en portant le doigt dans le rectum. La tumeur formée par la membrane muqueuse du rectum a ordinairement la forme globuleuse, et sa surface présente des replis rayonnans de son centre vers sa circonférence. La tumeur résultant de l'invagination est irrégulièrement cylindroïde, allongée, plus ou moins recourbée sur elle-même. On peut porter le doigt indicateur très-haut dans la rainure circulaire qui se trouve entre cette tumeur et l'anus, tandis qu'il est bientôt arrêté par l'espèce de cul-de-sac qui existe à l'endroit où la membrane muqueuse simplement relâchée se replie vers l'anus. L'invagination du colon dans le rectum, et la chute de la membrane interne de cet intestin peuvent d'ailleurs se rencontrer sur le même individu. J'ai vu cette double maladie sur une dame âgée de cinquante ans, qui avait eu neuf enfans, et avait été depuis sa jeunesse fatiguée par une constipation opiniâtre ; cette dame était très-maigre ; la tumeur, formée par le bourrelet appartenant à la membrane muqueuse du rectum, était à peu près du volume de la tête d'un fœtus ; en introduisant le doigt dans son ouverture centrale, on sentait, à peu près à deux pouces de hauteur, l'extrémité de la tumeur résultant de l'invagination. Dans les efforts violens, prolongés et très-douloureux que cette malade était obligée de faire pour aller à la garde-robe, l'intestin invaginé était poussé vers l'anus sans s'y engager, mais alors tout l'espace compris entre le coccyx, la vulve et les tubérosités sciatiques était également poussé avec violence en bas ; on eût dit que ces parties eussent été sur le point de se rompre. Cette dame, après de longues souffrances, a fini par succomber.

Lorsque la chute de la membrane interne du rectum est récente, il est facile de la réduire ; on y procède, après avoir fait coucher le malade sur le dos, de manière à ce que les cuisses soient fléchies et le bassin plus élevé que la poitrine, en repoussant la tumeur de bas en haut avec le doigt indicateur recouvert d'un linge fin imbibé d'huile ou de crême. On fait pénétrer ce doigt dans l'anus, et si la réduction présente quelque difficulté, on comprime tout le pourtour de la tumeur avec l'autre main.

Lorsque la tumeur existe au dehors depuis quelque temps, qu'elle est dure, enflammée, très-douloureuse, qu'il est impossible de la comprimer pour la réduire, il faut d'abord calmer l'inflammation par des lotions avec du lait, ou avec des infusions mucilagineuses presque froides; on a aussi recours dans cette circonstance à des bains de siége frais et quelquefois à l'application de quelques sangsues sur la tumeur. Lorsque la tumeur est réduite, on applique sur l'anus un tampon de charpie imbibé d'une liqueur astringente et quelques compresses épaisses que l'on soutient au moyen d'un bandage en T. Pour empêcher l'accident de se reproduire, il faut éloigner les causes qui pourraient y donner lieu, et chercher ensuite à fortifier le malade et les parties affaiblies par les bains froids, pourvu d'ailleurs qu'ils ne soient pas contre-indiqués par quelque circonstance particulière.

Lorsque la maladie n'a point cédé aux lotions, aux injections astringentes, aux bains froids, aux bains de mer, aux douches ferrugineuses ascendantes, qu'elle est devenue habituelle, les malades sont forcés de porter habituellement dans l'anus une espèce de pessaire, ou de le soutenir avec une plaque d'ivoire percée à sa partie moyenne. On contient cette plaque avec des courroies élastiques fixées à une ceinture. Chez quelques individus ces moyens sont insuffisans pour empêcher la sortie de la tumeur, ou bien on ne peut les employer parce qu'elle est habituellement irréductible. Que reste-t-il alors à faire? J'ai vu, dit Sabatier, des individus « chez qui l'intestin formait un bourrelet surmonté de sacs hémorrhoïdaux desquels il suintait une sérosité âcre et corrosive qui rougissait et excoriait les parties voisines, ou une quantité de sang considérable. Un des grands de l'état avait été obligé de garder le lit pendant huit à dix ans. Une célèbre actrice perdait journellement deux ou trois palettes de sang, ce qui l'avait conduite à un état de cachexie qui faisait craindre pour sa vie. Tous deux ont été guéris par la rescision de la partie la plus saillante du bourrelet formée par le rectum, faite avec des ciseaux courbes sur leur plat, après qu'on eut soulevé ces parties saillantes avec des pinces ou avec une airigne. On aurait pu craindre une hémorrhagie grave qui cependant n'eut pas lieu. C'est pour cela que l'opération hardie dont je viens de parler a été rarement pratiquée et par peu de personnes. Peut-être réussirait-on

aussi bien en entamant le bourrelet hémorrhoïdal avec un cautère, en forme de couteau, rougi au feu. Du moins on n'aurait pas
d'hémorrhagies à craindre, et on pourrait de même compter
sur le dégorgement de la partie malade et sur son resserrement,
de manière qu'elle ne peut se déplacer de nouveau. »

M. Dupuytren ayant eu l'occasion de constater fréquemment
l'inefficacité de la plupart des moyens conseillés pour guérir les
adultes affectés de chute de l'anus, et ayant observé en même
temps que l'excision des tumeurs hémorrhoïdales, fongueuses
ou d'autre nature, qui compliquent si souvent ces renversemens, prévenait ordinairement le retour de cette dernière infir-
mité, imagina que l'excision plus ou moins considérable de parties de la membrane interne du rectum près de l'anus pourrait, aussi bien que celle des tumeurs hémorrhoïdaires, prévenir le
renversement du rectum. Il a exécuté quatre fois cette opération
avec une airigne et avec des ciseaux courbes, et il a réussi à guérir complétement la chute du rectum ; mais une hémorrhagie
grave survenue presque immédiatement chez un de ses malades,
et une suppuration très-abondante et très-opiniâtre éprouvée par
un autre lui ont fait rechercher un procédé qui eût moins d'inconvéniens. Celui qu'il emploie maintenant consiste à exciser, à
l'aide de pinces à ligature et de ciseaux courbes sur le plat, un
plus ou moins grand nombre des plis saillans qu'on voit se porter
en rayonnant de la circonférence au centre de la marge de l'anus.
Il les saisit à un pouce et demi de l'anus, et il les enlève de ce
point jusqu'à l'entrée même de l'anus et le plus avant possible en
remontant dans le rectum. Le nombre des plis que M. Dupuytren enlève est proportionné au volume de l'intestin renversé et
à la dilatation de l'anus. Dix ou onze individus ont été traités par
cette méthode ; l'un de ces malades était une femme adulte, opérée
à l'Hôtel-Dieu il y a environ un an ; elle avait depuis dix ans un
renversement du rectum du volume d'une livre d'eau distillée. La
tumeur, qui était permanente et ovoïde lorsque la malade était
debout, l'empêchait de marcher. Elle fournissait un suintement
continuel de matière muqueuse et sanguinolente, et entretenait
de continuels besoins d'aller à la garde-robe ; réduite, elle causait
des pesanteurs, des épreintes, et se reproduisait presque immédiatement. Cinq ou six des plis saillans et rayonnés qu'elle présentait,
furent excisés de dehors en dedans. L'opération fut courte et ne
fut suivie d'aucune hémorrhagie. La malade, qui allait douze ou

quinze fois à la garde-robe en un jour avant l'opération, resta
six jours entiers sans avoir besoin de s'y présenter. Le septième,
il y eut une selle abondante qui ne donna lieu à aucun renversement. La malade se leva au bout de vingt jours, sans que le renversement reparût ; elle se livra pendant les dix jours suivans à
toutes sortes d'exercices sans aucun inconvénient. Depuis cette
époque, sa guérison s'est complétement soutenue. Les autres malades opérés par M. Dupuytren n'ont pas été moins heureux ;
aussi ce praticien regarde-t-il, avec raison, l'invention de cette
méthode comme une des meilleures choses qu'il ait faites pour
l'art et pour l'humanité. Si l'on ouvrait une artère dans cette opération, il faudrait à l'instant même la cautériser ; on ne pourrait
guère remédier à une hémorrhagie consécutive que par le tamponnement fait avec beaucoup de soin.　　　　(MARJOLIN.)

CHUTE DE MATRICE, *uteri prolapsus, procidentia, hysterop-*
tosis: déplacement de l'utérus en en-bas. Ce déplacement a été confondu par les anciens et quelques modernes avec la chute du vagin
et le renversement de matrice. Au mot DÉPLACEMENT DE MA-
TRICE, je traiterai succinctement de ce pointd'histoire de la médecine intéressant pour la pathologie de ces affections. Sabatier et
Astruc distinguent trois degrés dans cette maladie. Dans le premier, qu'ils appellent *relâchement*, *rélaxion* de matrice, cet
organe est seulement un peu plus bas que dans l'état naturel ;
dans le second, *chute* ou *descente*, *semi-prolapsus*, il est descendu dans le fond du bassin ; dans le troisième, *précipitation*,
prolapsus de matrice, il fait saillie hors de la vulve. Mais Astruc
avertit que, comme le premier degré n'est presque jamais suivi
d'aucun accident digne d'attention, et qu'il est assez commun
aux femmes qui ont eu plusieurs enfans, on se contente de le
regarder comme un état ordinaire. Aussi je pense qu'on ne
doit admettre que deux degrés : le premier, dans lequel l'utérus
n'a pas encore franchi le détroit inférieur, et qu'on appellera
relâchement ou *chute incomplète*, avec quelques auteurs ; et le
second, dans lequel cet organe est totalement hors du bassin, ce
sera la *précipitation* ou *chute complète*.

Dans le premier degré, l'utérus, en descendant, a entraîné
avec lui la partie supérieure du vagin ; le museau de tanche appuie sur la partie supérieure du coccyx, ou d'un des ligamens
sacro-ischiatiques, ou bien se présente vers l'orifice du vagin ; le
fond de l'utérus est le plus souvent incliné, soit en avant, soit

sur les côtés; les trompes utérines se trouvent dans une situation presque verticale, ainsi que les ligamens ronds; les intestins grêles occupent la place de l'utérus. Dans le second degré, le vagin est renversé sur lui-même dans une grande portion de son étendue, et quelquefois dans sa totalité; il forme la surface extérieure d'une tumeur à la partie inférieure de laquelle on remarque l'orifice de la matrice, et cette surface, continuellement exposée au contact de l'air, prend dans quelques cas l'apparence de la peau. La matrice, contenue dans cette espèce de sac, y entraîne nécessairement le bas-fond de la vessie, et même quelquefois cette poche membraneuse tout entière. La paroi antérieure du rectum finit par être entraînée aussi, et occupe la partie supérieure et postérieure de la tumeur. Les ligamens larges et ronds sont fortement tiraillés, ainsi que les trompes utérines qui sont dans une direction verticale, leur pavillon restant avec l'ovaire sur le bord du détroit supérieur; mais quelquefois l'une d'elles, avec l'ovaire correspondant, ou toutes les deux sont entraînées dans le petit bassin. Les intestins grêles descendent dans ce cul-de-sac, et quelquefois même jusque dans la partie supérieure de la tumeur extérieure, que l'on a vue, dans certains cas, se prolonger jusque vers les genoux. Dans le premier degré, il y a quelquefois allongement du col de l'utérus, et plus souvent allongement d'une des lèvres du museau de tanche, et surtout de la lèvre antérieure; allongement qui m'a paru produit, dans certains cas, par le tiraillement exercé par la paroi correspondante du vagin elle-même en état de *prolapsus*, et dans d'autres parce que cette partie, répondant à l'orifice du vagin, s'y moulait, et tendait continuellement à s'y engager, à raison du défaut de résistance. La matrice peut, dans ces deux degrés de déplacement, être en état de vacuité ou de gestation, saine ou malade. Les maladies dont on l'a trouvée affectée sont l'inflammation aiguë, et plus souvent chronique, la dégénérescence squirrheuse et carcinomateuse, les tumeurs fibreuses développées dans son tissu, les polypes implantés à son col, qui ont souvent été la cause même du déplacement. Enfin les parties entraînées avec elle peuvent aussi être dans un état de maladie. Ainsi on a vu quelquefois la vessie contenir des calculs. M. Gagnare rapporte, dans une *thèse* (in-8°, AN XI), soutenue à la Faculté de Médecine de Paris, qu'à l'ouverture du cadavre d'une femme morte avec une chute de matrice, on trouva la vessie raccornie, épaisse, présentant deux cavités ; la plus large contenait un calcul de forme triangulaire, hérissé de pointes et du poids de deux onces ; le basfond de la vessie était situé à la partie antérieure et un peu inférieure de la masse précipitée, et sa partie antérieure était derrière la symphyse des pubis. Une observation de Saviard a pour objet une jeune fille dont la vessie contenait également un calcul ; il put d'abord réduire la tumeur, et il fit ensuite l'extraction d'un calcul. Le sujet de la *première observation anatomique* de Ruisch, femme de quatre-vingts ans, était dans un cas analogue ; mais, avant de réduire la matrice, il fallut faire une incision sur la partie antérieure de la tumeur, pour extraire de la vessie des calculs, au nombre de quarante-deux, depuis le volume d'un pois jusqu'à celui d'un marron. Tolet, dans un cas semblable, avait aussi été obligé d'extraire de la vessie six calculs qu'elle contenait, avant de pouvoir replacer l'utérus.

On a regardé la faiblesse et le relâchement des ligamens de l'utérus comme *la cause prochaine* de la chute de cet organe. Astruc remarque que les ligamens ronds sont, par leur direction, absolument impropres à soutenir l'utérus ; et que la duplicature du péritoine, qui forme les ligamens larges, n'a pas assez de fermeté pour en prévenir le déplacement. Il attribue cet effet à la partie supérieure du vagin, et le déplacement de l'utérus à la faiblesse des parois de ce conduit. Levret pense aussi que le relâchement, l'extension des ligamens de l'utérus sont l'effet et non la cause de la chute de l'organe. On remarque souvent en effet que le déplacement survient d'une manière rapide à la suite d'une cause accidentelle, et qu'on ne peut admettre une laxité préalable des ligamens. Cependant on ne peut se refuser à reconnaître que l'utérus est retenu en place par les ligamens larges, par ses connexions avec le vagin, et par l'appui que lui prêtent toutes les parties voisines ; et que, lorsque ces soutiens, ou l'un d'eux, viennent à être affaiblis, ou sont naturellement peu solides, il y a prédisposition aux divers déplacemens de cet organe. Ainsi l'action des causes efficientes est bien plus marquée après l'accouchement qu'à toute autre époque. Quelques auteurs ont aussi pensé que le déplacement de l'utérus n'était jamais que consécutif à celui du vagin, qui, en se renversant sur lui-même, entraînait cet organe. Cette opinion est insoutenable actuellement que l'on a mieux étudié ces affections. En effet, si, dans quelques cas rares, la chute du vagin a précédé et a entraîné celle de l'utérus, le plus souvent, surtout dans les cas de chute incomplète, le vagin n'a subi d'autres dérangemens que le renversement de sa partie supérieure immédiatement adhérente au col de l'utérus. On met au nombre des *causes prédisposantes* une constitution molle, la leucorrhée, des accouchemens précédens, l'ampleur de la cavité du bassin, l'amaigrissement, la constipation, l'existence d'une hydropisie ascite ou enkystée, ou d'une tumeur volumineuse qui presse sur l'utérus. Il est facile de concevoir, et il serait superflu d'expliquer la manière d'agir de chacune de ces causes. Je ferai seulement remarquer que l'extrême largeur du détroit supérieur dispose très-prochainement à la chute incomplète, et celle du détroit inférieur à la chute complète. Quoique la chute de matrice soit beaucoup plus fréquente chez les femmes qui ont eu des enfans, il n'est cependant pas très-rare d'en voir chez celles qui n'en ont pas eu, et même chez des vierges. Mauriceau, Levret et autres en rapportent des exemples ; j'en ai rencontré plusieurs fois, et je crois qu'il n'est pas de praticien qui ne puisse en citer. Al. Monro donne, dans les *Essais de Médecine* de la société d'Édimbourg (t. III·), l'observation, remarquable sous plus d'un rapport, d'une petite fille de trois ans, affectée d'une chute complète de matrice. Les *causes occasionelles* sont des efforts violens, des chutes sur les parties inférieures du corps, des secousses éprouvées dans une voiture rude, ou autrement; la station, la marche prolongée; des coups reçus, une pression exercée sur la paroi antérieure de l'abdomen; le tiraillement de la matrice par une excroissance volumineuse. L'action de ces causes est quelquefois subite; d'autres fois elle est lente.

Les symptômes qui accompagnent la chute de matrice, au premier degré, sont un sentiment de tiraillement dans la région lombaire et aux aines, de douleur dans les lombes, de pesanteur sur la partie inférieure du rectum, des épreintes; quelquefois la sensation d'un corps prêt à franchir la vulve ; souvent la dysurie, et même quelquefois l'ischurie. L'irritation que l'utérus éprouve de cette nouvelle situation, peut-être même la gêne que ce déplacement apporte à la circulation du sang dans les vaisseaux utérins, donnent quelquefois lieu à une inflammation chronique, accompagnée d'une tuméfaction plus ou moins considérable. L'augmentation de poids qui en résulte contribue à maintenir l'utérus dans sa situation vicieuse; dans quelques cas aussi l'inflammation et la tuméfaction paraissent avoir précédé la descente de l'organe et l'avoir déterminée. Un écoulement leucorrhéique est souvent aussi la suite de cet état. Enfin beaucoup de femmes éprouvent un sentiment de tiraillement à l'estomac, et quelques dérangemens des digestions , effets sympathiques du malaise de l'utérus. Dans le second degré, tous ces symptômes sont plus marqués; en outre l'impression des urines qui, pendant leur émission, baignent la surface de la tumeur, les frottemens qu'elle éprouve de la part de la peau des cuisses et des vêtemens, pendant la marche, déterminent souvent une inflammation accompagnée de gonflement, d'excoriations de la membrane du vagin , et quelquefois suivie de la gangrène de quelque portion ou de la totalité de la tumeur. Saviard donne l'histoire d'une fille de Toulouse qui passait pour hermaphrodite, et dont la conformation vicieuse n'était, selon lui, autre chose qu'une chute complète de l'utérus sans renversement. Levret, après avoir analysé avec beaucoup de sagacité cette observation, reste persuadé qu'elle a pour objet un cas d'allongement du col de l'utérus, et non un prolapsus de cet organe. A. Paré raconte qu'une femme, pour exciter la pitié et s'attirer des aumônes, en avait simulé une semblable au moyen d'une *vessie demi pleine de vent, et barbouillée de sang*, qu'elle fixait au moyen d'une éponge introduite dans le vagin.

Le *diagnostic* se tire de l'existence des symptômes, qui peuvent, il est vrai, dépendre d'autres affections des organes génitaux , mais qui engagent à examiner l'état de ces organes. On trouve alors une tumeur pyriforme, dont la partie la plus large est en haut et à la partie inférieure de laquelle on trouve l'orifice utérin. Le gonflement inflammatoire , l'état cancéreux, les tumeurs de diverse nature de l'utérus, des lèvres de l'orifice ou des parties environnantes, la présence des calculs dans la vessie, peuvent altérer la forme de la tumeur; mais la circonstance essentielle, l'existence de l'orifice vers la partie inférieure, servira toujours à distinguer cette tumeur de celle qui est formée par le renversement de l'utérus ou par un polype. Les affections, avec lesquelles il serait le plus facile de la confondre, sont la chute du vagin et l'allongement du col de l'utérus. La chute du vagin a une forme et des signes qui lui sont propres, et outre cela on sent le museau de tanche au fond de la cavité cylindrique qui occupe l'axe de la tumeur. La chute de l'utérus se distingue

de l'allongement du col par une forme moins cylindroïde, par
la moindre profondeur à laquelle pénètre la sonde introduite
dans la cavité utérine, et par la situation basse du fond de l'u-
térus que l'on peut distinguer par le tact à sa forme et à sa
consistance. Dans la chute incomplète, la tumeur est renfermée
dans le vagin, et ne peut être explorée que par le *toucher;* dans
la chute complète la tumeur, qui est au dehors, est soumise à
la vue et au toucher. Les complications se feront reconnaître
par les signes propres aux diverses maladies qui les forment.
La chute complète de matrice, dans l'état de grossesse, a des
signes tellement évidens, qu'il est inutile d'entrer dans quelques
détails à cet égard; quant à la chute incomplète, la coïncidence
des signes de grossesse avec la situation de la matrice empêchera
de la confondre avec toute autre affection, quand on apportera
l'attention convenable.

Le *pronostic* varie selon la nature des causes, l'ancienneté de
la maladie, l'état des parties, l'embonpoint des malades. Ainsi,
lorsque la chute de matrice reconnaît pour cause une disposition qu'il est impossible de corriger, telle que la constitution
générale ou la mauvaise conformation du bassin, elle est incurable; on ne peut espérer que de remédier à ses effets au moyen
de la cure palliative. On ne peut obtenir la cure radicale que
d'une chute récente, incomplète, dans des circonstances favorables, et au moyen d'un traitement long-temps continué; la
cure palliative elle-même offre souvent beaucoup de difficultés, comme cela a lieu dans les cas où le détroit inférieur
du bassin est très-large, où l'orifice du vagin présente aussi
beaucoup de largeur, soit naturellement, soit par suite de la
rupture du périnée. Les maladies de l'utérus et des parties environnantes doivent être considérées sous le rapport de leur
pronostic particulier; il me suffit de faire remarquer ici que
l'inflammation de la tumeur, les ulcérations de sa surface,
dans les chutes complètes, guérissent facilement, quand on
est parvenu à la réduire, que la gangrène, qui s'en empare
quelquefois, n'est pas toujours d'un très-fâcheux augure, car on
a vu souvent des malades guérir après la séparation de l'u-
térus sphacelé. Chez les femmes qui ont le bassin dans de justes proportions, une grossesse peut amener la guérison de la
chute de l'utérus, surtout si on prend les précautions convenables après l'accouchement; et dans les cas même où on n'ob-

tient pas un résultat si heureux , la matrice, au quatrième ou cinquième mois de la gestation, reprend sa hauteur naturelle, et la maladie ne reparaît qu'après l'accouchement. Mais, quand le bassin est fort large, les grossesses successives ne font que rendre le déplacement de l'utérus de plus en plus considérable. Par rapport à l'embonpoint, il est d'observation que les malades qui sont fort grasses ne guérissent jamais radicalement, et que si elles maigrissent la maladie augmente. Celles qui sont maigres peuvent espérer de guérir, si elles viennent à engraisser.

Traitement. — La chute de l'utérus présente deux indications : réduire l'organe en sa place naturelle, et s'opposer à un nouveau déplacement. Dans les cas de chute de matrice incomplète et sans complications, la réduction est facile. Pour l'obtenir, il suffit de faire coucher la malade sur le dos, de manière que les muscles des parois abdominales soient dans le plus grand relâchement possible et le bassin plus élevé que la poitrine, et de porter un ou deux doigts dans le vagin pour soulever la matrice et la reporter à sa hauteur ordinaire. Mais, dès qu'on cesse de l'y soutenir, le moindre effort, souvent son seul poids, en reproduisent le déplacement. Quand il y a chute complète, après avoir donné la même situation à la malade, et avoir pris la précaution de vider la vessie au moyen de la sonde, si cela est nécessaire, et de faire évacuer par des lavemens les matières contenues dans le gros intestin, on embrasse la tumeur avec les doigts d'une des mains, et on la repousse dans l'intérieur du bassin, en la dirigeant suivant l'axe du détroit inférieur, les doigts de l'autre main étant placés vers les lèvres de la vulve pour faciliter la rentrée des parties. Une fois que la partie la plus large de l'utérus a franchi l'orifice du vagin, le reste rentre bientôt de lui-même. Mais il n'est pas toujours facile, ni même possible de réduire sur-le-champ la chute complète de la matrice ; le volume de la tumeur produit, soit par un état inflammatoire, soit par l'infiltration du tissu cellulaire et l'épaississement des tissus dans les maladies fort anciennes, peut s'y opposer. Le repos dans une situation horizontale, la saignée, une diète plus ou moins rigoureuse, des boissons délayantes et rafraîchissantes, l'application des émolliens sur la tumeur, devront être employés pendant quelques jours pour combattre l'inflammation et préparer la réduction. Dans le second cas, la plupart de ces moyens sont encore indiqués, et suffisent presque toujours pour produire le dégor-

gement, quand on les emploie pendant un temps suffisamment
long. On peut encore, comme je l'ai vu pratiquer avec succès à
Desault, exercer sur la tumeur une compression douce et graduée au moyen d'un bandage circulaire. Si la gangrène s'était
emparée d'une grande partie de la tumeur, il faudrait attendre
la séparation des escarres pour tenter la réduction de ce qui
reste, si toutefois cette réduction ne s'effectuait pas d'elle-même,
comme cela a lieu le plus souvent. Mais si la gangrène était
peu étendue, je crois qu'il vaudrait mieux réduire la tumeur le
plus promptement possible. Ce serait le meilleur moyen d'empêcher les progrès ultérieurs de la désorganisation. C'est aussi,
d'après l'avis de Saviard, d'Heister et de Levret, la conduite qu'il
faudrait tenir si la surface de la tumeur était ulcérée. Quelques
médecins cependant ont craint que, si on reportait ces ulcérations à l'intérieur, elles ne prissent un caractère cancéreux.
Mais cette crainte est chimérique, car cette dégénérescence ne
peut dépendre de la circonstance que les ulcères seraient au
dedans du vagin, où on peut d'ailleurs porter les médicamens
que l'on juge convenables. La réduction, en faisant cesser le
contact des urines et des corps extérieurs, seules causes de ces
ulcères, suffira le plus ordinairement pour déterminer leur
guérison. On fera faire quelques injections émollientes ou dé-
tersives, et on s'opposera à la formation de brides ou d'adhérences nuisibles au moyen de mèches introduites à propos dans
le vagin. Lorsque la matrice est affectée de squirrhe, doit-on
en faire l'extirpation? cette extirpation ne doit-elle pas même
être employée dans les cas où la réduction est impossible? Ces
questions, agitées par quelques auteurs, ont été résolues diversement. Ruisch (*Obs. anat.* 7) rapporte que chez une femme de
trente ans l'utérus déformé, squirrheux, et fort volumineux,
pendait hors de la vulve. On lia la tumeur au moyen d'un fil
double; la vessie se trouva comprise dans la tumeur, et la mort
suivit bientôt cette opération. Ce mauvais succès, et surtout la
crainte qu'inspirait la présence de la vessie dans la tumeur,
firent rejeter par plusieurs chirurgiens l'idée qu'on dût jamais
pratiquer cette extirpation. D'un autre côté des exemples de
séparation de semblables tumeurs par la gangrène, quelques
opérations faites avec succès, quoique souvent sans prudence
ni méthode, engagèrent d'autres à en admettre la pratique;
mais il me semble qu'on n'a pas examiné avec assez d'attention

les faits particuliers pour établir la marche que l'on doit suivre. Je ne puis me livrer ici à cet examen; il me suffit de dire que, dans quelques cas, il y avait seulement chute du vagin, et que l'on a simplement extirpé une partie de la membrane interne de ce conduit, c'est ce que prouve la fécondité qui a continué malgré cette opération; et que dans d'autres l'utérus, ayant été entraîné par un polype, on peut bien croire qu'il existait un allongement du col, et que le déplacement total de l'organe n'était pas aussi considérable qu'il paraissait. Cependant je crois que, dans les cas où l'utérus serait squirrheux et pourrait être isolé des parties voisines, on pourrait tenter son extirpation avec un juste espoir de succès; mais il ne faudrait pas se borner à inciser ou à lier la tumeur à sa base. Il faudrait avoir bien soin de s'assurer de la disposition de la vessie et du rectum pour éviter de les blesser. Pour terminer ce qui a rapport à la réduction de ce déplacement, il me reste à indiquer que les médecins anciens et quelques-uns même des temps modernes, quand les moyens ordinaires avaient échoués, cherchaient à forcer l'utérus à rentrer dans sa place, en produisant chez les malades quelque terreur inopinée ou en approchant un fer rouge de la tumeur. Cette conduite, qui a quelquefois et par hasard eu des succès, est trop facile à apprécier pour croire qu'elle puisse trouver des imitateurs parmi les gens instruits.

La seconde indication à remplir est de s'opposer au retour de l'affection. En effet nous avons vu que la chute incomplète se reproduit dès qu'on cesse de soutenir l'utérus. Après la réduction de la tumeur, dans le cas de chute complète, le rétrécissement naturel de l'orifice du vagin peut bien quelquefois retenir l'utérus pendant un certain temps, mais il ne tarderait pas à sortir de nouveau. Cette indication se présente sous deux points de vue : guérir radicalement la maladie, ou pallier ses effets en soutenant l'utérus par quelque moyen mécanique. La guérison radicale ne peut s'obtenir qu'en faisant cesser la cause prochaine : dans quelques cas en enlevant une excroissance qui a entraîné l'utérus; dans le plus grand nombre, en redonnant du ton aux parois du vagin et aux parties qui environnent l'utérus. On a recommandé, à cet effet, des injections avec des liqueurs toniques et astringentes; mais, comme elles s'écoulent promptement du vagin, on a proposé d'y fixer ces substances, en introduisant dans ce conduit des éponges qui en seraient imbibées. Leur emploi .

doit être long-temps continué, et il faut qu'il soit secondé par
le repos dans une situation favorable; mais, quoi qu'on ait dit
de l'emploi de ces moyens, ils réussissent bien rarement, et seulement quand la maladie est récente. Alors on arrive aussi quelquefois au même résultat, en faisant porter un pessaire pendant
un certain temps. Th. Bartholin (*Cent. 4, Obs. 2.*) rapporte
ainsi le traitement qu'il employa chez la femme d'un sculpteur.
« J'appliquai sur le périnée un emplâtre matrical , je fis poser
une grande ventouse sèche au-dessus de l'ombilic, et deux sur
les régions iliaques, et je fis approcher des narines des substances
odorantes. » On ne conçoit guère quel put être l'effet d'un semblable traitement, que je cite comme un modèle de ceux que
l'on a long-temps opposés à cette maladie. Il ne pouvait être
d'aucune utilité par lui-même; mais le repos ou les pessaires, que
l'on mettait concurremment en usage guérissaient, ou palliaient
le déplacement. Dans plusieurs cas, la nature fait beaucoup plus
que l'art, en donnant aux femmes un embonpoint qui rend
inutiles les pessaires que l'on a placés. La cure palliative consiste
dans l'emploi d'un moyen qui soutienne l'utérus, sinon dans sa
situation naturelle, du moins à une hauteur suffisante pour que
les effets de son déplacement ne soient plus sensibles. Le meilleur et le plus usité de ces moyens est un pessaire que l'on place
dans l'intérieur du vagin. Dans un article à part, je traiterai des
PESSAIRES, de leurs formes variées, des matières diverses dont on
les fait, de leurs avantages et de leurs inconvéniens, soit en
général, soit en particulier, de la manière de les placer et de
leur action. Il me suffira d'exposer ici ce qui est particulier à
leur emploi dans le cas de chute de matrice. Les pessaires en anneaux sont en général préférables; mais ils sont insuffisans, quand
le périnée a été complétement déchiré dans un accouchement
précédent, quand le détroit inférieur est très-large, et dans
beaucoup de cas de chute complète. Il faut alors avoir recours
à un pessaire à tige, soutenu par un bandage ou par un ressort,
et si ce pessaire est encore insuffisant, à un tampon de linge ou
à un pessaire en bondon, maintenu en place au moyen d'un
chauffoir. Lorsque plusieurs des circonstances ci-dessus énon-
cées sont réunies, ces moyens eux-mêmes sont insuffisans; ils
peuvent aussi être quelquefois insupportables à la femme, soit
par eux-mêmes, soit par les moyens employés pour les maintenir en place. On est alors obligé de se borner à empêcher la

matrice de faire saillie au dehors, au moyen d'un chauffoir ou d'un bandage analogue. Il est enfin des cas, rares à la vérité, où la réduction d'une chute complète serait impossible : la seule ressource que l'art pourrait offrir serait de faire soutenir la tumeur par une sorte de suspensoir, et de recommander la plus grande propreté pour obvier à l'effet du contact des urines et des objets extérieurs. Mais Denmann, M. Béclard et d'autres praticiens distingués pensent que la réduction sera toujours possible, si on tient les malades pendant long-temps dans une situation horizontale. Les inconvéniens que l'on a reconnus à l'usage des pessaires, et que l'on s'est parfois exagérés, ont engagé quelques chirurgiens à leur substituer des éponges, dont la grosseur doit être proportionnée à l'ampleur de la cavité du vagin et de l'orifice de ce conduit. Ces éponges, introduites dans un état de dessication et d'affaissement, se gonflent en s'imbibant des humidités de la partie, ou des liquides qu'on y injecte, se maintiennent d'elles-mêmes en place, ou peuvent être soutenues par un chauffoir. Mais j'ai rarement vu des femmes qui n'en fussent pas plus incommodées que de l'usage d'un pessaire bien fait. Trop petites, elles ne soutiennent pas l'utérus, et s'échappent au dehors; trop volumineuses, elles exercent sur les parties voisines une compression fort gênante et souvent insupportable. Quand la matrice est dans un état inflammatoire, on ne doit employer ces moyens mécaniques qu'après avoir obtenu la résolution de l'inflammation, car leur action sur la matrice ne pourrait qu'être nuisible, et aggraver les acidens, à moins que l'inflammation ne soit évidemment due à la position vicieuse de l'organe.

L'état de grossesse présente quelques considérations particulières. En général, lorsque la chute de matrice est incomplète, elle se réduit d'elle-même, et les symptômes qu'elle produit cessent, dès que l'utérus a acquis un volume suffisant pour se soutenir au-dessus du détroit supérieur; ce qui arrive du quatrième au cinquième ou sixième mois de la grossesse, suivant que le développement de cet organe est plus ou moins rapide, et le détroit supérieur plus ou moins spacieux. Quelquefois cependant l'utérus reste plongé dans l'excavation du bassin, jusqu'à l'époque de l'accouchement, et son segment inférieur vient, pendant le travail, proéminer entre les lèvres de la vulve. La présence de l'utérus ainsi développé dans l'excavation du bas-

sin, outre les autres symptômes énumérés plus haut, produit
surtout la dysurie et l'ischurie, et la difficulté de l'émission des
matières fécales. Kulm a vu, dans un cas de grossesse de deux
enfans, l'utérus comprimer le méat urinaire, au point d'empêcher totalement l'émission des urines. La vessie était tellement
distendue, qu'elle présentait deux pieds de longueur, les uretères et les bassinets des reins étaient aussi excessivement distendus. L'utérus dans l'état de grossesse peut aussi, comme il a
été dit plus haut, former une tumeur au dehors de la vulve, soit
que la chute existât avant l'imprégnation, comme dans un cas
dont Harvée fut témoin, soit qu'elle ne se soit manifestée que
dans le cours de la grossesse, comme on en a plusieurs exemples,
un surtout cité par Van-Leuwen, d'après Mullner (*Dissert. de
art. obst. hodiern. præstantia, apud Schlegel*), et deux par
Mauriceau, dans lesquels la chute de matrice eut lieu du
quatrième au cinquième mois de la grossesse. Portal (*Prat.,
des Acc., obs. 10.*) rapporte même que, chez une femme
enceinte pour la première fois, à laquelle il donna des
soins, la matrice, formant entre les cuisses une tumeur du volume d'un balon, était sortie pendant le travail de l'accouchement. Quoiqu'il ne soit pas très-rare de voir un segment plus
ou moins considérable de l'utérus faire, à l'instant de l'accouchement, saillie hors de la vulve, il serait cependant difficile de
concevoir comment une masse aussi volumineuse a pu franchir
le canal du bassin, tout spacieux qu'on le suppose, si les circonstances dont Portal a entouré son récit permettaient le moindre
doute. On trouve, dans l'ancien *Journal de Médecine,* un fait
encore plus extraordinaire (1776). Un chirurgien, nommé Giraud, assure avoir réduit l'utérus en état de prolapsus chez une
femme enceinte de neuf mois, et que l'accouchement eut lieu
naturellement neuf jours après, sans récidive du déplacement.
Levret (*Anc. Journ. de Méd.,* 1770) dit avoir vu plusieurs
femmes, chez lesquelles la tête de l'enfant était sortie de la vulve,
quoiqu'encore renfermée dans le col utérin allongé à ce point.
Il pense que ce cas en a imposé à plusieurs praticiens qui, comme
Portal, ont cru alors que toute la matrice, chargée de l'enfant en
entier, était sortie du corps de la femme. Il en était bien certainement ainsi dans un cas rapporté par Deventer, et je serais
porté à croire avec Levret que telle a toujours été la disposition
des parties, si je ne voyais dans quelques observations, telles

que celle qui est citée par Van-Leuwen, que l'on a introduit la
main dans l'utérus pour retourner le fœtus, et l'amener par les
pieds; ce qui aurait été impossible dans la supposition admise par
Levret.

La conduite à tenir dans ces cas varie suivant diverses circonstances. Quand la chute de l'utérus est incomplète, le plus
souvent il est inutile de placer un pessaire, et dans beaucoup
de cas, il ne pourrait rester en place. Le pessaire en anneau serait
le seul admissible, si l'on jugeait à propos d'en faire porter un.
Il suffit que la malade garde, le plus long-temps possible, chaque
jour, le repos dans une situation horizontale, et que, pour
faciliter l'émission des urines, elle prenne une position telle que
le bassin se trouve élevé, et que l'utérus soit par son propre
poids entraîné vers le diaphragme, ou qu'avec un ou deux doigts
introduits dans le vagin, elle soulève cet organe pour faire
cesser la compression qu'il exerce sur le méat urinaire. Pendant l'accouchement, l'accoucheur doit engager la femme à
suspendre, autant qu'il est en elle, les contractions des muscles
abdominaux et du diaphragme; à confier, s'il est possible, l'expulsion du fœtus aux seules contractions utérines. Il doit aussi,
avec une main placée sur la région hypogastrique, et avec les
doigts de l'autre main portés à l'entrée du vagin, soutenir la
matrice, et s'opposer aux efforts qui tendent à la pousser au
dehors. Si le prolapsus est complet, il faut, pendant la grossesse, tâcher d'en obtenir la réduction, comme Mauriceau et
d'autres praticiens y sont parvenus, placer un pessaire en anneau ou un tampon de linge que la malade devra porter jusque
vers le dernier mois de sa grossesse, et à l'époque de l'accouchement se comporter comme dans le cas précédent. Si le volume de la tumeur s'oppose à sa réduction, il faut la soutenir
par un bandage convenable, faire garder à la femme la situation
horizontale le plus qu'elle pourra. Quand l'accouchement devra
se faire, on le confiera aux seules forces de la nature, employant
seulement quelques fomentations émollientes, quelques embrocations onctueuses pour faciliter la dilatation de l'orifice. Levret
réprouve avec raison les incisions que quelques personnes ont
proposées et pratiquées sur les bords de cet orifice. On pourrait
en dire autant des dilatations employées par Portal, et des autres
moyens qu'on doit réserver pour les cas où la nature ne peut se
suffire à elle-même. L'état de gêne où se trouve l'utérus ne per-

mettra pas toujours le développement complet de la gestation.
Dans le cas rapporté par Harvée, le fœtus périt et fut expulsé
long-temps avant le terme; dans un autre cité par Éberhard-
Gœkel, on retira de l'utérus un fœtus déjà endurci.

CHUTE DU VAGIN. *Vaginæ prolapsus; uteri vaginæ, seu vulvæ,
relaxatio, lapsus, inversio, procidentia.* Rélaxation, descente,
renversement du vagin. On a compris, sous ce nom, divers états
qui diffèrent essentiellement, et n'ont de commun que la saillie
de la membrane interne du vagin, à l'intérieur de ce conduit
et même entre les lèvres de la vulve. Ainsi le bas-fond de la vessie
peut éprouver une distension considérable, pousser au-devant
d'elle la paroi correspondante du vagin. La même chose arrive
aussi quelquefois à la partie antérieure du rectum; mais ces tumeurs sont de véritables hernies vaginales du rectum et de la
vessie, et je ne dois pas en traiter ici. (*Voyez* HERNIE.) Je ne
dois pas non plus parler du renversement de ce conduit qui est
l'effet nécessaire de la chute de matrice. Je rappellerai seulement
qu'on a long-temps confondu cette dernière maladie avec la chute
du vagin, maladie que l'on rencontre moins fréquemment. Cette
confusion, qui règne dans les descriptions générales et dans les
observations particulières, répand de l'obscurité sur l'étude lit-
téraire de ces maladies, et y fait naître plus d'une difficulté.
On n'entend généralement et on ne doit entendre par chute
du vagin qu'une maladie analogue à la chute du rectum, et qui
consiste dans le boursoufflement de la membrane interne de ce
canal.

On a distingué la chute du vagin en *complète*, lorsque la
tumeur proémine hors de la vulve; *incomplète*, quand elle proémine seulement à l'intérieur du vagin; *universelle*, quand toute
la circonférence du vagin forme la tumeur; *partielle*, quand elle
n'est formée que par une partie de la circonférence. Dans ce
dernier cas, qui est très-fréquent, c'est le plus ordinairement la
partie antérieure qui est affectée. Loder, qui dans divers pro-
grammes a très-bien traité de cette maladie, prétend que la
chute partielle seule peut être simple, et que l'*universelle* est toujours compliquée de chute de matrice et de déplacement du méat
urinaire et même de la vessie. Mais plusieurs observations com-
plétées par la dissection de la tumeur prouvent qu'il n'en est
pas toujours ainsi. La membrane interne ne se sépare pas du
tissu propre du vagin, comme quelques auteurs l'on dit, ou plu-

tôt cette séparation est produite par l'infiltration du tissu cellulaire qui les unit. Il y a bien séparation complète et déchirure du tissu intermédiaire dans quelques cas d'accouchemens laborieux, par l'effet du frottement exercé par la tête de l'enfant ; mais alors il y a un épanchement considérable de sang entre les deux membranes. Ce cas ne doit pas être considéré comme chute du vagin. L'infiltration, qui permet ainsi à la membrane de faire saillie, est bien rarement primitive, si cela a jamais lieu, et la conséquence de la laxité, de la débilité des tissus ; elle est toujours, ou presque toujours, l'effet de l'inflammation de cette membrane interne; mais toutes les causes qui peuvent produire le relâchement et la faiblesse des tissus, surtout si elles agissent spécialement sur les organes génitaux, et celles qui déterminent une surabondance de sucs séreux, doivent être considérées comme des causes prédisposantes : telles sont une constitution lymphatique, un état cachectique causé par la mauvaise nourriture ou par toute autre cause, l'abus des bains chauds et des boissons relâchantes, la leucorrhée ancienne et abondante, la ménorrhagie, la fréquence des accouchemens ou des avortemens.

On doit mettre au nombre des causes occasionelles les violences dépendantes du frottement ou de la pression exercés par la tête du fœtus pendant l'accouchement, ou de l'action inconsidérée de la main de l'accoucheur ou des instrumens qu'il emploie; l'abus du coït, la masturbation ; des efforts violens pour soulever un fardeau, la constipation, les secousses résultantes de sauts, de chute, de ris immodérés, de toux, de vomissemens ; des violences extérieures. Ainsi on l'a vue causée par un coup de corne de vache qui avait porté dans le vagin. J'ai vu souvent, surtout chez des femmes arrivées à l'âge critique, la chute partielle de la paroi antérieure être le résultat d'une inflammation chronique dont la cause pouvait être attribuée à une acrimonie dartreuse ; quelquefois aussi il était impossible d'arriver à la détermination de la cause.

Les symptômes, qui sont plus au moins intenses selon l'étendue du déplacement et l'état inflammatoire de la tumeur, sont : un sentiment de pesanteur à l'orifice du vagin ; une tumeur plus ou moins proéminente, arrondie dans le prolapsus partiel simple, double dans le prolapsus partiel qui occupe les parois antérieure et postérieure, en forme de bourrelet circulaire dans le prolapsus universel; gêne dans la marche et difficulté à rester assise, dépendant de la présence de la tumeur; ténesme vésical, quelquefois strangurie; constipation; écoulement de mucosité puriforme. Dans le prolapsus complet, l'action de l'urine sur la surface de la tumeur, et le frottement qu'elle éprouve pendant la marche peuvent déterminer une inflammation plus forte, des excoriations accompagnées de douleurs vives, de tension dans la tumeur et qui se propagent vers les lombes; et le gonflement de la partie produisant une sorte d'étranglement à l'endroit où elle traverse l'orifice du vagin, la gangrène peut s'en emparer. Cet effet peut aussi être la suite d'efforts inconsidérés pour obtenir la réduction, comme Heister en rapporte un exemple. L'urine peut corroder la surface de la tumeur, s'infiltrer dans son tissu et y former des concrétions calculeuses. Loder en cite un exemple d'après Stoeller.

Le *diagnostic* se tire de l'existence des symptômes et de la forme de la tumeur, qui offre des rides transversales dans le prolapsus partiel de la paroi antérieure. Dans le prolapsus universel, la tumeur est cylindroïde; sa surface est sillonnée par des rides circulaires; à sa partie inférieure, on trouve un orifice qui communique à un conduit au fond duquel on distingne le museau de tanche. La base de la tumeur se continue avec la membrane interne de la vulve; cependant quelquefois un cul-de-sac peu profond l'environne. La forme et le volume de la tumeur formée par la chute complète du vagin, varient quelquefois au point de rendre le diagnostic difficile, comme dans les cas rapportés par Bartholin (*cent.* 5, *hist.* 9. *Casus pudendi muliebris montrosè conformati*) et Hagendorn (*cent.* 3, *hist.* 3. *Procidentia uteri instante partu.*) Schacher (*Progr. de prolapsu vag. uteri*) cite d'après Widmann, l'observation d'une tumeur qui par sa forme pyriforme simulait une chute de matrice, et que la dissection prouva n'être formée que par la membrane interne du vagin.

Le *pronostic* est en général peu fâcheux; mais la maladie est souvent fort rebelle, surtout quand elle est ancienne. Rarement on parvient à obtenir la guérison de la chute du vagin complète et universelle. Cette guérison a été quelquefois la suite accidentelle de l'inflammation développée par la présence d'un pessaire dans le vagin. Morand en rapporte un exemple dans les *Mémoires de l'Académie de chirurgie*. Schacher cite celui d'une femme, qui, pour remédier aux inconvéniens d'une chute de vagin, s'introduisit dans ce conduit un pot de porcelaine, qui y resta un an et ne put être extrait que par morceaux et avec beaucoup de peine, à cause de l'inflammation qu'il avait fait naître. Elle se trouva complétement guérie de sa maladie. On raconte aussi que des femmes ont été guéries par une grossesse, ou ont trouvé dans des grossesses successives un soulagement à cette incommodité; mais ces cas se rapportent évidemment à la chute de matrice.

Le *traitement* du prolapsus partiel exige d'abord l'emploi des antiphlogistiques, surtout des moyens locaux, et quand l'inflammation est dissipée, celui des toniques et des astringens. La cause spéciale de l'inflammation peut aussi exiger un traitement particulier, et l'emploi des exutoires. Mais il est rare qu'on soit obligé de soutenir les parois du vagin par un pessaire ou autre moyen mécanique, si ce n'est quand le relâchement a été porté à un point extrême. La chute universelle présente les mêmes indications que la chute de matrice. Ainsi, il faut réduire la tumeur, soit immédiatement, soit après avoir dissipé l'inflammation et le gonflement, lorsqu'ils sont considérables; ensuite on s'oppose au renouvellement du déplacement, par l'emploi des toniques et des astringens, sous forme d'injections, de douches, de fumigations, d'applications au moyen d'éponges ou de sachets introduits dans le vagin, quand on peut espérer d'obtenir une cure radicale, ce qui est beaucoup plus fréquent que pour la chute de l'utérus. Lorsqu'il y a des escarres gangréneuses étendues, Heister recommande de faire des scarifications. Les eaux ferrugineuses conviennent, et ont été spécialement recommandées. Excepté dans les cas où il faut combattre une disposition générale, les remèdes internes sont inutiles. Quand on ne peut espérer de réussir par ce traitement, il faut alors pallier au moins les effets du prolapsus et s'opposer à son renouvellement en faisant porter continuellement un pessaire en bondon, une éponge, ou un tampon de linge. (*Voyez* PESSAIRE.) Enfin je pense que, dans le cas de chute du vagin, ancienne et incurable par les moyens ci-dessus indiqués, on pourrait, sans inconvéniens et même avec avantage, tenter la résection de la portion excédente de la membrane du vagin, comme on le fait avec succès pour les chutes du rectum. En effet, des observations assez nombreuses de semblables résections de la membrane du vagin, citées par Stalpart, Wanderwiel, J. A. Mekreen, et d'autres auteurs, prouvent qu'on l'a quelquefois faite avec succès; mais pour imiter ces exemples, il faudrait, avant d'entreprendre l'opération, s'assurer bien exactement de la disposition de la vessie et du rectum pour ne pas courir le risque de les intéresser.

(DESORMEAUX.)

CHYLE, s. m., *chylus*, de χυλὸς, *suc*. On appelle ainsi le fluide que les vaisseaux absorbans, dits chylifères, ouverts à la surface interne de l'intestin grêle, puisent dans les alimens convenablement digérés, c'est-à-dire changés en chyme, et à l'aide duquel le sang est renouvelé. Au mot *chylifère*, nous traiterons de l'action d'absorption qui fait le chyle, de la voie par laquelle il est conduit de l'intestin grêle jusque dans le sang, et de sa quantité. Ici, nous nous bornerons à indiquer ses propriétés physiques et sa nature chimique.

Le chyle est un liquide d'un blanc de lait, limpide et transparent dans les animaux herbivores, au contraire opaque dans les animaux carnivores, qui n'est ni visqueux ni colant au toucher, dont la consistance varie selon la nature des alimens et la quantité des boissons surtout, qui a une odeur de sperme, une saveur douce, et qui ne ressemble en rien à celle des alimens, qui n'est ni acide ni alcalin, et qui enfin a une pesanteur spécifique supérieure à celle de l'eau distillée, mais inférieure à celle du sang. Les savans qui l'ont observé, MM. Thénard, Dupuytren, Vauquelin, Emmert, Marcet, Magendie, Gmelin et Tiedemann, varient du reste dans la description qu'ils en donnent; tandis que les premiers disent qu'il a une saveur douce, les derniers disent qu'il a une saveur salée, qu'il happe à la langue et est sensiblement alcalin.

Relativement à sa nature chimique, il a beaucoup de ressemblance avec le sang. En effet, abandonné à lui-même, il se concrète et se partage, comme le sang, en deux parties, un liquide et un caillot. Le premier est un sérum albumineux, comme celui du sang, par conséquent coagulable de même par le feu, l'alcohol, les acides, tenant les mêmes sels en dissolution, et n'en différant qu'en ce qu'il contient de plus une matière grasse particulière. Le caillot est, comme celui du sang, formé de fibrine et d'une matière colorante; les seules différences sont que ce caillot contient aussi, de plus que celui du sang, une matière grasse particulière; que la matière colorante est blanche au lieu d'être rouge, et qu'enfin la fibrine du chyle est un peu moins fibrine que celle du sang, encore plus albumineuse, comme le montrent sa moindre ténacité, sa moindre élasticité, et sa plus grande et plus prompte solubilité dans la potasse caustique.

Remarquons toutefois sur cette description du chyle, 1° que celui sur lequel on a opéré était retiré du canal thoracique, c'est-à-dire d'un lieu où il n'est déjà plus seul, mais où il est mêlé à de la lymphe; 2° qu'il doit exister en ce chyle des différences selon le degré de perfection avec lequel a agi l'organe qui l'a fait; 3° qu'il doit enfin en présenter aussi selon les alimens desquels il dérive, abstraction faite des parties de ces alimens qui pénétrent en lui sous leur forme étrangère. Des alimens de mauvaise qualité feront un mauvais chyle, et *vice versâ*. On dit que le degré de liquidité des alimens influe sur celui du chyle. M. Marcet dit que le chyle qui provient d'alimens végétaux contient trois fois plus de carbone que celui qui provient d'alimens animaux. M. Magendie enfin dit que les trois parties constituantes du chyle, savoir, le serum, le caillot et la matière grasse, sont dans des proportions différentes selon la nature de l'aliment; que le chyle qui provient du sucre, par exemple, contient peu de fibrine par opposition à celui qui provient de la chair, que la partie grasse prédomine en celui qui dérive d'huile, etc.

(ADELON.)

CHYLEUX, adj. *chylosus*, qui appartient au chyle. Ainsi on appelle *vaisseaux*, *ganglions chyleux*, les organes de ce genre qui servent à la formation et à la circulation du chyle. *Voyez* CHYLIFÈRE. (ADELON.)

CHYLIFÈRE, adj. *chylifer*, de *chylus*, chyle, et *fero*, je porte. On appelle chylifères les vaisseaux et glandes lymphatiques des intestins, particulièrement de l'intestin grêle, parce qu'ils transmettent le chyle au canal thoracique. Ils sont situés dans l'épaisseur du mésentère, entre les deux feuillets du péritoine qui le constituent.

Les vaisseaux chylifères prennent naissance à la surface libre ou dans l'épaisseur de la membrane muqueuse de l'intestin grêle, d'une manière qui n'est pas exactement connue; on ne sait pas bien, en effet, si chacun d'eux commence par un ou plusieurs orifices distincts et béants à la surface, ou bien s'ils ne naissent pas plutôt d'une substance molle spongieuse, susceptible d'imbibition, d'une sorte de *spongiole*, qui garnirait la surface libre de la membrane muqueuse.

Outre ces premiers vaisseaux, très-déliés, situés transversalement ou annulairement entre les membranes muqueuse et musculaire, et qui se rendent de là entre les feuillets du mésentère, d'autres vaisseaux lymphatiques beaucoup plus volumineux, situés entre le péritoine et la membrane musculaire, longitudinalement, ou au moins très-obliquement, se rendent aussi dans le mésentère, où bientôt ils ne se distinguent plus des premiers. Les uns et les autres paraissent plus volumineux près de leur origine que dans le reste de leur trajet. Les vaisseaux chylifères et lymphatiques de l'intestin grêle, tous interrompus par les glandes du mésentère, vont depuis leur origine jusqu'à leur terminaison, en diminuant de nombre et de volume ; ils se terminent par plusieurs troncs assez volumineux, mais qui le sont beaucoup moins que l'ensemble des racines, dans la partie lombaire du canal thoracique.

Les glandes chylifères ou lymphatiques du mésentère sont en très-grand nombre, il y en a ordinairement plus de cent. Leur volume n'est pas égal ; les plus petites et les plus nombreuses sont situées à environ un pouce du bord adhérent de l'intestin : ce sont les premières que l'on rencontre sur le trajet des vaisseaux chylifères ; les autres, de plus en plus volumineuses, et de moins en moins nombreuses, occupent le reste du mésentère depuis son bord intestinal jusqu'à sa racine.

Les vaisseaux et les glandes chylifères ont la même structure que les vaisseaux et les glandes lymphatiques en général. C'est dans cette partie du système lymphatique que les communications avec le système veineux paraissent le plus évidentes. Nulle part le volume des origines visibles des vaisseaux lymphatiques n'est dans une disproportion aussi manifeste avec leurs troncs, nulle part les vaisseaux afférens à une glande ne sont aussi supérieurs en nombre et en volume aux vaisseaux efférents ; nulle part les veines des glandes lymphatiques ne sont aussi nombreuses et volumineuses relativement aux artères, nulle part enfin les liquides absorbés par les vaisseaux lymphatiques ou injectés dans leur cavité n'ont été aussi constamment retrouvés, au delà des glandes lymphatiques qu'ils ont traversées, en partie dans les vaisseaux lymphatiques efférens, et en partie dans les veines.

Le système chylifère ou lymphatique du mésentère existe dans les quatre classes d'animaux vertébrés : des observations récentes à ce sujet ont confirmé celles de Hewson. Les vaisseaux et les glandes chylifères conduisent et élaborent les substances liquides absorbés dans l'intestin. Une partie passe des glandes et peut-être même immédiatement des radicules lymphatiques dans les racines de la veine-porte, une autre partie est conduite par les vaisseaux efférens dans le canal thoracique.

L'affection tuberculeuse des glandes chylifères ou mésentériques constitue la maladie vulgairement connue sous le nom de CARREAU.

Long-temps avant la découverte du système lymphatique général, la couleur blanche laiteuse que présentent les vaisseaux chylifères des animaux carnivores pendant la digestion leur avait fait donner le nom de *vaisseaux lactés*, de *veines lactées*.

(A BÉCLARD.)

CHYLIFÈRES (physiologie); l'appareil de vaisseaux et de ganglions qui vient d'être décrit accomplit dans l'économie la principale des absorptions nutritives externes, celle qui puise dans l'intestin grêle la partie nutritive des alimens digérés, et qu'on appelle *absorption chyleuse*, parce que le fluide qui en est le produit est appelé *chyle*. Nous avons déjà parlé de cette action au mot *absorption*; mais c'est ici que nous devons en traiter avec détails ; et pour ne rien omettre d'important sur elle, nous allons successivement indiquer , 1° quels sont les matériaux sur lesquels l'appareil chylifère agit; 2° ce qu'est l'action d'absorption qu'exécute cet appareil à son origine dans l'intestin; 3° quel est enfin le cours du fluide qui en résulte, et quelles altérations ce fluide peut éprouver dans ce cours.

1° *Matériaux du chyle*. — Les matériaux dans lesquels puise l'appareil chylifère, sont la masse chymeuse en laquelle se sont changés les alimens par le travail de l'estomac, après que cette masse a subi dans le duodénum l'influence inconnue de la bile et du suc pancréatique, et au moment qu'elle traverse l'intestin grêle. Ce n'est pas ici le lieu de discuter en quoi ont consisté les altérations digestives qui ont fait ce chyme ; on le dira au mot *digestion*: il doit nous suffire ici de dire qu'il provient en grande partie des alimens et un peu des sucs mêmes de l'appareil digestif; qu'il s'offre sous l'apparence d'une substance pultacée, grisâtre, d'une fluidité visqueuse, d'une saveur légèrement acide, mêlée à de la bile, et qu'il est enfin la forme sous laquelle l'aliment est apte à fournir à l'action d'absorption sa partie nutritive.

2° *Action absorbante des chylifères.*—Nous serons également court sur cet objet, parce que nous en avons traité à l'article absorption, tom. 1, pag. 132 et suiv. Nous avons dit que les vaisseaux chylifères, qui ont une communication médiate ou immédiate dans la cavité de l'intestin, qui conséquemment sont en contact avec le chyme, puisent en lui certains principes et fabriquent avec eux un fluide blanc qui se laisse voir aussitôt dans son intérieur, et qui est le chyle. Nous avons dit que, trop moléculaire pour tomber sous les sens, cette action n'était manifestée que par son résultat, la formation du chyle ; qu'il n'était pas plus possible d'indiquer le point précis où elle s'effectue, que de savoir quelle est la disposition des chylifères à leur origine ; que cette action n'est pas une simple action de pompement, mais une action d'élaboration qui a pour résultat la formation du fluide qui en est le produit. Le chyle en effet n'existe pas tout formé dans le chyme ; en vain on a cherché à le reconnaître dans celui-ci contenu encore dans l'intestin; en vain on a soumis le chyme à une pression pour en exprimer le chyle ; jamais on a vu le chyle avant les premiers vaisseaux chylifères. L'analogie des végétaux devait d'ailleurs porter à le croire ; à coup sûr le fluide nutritif de ces êtres organisés n'existe pas tout formé dans le sol ; celui-ci n'en contient que les matériaux, et les vaisseaux absorbans des racines le constituent par l'élaboration qu'ils font subir à ces matériaux au moment qu'ils les saisissent. Or, il en est de même du chyle dans les animaux. M. Magendie, qui a cherché dans des expériences à signaler la forme qu'avait la matière chymeuse au moment de sa préhension par les vaisseaux chylifères, dit que, dans les cas où cette matière provenait d'alimens végétaux et animaux qui contenaient de l'huile et de la graisse, il avait vu quelques filamens irréguliers auxquels il donne le nom de *chyle brut,* mais que dans d'autres cas il n'avait remarqué qu'une couche grisâtre, qui, apparaissant à la surface du chyme, était probablement celle sur laquelle agissaient les vaisseaux chylifères. Enfin nous avons dit que cette action des chylifères ne pouvait être assimilée à aucune action physique et chimique, et par conséquent devait être dite une action organique et vitale ; et qu'étant une action d'élaboration, on devait dire d'elle ce qu'on dit de toutes les autres actions élaboratrices de notre économie, savoir : 1° qu'une seule substance peut la subir, le chyme ; toutes les parties d'alimens qui peuvent se trouver dans l'intestin grêle sans être changées en chyme, ne se changent pas non plus en chyle. 2° Que son produit, le chyle, est toujours identique, puisque c'est toujours une même substance, le chyme, qui en est la base, et un même appareil qui la fabrique. Il n'y aura de différences qu'en raison de l'état plus ou moins bon du chyme dont il provient; de la perfection avec laquelle aura agi l'appareil chylifère qui le fait, et du nombre des parties non chymifiées et chylifiées des alimens qui peuvent être absorbées avec lui. Encore une fois, nous ne faisons qu'énoncer les diverses propositions déjà présentées à l'article auquel nous renvoyons. Nous ne nous arrêterons un peu que sur la dernière.

Cependant cette assertion de l'identité du chyle que nous émettons ici, est un point en litige chez les physiologistes. D'abord on s'est demandé si c'est un même chyle qui revient des divers points de l'intestin grêle; si, par exemple, celui qui est fait à la partie inférieure de cet intestin n'est pas plus parfait que celui qui provient de la partie supérieure? On ne peut répondre par des faits directs; on n'a pas examiné et analysé comparativement du chyle pris à la fin du jéjunum et dans l'iléon, et du chyle pris dans le duodénum. Mais des raisonnemens rendent très-probable que le chyle est le même, quel que soit le lieu de l'intestin grêle d'où il provienne. En effet ne sont-ce pas toujours et un même chyme qui en est la base, et un même appareil qui le fabrique? Si des chylifères existent dès la fin du duodénum, n'est-ce pas une preuve que, dès ce lieu, l'aliment a subi toutes les altérations qui le rendent propre à faire le chyle?

Ensuite, ce chyle est-il toujours le même, et n'offre-t-il jamais de variétés dans ses propriétés physiques et chimiques? Nous avouons qu'il varie selon trois circonstances : 1° l'état plus ou moins bon du chyme dont il provient. Quoique, en effet, il n'y ait aucun rapport chimique entre le chyme et le chyle, l'état du chyme pourrait-il être sans influence sur celui du chyle? Avec un mauvais chyme sans doute se fait un mauvais chyle, et *vice versâ*. Mais le plus souvent, ces différences ne pourront être saisies par aucun moyen physique ni chimique, et ne seront reconnues que lors de l'emploi du chyle pour la nutrition. Cependant M. Marcet a vu sur des chiens, que, si le chyle provenait d'alimens végétaux, ce fluide était transparent, laissait déposer un caillot presque incolore, ne se putréfiait que trèstardivement, donnait à la distillation moins de sous-carbonate d'ammoniaque, et contenait peu de carbone ; tandis que s'il provenait d'alimens animaux, il était toujours laiteux, laissait déposer un caillot opaque et rosé, se recouvrait d'une matière grasse qui manquait dans le premier, était promptement putrescible, fournissait à la distillation plus de sous-carbonate d'ammoniaque, contenait moins de carbone; 2° le degré de perfection avec lequel a agi l'appareil chylifère. On conçoit, en effet, que, si l'appareil chylifère malade a opéré imparfaitement, il devra en résulter un chyle moins bon, et *vice versâ* ; mais il en est encore de ces différences comme des précédentes; elles ne sont reconnues aussi que par le résultat général de la nutrition; 3° enfin si, en même temps que les chylifères font le chyle, ils saisissent quelques-uns des principes non chymifiés et chylifiés des alimens, le chyle pourra être altéré plus ou moins par ce mélange. Ainsi on a vu quelquefois les matières colorantes, odorantes, salines des alimens, passer sous leur forme étrangère dans les chylifères, et modifier le chyle. Musgrave, Lister, en colorant les alimens avec l'indigo, ont vu le chyle revêtir une couleur bleue ; Viridet l'a vu coloré en jaune, et Mattei en rouge, à la suite de l'usage d'alimens colorés par du jaune d'œuf et de la betterave. Encore, si on en croit les derniers travaux de Tiedemann et de Gmelin sur l'absorption intestinale, cette absorption de matières étrangères par les chylifères n'arrive que très-rarement. Déjà Dumas, à Montpellier, MM. Hallé et Magendie, à Paris, avaient cherché vainement à faire pénétrer dans le chyle les matières colorantes; MM. Tiedemann et Gmelin ont en vain soumis à l'action absorbante des chylifères, des substances colorantes comme de l'indigo, de la garance, de la rhubarbe, de la cochenille, de la teinture de tournesol, d'alcanna, de la gomme-gutte, du vert d'iris; des substances odorantes, comme du musc, du camphre, de l'alcohol, de l'esprit de térébenthine, de l'huile animale de Dippel, de l'assa-fœtida, de l'ail, enfin des sels comme ceux de plomb, de mercure, de fer, de baryte, etc. Ils ont toujours vu que tandis que l'absorption faisait pénétrer ces substances dans le sang des veines mésaraïques, ils ne pouvaient les retrouver dans le chyle. Le prussiate de potasse et le sulfate de potasse sont les seules substances que dans leurs expériences ils aient vues pénétrer dans le chyle; et ils en ont conclu que les chylifères étaient, de tous les vaisseaux absorbans, ceux qui sont le moins disposés à effectuer des absorptions accidentelles. Toutefois, tels sont les seuls cas dans lesquels le chyle diffère.

Or, aucun d'eux ne contredit notre assertion de l'identité du chyle. Dans les deux premiers, en effet, les matériaux du chyle et son instrument fabricateur variant, il est naturel que ce fluide soit lui-même un peu différent ; et quant au dernier, le chyle est toujours le même considéré comme chyle ; il est seulement mêlé à des substances étrangères qui altèrent plus ou moins ses qualités naturelles. C'est à ce dernier cas qu'il faut rapporter l'influence que les boissons sont dites avoir sur la consistance du chyle, ces boissons étant alors absorbées comme substances étrangères, ou au moins par une action d'absorption autre que celle de la chylose.

Telle est l'absorption chyleuse effectuée par les radicules des chylifères : commençant à la fin du duodénum, elle se continue dans toute la longueur du jéjunum, dans la première moitié de l'iléon, et cesse à la fin de ce dernier intestin ; c'est dans le jéjunum qu'elle se fait avec le plus d'énergie. Les chylifères, aboutissant à la surface des valvules conniventes de l'intestin, se trouvent par-là dans un contact immédiat avec le chyme sur lequel ils doivent opérer. La pression de l'intestin, en enfonçant ces valvules dans la masse chymeuse, rend ce contact encore plus exact. Enfin, c'est pour que l'absorption ait tout le temps de se faire, que l'intestin grêle est très-long, fait de nombreux contours, et que la matière chymeuse y chemine avec lenteur. Toutefois on conçoit comment on a pu dire que le chyme est aux animaux ce que le sol est aux végétaux, *ventriculus sicut humus*, et que les animaux ont leurs racines nourricières dans leurs intestins.

3.º *De la circulation du chyle.* Le produit de l'action d'absoption que nous venons de décrire, le chyle se montre dans les vaisseaux chylifères dès le lieu où ces vaisseaux abandonnent l'intestin ; et même Cruiskank, dans une expérience, l'a aperçu dès les villosités de l'intestin. Il suit de là toute la série de ces vaisseaux, traversant les nombreux ganglions qu'ils forment ; il aboutit au tronc central, dit *réservoir de Pecquet*, où il afflue dans l'un des fluides de l'absorption interne, la lymphe ; et enfin il est versé avec celle-ci par le canal thoracique dans la veine sous-clavière gauche. Ce cours du chyle est visible à l'œil nu dans les expériences que l'on fait sur les animaux vivans : il ne peut être autre à en juger par la disposition des vaisseaux chylifères qui, commençant à l'intestin, aboutissent tous au réservoir de Pecquet, et par celle de leurs valvules qui sont toutes dirigées de manière 'à permettre le cours du fluide en ce sens, et à y mettre obstacle dans le sens opposé : enfin, si on lie le canal thoracique, on voit tout le système chylifère se gorger de plus en plus. Ne fallait-il pas d'ailleurs que le produit de l'absorption alimentaire fût porté dans le sang ?

.Mais quelles sont les causes qui impriment au chyle ce mouvement déterminé que nous venons de décrire ? La principale, sans contredit, est l'action même d'absorption qui se fait aux radicules des chylifères. Cette action, en effet, se continuant sans cesse, et faisant sans interruption du nouveau chyle, celui-ci doit nécessairement pousser le chyle qui était déjà dans le vaisseau, et ainsi le faire arriver de proche en proche dans le canal thoracique. C'est ainsi que des botanistes ont vu s'élever la sève dans des tubes de verre qu'ils avaient ajoutés à des branches d'arbre. Une seconde cause prochaine de la circulation du chyle est une contraction exercée par les vaisseaux chylifères, et en vertu de laquelle ces vaisseaux pousseraient ce fluide de proche en proche, dans leur intérieur, depuis les radicules d'origine jusqu'au réservoir de Pecquet. A la vérité, les vaisseaux chylifères ne présentent rien de musculeux dans leur texture ; et observés sur un animal vivant, on ne voit en eux aucune contraction. Mais on admet généralement en eux l'action dont nous parlons d'après les considérations suivantes: 1° ces vaisseaux sont grêles, et généralement on admet des contractions toniques dans tous les vaisseaux capillaires ; 2° les ganglions qui les séparent d'intervalles en intervalles doivent épuiser graduellement l'impulsion imprimée par l'action des radicules, et nécessiter conséquemment une autre cause de circulation ; 3° si l'on ouvre un vaisseau chylifère sur un animal vivant, comme on ouvre la veine dans la saignée, on voit le chyle jaillir, ce que ne peut produire la seule action absorbante des radicules ; 4° enfin, dans l'abstinence, on trouve tous les chylifères vides, ce qui prouve que lors même que l'action d'absorption a cessé à leurs origines, ils ont poussé dans le réservoir de Pecquet tout le chyle qu'ils contenaient. Quant à l'essence de cette action, elle n'est pas certainement une simple élasticité, mais la vie y a part, car le jet de fluide que darde un chylifère a d'autant plus d'étendue, que la vie est entière ; et ce jet n'a plus lieu après la mort.

A ces deux causes principales de la circulation du chyle, s'en ajoutent d'auxiliaires, savoir : 1° Le battement des artères qui sont dans le voisinage des vaisseaux chylifères. 2° La pression des parties abdominales lors des mouvemens de la respiration. Quand sur un animal vivant on a mis à nu le canal thoracique, et qu'on examine le cours du chyle dans ce canal, on reconnaît qu'il s'accélère au moment de l'inspiration, lorsque le diaphragme refoulé dans l'abdomen exerce une pression sur les viscères gastriques, ou même seulement quand on comprime l'abdomen de l'animal avec les mains. Il n'y a pas dans la circulation du chyle, comme dans celle du sang, un organe d'impulsion, un *cœur*. A la vérité quelques physiologistes ont voulu considérer comme tels les ganglions. Mais rien ne justifie cette idée : ces ganglions n'ont rien de musculeux dans leur texture ; mis à nu chez un animal vivant, et observés avec attention, on n'y a jamais reconnu de contractions ; on n'a jamais pu y en provoquer par quelque stimulus que ce soit ; loin que le cours du chyle s'accélère entre eux, il paraît s'y ralentir un peu ; enfin il est plus probable que ces ganglions sont, comme les organes de cet ordre, des agens de mixtion, d'élaboration, et servent conséquemment à perfectionner le chyle.

Pour apprécier avec toute rigueur le phénomène de la circulation du chyle, il faudrait pouvoir, à la connaissance des causes motrices du fluide, ajouter celle des résistances qui y portent obstacle, et ensuite évaluer les unes et les autres afin d'en conclure toutes les particularités du cours du fluide, savoir : quelle est la rapidité de ce cours, si cette rapidité est la même à toutes les origines du système ; si elle est la même dans toute sa longueur, ou si, au contraire, elle augmente ou diminue graduellement à mesure que le fluide s'approche du tronc central, du réservoir de Pecquet. Or, ces diverses données ne peuvent pas être obtenues, encore moins calculées, et par conséquent l'analyse rigoureuse du phénomène est impossible. Quelles sont en effet, d'une part, les résistances à vaincre ? Ce sont la masse du fluide à faire circuler, les frottemens contre les parois des vaisseaux, son passage de vaisseaux plus petits dans des vaisseaux plus gros, son cours dans des vaisseaux flexueux et souvent dirigés de bas en haut, son heurtement contre les éperons qui existent aux points de bifurcation, etc., etc. D'autre part, y a-t-il possibilité d'évaluer chacune de ces influences physiques et mécaniques, ainsi

que les causes organiques que nous avons vues être les puissances
motrices du chyle ? Il est évident que ce sont là autant de données vraiment incalculables, et qui, par leur nombre seul et la
nécessité de les faire entrer toutes dans le calcul, seraient déjà
très-propres à arrêter le géomètre le plus habile.

Aussi se borne-t-on à dire par conjecture, que la circulation
du chyle doit être lente, en considérant la faiblesse des causes organiques qui y président, et l'existence des ganglions; et l'on
signale dans l'appareil chylifère plusieurs précautions mécaniques que la nature semble avoir prises pour faciliter cette circulation, ou remédier aux mauvais effets de son retard. Telles
sont, par exemple : 1° les anastomoses multipliées qui existent
entre les vaisseaux chylifères, et qui sont telles que, si le fluide
est arrêté d'un côté par quelque obstacle, il peut refluer et passer
d'un autre côté ; 2° les valvudes qui sont dans l'intérieur de ces
vaisseaux, et qui ont le double avantage de prévenir la marche
rétrograde du chyle, et de partager ce fluide en colonnes qui
sont petites, et dès lors plus facilement ébranlables. M. Magendie
ayant, sur un chien de taille ordinaire, et qui avait mangé
avec discrétion des alimens animaux, ouvert le canal thoracique
au col, en vit couler une demi-once de liquide en cinq minutes.
La vitesse, du reste, doit dépendre un peu de la quantité du
chyme qui arrive à l'intestin, et de celle du chyle qui se fait aux
origines du système : s'il y a plus de chyle de fait aux extrémités du système, plus il en coule par le canal thoracique, et
plus probablement le cours en est rapide.

Mais ce cours est-il égal à toutes les origines du système chylifère, aux vaisseaux qui viennent du duodénum, par exemple,
à ceux qui viennent de l'iléon? Cela est probable, en tant cependant que toutes fabriquent en même temps et en égale quantité
du chyle; car il est aisé de concevoir que là où du chyle ne se
fait plus, celui que contient le système doit couler moins vite
que là où du nouveau chyle est fait et vient pousser devant lui
celui qui y était déjà. Dans le premier cas, en effet, il n'y a
qu'une des puissances motrices de la circulation chyleuse qui
agisse, la contraction des chylifères, et dans le second, il y a
de plus l'action d'absorption des radicules.

Enfin, n'y a-t-il pas une différence de vitesse dans le cours
du chyle, selon le point du système auquel le fluide est parvenu,
et la circulation du chyle ne va-t-elle pas en se ralentissant ou

s'accélérant graduellement à mesure que ce fluide s'approche du réservoir de Pecquet? On l'ignore ; on ne voit dans le système chylifère aucune des conditions mécaniques qui, dans les systèmes artériel et veineux font concevoir pourquoi le sang diminue graduellement de vitesse dans le premier, et augmente dans le second. Le système chylifère, en effet, n'offre pas une capacité successivement plus grande ou plus petite. Les ganglions qui existent sur le trajet des vaisseaux empêchent surtout qu'on puisse lui appliquer ces mêmes lois d'hydrodynamique. Il est donc seulement probable que le chyle circule dans le système plus vite au commencement qu'à la fin, et surtout tantôt plus vite et tantôt plus lentement, selon qu'il en est fabriqué plus ou moins aux origines.

Toutefois, sans qu'on sache combien de temps un globule déterminé du chyle emploie à parcourir tout le système et à arriver au réservoir de Pecquet, il est sûr qu'il y parvient. Là, il se mêle avec la lymphe dans la proportion d'un tiers, et ensuite il va avec celle-ci se verser par le canal thoracique goutte à goutte dans la veine sous-clavière gauche. Au mot *lymphatique*, nous décrirons avec la circulation de la lymphe cette dernière partie de celle du chyle. Disons seulement qu'au moment où il parvient dans le sang, une légère excitation s'observe dans toutes les fonctions par suite du changement de nature qu'il amène dans ce liquide.

Mais une autre question bien importante se présente ici ; le chyle, dans tout le trajet que nous venons de lui voir parcourir, reste-t-il identique, ou s'est-il animalisé de plus en plus ? Pour répondre à cette question, il faut examiner comparativement du chyle pris entre l'intestin et les premiers ganglions mésentériques, et du chyle pris près de son arrivée dans le réservoir de Pecquet. Or, voici tout ce qu'a appris cet examen. Ruisch et Cowper disent que le chyle leur a paru plus clair et plus aqueux en sortant des ganglions qu'en y entrant. MM. Reuss, Emmert, Gmelin, et Tiedemann disent que le chyle pris avant les ganglions était d'un blanc jaunâtre, ne rougissait pas par le contact de l'air, ne se coagulait qu'imparfaitement, ne laissait déposer qu'une petite pellicule jaunâtre ; et qu'au contraire, au delà des ganglions et d'autant plus près du canal thoracique, il était d'une couleur rougeâtre, se coagulait entièrement, et laissait déposer un cruor d'un rouge écarlate. Enfin M. Vauquelin assure aussi que ce fluide passe graduellement de la couleur blanche à une teinte rosée à mesure qu'il avance dans le système, et que

graduellement aussi la fibrine devient plus abondante en lui.
D'après ces faits, on professe généralement que le chyle va en
s'animalisant de plus en plus dans le cours des chylifères, et on
se fonde en outre sur les quatre considérations suivantes : 1° les
vaisseaux chylifères sont grêles, et c'est ordinairement dans les
vaisseaux grêles et surtout capillaires, que se font la plupart des
élaborations de matière que nous offre l'économie. Ils semblent
être trop grêles pour n'être que des vaisseaux de transport et de
conduite. 2° La circulation du chyle est lente, et c'est une
nouvelle présomption pour croire que le fluide éprouve chemin faisant quelque élaboration continuelle ; 3° le chyle dans
son cours est mêlée à la lymphe de l'abdomen qui aboutit avec
lui aux ganglions mésentériques. 4° Enfin, dans ce cours, il
traverse les ganglions mésentériques, et ces organes, n'ayant
pas de fonctions analogues à celles du cœur, doivent être
regardés comme des agens de mixtion destinés à élaborer le
chyle. En effet, probablement ils sont au chyle ce que sont les
ganglions lymphatiques à la lymphe, et l'on sait quelle influence
prochaine exercent sur la nutrition et la vie les maladies de ces
ganglions. Il resterait à savoir comment ces ganglions ajoutent à
l'animalisation du chyle ; les uns disent que c'est en faisant subir
à ce fluide une nouvelle mixtion, une nouvelle digestion ; d'autres,
que c'est en lui fournissant un suc qu'exhalent dans leurs aréoles
intérieures les nombreux vaisseaux sanguins qu'ils reçoivent ;
quelques-uns enfin pensent que c'est en épurant le chyle de ce
qu'il contient de mauvais, les veines de ces ganglions reportant
dans le sang tout ce qu'ils enlèvent à ce fluide. Il faut avouer
que chacune de ces assertions est également hypothétique, et
qu'on ignore comment les ganglions animalisent le chyle, et
en quoi consiste le perfectionnement graduel de ce fluide : l'essence de ce perfectionnement est aussi obscure que celle de la
formation première du fluide.

A l'occasion de cette action présumée des ganglions chylifères, MM. Gmelin et Tiedemann ont voulu faire remplir le
même office à la rate, qu'ils ont regardée comme un ganglion
dépendant du système absorbant et préparant un fluide coagulable destiné à être mêlé au chyle, pour en effectuer l'animalisation. Pour prouver le premier point, c'est-à-dire que la rate
est une dépendance du système lymphatique, ils disent que la
rate n'existe que dans les seuls animaux qui ont un système absor-

bant distinct, les vertébrés; que son volume dans les animaux est en raison du développement du système absorbant; que les lympha-tiques prédominent dans la structure de cet organe; que sa tex-ture est celle des ganglions lymphatiques ; et qu'enfin, en dissé-quant une tortue , ils ont vu manifestement tous les lymphati-ques de l'abdomen aboutir d'abord à la rate , pour aller ensuite au sortir de cet organe, étant devenu plus gros, se rendre au ca-nal thoracique, et y animaliser le chyle; ils arguent du gros vo-lume de l'artère splénique, qui évidemment fournit plus de sang à la rate qu'il ne lui en faut pour sa nutrition; de ce que dans leurs expériences ils ont souvent trouvé, pendant la digestion et la chylose, les vaisseaux lymphatiques de la rate tout gorgés d'un fluide rougeâtre qui était porté par eux dans le canal thoracique, et aussi de ce que, dans les injections, une matière poussée dans l'artère splénique passe aisément dans les lymphatiques de la rate. Enfin ils présentent comme dernière preuve, que c'est au canal thoracique que le chyle a la couleur la plus rosée. A la vérité, ils ont extirpé impunément la rate dans des animaux; mais le chyle de ces animaux leur a paru beaucoup plus clair, moins coa-gulable, ne plus laisser déposer de caillot; et les ganglions lym-phatiques de l'abdomen leur parurent avoir pris un volume plus considérable. Nous laissons au lecteur à porter un jugement sur la fonction qui est ici attribuée à la rate.

Tel est le cours du fluide qui résulte de l'action d'absorption, exercée par les radicules des vaisseaux chylifères sur le chyme convenablement élaboré, et telle est l'histoire de la chylose. Il resterait à indiquer quelle est la quantité du chyle, mais on ne peut rien dire de précis sur elle. Hors le temps de digestion, il n'y a presque pas de chyle; le peu qui en existe provient des sucs digestifs eux-mêmes qu'ont élaborés les appareils digestif et chylifère; et encore après vingt-quatre heures d'abstinence man-que-t-il tout-à-fait, et il n'y a plus dans les chylifères que de la lymphe ordinaire. Dans le temps des digestions, cette quantité est nécessairement en rapport avec la quantité et la puissance nu-tritive des alimens. M. Magendie, d'après une expérience qu'il a faite sur un chien, et dont nous avons parlé plus haut, estime qu'il arrive six onces au moins de chyle dans le torrent circula-toire, par heure, et que cela continue pendant deux ou trois heures.   (ADELON.)

CHYLIFICATION, s. m., *chylificatio*, formation du chyle.

Ce mot est pris tour à tour dans deux significations différentes. Tantôt il exprime l'action d'absorption qui s'exerce sur le chyme à la surface interne de l'intestin grêle, et qui a pour résultat la formation du chyle, et il est ainsi synonyme du mot chylose. Tantôt il désigne seulement l'altération que subit le chyme dans l'intestin grêle, et par l'influence de la bile et du suc pancréatique, et indique l'élaboration digestive particulière qui rend ce chyme apte à être changé en chyle par l'action absorbante des vaisseaux chylifères. Sous le premier rapport, *voyez* CHYLIFÈRE sous le second, DIGESTION.   (ADELON.)

CHYLOSE, s. m., *chylosis,* expression qui désigne l'action d'absorption qu'exercent sur le chyme, dans l'intestin grêle, les radicules des vaisseaux chylifères, et qui a pour résultat la formation et la circulation du chyle. *Voyez* CHYLIFÈRE.

(ADELON.)

CHYME, s. m., *chymus,* χυμός; sorte de liqueur animale, propre aux organes digestifs, et qui résulte de l'une des premières élaborations éprouvées par les alimens, reçus dans la cavité de ces organes.

On rencontre le chyme chez les animaux qui ont bu et mangé depuis quelque temps. Il existe principalement dans l'estomac, le duodenum et les parties supérieures du jéjunum. On le trouve néanmoins successivement encore dans le reste de l'intestin grêle et même dans plusieurs parties des gros intestins. Mais alors, en partie dépouillé de ceux de ses principes qui, par suite de l'absorbtion intestinale, ont contribué à former le *chyle,* il se rapproche de plus en plus des *feces* ou excrémens, avec lesquels il finit peu à peu par se confondre tellement, qu'il n'est plus possible de l'en distinguer.

Le chyme présente de notables différences suivant le lieu du canal alimentaire dans lequel on l'examine. Il varie beaucoup encore d'après l'espèce et la nature des alimens qui ont servi à nous nourrir. De là, sans doute, les difficultés qui ont régné jusqu'ici et qui sont loin encore d'être surmontées sur l'appréciation rigoureuse et la fixation positive des qualités physiques et de la composition de cette humeur.

Toutefois envisagé sous le premier rapport, le chyme consiste généralement en une masse demi-fluide, pultacée, plus ou moins homogène dans ses diverses parties, visqueuse au toucher, d'une couleur grisâtre, blanc-sale, ou brune. Sa saveur est douceâtre, souvent acide, son odeur est fade et désagréable. Sa température qui est égale à celle du corps, est de 30 à 32° du thermomètre de Réaumur. Sa pesanteur spécifique, supérieure à celle de l'eau, varie ; déterminée par M. le docteur W. Prout, dans le chyme extrait de l'estomac d'un chien, elle s'est trouvée de 1,056 quand ce fluide provenait d'une nourriture végétale, et de 1,022 seulement, quand la nourriture avait été tirée des substances animales. Elle était de 1,023, dans le chyme du duodenum d'un bœuf. L'examen microscopique du chyme, soit de l'estomac, soit du duodénum, montre, suivant M. Home (*trans. phil.* années 1818 et suiv.) que cette humeur contient déjà ceux des globules du sang qu'il nomme lymphatiques et qui sont plus nombreux et plus petits que les globules rouges, enveloppés de matière colorante que les recherches du même auteur ont constaté dans le sang. *Voyez* SANG.

Quant à sa composition intime, le chyme n'est devenu parmi nous l'objet d'aucune analyse exacte. On s'était en effet contenté de dire que tantôt acide, rougissant le tournesol, et coagulant le lait, soit à froid, soit à l'aide de la chaleur, tantôt alcalin, et verdissant le sirop de violettes, il n'était, le plus souvent encore, ni acide, ni alcalin. Mais les travaux de M. le docteur Marcet, médecin de l'hôpital de Guy à Londres, ont commencé à répandre quelque jour sur la nature de cette humeur, par l'analyse qu'il a faite du chyme recueilli dans l'estomac d'un dindon, qui avait été nourri de matière végétale. Ce chyme, putrescible en quelque jours, n'agissait ni sur la couleur du papier de tournesol, ni sur celle du sirop de violettes. Son résidu sec, obtenu par une évaporation long-temps continuée, égalait le cinquième de son poids. Sa calcination a fourni sur 100 parties, 12 parties de charbon et 6 parties de matière saline formée de chaux et de chlorure alcalin. Le macéré aqueux, filtré et traité par l'acide sulfurique ou la chaleur, formait un précipité floconneux abondant. Dissous en entier dans l'acide acétique, le chyme traité par l'hydrocyanate de potasse laissa précipiter une quantité notable de petits flocons blancs.

Or, il résulte de cette analyse, suivant M. Marcet, que le chyme qui provient d'alimens végétaux donne plus de matière animale que tout autre fluide de l'économie, mais qu'il contient moins de parties salines, qu'il offre de l'albumine, et que, comparé au chyle provenant d'une nourriture végétale, il présente quatre fois plus de charbon que ce dernier. Il ne paraît pas d'ailleurs contenir de gélatine non plus que le chyle lui-même.

M. le docteur W. Prout, partant du premier travail de M. Marcet, s'est livré dans l'analyse du chyme, à de nouvelles recherches curieuses et étendues consignées dans son *Mémoire sur la sanguification*. Il a en effet examiné cette humeur non-seulement d'après les différences qu'elle offre suivant chaque partie du canal alimentaire où on la rencontre, mais encore comparativement dans chacune d'elles, en particulier, suivant qu'elle provient d'alimens végétaux ou bien d'une nourriture purement animale.

Parmi les tableaux propres à indiquer les résultats obtenus par M. Prout, nous croyons devoir faire connaître en particulier celui qui lui a été fourni par l'examen comparatif de la matière chymeuse contenue dans le duodénum de deux chiens, dont l'un avait été nourri de pain et l'autre de substances animales.

La première était composée d'une partie semi-fluide, opaque, blanche, jaunâtre, mêlée avec une autre partie de même couleur, mais plus consistante ; elle coagulait complétement le lait ; la seconde plus épaisse, plus visqueuse, d'une couleur plus inclinante au rouge, n'exerçait aucune action sur le lait. Cent parties de chacune de ces deux matières contenaient d'ailleurs savoir :

	Pour le chyme de nourrit végét.	Pour le chyme de nourr. anim.
Eau	86,5	80,0
Principe gastrique uni à des matières alimentaires, et apparemment composant le chyme, mêlé avec des matières excrémentitielles	6,0	15,8
Matière albumineuse consistant en partie en fibrine provenant de la chair des alimens	0,0	2,3
Principe biliaire	1,6	1,7
Gluten ou extrait végétal	5,0	0,0
Matière saline	7,0	7,0
Résidu insoluble	0,2	0,5
	100,0	100,0

M. Prout étendant ses recherches à l'examen physique et chimique de la matière chymeuse contenue dans le duodénum d'animaux de diverses classes, les a ainsi, de plus en plus confirmées. Il a retrouvé en effet dans le duodénum du bœuf en particulier, sauf les proportions, et plus le *picromel*, les mêmes principes que ceux fournis par le chyme provenant d'alimens végétaux chez le chien. On verra dans le mémoire même de M. Prout, auquel nous renvoyons, les résultats qu'il a obtenus en traitant les divers chymes du pigeon, du dindon, du lapin, de quelques poissons, notamment de la tanche et du maquereau. Nous reviendrons nous-mêmes, en partie sur ce travail, lorsque nous nous occuperons de la digestion. *Voy.* DIGESTION.

(RULLIER.)

CHYMIFICATION , s. f. , digestion stomacale. C'est la conversion des alimens en chyme. *Voy.* DIGESTION. (RULLIER.)

CICATRICE , s. f., *cicatrix*, ἑλή, tissu de nouvelle formation qui réunit toutes les solutions de continuité des systèmes organiques animaux ou végétaux. Dans les premiers , ce tissu résulte du dépôt d'une matière liquide qui se condense , s'organise et devient fibro-celluleuse. La nature de cette nouvelle substance est la même partout. (*Voyez* CICATRISATION.) On voit, d'après cette définition que le mot cicatrice s'applique spécialement au mode de réunion des parties molles, tandisque celui de *cal* appartient à la consolidation des solutions de continuité des os et des cartilages. L'étendue de la cicatrice est subordonnée à la quantité de substance perdue primitivement ou secondairement par l'organe dont la continuité du tissu a été interrompue, ou au degré de rétraction des fibres, dépendant de leur force de contraction, et d'où résulte un écartement plus ou moins considérable des lèvres de la plaie.

La formation de la *cicatrice* arrive par le même procédé que celle des fausses membranes ; la structure est la même, et plus le tissu divisé ressemblera à un tissu fibro-celluleux et vasculaire, plus la réparation de ses solutions de continuité , opérée par la production de la cicatrice , sera parfaite ou se rapprochera de sa substance propre. La peau, les membranes muqueuses, séreuses, le tissu cellulaire, etc. , ont les plus grandes analogies de composition anatomique ; aussi ces systèmes peuvent-ils passer les uns dans les autres, et leurs cicatrices diffèrent-elles moins de leur propre substance que celles des muscles diffèrent de la nature de la fibre musculaire.

Il est cependant des cicatrices dont la structure fibro-celluleuse et vasculaire ne se voit que dans le premier période ; plus tard elles passent à l'état osseux. Ici la matière saline est déposée dans

la trame fibro-celluleuse, et cette nouvelle sécrétion n'est destinée
qu'à donner plus de solidité à la réunion, et à s'opposer à la séparation des parties divisées. Ce mode de cicatrisation appartient
aux os et aux cartilages.

Le tissu de la cicatrice est ordinairement dense, serré, peu
extensible; moins les parties où le tissu se forme sont cellu-
leuses, et plus la cicatrice paraît être déprimée par son adhérence aux parties solides sous-jacentes.

L'organisation de la cicatrice est facile à démontrer, 1° par
la dissection et l'injection; 2° par la nutrition; 3° par la sensibilité; 4° par les maladies dont elle peut être le siége, et surtout par
l'inflammation dont on peut y provoquer le développement.

L'organisation de la cicatrice paraît dépendre du travail qui
s'opère dans la *matière organisante* ou lymphe coagulable,
épanchée entre les lèvres de la plaie peu après la production de
la solution de continuité. La théorie de la formation des fausses
membranes est en tout applicable à celle de la cicatrice. Les vaisseaux qu'on y voit se développent dans cette matière organisante, et communiquent ensuite avec ceux des tissus voisins.
On en a la preuve par l'examen du tissu de cette cicatrice lors
des premiers temps de sa formation; les vaisseaux paraissent
au centre et s'étendent à la circonférence. Ces vaisseaux ne sont
donc pas le résultat de l'extension de ceux des lèvres de la solution de continuité. Plus tard, ils s'anastomosent avec les vaisseaux du tissu divisé, car si l'on coupe sur un animal vivant les
tégumens en décrivant un demi cercle et en décollant cette peau,
et si après avoir obtenu la réunion de ce limbe, on en forme un
second qui lui soit opposé et forme avec lui un cercle complet,
il faudra bien que la continuité se rétablisse entre le disque cutané et les tissus voisins, pour que cette partie puisse continuer
à vivre. J'ai fait cette expérience plusieurs fois, et toujours
avec le même succès.

La vascularité n'est pas égale pour toutes les cicatrices; en
général elle augmente avec le temps, et c'est au développement
d'un plus grand nombre de vaisseaux ou à leur plus grand calibre qu'on doit la teinte plus animée des cicatrices anciennes de
la peau. Tout ce qui peut augmenter l'apparence vasculaire de
la peau, tout ce qui produire une pléthore locale dans le réseau
des vaisseaux capillaires, rend les cicatrices plus apparentes par
le contraste de leur blancheur et par leur dépression.

Ainsi lorsque la figure s'anime par l'effet des passions vives, par un exercice violent ou par une excitation quelconque, on voit les cicatrices qui sont sur cette région du corps, devenir plus apparentes par leur blancheur comparée à la rougeur des autres points et par leur dépression plus grande, résultat de la turgescence inhérente à l'augmentation de la circulation dans les vaisseaux capillaires.

Le tissu des cicatrices est-il pourvu de nerfs? Je présume qu'il peut s'y former des nerfs de la vie organique comme il s'y forme des vaisseaux; mais je n'ai jamais pu reconnaître de filets nerveux dans ces tissus de nouvelle formation, et les nerfs de la vie animale appartenant aux systèmes que la cicatrice a réunis ne vont jamais jusqu'à elle.

La dépression de la cicatrice tient à sa structure essentiellement fibreuse ou de nature analogue à la fibre blanche des tendons et des aponévroses. Ce tissu est plus dense et plus serré dans les cicatrices nouvelles que dans les anciennes, c'est ce qui fait que cette dépression diminue un peu avec le temps. Une autre raison de cette diminution dans l'enfoncement offert par les cicatrices, c'est la laxité du tissu cellulaire sous-jacent; plus ce tissu sera abondant, moins la cicatrice restera déprimée. Enfin lorsque la cicatrice porte sur l'extrémité d'un os, comme par exemple après une amputation, ou lorsqu'elle porte sur une surface solide, un tendon, un cartilage, etc. Il se forme entre elle et ces corps une poche synoviale, alors la cicatrice devient mobile, et cette mobilité diminue l'enfoncement.

La dépression dont nous parlons paraît appartenir particulièrement aux cicatrices qui succèdent à des solutions de continuités accidentelles qui se réunissent, comme on le dit communément, par première intention. Tandis que les cicatrices des solutions de continuité qui n'ont guéri que par la suppuration, et dont les causes et les formes peuvent être très-variées, ne présentent pas toujours cette dépression, puisque souvent on voit un relief au lieu d'un enfoncement.

Les cicatrices sont le plus souvent indélébiles : leurs formes et leurs apparences extérieures méritent d'être étudiées avec soin par le pathologiste, car elles peuvent servir à reconnaître les maladies dont le sujet a été affecté. Quel est le praticien observateur qui confondra la cicatrice suite d'une brulure avec celle d'une simple solution de continuité par instrument tranchant, la cicatrice d'un ulcère vénérien avec celle d'un ulcère scrofuleux ou cancéreux ? Ne savons-nous pas que les cicatrices de la vaccine, de la variole, du pemphigus, du furoncle, ont des caractères faciles à saisir et à reconnaître. Les cicatrices, sous le rapport de la séméiologie et de la médecine légale sont donc importantes à étudier. Cette forme différente dans les cicatrices est peut-être liée à la nature des ulcérations, et elle dépend peut-être aussi de la différence du siége de la maladie. Aussi l'étiologie et l'anatomie pathologique ont de l'intérêt à ce qu'on s'occupe de ce genre de recherches.

Le chirurgien doit favoriser la formation de la cicatrice, en diriger le développement pour que la réunion de la solution de continuité soit régulière, que la cicatrice ait peu d'étendue et qu'elle laisse peu de difformité ; il doit prévenir les adhérences vicieuses, la formation des brides, l'union de parties qui doivent rester distinctes et séparées. Enfin, il faut qu'il protége la cicatrice en ne l'exposant point à des tiraillemens forts et continus, qu'il évite tout frottement capable de l'enflammer et d'amener une altération, et pour cela il convient de la recouvrir d'une plaque métallique, d'un morceau de cuir bouilli ou de carton; on conseille aussi l'usage des bandages lacés ou roulés, etc.

Il se fait très-souvent sur les cicatrices une sécrétion d'une matière qui par son dessèchement forme des croûtes, des écailles furfuracées ou squammeuses. Si l'on n'a pas l'attention de nettoyer fréquemment les cicatrices sur lesquelles ce suintement s'opère, cette matière s'accumulera de plus en plus sous les écailles et deviendra une cause d'irritation et d'ulcération.

Lorsque les tissus voisins ou subjacens ne sont pas sains, la cicatrice est la partie où se manifeste le premier développement de la maladie ou de son retour. Lorsqu'un virus ou une substance vénéneuse a été insérée dans l'épaisseur de la peau, les cicatrices qui ont lieu après l'insertion sont les premières à annoncer l'existence du virus et le commencement de son action sur toute l'économie animale. Après les morsures d'animaux enragés ou venimeux, après l'innoculation et la vaccination, c'est dans le lieu de l'insertion du principe délétère, c'est dans la cicatrice elle-même qu'on aperçoit les premiers phénomènes de la maladie; mais ils ne sont plus simplement locaux, ils annoncent le commencement d'une réaction générale. Alors un travail s'opère dans la cicatrice qui s'enflamme, suppure et s'ulcère. C'est aussi dans le tissu de la cicatrice que le cancer commence à reparaître. Cette facilité très-grande des cicatrices à s'enflammer et à s'ulcérer s'accorde avec ce qu'on voit dans les enfans. Leur disposition aux inflammations et aux ulcérations est d'autant plus grande qu'ils se rapprochent davantage de l'époque de leur naissance ; je serais disposé à dire de l'époque de leur formation, si nous connaissions mieux les maladies de l'embryon et du fœtus. Si les inflammations sont suivant quelques modernes les maladies les plus fréquentes des sujets adultes et des vieillards, nous pourrons dire qu'elles constituent toutes les maladies de l'enfance ; excepté celles qui dépendent d'un dérangement dans l'évolution ou le développement des organes. Plus nos tissus organiques sont voisins du moment de leur formation, plus ils ont de tendance à s'enflammer, et plus aussi cette inflammation est facilement suivie d'ulcération dans quelques tissus, ce qui tient à leur défaut de résistance, ou à la formation de concrétions membraniformes, ce qui dépend de la force et de la faculté organisatrice de certaines humeurs.

J'ai eu souvent, dans les pavillons de la Faculté de Médecine, l'occasion d'examiner et de disséquer des cicatrices sur plusieurs parties du corps ; j'ai fait aussi sur les animaux quelques expériences ; voici ce que j'ai observé. Le tissu de la cicatrice ressemble à celui de la peau ; sur l'homme, le système pileux se développe rarement et difficilement sur la cicatrice, mais les poils des parties voisines prennent plus de force et de longueur et offrent sous les doigts une rudesse plus grande. Chez les animaux les poils repoussent toujours lentement, ordinairement ils sont plus courts que les autres, leur teinte est plus claire et le plus souvent ils sont blancs. Cette circonstance est bien connue des maquignons, car ils font quelquefois des cautérisations avec le fer rouge , pour obtenir une tache ou marque blanche sur le front ou sur toute autre partie du corps du cheval. Si la cicatrice reste glabre, cette blancheur est plus prononcée que celle du reste de la peau, elle n'offre point de rides, ni d'éminences correspondant aux papilles. L'épiderme existe, et sa présence peut être démontrée pendant la vie, par l'application d'un vésicatoire, ou après la mort en faisant macérer la cicatrice. Le système vasculaire du réseau de Malpighi est peu développé , et le tissu muqueux ne paraît pas exister. C'est peut-être à cette circonstance que la cicatrice doit sa blancheur et que celle du nègre n'acquiert jamais la teinte foncée du reste de la face cutanée. Enfin n'est-ce pas aussi la cause pour laquelle les productions pileuses sont toujours d'une teinte pâle. Ces faits tendent à démontrer que dans le tissu muqueux de Malpighi réside la matière colorante de la peau et du système pileux. Le chorion est dense, composé de tissu fibreux résistant; on n'y voit ni papilles ni bourgeons; la texture aréolaire de la peau ne se remarque pas ici, et l'on n'aperçoit pas non plus d'espaces pour les cellules adipeuses. Sous la cicatrice le tissu cellulaire est dense, serré, adhère fortement aux parties sousjacentes. Cependant, si c'est le bout de l'os amputé, une bourse synoviale se forme dans ce point. Dans des cicatrices des plaies résultant de l'amputation de la cuisse, de la jambe ou du pied d'après la méthode de Chopart, j'ai trouvé les artères de la cicatrice formant un cordon fibreux, et un peu au-dessus elles étaient complétement oblitérées. Les injections de liqueurs fines n'ont pu faire parvenir qu'en très-petite quantité la matière colorante jusqu'au tissu de la cicatrice. Les veines n'étaient pas distinctes, mais les nerfs présentaient une disposition fort remarquable. On voyait ces cordons offrir des renflemens sphériques de la partie inférieure desquels partaient des prolongemens où filamens fibreux qu'on pouvait suivre jusque dans le tissu du chorion. Ces renflemens variaient beaucoup pour leur grosseur. La substance de ces renflemens sphériques était légèrement rougeâtre et ressemblait à celle d'un ganglion des nerfs rachidiens ou du nerf trisplanchnique. Leur structure m'a paru être simplement fibreuse, et je n'ai distingué que très-difficilement au centre quelques filets très-déliés et d'apparence nerveuse. Au-dessus de ces boutons ou nodosités terminales, les cordons nerveux reprenaient leur structure naturelle.

Les muscles étaient convertis dans l'extrémité correspondant à la cicatrice en un tissu adipeux, mais si la cicatrice n'était pas très-ancienne, le muscle conservait la forme d'un faisceau fibreux jaunâtre. Les tendons eux-mêmes s'aplatissent et deviennent des lames fibreuses dont l'extrémité inférieure se perd dans le tissu de la cicatrice.

L'extrémité des os dans le point où l'ablation du membre a été faite, est arrondie et conique, recouverte manifestement par un feuillet fibreux ressemblant au périoste et adhérent d'une part à l'os et d'autre part au tissu de la cicatrice, lorsqu'une bourse muqueuse ne s'est pas développée. Dans l'examen d'une cicatrice ancienne de la jambe, après l'amputation, j'ai trouvé que le tibia adhérait à la cicatrice, mais que la partie supérieure du péroné avait acquis dans son articulation beaucoup de mobilité, et que son bout inférieur conique était pourvu d'une membrane synoviale. J'ai examiné plusieurs de ces cicatrices avec MM. Bogros, Amussat, Delmas fils, et Lélut.

Pendant la vie, j'ai observé sur plusieurs personnes auxquelles on avait amputé un membre, que les cicatrices ont peu de sensibilité, et cependant les changemens de température s'y font assez vivement sentir. Ces personnes se plaignent souvent d'éprouver une sensation de froid dans leur cicatrice; les premiers froids de l'hiver font rougir ce tissu, et j'ai observé une fois une inflammation semblable à celle des engelures, sur la cicatrice d'un ancien militaire, résultant de l'amputation d'une cuisse. On sait aussi que la surface des cicatrices est peu perspirable et très-peu absorbante.   (BRESCHET.)

CICATRICULE, s. f., *cicatricula*, petite cicatrice, marque blanchâtre, souvent linéaire, que l'on remarque sur les membranes séreuses, muqueuses, sur la cornée transparente et plus particulièrement encore sur la peau, après des solutions de continuité très-peu étendues, ou après des éruptions exanthématiques. La petite vérole et la vaccine laissent sur la peau des cicatricules. En anatomie, on nomme *cicatricule* une tache correspondant au sommet du jaune de l'œuf fécondé des oiseaux, et dont Pander a décrit tous les accroissemens sous le nom de *blastoderme*. On s'est encore servi du même mot pour désigner certains états de l'ovaire dans la femme et la femelle de beaucoup de mammifères après la fécondation.

Un des côtés, le plus souvent, le gauche, de l'orifice vaginal de l'utérus présente sur les femmes qui ont eu un ou plusieurs enfans, des traces de petites déchirures, auxquelles on donne aussi le nom de *cicatricules*.

     (BRESCHET.)

CICATRISANT, adj. *cicatrisans*. On donnait ce nom aux médicamens auxquels on supposait une propriété spéciale de produire la cicatrisation des plaies et des ulcères. Tels étaient certains onguens dont on ne fait plus usage aujourd'hui. Mais les moyens propres à amener la cicatrisation varient suivant les conditions dans lesquelles se trouvent les plaies et les ulcères. Il n'y

a donc pas de cicatrisans absolus. *Voyez* CICATRICE, CICATRISA-
TION, PLAIE, ULCÈRE,   (R. DEL.)

CICATRISATION, s. f. *cicatrisatio;* opération de la nature,
par laquelle tous les systèmes organiques et vivans peuvent être
réunis, après avoir éprouvé une solution de continuité, avec ou
sans perte de leur substance.

Pour mieux apprécier les phénomènes de la cicatrisation, nous
la considérerons d'adord dans chaque tissu séparément, puis
nous en ferons l'histoire générale.

Cicatrisation du tissu cellulaire. — Ce tissu formant la trame
de presque tous les organes, et constituant les enveloppes
de ceux dans le parenchyme desquels il n'entre pas, ou dans
lesquels il n'entre qu'en très-petite proportion, nous devons le
considérer comme le système où la cicatrisation est le plus
facile et le plus simple. La *matière organisante* est déposée
sur la surface divisée; elle parcourt tous les périodes de
formation et l'adhérence s'établit entre les parties dont la continuité avait été simplement interrompue. Nous verrons plus
tard qu'il n'y a ici aucun bourgeon charnu de formé. Dans la
substance de la cicatrice du tissu cellulaire on n'aperçoit jamais
d'aréoles ou vacuoles pour la graisse. Le tissu cellulaire nouveau est fibreux, dense, peu extensible, et d'une apparence
moins vasculaire que le tissu d'ancienne formation.

Cicatrisation de la peau. Simplement divisé, ce tissu se cicatrise très-facilement, l'écartement des lèvres de la plaie étant
presque toujours faible. Si la plaie est avec perte de substance,
la cicatrisation sera plus longue et se fera d'après le même procédé. Une portion de peau entièrement divisée et détachée du
corps vivant peut-elle s'unir et se cicatriser avec la peau d'une
autre partie d'un autre individu? La réponse à cette question
se trouvera à l'article ENTE ANIMALE. *Voyez* ce mot. *Voyez* aussi
le mot CICATRICE.

Cicatrisation des membranes muqueuses. Nous avons souvent vu
des plaies des membranes muqueuses, et nous pouvons affirmer
que si ces solutions de continuité sont dangereuses, c'est moins par
la nature du tissu lésé que par l'altération de l'organe dans lequel entrent les membranes muqueuses et surtout par l'interruption des fonctions de ces organes et par l'épanchement des
matières et des liquides renfermés dans les canaux et les réservoirs qu'elles contribuent à former. La cicatrisation des mem-

branes muqueuses s'opère de la même manière que celle de la peau. Si cette réunion se fait parfois long-temps attendre, cela tient à ce que la plaie est baignée constamment par une humeur irritante, ou que des corps étrangers s'introduisent entre ses lèvres. Nous voyons dans les opérations pratiquées sur les membranes muqueuses, telles que les simples incisions, les excisions, etc., la réunion s'opérer, et la cicatrice blanchâtre offrir une ligne plus ou moins proéminente. J'ai souvent trouvé des traces de cicatrices sur la face interne des intestins ; sans doute elles indiquaient que des ulcérations avaient affecté la membrane muqueuse, et que cependant la cicatrisation s'en était opérée. Si la lésion de la membrane muqueuse n'est pas compliquée de la solution de continuité des tissus extérieurs de l'intestin, la cicatrisation peut s'opérer. On la voit survenir rapidement après l'excision des bourrelets formés à l'anus par la membrane muqueuse, et après l'excision de cette même membrane dans la chute du rectum. Nous possédons plusieurs exemples de cicatrisation de la membrane muqueuse à la suite d'une invagination et de la séparation de toute la portion de cette membrane formant l'invagination. Dans les observations publiées d'élimination par l'anus d'une portion du tube intestinal, sans que la mort du sujet s'en soit suivie, il faut concevoir le phénomène par la simple séparation d'une partie du cylindre de la membrane muqueuse, les autres tuniques n'ayant pas été comprises dans cette séparation. Une plaie de l'intestin ne comprenant que l'épaisseur de la membrane muqueuse, lors même que la solution de continuité est étendue, se cicatrise très-bien et assez promptement ; mais une plaie dans laquelle toute l'épaisseur du canal est intéressée ne se cicatrise pas, ou cette cicatrisation ne se fait que très-difficilement, parce qu'alors la membrane musculaire se contractant, la membrane muqueuse se renverse, forme un bourrelet à l'extérieur ; les lèvres de la solution de continuité sont recouvertes par ce renversement de la membrane interne, et les surfaces en contact ne sont pas celles de la solution de continuité elle-même.

Si l'on fait à un chien une incision circulaire dans un point du canal intestinal de manière à ne diviser que le péritoine et la tunique charnue, qu'on applique ensuite une ligature, on voit que la cicatrisation se fait sur la ligature, et que, pendant un temps, ce lien constricteur est emprisonné dans l'épaisseur des parois intestinales. Bientôt après, soit que la ligature coupe la membrane muqueuse, soit que cette section arrive par un procédé d'élimination, la ligature passe dans l'intestin ; elle eet rendue par l'anus, et l'animal résiste à l'expérience. Au bout de quelque temps , on trouve une cicatrice circulaire à la face interne de l'intestin.

Si la ligature a été appliquée sans faire d'incision circulaire à l'extérieur de l'intestin , et si la constriction médiocre amène la division des tuniques extérieures avant celle de la membrane muqueuse , l'animal ne meurt pas , et les résultats sont les mêmes que dans l'expérience précédente. Enfin si l'on serre très-fortement la ligature , toutes les membranes sont divisées à peu près en même temps, et l'animal meurt. Il faut dans ces expériences faire jeuner l'animal avant et après l'opération. M. B. Travers a publié des faits analogues à ceux dont nous parlons. je ne crois pas qu'on puisse penser que les résultats seraient les mémes dans l'homme où nous voyons l'inflammation et la mort succéder à des irritations légères de l'intestin, ou à une constriction bien moins forte que celle des ligatures dont nous venons de parler.

Cicatrisation des membranes séreuses. — Les membranes séreuses sont presque entièrement composées de vaisseaux blancs ; dans leurs solutions de continuité les lèvres de la plaie sont trop minces pour pouvoir se rencontrer ou être mises en rapport ; la membrane se trouve en contact avec elle-même par sa face interne , ou un des points de sa surface touche les tissus intéressés dans la solution de continuité. La cicatrisation s'opère par la couche couenneuse qui se forme très-promptement à la superficie de la membrane séreuse. Cette lymphe coagulable se dépose d'une manière très-prompte et en abondance sur les membranes séreuses , comme sur la membrane interne des vaisseaux , et la cicatrisation s'opère par le procédé de l'adhésion ; *voyez* ce mot.

Cicatrisation des vaisseaux : Cicatrisation des atères. — Pour étudier la cicatrisation du tissu artériel, il faut le considérer dans deux conditions différentes : 1° *lorsqu'on applique des ligatures ;* 2° *lorsque ces vaisseaux ont éprouvé une solution de continuité.*

Cicatrisation des artères après l'application d'une ligature. — Il est reconnu aujourd'hui, d'après de nombreuses expériences faites par beaucoup de physiologistes et que j'ai répétées, que quelque soit le degré de constriction de l'artère et la ténuité

de la ligature, on ne parvient point à couper entièrement les vaisseaux. Les deux membranes intérieures sont seules divisées,
tandis que la tunique fibro-celluleuse résiste.

Il faut pour que cette section des deux membranes ait lieu
(la moyenne et l'interne), que la compression circulaire soit portée à un degré supérieur à celui qui intercepte le cours du sang
dans le vaisseau lié ; cette solution de continuité de ces deux
feuillets de l'artère est d'autant plus nette et plus prompte, que
la ligature est plus fine. Lorsque le lien dont on se sert est
mince, que la ligature soit ronde ou plate, peu importe, elle
agit de la même manière, et par une forte constriction on divise
non-seulement les deux membranes, mais en outre on fronce
circulairement le vaisseau et on le met dans des conditions favorables au développement de l'inflammation adhésive.

Une ligature plate d'une ligne ou une ligne et demie agit
comme une ligature ronde, mais une ligature plus large et en
forme de ruban, lors même que la constriction est forte, ne divise pas ou ne divise qu'imparfaitement les membranes interne
et moyenne, et se bornant à aplatir le vaisseau, l'inflammation
ulcéreuse ou la suppuration surviennent sans qu'il existe d'adhérence entre les parois de l'artère, et sans que son canal soit
oblitéré.

Si l'on place un petit cylindre de sparadrap, un morceau de
liège entre la ligature ronde ou plate et le vaisseau, la section
des deux membranes n'est pas produite ou n'est produite qu'imparfaitement, et l'artère simplement aplatie devient le siége d'une
inflammation ulcéreuse ou d'une inflammation éliminatoire; la
partie comprimée est frappée de mort, forme une escarre qui
laisse lors de sa chûte le canal artériel béant et perméable au
sang. La tunique extérieure ou fibro-celluleuse de l'artère est
celle dont la section et la séparation par la suppuration se fait
le plus attendre, et ce temps est d'autant plus long qu'il y a eu
plus de parties comprises dans l'anse de la ligature, surtout s'il
y a eu des portions aponévrotiques ou tendineuses.

Petit, Morand, Pouteau se sont occupés de la cicatrisation des
plaies des artères et du mode d'agir des ligatures, mais c'est
surtout aux observations de Desault, et aux expériences de
MM. Thomson, Jones, Travers, Hogdson, Béclard et à celles
que j'ai faites, qu'on doit la connaissance du véritable procédé
de la cicatrisation des plaies et du mode d'action des ligatures.

Lorsqu'on a mis une artère à nu pour l'embrasser par une ligature ronde et fine, on interrompt le cours du sang, on divise les membranes interne et moyenne. Bientôt une matière albumineuse est exhalée à l'extérieur du vaisseau par les tissus ambians, dans la cavité du vaisseau par la membrane interne, dans le point de la division des feuillets par les lèvres même de la plaie, enfin dans l'épaisseur des parois artérielles. Cet épanchement est surtout abondant à l'extérieur; la matière recueillie est blanche, d'une consistance molle, d'une apparente organisation, mais d'une structure difficile à déterminer. Cependant on lui remarque une sorte de contexture fibrineuse. Présentée sous le microscope, elle offre des globules non colorés, semblables, par leur volume et leur forme, à ceux du sang. Analysée chimiquement par M. Barruel, chef des travaux chimiques de la Faculté de médecine, cette substance ne se dissout pas dans l'eau froide. Soumise à l'action de l'eau bouillante, elle ne se dissout pas non plus, mais elle se solidifie et se retire un peu sur elle-même. Si alors on la casse par morceaux, on reconnait distinctement une structure fibrineuse. Il surnage sur l'eau, où cette substance a bouillie, quelques gouttelettes de matière grasse. Une portion de cette matière animale plongée dans une solution froide de potasse caustique, s'y dissout en grande partie, et la dissolution s'opère moins promptement que celle de l'albumine épaissie, mais un peu plus rapidement que celle de la fibrine. Au bout de quelques minutes on voit de petits globules de matière blanche, d'une consistance molle, surnager la liqueur; ces globules, après avoir été lavés à l'eau froide, très-bien essuyés dans du papier Joseph et chauffés entre deux morceaux de papier blanc, se fondent et pénétrent le papier, absolument comme le fait la graisse.

Un autre morceau de cette matière animale placé sur un fer assez chaud pour la décomposer, s'y est cuite en se retirant un peu sur elle-même, puis s'est charbonnée en répandant exactement la même odeur que la fibrine soumise à la même expérience et bien différente de l'odeur que donne l'albumine dans sa combustion.

Il résulte de ces recherches, que la nature de cette matière animale diffère sensiblement par sa structure de l'albumine et de la fibrine, qu'elle se rapproche cependant davantage de cette dernière, et que d'après l'action des agens chimiques, elle ressemble beaucoup plus à la fibrine qu'à l'albumine ; si l'on ne peut pas la regarder comme de la fibrine, on doit la considérer comme une matière qui n'a plus besoin que d'une légère élaboration vitale pour parvenir à l'état de fibrine parfaite.

Cette matière, que je nomme *matière organisante*, parcequ'elle forme le tissu de la cicatrice, qu'on doit considérer comme un tissu organisé et différent sous beaucoup de rapports des tissus déjà existans ; cette *matière organisante*, répandue à l'extérieur de l'artère, entre ce vaisseau et sa membrane fibro-celluleuse ou dans les mailles de cette dernière, forme surtout à l'extérieur une couche solide, plus ou moins épaisse, adhérant au tissu cellulaire ambiant et se continuant avec la matière épanchée entre les lèvres de la solution de continuité et avec celle que contient le vaisseau près de sa section. Il se fait ici un travail semblable à celui du *Cal*, (*Voyez ce mot*) où l'on voit le canal médulaire, l'intervalle des fragmens et la surface externe des bouts de l'os fracturé remplis ou couverts d'une matière semblable à celle dont nous parlons. La nature varie peu dans ses procédés, cependant les résultats de ses opérations sont immenses et prodigieux par leurs différences.

Le dépôt de cette matière organisante considéré dans tous les tissus m'a montré la plus grande analogie, et souvent une identité parfaite de phénomènes. Récemment j'ai fait répéter ces recherches, pour le tissu artériel, par M. Pecot, et ses expériences dont j'ai été le témoin dans les pavillons de la faculté ont donné des résultats semblables à ceux que j'avais obtenus et que j'ai déjà fait connaître. Nous avons vu que cette *matière organisante* affecte à l'égard du vaisseau une disposition différente suivant le genre de ligature employé.

Voici les principaux phénomènes observés dans ces dernières expériences :

Lorsqu'on a lié l'artère circulairement et que les extrémités de la ligature sortent et pendent au dehors, la virole albumineuse, comparable au cal extérieur ou cal provisoire, n'est pas complète, mais l'ouverture qu'elle présente en avant vers le nœud des fils est d'autant plus étroite, que la ligature est plus mince, et plus exactement serrée. Si l'on a coupé le bout de la ligature au niveau du nœud, la virole albumineuse fusiforme est complète, n'offre aucune ouverture ; elle ferme et recouvre de toute part l'anse de la ligature. Opére-t-on en plaçant un cylindre de sparadrap entre la ligature et l'artère, pour aplatir ce vaisseau, d'une part, toute la portion du vaisseau sur laquelle agit cet appareil de compression est privée du dépôt de *matière organisante* qui recouvre les parties environnantes ; en second lieu la virole formée par cette substance est interrompue en devant, dans toute l'étendue qu'occupe le cylyndre de sparadrap.

Il est facile de concevoir que la disposition de cette exsudation par rapport à l'artère, sera plus défavorable encore, quand on se sera servi des diverses pinces ou *presse-artère* qui ont été proposées. Lorsqu'on embrasse l'artère avec une ligature dont les bouts sont reçus dans un serre-nœud, comme dans le procédé de M. le professeur Dubois, la virole offre en devant une grande ouverture pour laisser passer les extrémités de la ligature et la tige du serre-nœud. Cette virole est encore bien plus incomplète si l'on a employé le presse-artère de M. Deschamps.

En même temps que cette virole extérieure se ferme et devient un appareil de protection et un obstacle à toute hémorrhagie, il se fait dans le canal de l'artère un dépôt de substance semblable. Le sang se coagule au-dessus de ce cylindre intérieur, jusqu'à l'origine de la première artère collatérale, et quelquefois le coagulum se prolonge jusque dans la cavité de ce dernier vaisseau lorsqu'il est d'un petit calibre.

Si la ligature a été placée immédiatement au-dessous de la naissance d'une grosse branche, le mouvement du sang dans ce vaisseau collatéral et sa trop grande proximité du lieu comprimé par la ligature sont des circonstances défavorables à la formation du caillot. L'inconvénient est moindre si l'on s'est servi d'une ligature mince et ronde; mais si l'on a employé une ligature plate, si elle a été appliquée médiatement, etc., l'artère n'étant qu'aplatie, ses membranes n'étant qu'imparfaitement divisées, le dépôt intérieur de matière albumineuse né pouvant pas se faire, et la virole extérieure n'existant que sur un point de la circonférence du vaisseau, on doit redouter l'hémorrhagie, et je l'ai vue arriver et faire périr des malades qui étaient dans les meilleures conditions pour la réussite de l'opération.

Le caillot dans le bout de l'artère correspondant au cœur, est toujours le plus long et le plus consistant.

Dans le cas de ligature cylindrique, mince et immédiate, les lèvres de la plaie faite aux membranes artérielles se trouvent en

contact par le froncement du vaisseau, et elles s'unissent par première intention, en contractant aussi des adhérences avec la base
du caillot. La ligature qui s'est enfoncée entre ces membranes
internes divisées, les a éloignées ainsi de la sphère d'ulcération,
qui n'agit, après un certain temps, que sur la membrane fibro-
celluleuse.

Cette inflammation ulcéreuse est une opération de la nature
sur la promptitude ou la longueur de laquelle le volume de la ligature et le degré de constriction du vaisseau n'ont guère d'influence. C'est le plus ou moins de disposition individuelle à
l'inflammation ulcéreuse, qui hâte ou qui retarde la section de
l'artère. Les circonstances locales les plus capables de l'avan-
cer sont la situation de la ligature immédiatement au-dessous
d'une ou de plusieurs grosses branches collatérales. Alors il ne se
forme point de caillot au-dessus de la ligature; le vaisseau continue d'être agité par l'impulsion du sang, et ce mouvement
continuel semble accélérer l'ulcération par laquelle l'artère doit
être divisée.

Cette section opérée, les bouts des vaisseaux renfermés sous
la virole albumineuse se rétractent bien moins que si l'on coupait
l'artère entre deux ligatures, immédiatement après leur application,
ainsi que Jones et Maunoir le font. A cette époque les bouts du
vaisseau sont réellement formés par l'adhérence primitive des
lèvres de la plaie des deux membranes internes de l'artère. Ces adhérences s'étendent bientôt jusqu'à la virole extérieure et la substance albumineuse qui s'enfonce dans l'espace qui sépare les deux
portions de l'artère. Toutes ces adhérences, d'abord d'apparence
inorganique, s'organisent manifestement peu à peu. La virole
albumineuse diminue de volume; elle se convertit en une substance fibreuse qui réunit les deux bouts du vaisseau, puis se
change enfin en tissu fibro-cellulaire; en même temps le caillot diminue de volume et finit par être entièrement absorbé.
La portion correspondante de l'artère dégénère en un cordon fibreux qui devient plus tard un tissu fibro-cellulaire.
Chaque extrémité de l'artère se termine alors à l'extérieur par
un bout obtus, d'où se détache un petit prolongement fibro-celluleux qui s'unit au tissu cellulaire environnant. La cavité du
vaisseau finit comme l'extrémité d'un tuyau de plume, et pendant
assez long-temps elle offre une papille grisâtre qui n'est que le
sommet et le reste du caillot.

A une époque un peu moins avancée, si l'on pousse par l'un des deux bouts du vaisseau de l'alcohol coloré, de l'huile de térébenthine, de l'ichtyocolle ou du mercure, on découvre que les petits vaisseaux qui se sont formés dans la substance organisante constituant la virole, se sont étendus, ont augmenté de calibre, et qu'ils ont rétabli la continuité entre les deux bouts de l'artère qui au lieu de présenter un canal unique et continu, offre plusieurs filets vasculaires. Ce phénomène a surtout été mis hors de doute par les expériences de Parry. (*Additionnal experiments on the arteries of Warm-Blooded animals*, etc. London 1819.)

D'un autre côté, quand on a aplati l'artère, toute la portion du vaisseau soumise à la compression ne contracte que difficilement des adhérences avec elle-même; car privée de l'exsudation albumineuse, serrée entre la ligature et le cylindre, elle ne tarde pas à être frappée de mortification. Comme celle-ci s'étend jusqu'à la base des caillots, cette base est mise à nu lors de la chute des parties sphacélées, et les orifices de l'artère restent béans, nullement rétrécis, et bouchés seulement par les caillots, dont le pourtour de la base n'a contracté que de faibles adhérences avec l'intérieur du vaisseau. On pourrait éviter un état aussi défavorable, si, en retirant l'appareil de compression du troisième au quatrième jour, l'artère ne se coupait pas toujours consécutivement, comme Vacca l'a prouvé, et comme je l'ai vu moi-même dans les expériences que j'ai faites à cet égard. Il y a, de plus, d'assez grandes difficultés attachées à cette manière d'opérer.

Cependant les orifices de l'artère se resserrent peu à peu, et se ferment enfin comme dans une plaie suppurante qui se rétrécit et se cicatrise. En même temps l'exsudation albumineuse extérieure s'unit et se confond avec ces adhérences, remplit l'intervalle qui sépare les bouts du vaisseau. La continuité rétablie à cette époque entre les bouts de l'artère par la virole albumineuse, est ce qui en grande partie avait d'abord fait croire à la non-division du vaisseau dans le cas où l'on avait retiré la ligature et le cylindre du troisième au quatrième jour. Ensuite tout se consolide et s'achève comme dans la dernière période du travail de l'oblitération par la ligature cylindrique mince et immédiate.

Il est facile maintenant de faire le parallèle entre ces deux méthodes, la ligature circulaire et immédiate, et l'aplatissement; on sait à quoi s'en tenir sur cette proposition si souvent avancée et si long-temps soutenue, que la ligature qui aplatit l'artère la coupe moins vite que celle qui la lie circulairement; et toutes choses égales du côté de la disposition individuelle à l'inflammation ulcéreuse, qui est la véritable cause de la promptitude ou du retard de la section du vaisseau, on doit croire au contraire qu'une ligature étroite et serrée immédiatement sera éliminée moins promptement que celle qui présentera des conditions opposées. Nous avons vu en second lieu comment le dépôt de la matière organisante extérieure était plus favorablement disposé dans le premier cas que dans le second; comment la virole extérieure formée par cette matière était plus complète, entourait plus exactement les bouts de l'artère et soutenait plus immédiatement leurs adhérences. Dans la ligature circulaire, la plaie récente faite aux membranes internes de l'artère se réunit par première intention, et ferme de suite le vaisseau. Dans l'aplatissement au contraire l'artère, d'abord divisée par une inflammation ulcéreuse, ne se ferme que consécutivement et par seconde intention. Dans le premier procédé, à la chute de la ligature, le vaisseau est réellement clos par l'adhérence des lèvres de la plaie des membranes internes, rapprochées par le froncement qu'a éprouvé le tube artériel. Cette disposition soutient le caillot et l'empêche d'être poussé au dehors. Dans le second procédé, au moment de la section de l'artère, son ouverture n'est ni froncée, ni rétrécie, elle n'est bouchée que par le caillot, qui lui-même n'est retenu en place et ne résiste à l'effort circulatoire qu'au moyen de faibles adhérences que le pourtour de sa base a contractées avec l'intérieur du vaisseau.

Nous sommes autorisés à conclure que la constriction circulaire et immédiate du vaisseau par un fil cylindrique est bien préférable à son aplatissement, et que la forme, le volume des ligatures et le degré de constriction de l'artère doivent être tels que les membranes internes du vaisseau soient divisées entièrement et le plus nettement possible. On rejettera donc l'usage des ligatures plates d'une largeur capable de ménager en partie ou de diviser inégalement ces membranes. Les ligatures les plus convenables seront composées de quelques brins de fil ou de cordonnet de soie disposés en cylindre, mais ne dépassant jamais la largeur d'une ligne pour les plus grosses artères : encore, un seul cordonnet de soie d'une grosseur proportionnée à celle du vaisseau, est-il préférable. On aura soin de ne pas comprendre le tissu cellulaire voisin, ou quelque partie environnante dans la ligature. On l'appliquera le plus immédiatement possible sur le vaisseau, on rapprochera ensuite les lèvres de la plaie, et on la pansera simplement. Pour obtenir plus immédiatement la réunion de cette plaie, il n'est pas prudent d'incarcérer l'anse de la ligature en coupant les extrémités du fil près du nœud, parce que son élimination consécutive est loin d'être sans danger quand il s'agit d'artères aussi volumineuses que celles qu'on lie d'ordinaire dans l'opération de l'anévrysme.

Il ne faut pas non plus espérer obtenir l'oblitération de l'artère, en ne laissant la ligature appliquée que pendant quelques heures seulement, comme le conseille M. B. Travers. Nous avons vu, dans nos expériences, la circulation se rétablir dans l'artère après avoir laissé la ligature huit, douze, et même vingt-quatre heures appliquée.

Un des accidens les plus fréquens et des plus graves qui appartienne à l'opération de l'anévrysme, est l'hémorrhagie secondaire. Les causes sont en général un état morbide des parois de l'artère, le voisinage d'une grosse branche collatérale; un mouvement inconsidéré du malade, des tiraillemens exercés à dessein, ou par mégarde sur la ligature. Mais la cause la plus ordinaire est l'ulcération des bouts de l'artère et le défaut d'adhérence de leurs parois soit entre elles, soit avec le caillot, par suite d'un état particulier et caché de la constitution, état individuel qui dispose beaucoup plus à l'inflammation ulcéreuse qu'à l'inflammation adhésive. Une circonstance que l'on doit aussi regarder généralement comme prédisposant à l'hémorrhagie, est l'usage que l'on aura pu faire de ligatures plates et capables, par leur largeur, de ménager en partie les membranes internes de l'artère. Si c'est par le bout supérieur qu'a lieu l'hémorrhagie, il faut, quand la disposition des parties le permet, lier de nouveau l'artère à une certaine distance au-dessus de la plaie. Si ce moyen n'est pas praticable, il n'y a d'autre ressource que le tamponnement de la plaie. On peut compter davantage sur le tamponnement, quand c'est par le bout inférieur de l'artère que le sang s'écoule; on doit y joindre aussi la compression exercée sur le trajet de l'artère, soit au moyen de compresses graduées, soit par un tourniquet.

On a long-temps cherché à remédier à l'accident qui nous occupe par les ligatures d'attente; elles sont plus nuisibles qu'utiles, en ce que l'artère s'ulcère et se divise par leur simple contact aussi promptement que sous la ligature ordinaire, et que par conséquent elles doivent mettre à découvert la cavité du vaisseau au-dessus des adhérences produites par le lien qui aura été serré. En faisant des expériences relatives aux ligatures d'attente, nous avons vu sur des chiens de petite taille, une ligature, étant passée sous une artère et sans être serrée, diviser le vaisseau et se détacher sans qu'il survînt d'hémorrhagie. Les hémorrhagies consécutives sont beaucoup plus rares chez les animaux et surtout chez les chiens que chez l'homme où le sang est bien moins coagulable. J'ai divisé transversalement de gros troncs artériels sur des chiens, sans chercher à arrêter le sang par la compression ou la ligature, et presque toujours un caillot s'est formé, l'écoulement du sang s'est arrêté et la vie de l'animal a été conservée.

Voilà ce que mes propres recherches et celles de M. Pécot nous ont appris; tous ces faits s'accordent parfaitement avec ceux que Jones et que mon savant ami M. Hodgson ont consigné dans leurs ouvrages.

Cicatrisation des artères lorsqu'elles ont éprouvé une solution de continuité. — Depuis J. L. Petit les auteurs ont émis des opinions très-variées sur le mode de réunion des artères blessées. On a droit de s'étonner qu'un point que la simple expérience peut éclairer et mettre hors de discussion, soit encore en litige. C'est pour disssiper les doutes sur ce sujet que Jones et M. le professeur Béclard ont entrepris une série d'expériences curieuses d'après lesquelles presque toutes les incertitudes sont dissipées. Nous allons rapporter presque littéralement, les résultats que M. Béclard a obtenus de ses recherches sur les animaux. « Si c'est une simple piqûre avec la pointe d'une aiguille, par exemple, il s'écoule un peu de sang, un caillot se forme dans la gaîne celluleuse et arrête l'hémorrhagie. Plus tard ce caillot disparait, les bords de l'ouverture s'enflamment, leur adhésion s'établit, la cavité de l'artère est conservée. Si la plaie a une certaine étendue, l'issue varie selon l'état de la gaîne celluleuse, la direction, la largeur de la solution de continuité. La gaîne a-t-elle été détruite, le sang coule sans qu'un caillot se forme, et l'animal périt d'hémorrhagie. Mais si la gaîne est restée intacte, et si la plaie est longitudinale, du sang s'écoule par l'ouverture; bientôt après le caillot se forme pour opérer la cicatrisation cŏmme dans le cas de simple piqûre. Lorsque la blessure est transversale, et lorsqu'elle n'occupe que le tiers de la circonférence du vaisseau, la plaie prend une forme ronde par la rétraction des fibres de l'artère ; à un écoulement plus ou moins fort de sang succède la formation d'un caillot et enfin la plaie se cicatrise; mais si l'étendue de la division est plus considérable, la cicatrisation ne peut avoir lieu, et l'animal meurt d'hémorrhagie. Enfin si l'artère a été divisée dans presque toute sa circonférence, l'écartement est considérable, les bouts du vaisseau sont allongés, ils ne tiennent l'un à l'autre que par une petite languette qui finit par se rompre, et bientôt après la guérison arrive par l'oblitération du vaisseau. Dans les sections transversales complètes, la mort n'a lieu que s'il y a eu dénudation du vaisseau ; car si la gaîne subsiste, on voit chez les animaux la guérison se faire par l'oblitération de l'artère que la rétraction de ses deux bouts vient encore favoriser, puisque l'enveloppe celluleuse du vaisseau se trouve alors dépasser le niveau des extrémités vasculaires, et les mettre dans une condition qui facilite la formation du caillot. Le sang se coagule dans l'artère, jusqu'à la hauteur des premières branches collatérales.

Dans les chiens le sang se coagule avec une grande facilité; et cette rapidité qu'il met à se concréter rend les hémorrhagies moins graves chez ces animaux que chez l'homme, où il est rare que les piqûres des artères se guérissent par la formation d'un caillot, ainsi que J. L. Petit l'a avancé. Il prétend qu'il se forme un caillot entre les lèvres de la plaie de l'artère et à l'extérieur du vaisseau. La première partie, appelée *bouchon*, a peu d'étendue; le *couvercle*, au contraire, en a davantage, et n'a besoin, pour être soutenu, que d'une légère compression qui n'intercepte pas la circulation. Quelquefois même le couvercle du caillot est solidement soutenu; c'est quand, par exemple, l'artère a été blessée par un instrument très-aigu, comme une lancette qui ouvre plus largement l'artère, dont le tissu est ferme, que la gaîne dont le tissu est extensible ; le sang coagulé est soutenu par ce dernier. L'hémorrhagie n'est difficile à arrêter que quand la plaie est considérable ou le *couvercle* mal soutenu. J. L. Petit compare ce caillot au tissu des cicatrices. Dans d'autres circonstances, l'hémorrhagie ne s'arrête pas, comme le dit J. L. Petit; elle continue, le sang s'infiltre dans le tissu cellulaire, et produit l'anévrysme faux, primitif; ou bien si le caillot se fait lorsqu'on en favorise la formation par une légère compression, la cure n'existe pas réellement, car le plus souvent il arrive que cette barrière est soulevée ou déplacée, et que peu à peu le sang se forme un foyer dans le tissu cellulaire. Cette dernière disposition est nommée anévrysme faux circonscrit ou consécutif

La section complète du cylindre artériel amène une hémorrhagie que l'art seul peut arrêter, et la mort en est un effet plus ou moins immédiat, si, par la compression, le tampon, la ligature ou la cautérisation, on ne se rend pas maître du sang.

Dans les plaies par arrachement, on a vu l'hémorrhagie causer la mort. Quelquefois cependant, et presque toujours sur les animaux, l'accident n'a pas une fin aussi malheureuse. Outre la rétraction et le resserrement indiqués par Bichat, deux causes s'opposent encore à l'écoulement du sang, et favorisent l'oblitération de l'artère. M. Béclard a vu « qu'à l'instant de l'accident, le vaisseau cède, et s'allonge avant de se rompre ; les membranes internes, moins extensibles, se déchirent d'abord inégalement et en divers endroits, puis se séparent complétement, tandis que la tunique extérieure continue à s'allonger, en se rapprochant de plus en plus de l'axe du vaisseau, comme le fait un tube de verre fondu qu'on tire par les deux bouts. La séparation achevée, l'artère offre à son extrémité un prolongement conique, terminé par une ouverture étroite, et dans son intérieur des lambeaux irréguliers qui en obstruent la cavité. » Alors le caillot se forme, la matière albumineuse est déposée pour produire l'adhérence des tissus dilacérés, et la cicatrisation est complète.

Cicatrisation des veines et des vaisseaux lymphatiques. — On sait aujourd'hui que les veines sont très-sujettes à s'enflammer, et que cette phlegmasie se propage parfois dans le sens de la circulation du sang veineux avec une grande rapidité. La cicatrisation des plaies des grandes veines est difficile à obtenir, et les lésions de ces vaisseaux sont peut-être plus graves que celle des artères du même volume.

Dans les petites veines, les plaies se réunissent aisément. L'on sait que la piqûre d'une veine du bras est cicatrisée en vingt-quatre heures ou quarante-huit heures. Cette cicatrisation diffère de celle des artères, puisque le calibre du vaisseau est conservé, et que la même veine, dans le même point, peut être

ouverte un grand nombre de fois à des époques différentes. Il
parait que les lèvres de la plaie se réunissent entre elles par le
dépôt de la *matière organisante* ou lymphe coagulable, et que
le canal vasculaire reste libre pour le cours du sang veineux.
Dans les ligatures des veines d'une grosseur médiocre, ou dans
la division complète de ces vaisseaux, la réunion s'opère par le
dépôt de la matière, par une véritable inflammation adhésive.
J'ai vu dans ces circontances la couche membraniforme sur la
face interne de la veine, ainsi que le dépôt de la matière organisante à l'extrémité du vaisseau. Je puis aussi affirmer que la
membrane interne était enflammée, circonstance sur l'existence
de laquelle des personnes ont élevé des doutes. Quant à la cicatrisation des vaisseaux lymphatiques, on présume qu'elle se fait
par le même procédé que celle des veines, mais on ne sait rien
de positif à cet égard. Le vaisseau reste-t-il libre ou s'obli-
tère-t-il ?........ L'observation et l'expérience se taisent sur ce
sujet.

Cicatrisation des nerfs. ——Lorsque l'on divise un nerf transversalement, les bouts ne se rétractent pas, comme le font les lèvres des plaies de la plupart des autres tissus, et si les extrémités
nerveuses restent en rapport, la cicatrisation peut s'en opérer assez rapidement. Mais lorsqu'il y a une perte de substance, la réunion se fait plus long-temps attendre, et quoique dans les deux
circonstances il y ait formation d'une substance intermédiaire,
on conçoit que le travail sera d'autant plus long, plus difficile,
que la perte de substance aura été plus grande. Beaucoup d'expériences ont été tentées pour découvrir ce procédé de la nature;
les physiologistes ne sont pas d'accord sur ce point. Peu de temps
après la section d'un nerf, on voit ses bouts et surtout celui qui
correspond au cerveau se gonfler et ressembler à un petit ganglion ou à une petite sphère. Ce corps est d'une couleur grise,
d'une consistance solide, presque dure, résistant à l'instrument
tranchant, et faisant entendre dans sa section un bruit semblable
à celui que produit le cartilage qu'on divise. Le volume de ce
renflement est en raison directe de la quantité de tissu cellulaire
ambiant, et du temps qui s'est écoulé depuis l'excision du nerf.
J'ai disséqué plusieurs cadavres de sujets auxquels on avait amputé à une époque fort antérieure, la cuisse, la jambe, ou le
pied par la méthode de Chopart, et j'ai dans quelques cas rencontré ces renflemens ou corps sphériques de l'extrémité des

nerfs, de la grosseur d'une aveline; j'ai aussi observé que ces boutons ne formaient pas précisément l'extrémité du nerf, et qu'au-dessous il existait un cordon fibreux qui se rendait dans le tissu de la cicatrice où l'amputation avait été pratiquée.

Van Horn dit avoir vu, dans des conditions semblables à celles dont nous parlons, les filets nerveux retirés à un pouce au-dessus du lieu de la solution de continuité, se terminant par de petits mamelons charnus, mous et dépassant le niveau de la section des muscles.

Lorsque le bout inférieur n'a pas été enlevé, les deux portions du nerf peuvent se réunir et se cicatriser; mais la réunion n'est pas immédiate : une substance se forme entre les deux extrémités nerveuses, et quelques physiologistes veulent que cette substance intermédiaire soit du tissu nerveux proprement dit, tandis que d'autres la regardent simplement comme du tissu cellulaire ou de la lymphe coagulable, *substance organisante,* qui ne parvient jamais à revêtir les caractères propres à la structure des nerfs. De là naissent les discussions et la divergence d'opinion sur la régénération ou la non - régénération du tissu nerveux.

Il y a deux moyens de reconnaître la régénération d'un organe : 1° l'examen de ses fonctions; 2° l'examen de la structure de la substance formée à la place de la partie enlevée. Le premier moyen peut ici induire facilement en erreur, parce que des filets anastomotiques peuvent agir à la place du nerf coupé, et l'on sait qu'une substance qui ne ressemble pas parfaitement à la substance normale, peut en remplir les fonctions. On sait que l'influx nerveux se transmet en plaçant, entre les bouts du nerf, du tissu cellulaire humide, et qu'en faisant passer un courant galvanique, on voit les muscles auxquels le nerf divisé se distribue, se contracter. Le deuxième moyen est moins incertain, mais cependant il est sujet à erreur.

Cruikshank, Haighton, Fontana, Michaëlis, Monro, Meyer, ont, en s'appuyant sur les deux ordres de preuves dont nous venons de parler, soutenu que les nerfs pouvaient se régénérer. C'est exact, si l'on n'examine cette reproduction que dans les animaux à sang froid, dans quelques reptiles, les salamandres par exemple, chez lesquelles on voit les pattes et la queue repousser après qu'on en a fait l'ablation. Mais il n'en est pas de même pour les animaux des classes supérieures. Arnemann affirme, et il appuie son sentiment sur de nombreuses observations, que les nerfs ne se régénèrent point. Suivant ce physiologiste, l'union des deux bouts du nerf coupé se fait toujours par du tissu cellulaire gonflé et épaissi par l'inflammation, et quelquefois ce tissu acquiert la dureté du cartilage et remplit plus ou moins complétement l'intervalle des deux bouts, lorsque beaucoup de tissu cellulaire existe dans la partie où le nerf a été divisé. Monro dit avoir vu la substance de la cicatrice, constamment d'une couleur plus foncée que celle des nerfs. Fontana croit avoir reconnu une reproduction de la véritable substance nerveuse dans les expériences où l'on avait excisé une portion de cinq ou six lignes de longueur du nerf intercostal. Suivant lui les filamens nerveux allaient à travers la substance intermédiaire et sans interruption du bout supérieur au bout inférieur du nerf. Je ferai remarquer que Fontana ne parle ici que des nerfs de la vie organique, et qu'on ne doit pas établir de parité entre ce système nerveux et les nerfs cérébro-rachidiens. Cependant il pourrait se faire pour les nerfs ce qui s'opère pour les artères et que Parry a décrit. (Voyez *cicatrisation des vaisseaux*). Michaëlis enleva sur des cordons nerveux des portions de neuf à douze lignes de longueur, et au bout de deux mois il vit les extrémités du nerf divisé réunies par une substance qui ressemblait entièrement ou presque entièrement à la véritable substance nerveuse. Cependant le microscope faisait aisément distinguer le passage de l'ancien nerf à la portion de nouvelle création. Des anatomistes disent avoir vu dans certaines circonstances, à la surface des nerfs, des aspérités en forme de crochets. Molinelli avait déjà aperçu et décrit cette sorte de structure qu'Arnemann appelle structure propre des nerfs, et il nie formellement la régénération de ces organes, parce qu'après les avoir coupés, il ne retrouvait jamais cette structure dans la substance qui réunissait leurs extrémités. Mais, comme le dit Méyer, il n'y a pas plus de raison de compter sur cet indice que sur tous les autres. Prochaska fait très-bien observer que l'aspect des nerfs examinés au microscope change suivant qu'on éloigne l'objet ou qu'on le rapproche de l'instrument. Fontana ne jugeait de la régénération que par le microscope, et il n'admettait cette reproduction que lorsque les filets médullaires étaient entourés d'enveloppes en spirale ou en zones. Meyer a observé le phénomène dont parle Arnemann, et c'est dans les petits animaux, notamment dans les oiseaux et les grenouilles. Il lui a paru devoir tenir à quelque propriété des gaînes des nerfs, ou aux fluides contenus dans ces gaînes. Meyer dit qu'on pourrait supposer qu'il dépend de la forme serpentante des fibres médullaires elles-mêmes. En ce cas, le nerf privé de son enveloppe devrait paraître beaucoup plus long que dans son état naturel, ou bien il devrait se présenter sous la même forme. Or c'est ce qui n'arrive pas, car un nerf dépouillé de son enveloppe ne se montre pas plus long qu'auparavant, et les filets médullaires mis à nu paraissent courir parallèlement les uns aux autres. D'où il résulte que, la structure dont nous parlons ne dépendant que de l'organisation des parties extérieures aux filets médullaires, on ne peut tirer de sa non-existence aucune conclusion rigoureuse contre la régénération des nerfs. On a remarqué aussi des brides transversales qui règnent dans toute la longueur des nerfs, et sous lesquelles on aperçoit distinctement, surtout chez les oiseaux, les filets déliés de la moelle nerveuse. Mais ces filets disparaissent aussi quelquefois pendant qu'on examine le nerf au microscope, ou lorsqu'on a laissé le nerf quelque temps à découvert.

De tous ces considérans, Meyer en conclut que l'apparence extérieure de la portion de nerf reproduite ne peut pas servir à décider la question. Il réduit cette question à savoir si la communication entre deux bouts de nerf peut se rétablir telle qu'elle était avant l'incision ou l'excision, et s'il se reproduit véritablement entre les deux extrémités séparées une nouvelle substance médullaire, seule capable de rappeler dans la portion inférieure du nerf la faculté dont le principe est dans l'encéphale. Ni l'anatomie, ni la physiologie ne peuvent seules, suivant Meyer, résoudre cette question. La première est dénuée de moyens assez délicats pour examiner et reconnaître la nature de la substance reproduite ; car le scalpel est tout-à-fait insuffisant ; la macération détruit les filets médullaires en laissant subsister les autres parties, et l'on ne peut s'en rapporter aux illusions du microscope. Meyer conseille pour atteindre le but important qu'il se propose, d'employer le moyen de Reil, par lequel ce dernier anatomiste est parvenu à déterminer, avec plus d'exactitude qu'on ne l'avait fait avant lui, la structure des nerfs. Il a observé qu'en plongeant ces organes dans l'acide nitrique, leurs enveloppes et le tissu cellulaire qui les entoure sont décomposés par ce menstrue, sans que la substance médullaire en éprouve aucune altération.

'Par ces expériences, Meyer a été conduit à penser que les nerfs se reproduisent, et que cette reproduction se fait plus ou moins facilement suivant les parties du corps où le nerf a été coupé. Il a toujours vu qu'elle s'opérait avec plus de facilité dans le nerf tibial, dont les bouts séparés ne peuvent être déplacés par le mouvement des muscles de manière à les empêcher de se correspondre, que dans le nerf cubital où la substance de nouvelle formation présente des bourrelets plus marqués. Le nerf sciatique, dont les extrémités sont plus sujettes à se déplacer par l'action musculaire, a constamment présenté la reproduction et la réunion les plus imparfaites. Mais quelles sont les conditions favorables à la régénération des nerfs ? quel est le maximum d'étendue de la portion qu'on peut retrancher d'un cordon nerveux avec l'espérance qu'elle se reproduira ? Combien de temps faut-il pour que cette reproduction ait lieu ? Meyer déclare ne pouvoir répondre à toutes ces questions qui demandent de nouvelles et de nombreuses expériences. Haighton a fait la section des nerfs pneumo-gastriques : lorsqu'il ne divisait qu'un nerf, l'animal n'en périssait pas, mais la mort était immédiate si les nerfs des deux côtés étaient coupés dans la même expérience, tandis que la vie pouvait être conservée si les deux sections des nerfs n'étaient produites qu'à un long intervalle l'une de l'autre. Cette dernière circonstance le porte à croire que les nerfs sont réellement reproduits , mais il ne dit pas que son opinion repose sur l'examen anatomique des parties, il déclare seulement que la dissection fait reconnaître l'existence d'une substance intermédiaire développée entre les bouts du nerf divisé. Cette expérience d'Haighton, quelque concluante qu'elle paraisse, laissera, de son propre aveu, encore des doutes dans l'esprit de bien des gens. Ne serait-il pas possible que l'estomac et les organes de la voix reçussent l'influence nerveuse de toute autre source ? Le larynx, du nerf laryngé supérieur qui naît au-dessus du point où l'on coupe le cordon pneumo-gastrique; et l'estomac, des nombreuses branches des plexus du grand sympathique ? une augmentation d'énergie nerveuse dans ces branches pourrait suppléer à l'action des nerfs dont la continuité a été interrompue, et l'analogie du système vasculaire, dont les branches collatérales se dilatent lorsque la circulation dans le tronc principal est interrompue , est une objection qui vient à l'esprit de tout le monde. Pour prévenir cette objection, ou pour y répondre, Haighton a eu l'idée de couper une seconde fois les deux nerfs de la huitième paire immédiatement l'un après l'autre : car si l'animal supporte cette opération, il restera démontré que les organes dont l'action était primitivement soutenue par ces nerfs, reçoivent maintenant par quelqu'autre voie l'influence vitale, et que la substance nerveuse n'a réellement pas été reproduite après la première division ; mais que si au contraire l'animal périt par cette seconde opération, il sera permis d'en conclure que la substance régénérée est réellement une portion de nerf. Haighton a donc fait sur un chien, opéré dix-neuf mois auparavant, une section des deux nerfs de la huitième paire, et les accidens ordinaires survinrent à l'instant, et continuèrent jusqu'au second jour où l'animal périt.

Par ce dernier fait, le physiologiste anglais se croit en droit de penser que les nerfs se reproduisent, et que dans leur cicatrisation il n'y a pas seulement une substance de nouvelle formation, mais une reproduction du véritable tissu nerveux.

Nous regardons cette expérience comme plus spécieuse que démonstrative, car il n'est pas reconnu que l'influx nerveux exige toujours pour sa transmission la continuité d'un tissu identique, puisque l'on sait que le simple contact entre les bouts du nerf tibial, qu'une substance intermédiaire placée entre les extrémités nerveuses mettent le nerf coupé dans des conditions favorables à l'exercice de l'action nerveuse. M. Desmoulins a reconnu nouvellement sur quelques poissons, que les cordons nerveux rachidiens ne se confondaient pas dans la substance médullaire spinale, et qu'il n'y avait pas continuité de substance, mais simple contact de l'extrémité arrondie du nerf avec la moelle épinière ; cette disposition anatomique peut faire comparer le courant de l'influx nerveux avec certains appareils électriques. Suivant l'observation de M. Desmoulins, l'insertion des nerfs sur l'axe cérébro-spinal se fait par juxta-position du névrilème aux méninges ; néanmoins les nerfs olfactifs et optiques montrent constamment continuité de substance avec la moelle, excepté dans le cycloptère où la juxta-position des nerfs optiques est plus manifeste que pour aucun autre nerf. (*Desmoulins, mémoire anat. et physiol. sur le système nerveux des poissons.*) J'ajouterai encore qu'il serait possible que la substance formant le moyen d'union des deux bouts du nerf divisé, ne soit pas du tissu nerveux proprement dit, et que cependant la transmission de l'influence nerveuse s'opérât médiatement, c'est-à-dire en transversant cette matière étrangère?

Arnemann a eu tort de condamner comme insignifiantes, pour prouver la régénération, des expériences dans lesquelles on n'a fait qu'une simple division sans perte de substance, parce qu'il croit qu'il y avait dans ce cas une réunion immédiate. N'est-il pas évident que dans les deux circonstances la cicatrisation s'opère de la même manière par le dépôt d'une *matière organisante* dont la source varie, mais dont la nature est la même.

J'ai disséqué plusieurs chiens sur lesquels j'avais fait la section de différens nerfs plusieurs mois auparavant, et je n'ai jamais reconnu dans le nœud correspondant à la cicatrice un tissu qu'on pût comparer à celui des nerfs. Peut-être n'y avait-il pas assez de temps d'écoulé entre la section du cordon nerveux et l'examen anatomique de la cicatrice. D'après mes expériences je suis porté à croire qu'il n'y a pas de régénération pour les nerfs de la vie animale. Quant à ceux des ganglions, cette reproduction me paraît possible, sans cependant que je puisse donner, à l'appui de ce sentiment, des faits qui me soient propres. Si les nerfs se régénèrent, pourquoi les muscles ne se reproduiraient-ils pas ? Nous savons que cette reproduction n'a jamais lieu. Ces questions, pour être complétement résolues, demandent encore beaucoup de recherches expérimentales.

Cicatrisation de l'encéphale. — Les organes dont l'intégrité est nécessaire à la vie n'offrent que rarement des traces de cicatrisation, et parmi ces organes l'encéphale doit occuper le premier rang. Cependant toutes les parties de ce viscère ne sont pas également indispensables à l'entretien de la vie, et si les altérations, telles que les plaies du cervelet, de la protubérance annulaire, de la base du cerveau, du bulbe ou du prolongement rachidien sont considérées comme nécessairement et promptement mortelles, il n'en est pas de même des lésions des couches supérieures des hémisphères cérébraux; les ouvrages de chirurgie contiennent de nombreuses observations sur les plaies du cerveau avec ou sans perte de substance, d'épanchemens sanguins, séreux, purulens, de tumeurs cancéreuses, de tubercules scrofuleux de ces organes, sans que les sujets en soient morts assez rapidement pour qu'un travail de cicatrisation n'ait pas été commencé par la nature.

Quant aux plaies simples ou avec perte de substance du cerveau, je ne trouve dans les auteurs aucun fait qui puisse éclairer la question, et depuis long-temps j'avais cherché à jeter quelque jour sur ce point de la science en recourant aux expériences sur les animaux.

J'ai fait, soit seul, soit de concert avec mon ami le docteur Villermé, plusieurs expériences à ce sujet. Le plus souvent les animaux ont succombé aux altérations que nous avions produites dans le cerveau, mais lorsque je me suis borné à inciser l'organe dans une petite étendue ou à n'altérer qu'une faible partie de sa substance, j'ai trouvé, en l'examinant au bout de plusieurs mois, une véritable cicatrice. Ces essais ont été entrepris sur des chiens. L'année dernière j'ai emporté à un grand nombre de tritons ou salamandres aquatiques, toute la partie antérieure de la tête; plusieurs de ces animaux ont survécu à cette expérience, et en les tenant dans un vase avec un peu d'eau, j'en ai conservé pendant plusieurs mois. J'ai pu voir dans ces circonstances, une cicatrice se former sur la plaie et sur la partie du cerveau mise à nu. M. le professeur Duméril avait bien longtemps avant moi fait de semblables expériences sur des salamandres, et les résultats que je lui ai entendu rapporter et qui sont cités dans l'ouvrage de Legallois, sont les mêmes que les miens. Voilà, à n'en pas douter, des exemples de cicatrisation dans la substance cérébrale.

Peut-on assimiler à ce travail, ce qui se passe dans les épanchemens sanguins, séreux ou purulens du cerveau? .... Lorsque le liquide est en petite quantité, et lorsque les accidens qu'il produit, ou qui dépendent de la maladie dont il est le principal effet, ne sont pas mortels immédiatement, une membrane mince se forme et enveloppe bientôt toute la collection du liquide; molle, peu résistante, d'une apparence albumineuse, d'une teinte jaunâtre, n'adhérant que faiblement à la substance cérébrale et à la matiere épanchée dans les premiers temps, et à ces mêmes époques d'une apparence inorganique, cette membrane prend peu à peu de la consistance; des vaisseaux s'y développent et se montrent manifestement; bientôt elle adhère par sa face externe à la substance cérébrale, et sa face interne ressemble sous le doigt à une membrane muqueuse; elle est douce, présente à la loupe une infinité de petits filets déliés. Immédiatement derrière ce kyste, la substance du cerveau est d'une consistance moindre, d'une teinte jaune; plus loin elle est d'un rouge foncé et à une plus grande distance encore, elle est seulement sablée de points rouges; et reprend peu à peu sa couleur naturelle.

J. F. Méckel a bien observé que les plaies du cerveau avec perte de substance se cicatrisent par la formation d'une substance nouvelle qui ne ressemble pas parfaitement à celle de l'organe. Son tissu est lâche, mou, et souvent on le prendrait pour du mucus; quelquefois aussi, il présente des circonvolutions comme celles du cerveau lui-même. Un fait très-remarquable, observé par plusieurs physiologistes dans la cicatrisation des plaies du cerveau, est l'élargissement du ventricule cérébral correspondant au côté lésé. Cette augmentation de capacité est compatible avec l'état de vie et de santé. On trouve au milieu de la substance nouvellement formée, et constituant la cicatrice cérébrale, une matière tenace, qui, suivant Arnemann, est un produit de la lymphe coagulable, mais qui dépend, selon nous de la fausse membrane par laquelle la cicatrisation s'opère. Les épanchemens sanguins qui se forment dans les cavités organiques, ou dans le parenchyme des organes, présentent donc une série de phénomènes semblables. Quelques-uns de ces phénomènes ont été indiqués par les chirurgiens français pour les épanchemens dans les cavités splanchniques; mais pour les hémorrhagies cérébrales, ou apoplexies sanguines, c'est à Hoffmann et à Morgagni que l'on en doit les premières notions. Depuis ces médecins célèbres, le mode de guérison des épanchemens a été décrit par M. Dupuytren, par son élève Marandel, et plus récemment par MM. Rochoux, Riobé et Cruveilhier.

Si des épanchemens se font dans la substance cérébrale et qu'ils surviennent à différens intervalles les uns des autres, on voit que le dernier, par lequel la mort a été produite plus ou moins immédiatement, présente, dans la matière qui le forme, le départ des deux parties constituantes du sang, le sérum et le caillot. Le premier se trouve très-souvent au centre, et enveloppé par le second.

Dans l'épanchement récent une matière muqueuse, une lymphe coagulable entoure déjà le sang devenu corps étranger. Cette *substance organisante* n'adhère ni au caillot ni au cerveau; bientôt elle se condense, se dispose en membrane; elle se distingue du tissu de l'organe, dont on peut la séparer, mais elle commence à y adhérer et beaucoup plus qu'au coagulum sanguin. Sa teinte

blanchâtre se prononce de plus en plus ; sa face cérébrale est inégale et se confond parfois avec une matière cérébriforme jaunâtre, ramollie ; l'autre surface est lisse, perspirable et absorbante, car à la loupe et surtout au microscope , on y reconnaît
des viscosités ou des franges vasculaires comme sur la membrane
muqueuse des intestins ou sur les membranes synoviales. Par
cette double fonction d'exhalation et d'inhalation, la matière de
l'épanchement se trouve délayée, puis absorbée ; dans le plus
grand nombre de cas , j'ai trouvé les parties cruorique et fibrineuse absorbées les premières et l'épanchement réduit à un liquide visqueux et jaunâtre ; mais dans plusieurs circonstances ,
le contraire s'est opéré ; les parties séreuses ont été reprises
et le coagulum , réduit de volume, a conservé sa couleur,
sa texture fibrineuse et tous les caractères propres au caillot.
Enfin dans un petit nombre de sujets , j'ai vu une matière de
même apparence, et dont la teinte était blanchâtre.

Dernièrement, dans le cerveau d'un vieillard, j'ai découvert
une tumeur de cette nature ; la chimie a démontré que cette
matière provenait d'une hémorrhagie, car elle avait les caractères
de la fibrine. Beaucoup de tumeurs rencontrées dans la substance
cérébrale ne reconnaissent pas d'autre origine.

A mesure que l'épanchement est résorbé, la cavité qui le contient diminue d'étendue ; mais cette diminution arrive-t-elle par
une reproduction de la substance cérébrale pour remplir ce vide?
Je ne le pense pas ; et ne pourrions-nous pas expliquer le rapprochement des parois de la caverne contenant le liquide épanché
par l'agrandissement du ventricule cérébral correspondant à l'hémisphère affecté. J'ai déjà dit que cette augmentation de capacité du
ventricule avait été notée par plusieurs anatomistes. On pourra
objecter, et avec raison, que les ventricules cérébraux ne sont que
des cavités à parois contiguës, et pour servir, comme nous l'entendons, au travail de la cicatrisation, il faudrait admettre que les parois des ventricules ne restent plus en contact entre elles. Si le
caillot se durcit en diminuant de volume, la membrane nouvelle
se moule sur toutes ses inégalités , et bientôt elle lui forme un
véritable kyste. Son adhérence au corps étranger paraît être
plus forte qu'aux parois de la cavité accidentelle. Le caillot ressemble parfois à celui des tumeurs anévrysmales, avec cette différence que, dans les anévrysmes, les couches extérieures sont les

plus consistantes et les moins colorées, tandis qu'ici on voit souvent le centre dur et résistant, et les feuillets extérieurs blanchâtres et mollasses.

Quelques mois suffisent pour l'organisation de la membrane nouvelle et pour la résorption des épanchemens peu abondans. L'on peut juger de l'absorption du caillot par la diminution des phénomènes de compression, et par le retour successif des fonctions des parties frappées de paralysie. Si l'épanchement a été copieux, il exige plusieurs années de travail, et souvent la matière qui le forme n'a pas complétement été reprise, lorsqu'une seconde apoplexie survient.

Dans les épanchemens peu abondans, lorsque le liquide a été résorbé, les parois du kyste se rapprochent, s'unissent et finissent par se confondre. L'on ne trouve, en l'examinant, qu'une partie de l'hémisphère moins dense dans une petite étendue qu'indique fréquemment une ligne jaunâtre, composée par un feuillet membraniforme et vasculaire. Il est probable que ce feuillet, formé par les parois du kyste, sera lui-même résorbé plus tard. C'est présumable, mais difficile à démontrer autrement que par analogie.

M. Rochoux pense que les cavernes apoplectiques aperçues et signalées par Conrad Brunner, Wepfer et Morgagni, décrites avec soin par Marandel, Riobé et par M. Rochoux lui-même, ne se cicatrisent que rarement par l'organisation d'un kyste accidentel. C'est, suivant ce médecin, le mode de guérison le moins ordinaire, et il ne s'est guère présenté à son observation qu'une fois sur douze ou quinze cas où il rencontrait des cicatrisations par des liens vasculaires. Je crois que, sur ce point, notre confrère est dans l'erreur, et que les liens ou filamens vasculaires dont il parle ne sont que des restes des membranes formées accidentellement; à une époque moins avancée, il aurait découvert la pseudo-membrane. Il arrive pour le cerveau ce qu'on voit survenir dans tous les cas d'adhérences anciennes, où les fausses membranes ne tiennent plus rapprochées que par des filamens celluloso-vasculaires, les parties qu'elles unissaient intimement par l'effet de l'inflammation adhésive. M. Riobé a considéré la réunion par les kystes membraneux comme presque constante, et M. Rochoux, comme rare; cette divergence d'opinion s'explique par les différences dans les époques où les observateurs ont examiné des cerveaux d'apoplectiques. La présence des liens vasculaires dans les cavernés est une preuve certaine de la préexistence des pseudo-membranes dans lesquelles ces vaisseaux se sont développés, car il ne se forme jamais de vaisseaux, sans le dépôt préalable d'une couche albumineuse constituant la première époque des kystes et des pseudo-membranes.

Quelle est l'origine de la membrane accidentelle ; est-elle le produit d'une exsudation albumineuse analogue à celle qui a lieu sur la surface des plaies récentes, demande M. Riobé ? ou bien est-elle due à une transformation de la substance cérébrale qui est en contact avec le sang épanché ?... On s'étonne qu'après avoir montré tant de sagacité dans l'observation des kystes des apoplectiques, M. Riobé ait pu être arrêté sur l'origine de leur formation. Le procédé de la nature est le même partout, et le mode de cicatrisation d'un tissu est semblable dans tous les autres. Comment concevoir que le cerveau se transforme et se *désorganise* pour produire une *organisation* nouvelle, et réparer l'altération de sa substance ?

Cicatrisation des muscles. — Nous comparons sous beaucoup de rapports le système musculaire au système nerveux ; dans l'un et dans l'autre il existe deux parties distinctes : 1° la portion fibreuse commune aux deux tissus, et ne formant peut-être dans les deux cas qu'une enveloppe ; 2° la partie médullaire ou nerveuse proprement dite, et la partie musculaire ou contractile. La reproduction ne doit s'opérer que pour l'enveloppe ou portion fibreuse, mais elle n'a pas lieu pour le principe médullaire, ni pour le principe contractile, qui constituent essentiellement, l'un le tissu nerveux, et l'autre le tissu musculaire. Nous avons vu que beaucoup de physiologistes niaient formellement la régénération du tissu nerveux, et nous avons hasardé une explication pour rendre compte du rétablissement des fonctions, ou le retour de l'action des nerfs sur les organes auxquels ils se rendent ; cette non-reproduction, qui n'est qu'une présomption à l'égard des nerfs, est une certitude à l'égard des muscles. Dans les plaies de ce tissu, lorsque tout un faisceau a été divisé avec ou sans perte de substance, la réunion n'est jamais immédiate ; la rétraction des deux bouts étant considérable, une substance est déposée entre les lèvres de la plaie et ce lieu est toujours reconnaissable par une dépression. La *matière organisante* parcourt ses périodes rapidement ; l'on y voit des vaisseaux plus promptement, et en plus grand nombre, que dans le tissu de la cicatrice des autres parties.

Cette substance, d'abord d'apparence gélatineuse, puis d'un

blanc jaunâtre, molle, durcit bientôt; et jamais par aucun genre
d'irritans elle ne donne de marque de contractilité; les fibres
qu'on y voit lorsque son développement est complet, n'ont aucune régularité, elles ne ressemblent en rien au tissu charnu ; et
si toutes les fibres appartenant au même muscle ont été divisées,
l'irritation de la portion supérieure ne provoque la contraction
que jusqu'à la cicatrice, et réciproquement.

Le tissu fibreux formant la cicatrice des muscles nuit d'autant
plus à leurs fonctions, que l'écartement entre les deux portions de
l'organe est plus grand. Le muscle y perd de sa force, sa nutrition
est moindre, sans cependant qu'il y ait atrophie. Dans cet état, il
a été comparé aux muscles digastriques ; le tissu fibreux de la
cicatrice représentant le tendon situé entre les deux ventres.

Cicatrisation des tendons et des ligamens. — La difficulté de
la cicatrisation des tendons tient moins à la nature de leur tissu
qu'à l'écartement des lèvres de leurs solutions de continuité. En
effet les tendons se continuent avec les muscles; ils en sont une
partie, et lorsqu'ils sont divisés, les muscles se contractent. Un
espace plus ou moins grand existe entre les deux bouts du tendon. La solution de continuité est-elle imparfaite, c'est-à-dire
toutes les fibres du faisceau tendineux n'ont-elles pas été coupées
ou déchirées? la réunion s'opère beaucoup plus vite, et les fonctions de l'organe sont conservées dans presque toute leur intégrité.

Quant au procédé de cicatrisation, on voit encore ici le dépôt
de la matière organisante dans le tissu cellulaire ambiant, puis
entre les deux bouts du tendon. Cette matière passe par tous
les degrés d'organisation que nous lui connaissons, et la cicatrisation devient parfaite.

Mais la cicatrice a une étendue subordonnée à celle de l'écartement des bouts du tendon, et on sent cette cicatrice sous la
forme d'un nœud dans le trajet de la corde tendineuse. Cette
nodosité tient au dépôt de la matière albumineuse à l'extérieur
des bouts du tendon, comme on le voit pour les vaisseaux, les
os, les cartilages.

La cicatrisation des ligamens est peu connue ; nous pouvons
présumer qu'elle s'exécute d'après les mêmes principes et le même
procédé que celle des tendons. Quant à la cicatrisation des ligamens intervertébraux, ces tissus participant de la nature fibreuse et cartilagineuse, la cicatrisation s'y fait par la produc-

tion d'une substance fibro-osseuse. J'ai vu, dans quelques cas de maladie de Pott, des vertèbres soudées entre elles par une cicatrice fibreuse et osseuse, et l'on ne pouvait pas croire que ce mode de réunion fût une conséquence de l'âge, car les sujets étaient jeunes, et quelques-unes de leurs vertèbres portaient les traces manifestes d'une altération. Dans presque tous les muséums d'anatomie pathologique, on voit des exemples de ce genre de réunion des vertèbres, après les altérations des fibro-cartilages.

Cicatrisation des os. (*Voyez* l'article CAL.) Lorsqu'une plaie présente dans son fond une surface osseuse, la cicatrisation ne peut s'y faire qu'après que l'os a été ramolli par la résorption de sa portion saline. Alors seulement la trame organique peut contribuer à la cicatrisation. Dans la nécrose, le même phénomène est observé; l'inflammation éliminatoire sépare la portion frappée de mort, et au-dessous l'os ramolli exhale une *matière organisante*, qui devient fibreuse, puis osseuse. Le périoste ayant été détruit, on ne peut pas lui attribuer la production de la cicatrice; dans cette circonstance, comme dans la formation du cal, la cicatrisation peut s'opérer indépendamment du périoste, par l'action des tissus en contact avec la surface osseuse; la substance osseuse de nouvelle formation adhère et se continue avec l'os lui-même. L'os est-il frappé de mort dans toute son épaisseur, par une maladie qui commence par le canal médullaire? il se forme un séquestre.

Les altérations des os à cavité médullaire commençant par l'extérieur, produisent la nécrose, l'exfoliation de portions plus ou moins grandes de la substance osseuse, mais la cicatrisation s'opère comme dans les autres systèmes, et le tissu de la cicatrice fait partie du corps de l'os; tandis que l'os mourra dans toute son épaisseur, et cette portion nécrosée sera bientôt renfermée dans un os nouveau, si l'appareil vasculaire du canal central de l'organe est détruit ou altéré. Il faut donc, pour qu'il se forme un séquestre, que la maladie commence par la cavité médullaire, ou que l'altération d'abord extérieure soit parvenue dans un point de l'étendue de l'os, jusque dans le le canal médullaire. Vous pourrez produire simplement la nécrose, ou bien des séquestres, en attaquant et altérant, dans le premier cas, l'os par sa surface extérieure, et dans le second cas, par sa cavité centrale.

Nous pouvons placer après la cicatrisation du tissu osseux proprement dit, ce qui regarde l'émail ou la substance éburnée. Il faut que la composition et le mode de formation de ces subs-tances diffèrent beaucoup de ce qu'on observe dans les os, car on n'y voit pas de reproduction ; leur solution de continuité n'est pas suivie de la formation d'une nouvelle substance. Sous ce rapport comme sous quelques autres, l'émail des dents offre de l'analogie avec les cartilages.

Une dent extraite de son alvéole peut-elle y être replacée, et sa continuité, avec les tissus desquels on l'a séparée, peut-elle être rétablie?... Beaucoup de faits semblent répondre affirma-tivement à cette question. On assure que des dents, arrachées et restées un ou deux jours hors de leurs alvéoles, y ayant été replacées, ont repris de la solidité. M. Dupuytren a observé un fait de ce genre sur une jeune fille, et M. Duval m'a cité plusieurs cas semblables. Y a-t-il cicatrisation réelle, la dent continue-t-elle à vivre, ou bien n'est-ce qu'une simple implan-tation, et la gencive devient-elle l'unique lien qui retienne la dent en place ?

Cicatrisation des cartilages et des fibro-cartilages. — La vie paraît être moins développée dans les cartilages et les fibro-car-tilages que dans la plupart des autres tissus, et cette circons-tance donne peut-être la raison de la lenteur de leur cicatri-sation et de leur non-reproduction lorsqu'ils ont été détruits. Les plaies des cartilages ne guérissent pas comme les plaies des autres tissus par l'union des surfaces divisées. Long-temps après la production de la solution de continuité du cartilage, on ne voit aucun travail s'opérer entre les lèvres de la plaie. Les parties envi-ronnantes sont le siége de la cicatrisation, et quelques physio-logistes font jouer ici au périchondre le même rôle qu'ils ont attribué au périoste dans la formation du cal. Une autre parti-cularité de la consolidation des fractures des cartilages, c'est que presque jamais les bouts des parties divisées ne sont affrontés ; il se fait à l'extérieur un cal osseux qui environne les deux extré-mités du cartilage, les retient et remplit les mêmes fonctions que celles du cal provisoire dans les os. La seule différence, c'est qu'ici la durée de cette virole externe se prolonge quelquefois in-définiment, et toujours beaucoup plus long-temps que celle du cal provisoire des os. Ce même phénomène a été signalé par beau-coup de physiologistes, et surtout par Autenrieth, par son disciple Christian Fred. Doërner, par M. Magendie qui a consigné, dans sa *dissertation* pour le doctorat, plusieurs observations sur le cal osseux des cartilages, etc. Nous avons reconnu, dans nos expériences, M. Villermé et moi, l'exactitude de ce que les médecins que nous venons de nommer ont avancé.

Nous avons coupé sur plusieurs chiens les cartilages des côtes, et au bout de soixante à soixante-dix jours, nous avons trouvé les surfaces de la section comme le premier jour, seulement une virole s'était formée à l'extérieur. Les mêmes expériences ont été faites sur les fibro-cartilages de la conque auriculaire, sur ceux des ailes du nez, etc.; et après plus de deux mois, nous avons vu que les surfaces de la solution de continuité étaient comme le jour de l'expérience; seulement une matière muqueuse, rougeâtre, peu abondante, était placée entre les deux lèvres; l'on aurait pu la comparer à de la colle non encore sèché.

Nous avons l'habitude de pratiquer aux chiens destinés à nos expériences, et que nous désirons conserver, des incisions aux cartilages du larynx, de la trachée artère, etc., pour produire l'aphonie, que nous obtenons d'une manière plus sûre encore et plus durable, en coupant et détruisant les cordes vocales. Ces animaux, examinés très-long-temps après ces opérations, nous ont toujours présenté, dans le lieu des solutions de continuité des dépôts de matière d'apparence osseuse. M. Magendie a fait des observations semblables, et nous a dit avoir vu les plaies du larynx, particulièrement celles du cartilage thyroïde, se cicatriser au moyen d'un dépôt de matière calcaire, peu densé et souvent très-volumineux. Cette matière s'accumule particulièrement sur la face externe du cartilage, et une membrane accidentelle mince la recouvre.

Le docteur Doërner avait observé long-temps avant nous le mode de réunion des cartilages et des fibro-cartilages, nous ne connaissons sa dissertation que depuis peu de temps, et tout ce qu'il y rapporte, s'accorde avec les résultats que nous avons obtenus. (*De gravioribus quibusdam cartilaginum mutationibus. Tubingæ.* 1798.) Seulement il attribue trop exclusivement au périchondre la virole ou cal extérieur qui se forme dans la cicatrisation des cartilages et des fibro-cartilages. Il a reconnu que les fibro-cartilages du nez et de l'auricule ne se cicatrisent point, au moins pendant le temps qui suffit pour la réunion des parties mol-

les; que les cartilages non diarthrodiaux et les fibro-cartilages
ne s'enflamment pas; si l'on a observé quelquefois de la rougeur,
elle doit être attribuée au sang qui les baignait et qui s'y était attaché; que les effets qui suivent l'application des agens chimiques
et physiques, comme par exemple le fer incandescent, doivent
être moins attribués à la réaction vitale des cartilages qu'aux propriétés des agens employés, et que la couleur jaune et même noire
que présentent les cartilages dans les expériences, dépend de
l'action de ces moyens, dont les effets sont les mêmes sur l'épiderme, qui ne jouit d'aucune force vitale, et sur les chairs d'un
animal mort; que dans les maladies de l'articulation de la cuisse,
les os sont altérés avant les cartilages qui les recouvrent. Morand
trouva sur la femme Supiot, dont l'observation est si connue, les
os de tout le corps altérés et ramollis, tandis que les cartilages du
genou et de l'articulation coxo-fémorale étaient sains.

Les cartilages ne s'enflammant pas, leur destruction ou leur
séparation totale ou partielle devient nécessaire, suivant Doërner,
pour que les os se soudent par ankylose. Mais, puisque l'inflammation n'appartient point aux cartilages, d'où peut donc provenir le
pus qui s'accumule dans les articulations ?........ Des os subjacens
aux cartilages qui s'enflamment, et dont le pus perfore le cartilage pour pénétrer dans la cavité articulaire ?

Je ne crois pas qu'on puisse adopter toutes les idées de Doërner; exiger la destruction des cartilages pour que l'inflammation
adhésive s'établisse entre les surfaces articulaires, me paraît
erroné. Bichat n'a-t-il pas fait connaître l'existence d'un feuillet
séreux, très-vasculaire sur les cartilages diarthrodiaux, et l'inflammation de cette membrane synoviale ne peut-elle pas suffire pour amener l'adhérence. Dans les ankyloses qui surviennent
lorsqu'un membre est resté long-temps étendu et immobile dans
un appareil de fracture, faut-il admettre la destruction des cartilages; et après des rhumatismes aigus dans lesquels toutes
les articulations mobiles sont prises successivement, si l'inflammation adhésive arrive, ou si une suppuration est la terminaison de la phlegmasie, peut-on ici croire qu'en très-peu de
jours, les cartilages articulaires ont été détruits ?.... Cette idée
n'est pas admissible. J'ai examiné des membres ankylosés, et j'ai
trouvé que les os étaient encore coiffés de leurs cartilages diarthrodiaux. J'ai vu, à l'Hôtel-Dieu plusieurs cas d'inflammation
aiguë des articulations, et je me rappelle que sur deux sujets

qui succombèrent aux accidens de cette maladie, toutes les articulations mobiles contenaient du pus liquide ou des membranes couenneuses, et que dans quelques-unes, des adhérences s'étaient formées, constituaient une ankylose réelle, et pourtant les cartilages n'avaient pas été détruits.

Suivant Doërner, les cartilages diarthrodiaux mis à nu par les amputations, dans la contiguité des membres, n'exposent le malade à aucun danger. Faut-il les laisser intacts, ou convient-il mieux de les racler pour les emporter plus ou moins complétement? Presque tous les chirurgiens conseillent de les conserver dans leur intégrité, et plusieurs recommandent même d'éviter avec le plus grand soin de les blesser pendant l'opération. Si le tissu cartilagineux ne s'enflamme pas, si l'inflammation adhésive lui est étrangère, et si, lorsqu'il est intéressé dans une plaie, il ne participe pas au travail de la cicatrisation, ne point le détruire dans une amputation, c'est placer la surface traumatique dans des conditions peu favorables à une prompte et solide cicatrisation. C'est pourquoi Richter affirme qu'il n'est d'aucue utilité d'épargner les cartilages des surfaces articulaires, que la chair croît au-dessus d'eux s'ils sont respectés, mais qu'elle croît bien plus vite encore si le cartilage est ruginé. Les expériences 3o et 35 de Doërner confirment cette assertion, et elles apprennent en outre que la cicatrice qui se forme sur l'os lui-même, est plus ferme, plus solide, et adhère plus à l'os que celle dans laquelle le cartilage est resté intact.

M. Laënnec assure que les cartilages peuvent se reproduire. Il considère, sur les surfaces articulaires, les points où les cartilages sont minces, comme des cartilages nouveaux, ou comme de véritables cicatrices qui n'obtiennent jamais l'épaisseur du cartilage normal. M. J. F. Meckel ne partage pas ce sentiment; il dit qu'il n'est nullement prouvé que, dans les points où les cartilages ont peu d'épaisseur, ces corps n'ont pas été atrophiés, et que les circonstances dans lesquelles il a observé plusieurs fois cette disposition, lui rendent cette conjecture plus que vraisemblable.

Cicatrisation du parenchyme de quelques organes. — 1° *Du poumon.* Les plaies de cet organe ne sont mortelles que lorsque l'instrument vulnérant a divisé quelque branche principale des vaisseaux, ou lorsque des complications d'inflammation, d'emphysème, de la présence d'un corps étranger viennent donner à la solution de continuité une gravité qu'elle n'a pas naturellement. Dans les cas les plus simples de plaie au poumon, l'organe s'affaisse; il ne prend plus aucune part aux phénomènes de la respiration. Comprimé entre la colonne d'air des bronches et celle qui est renfermée dans le thorax, son ampliation ne peut s'effectuer, et cette distension ne recommence qu'après la cicatrisation. Les bords de la plaie se gonflent légèrement, l'humeur coagulable est sécrétée, et l'adhésion, ainsi que la cicatrisation, se font ici avec facilité et promptitude, si une chirurgie peu éclairée ne trouble pas les opérations, et si l'on éloigne toutes les causes de complication. La science possède un grand nombre d'observations de plaies pénétrantes de poitrine avec lésion du poumon, où la guérison est arrivée. Quelques personnes ont pensé que des adhérences se formaient entre les lèvres de la plaie et la plèvre costale; mais c'est une erreur. Cette disposition suppose la complication d'une pleurésie, ou bien que les adhérences existaient avant la solution de continuité du tissu pulmonaire. (*Voyez* l'article EMPHYSÈME et l'article PLAIE PÉNÉTRANTE DE LA POITRINE.)

2° *Du foie.* —Les plaies et les déchirures de cette glande sont peut-être plus fréquentes que celles du poumon, si on en juge par ce qu'on voit sur les cadavres. J'ai rencontré fréquemment des lignes fibreuses sur la surface du foie, et qui s'étendaient dans la substance de cette glande; je ne doute pas que le tissu fibreux ne fût celui d'une cicatrice. La même disposition ne se montre pas sur la rate. Ce dernier organe plus mou que le foie donne lieu, dans ses plaies, à un épanchement de sa substance dans la cavité abdominale, et la guérison ne peut pas s'en opérer; ou si cette guérison arrive, les phénomènes de la cicatrisation ne sont pas encore connus.

De la cicatrisation de quelques organes malades. — Cette opération vitale se fait plus rarement et plus difficilement dans les tissus malades que dans les tissus sains. Cependant l'anatomie pathologique a démontré que, dans quelques altérations graves du poumon, du foie, etc., la cicatrisation des ulcérations et des cavernes peut se faire comme nous l'avons vu pour le cerveau. Un trajet fistuleux s'établit du foyer purulent ou de l'épanchement jusque dans la cavité des bronches, et peu à peu le réservoir se vide, une membrane muqueuse se forme dans toute la longueur de la fistule, et ce tissu nouveau passe ensuite à l'état cartilagineux ou à l'état osseux. Il est à remarquer que les tissus de nouvelle formation sont facilement affectés d'inflammation ulcéreuse, mais que l'inflammation adhésive ne s'y établit presque jamais, ou que très-difficilement. C'est à cette circonstance qu'il faut attribuer la résistance des fistules urinaires, et surtout des fistules stercorales à s'oblitérer. Le meilleur moyen pour en obtenir la cicatrisation est de détruire par la cautérisation et dans toute son épaisseur la membrane muqueuse, puis de maintenir en contact les surfaces ulcérées, afin qu'elles adhèrent entre elles avant la formation d'un nouveau tissu à leur surface. Cette membrane accidentelle doit être considérée comme une nouvelle cicatrice, car le tissu de la cicatrice de la peau devient semblable aux membranes muqueuses accidentelles, lorsqu'on la met dans des conditions analogues à celles où sont habituellement les membranes muqueuses primitives. Si les différences entre les tissus originaires et les tissus analogues, mais secondaires et accidentels, ne sont pas bien démontrés par l'anatomie, elles deviennent manifestes, lorsqu'on étudie ces tissus dans leur état maladif. Nous sommes disposés à regarder beaucoup de concrétions cartilagineuses ou d'ossifications dans le parenchyme des organes, comme un mode de cicatrisation des solutions de continuité opérées dans les tissus altérés par des maladies.

De la cicatrisation en général. — A mesure qu'on s'éloigne des classes inférieures des animaux dont l'organisation est des plus simples, ou, dans les animaux d'un organisme plus complexe, à mesure qu'on s'éloigne de l'époque de leur formation, on voit la faculté de reproduire leurs parties perdues diminuer et cesser d'exister. Nous n'avons plus aujourd'hui à nous occuper de réfuter les opinions de beaucoup d'auteurs sur la régénération ou l'incarnation dans les plaies. Fabre et Louis ont fait justice de ces erreurs, et depuis cette époque J. Hunter a renversé tout ce qui restait de ces idées de reproduction, idées présentées par Bordenave, sous le nom de développement des bourgeons charnus, et dont le génie de Bichat n'a pas pu s'affranchir. Les anciens connaissaient l'impossibilité d'une régénération de quelques-uns de nos tissus; cependant la difficulté que plusieurs présentent dans la cicatrisation de leurs solutions de continuité leur avait fait dire d'une manière trop absolue que ces tissus ne pouvaient ni se reproduire, ni se cicatriser : *quodcunque os, sive cartilago, sive nervus præcisus fuerit in corpore, neque augetur, neque coalescit.* (Hipp., Aph. XIX, sect. VI.) Galien est du même sentiment qu'Hippocrate ; mais ils portaient la chose trop loin, car si nos tissus ne se reproduisent pas, ils peuvent se cicatriser après avoir été divisés. Les théories, lorsqu'elles ne sont pas la conséquence d'une longue observation, deviennent sujettes à l'erreur; et des raisonnemens faux ne seraient d'aucune importance, si en médecine on ne les appliquait pas à la pratique. La reproduction des tissus une fois admise, on a cherché les moyens de la favoriser, et de là naquirent les prétendus suppuratifs, détersifs, incarnatifs, cicatrisans, etc. L'on introduisit dans le traitement des plaies une multitude de médicamens dont le moindre inconvénient de leur emploi était d'être inutiles et de retarder la cicatrisation. Les écrits de Fabre et de Louis ont porté plus de simplicité dans cette partie de la chirurgie française ; mais sous ce rapport elle n'a pas profité de tous les avantages que les chirurgiens anglais ont retirés des travaux de Jean Hunter. A voir la méthode suivie encore dans beaucoup d'hôpitaux français, on croirait que les chirurgiens veulent plutôt s'opposer à la guérison des affections traumatiques que l'aider et l'obtenir. Les onguens, dont Desault a réduit le nombre de beaucoup, sont encore trop en usage, et l'habitude vicieuse de recouvrir les plaies de corps gras, de les remplir de charpie sèche, de s'opposer au contact des surfaces destinées à adhérer entre elles pour produire la cicatrisation primitive, est un reste des anciens préjugés; et une routine que la raison réprouve. *Natura est vera morborum medicatrix.* Laissons agir davantage la nature, car elle seule peut produire la cicatrisation. *Quisquis sibi gloriam sanati vulneris adscribere volet, decipiet, et seipsum, et eos qui illi confidunt.* Les peuples les moins policés et les animaux guérissent leurs plaies promptement par les moyens les plus simples; ils en confient le traitement à la nature, et ne contrarient pas ses vues bienfaisantes par des agens plus ou moins nuisibles.

Les anciens admettaient cinq périodes dans la guérison des plaies : l'inflammation, la suppuration, la détersion, l'incarnation et enfin la cicatrisation. Chaque temps avait ses médicamens propres, c'est-à-dire ses obstacles à la guérison. Heureusement ces distinctions scolastiques ne sont plus admises de nos jours, où l'on sait par l'expérience journalière qu'une plaie parcourt tous ses périodes, et qu'elle parvient à une cure complète sans le secours d'aucun médicament, ou par l'aide du plus petit nombre.

D'autres causes du retard de la cicatrisation des plaies se trouvent dans les craintes chimériques de l'influence nuisible de l'air. Une plaie simple, exposée à l'air pur, guérit sans danger et plus promptement qu'une plaie comprimée par le poids de boulettes, de plumaceaux de charpie, de cataplasmes, de compresses et de bandages compressifs. Si, dès l'origine, la plaie a été exposée à l'air, aucun danger ne peut en résulter, car bientôt une couche albumineuse recouvrira la surface traumatique, et sera le meilleur protecteur que les tissus dénudés puissent avoir.

Les lavages multipliés, les abstersions répétées et l'enlèvement journalier du pus et de la couche albumineuse dont nous parlons, sont des pratiques vicieuses et condamnables. Le pus est une liqueur protectrice, une humeur destinée à servir à la cicatrisation. Sa quantité ne devient trop abondante que par la fréquence des pansemens, par l'usage des corps gras, des résineux, des balsamiques, des oxydes métalliques, qui irritent, enflamment les surfaces traumatiques et les tissus voisins, appellent une fluxion humorale sur ce point, et provoquent une fièvre de réaction qui n'existerait pas sans leur emploi. Magatus blâmait avec raison les pansemens fréquens, les lavages et les soins trop rigoureux d'absterger les plaies. Enlever les corps étrangers, rapprocher avec le moins de compression possible les lèvres de la solution de continuité, les tenir dans cet état en les recouvrant légèrement ou en ne les recouvrant pas, voilà le moyen d'obtenir promptement la réunion d'une plaie simple. Cependant si la solution de continuité est compliquée, si les tissus mis à nu ne peuvent prendre une part à peu près égale à la cicatrisation, si ces tissus sont pénétrés de graisse ou ont un développement hypertrophique, enfin si un principe virulent ou venimeux a été instillé dans la plaie, le pansement réclame d'autres soins, et la suppuration devient nécessaire. Dans les plaies, suite d'abcès ou de collections d'autres liquides que du pus, il ne faut pas chercher à obtenir la cicatrisation trop vite. Quelques excitans sont ici convenables, et l'ouverture du foyer ne doit être fermée qu'après le dégorgement opéré, et après que l'adhérence des parois de ce foyer se sera faite du fond vers l'ouverture. Dans les plaies simples, il faut aussi que la cicatrisation se fasse des parties profondes vers la superficie. Alors le pansement s'exécutera de manière à obtenir par adhésion le fond de la plaie, tandis que de la charpie placée entre les lèvres de cette même solution de continuité ne lui permettra qu'une guérison par seconde intention.

La couche albumineuse et le pus ont une organisation identique, une composition chimique semblable, et ils sont destinés à la même fonction. La réunion des plaies par première et par seconde intention, ou l'inflammation adhésive et la suppuration appartiennent à la cicatrisation, et c'est toujours le même procédé employé par la nature. Pibrac avait raison de dire que d'absorber scrupuleusement le pus, et de regarder comme un excrément nuisible une humeur que la nature prépare et répand pour la conservation des tissus animaux, est un étrange aveuglement.

Les partisans de la régénération des chairs expliquent cette prétendue reproduction, en la comparant à ce que font des ouvriers, lorsqu'ils veulent élever la maçonnerie d'un puits; ils posent, dans sa circonférence, plusieurs rangs de pierres les unes sur les autres, jusqu'à ce que l'édifice soit parvenu à la hauteur déterminée : de même, lorsque l'anneau de nouvelle chair est exactement formé, les gouttes du suc nourricier qui suivent recommencent un nouvel anneau sur le premier, et par ce moyen chaque fibre ou chaque tuyau divisé s'allonge peu à peu pour remplir le vide de la solution de continuité. Cette théorie toute mécanique n'a pu soutenir un examen rigoureux, et Bordenave a cherché à la remplacer, en présentant celle qui est fondée sur la prétendue existence de bourgeons charnus cellulosovasculaires : théorie plus spécieuse, mais qui ne repose pas sur des bases plus solides que la première. En effet, l'incarnation dans les plaies et la production des bourgeons charnus ne sont que de vains fantômes qui peuvent faire illusion un instant, mais qui disparaissent lorsqu'on les poursuit avec les armes de la raison et le flambeau de l'expérience.

Dans la cicatrisation d'une plaie, le rapprochement des bords ou la diminution de l'étendue de la surface traumatique, tient à l'affaissement des tissus gonflés par l'inflammation. L'amaigrissement des parties favorise aussi ce rapprochement. La fonte sensible qu'on observe dans le tissu adipeux et même dans le volume des muscles, diminue l'intervalle qui sépare les bords de la plaie. La peau soulevée par une moins grande quantité de graisse est plus mobile, et cède plus aisément lorsqu'on rapproche les lèvres de la plaie, dont la surface secrète une liqueur qui est produite aux dépens des tissus voisins dont la nutrition diminue; et conséquemment cette humeur sert à produire l'affaissement des tissus, puis à former la couche membraniforme dont le développement successif et l'organisation progressive l'amèneront à l'état d'une véritable cicatrice. Elle n'est d'abord qu'une pellicule mince, une pseudo-membrane, recouvrant les chairs, les protégeant contre l'action des agens extérieurs, pouvant se déchirer et être détruite par le moindre effort. Ses progrès se font de la circonférence au centre; quelquefois cependant cette sécrétion s'opère par plusieurs points, qu'on peut comparer aux points d'ossification du tissu osseux dans l'embryon.

Cette couche albumineuse, formée par la partie la plus dense du pus, constitue le premier degré de la cicatrice; si on l'enlève dans les pansemens, on détruit le travail de la nature, et l'on aperçoit au-dessous de cette pellicule un tissu rougeâtre granuleux, résultant du gonflement des vaisseaux et de la turgescence du tissu cellulaire par l'abord d'une plus grande quantité de sang. Ce tissu est l'organe à la surface duquel les vaisseaux exhalans viennent verser l'humeur concrescible plus ou moins liquide qui doit rétablir la continuité des tissus en s'organisant et en devenant une véritable cicatrice.

Il est facile de reconnaître, d'après l'examen que j'ai fait de la cicatrisation dans les tissus organiques, que cette opération est la même partout, qu'elle s'exécute d'après les mêmes lois, et que la cicatrisation doit être considérée comme résultant de la sécrétion d'une humeur particulière qui n'est produite que lors d'un état pathologique des tissus, que cette humeur homogène, douce, nullement irritante, organisée et ressemblant sous ce rapport au sang lui-même, est déposée sur les surfaces traumatiques et sur les ulcères, pour devenir en prenant de la consistance, un tissu nouveau dans lequel l'anatomie a reconnu tous les caractères de l'organisation. *Voyez*, pour d'autres détails, les mots ADHÉSION, PLAIE.

(G. BRESCHET.)

CICUTAIRE, *cicutaria*. M. de Lamarck appelle ainsi le genre de plantes que Linné avait désigné sous le nom de *cicuta*, et qui est différent du genre *cicuta* de Tournefort, auquel Linné a donné le nom de *conium*, et dont nous traiterons au mot *ciguë*.

(*Voyez* ce mot.) Le genre cicutaire, de la famille naturelle des Ombellifères et de la pentandrie digynie, se distingue par ses pétales égaux et cordiformes, par ses fruits presque globuleux, dont chaque moitié est marquée de cinq côtes longitudinales; par ses ombelles nues et sans involucre, par ses ombellules accompagnées d'un involucelle formé de huit à dix petites folioles linéaires étalées. C'est à ce genre qu'appartient la ciguë vireuse (*cicuta virosa* L., ou *cicutaria aquatica* de Lamarck.) Cette plante est vivace; sa racine est épaisse, charnue, offrant dans son intérieur plusieurs cavités irrégulières, pleines d'un suc laiteux et très-âcre; la tige est haute de deux à trois pieds, portant des feuilles décomposées, dont les folioles sont lancéolées, aiguës, irrégulièrement et profondément dentées, souvent confluentes deux ou trois ensemble par leur base. La ciguë vireuse croît sur le bord des fossés et des ruisseaux en Alsace, en Picardie, en Bretagne, etc. où elle fleurit vers les mois de juin et de juillet. La plante figurée sous le nom de ciguë vireuse par Bulliard, dans son *Herbier de la France*, planche 151, est la ciguë maculée, *cicutaria maculata*. Lamk., et non la cicutaire aquatique. Nous ne connaissons que les planches qui accompagnent les *Leçons de médecine légale* du professeur Orfila, où elle soit exactement représentée.

La ciguë vireuse est une plante essentiellement délétère, qui doit être comptée parmi les poisons narcotico-âcres. Elle a souvent donné lieu à des accidens très-graves. Quoiqu'elle possède à peu près les mêmes propriétés que la grande ciguë, cependant on n'en fait plus usage de nos jours. Aussi nous nous croyons dispensés d'entrer ici dans des détails que l'on trouvera à l'article grande ciguë. *Voyez* CIGUE.

(A. RICHARD.)

CIDRE, s. m., *pomaceum*. Le cidre est une liqueur fermentée extraite des pommes, et quelquefois des poires et même des cormes.

1° *Composition.* — On n'a point fait encore d'analyse exacte du cidre. Sa composition doit différer suivant une foule de circonstances, mais les substances qu'il contient généralement et dont les proportions seulement varient, sont les suivantes: 1° du sucre en plus grande quantité que dans les autres liqueurs fermentées; 2° de l'alcohol; d'après M. Brande, proportion pour cent par mesure, 9, 87; 3° du mucilage; 4° un principe extractif

V.

19

amer; 5° une matière colorante; 6° une grande quantité d'acide carbonique; 7° de l'acide malique; 8° plusieurs substances salines ou terreuses. Ces diverses substances varient non-seulement dans les différens cidres, mais encore dans le même s'il est récent ou ancien, s'il a été conservé dans des bouteilles ou dans des tonneaux, etc.

2° *Circonstances qui peuvent influer sur la qualité du cidre.* — La qualité des fruits qu'on met en usage pour faire le cidre est la cause la plus puissante des différences de cette liqueur. (*Voyez* POMMES.) Quant à leur saveur, on a remarqué que le cidre qu'on obtenait était différent selon que les pommes étaient douces, acides, amères ou âpres. Les premières font un cidre doux, peu généreux, qui se conserve peu; les secondes font un cidre léger, qui noircit à l'air, passe facilement à l'aigre; les fruits âpres et amers donnent un cidre fort, généreux, coloré, et qui se conserve. Les terrains où croissent les pommes, comme ceux où croît la vigne, font singulièrement varier la qualité de la liqueur dont nous parlons; on distingue en Normandie trois crus principaux. Les crus les plus estimés sont ceux qui renferment des terres fortes, élevées, et qui sont éloignées du bord de la mer. A mesure qu'on avance vers les côtes, le cidre devient de qualité inférieure. Le cidre d'Angleterre et d'Amérique est extrêmement estimé. L'âge du cidre le fait varier encore; dans les premiers temps de sa fabrication, il est riche en mucoso-sucré; au bout de quelque temps il se pare, il contient alors un peu d'alcohol; enfin, au bout de quelques années, plus ou moins, il devient plat et n'est plus potable.

3° *Fabrication et conservation.* — Non-seulement chaque pays, chaque canton fabrique le cidre à sa manière, mais chaque propriétaire a son procédé particulier. Lorsqu'on a cueilli les pommes par un temps sec, qu'on les a laissé sécher en petit tas, qu'on les a mélangées convenablement, on les écrase à l'aide d'un pilon, d'un maillet, mais mieux d'une meule; on y ajoute ordinairement une certaine quantité d'eau, selon le cidre qu'on veut obtenir; on met ensuite cuver le marc et le jus pendant quelques heures ou même pendant quelques jours. On dispose ensuite le marc sur le parquet du pressoir, en couches minces, séparées par de la paille ou par un tissu de crin; on le laisse égoutter pendant deux jours. Ce suc donne le meilleur cidre. On le presse et on le reçoit dans des cuves dans lesquelles il fermente bientôt. Après cette première fermentation, on le soutire dans des tonneaux qu'on ne ferme que lorsque toute l'écume a été rejetée, et qu'on les a remplis. Bientôt la liqueur est éclaircie, et le cidre est fait; mais quelquefois il fermente encore pendant six mois. Les petits cidres se fabriquent avec des pommes de qualités inférieures ou avec le marc des gros cidres, etc.

On a coutume de conserver le cidre dans des tonneaux; mieux vaudrait le mettre en bouteille; car le liquide qui reste long-temps en vidange, s'altère; il devient brun, verdâtre, perd son acide carbonique et son alcohol. Il passe d'ailleurs facilement à la fermentation acéteuse.

4° *Altérations et sophistications.*— On altère le cidre de diverses manières : on le colore avec le coquelicot, un sirop de miel rouge, avec la cochenille, la cannelle, les merises, les baies d'hyèble ou de sureau; on y ajoute quelquefois de l'eau-de-vie, ce qui le rend âcre et excitant. Les sophistications les plus dangéreuses sont celles que l'on fait avec la céruse, la litharge, la potasse, la chaux, etc. Ces substances étant les mêmes que l'on emploie pour sophistiquer le vin, nous exposerons à ce mot les moyens de reconnaître la fraude; nous dirons seulement ici que les accidens graves qui ont quelquefois résulté de l'usage du cidre, et surtout les coliques violentes, paraissent souvent devoir être attribuées à ces substances malfaisantes.

5° *Effets du cidre sur l'économie animale.*— Ces effets sont immédiats ou consécutifs; ils varient selon les espèces de cidre. On en reconnaît plusieurs espèces : 1° les *gros cidres sucrés et mousseux* qui contiennent encore beaucoup de mucoso-sucré; ils sont lourds, difficiles à digérer, et quelquefois purgatifs. Lorsqu'ils ont vieillis, ils perdent beaucoup de ce principe, sont plus légers, plus agréables et fort nourrissans; 2° les *cidres composés et cuits,* dont les ingrédiens sont très-rapprochés, et qui par leur goût et leurs effets se rapprochent des vins cuits du Midi; 3°, on appelle cidres parés, ceux qui ne fermentent plus, qui sont d'une belle couleur ambrée, qui contiennent une certaine quantité d'alcohol et d'acide carbonique; ils sont fortifians, généreux et nourrissans; 4° les cidres moyens sont des cidres de première qualité qu'on a bracsés avec une certaine quantité d'eau, ou des cidres de diverses qualités mêlés ensemble, ou bien enfin des gros cidres étendus d'eau quelques jours avant d'en faire usage. C'est une boisson très-salutaire; 5° nous n'en dirons pas autant du petit cidre fait avec des pommes de mauvaise qualité ou du marc plusieurs fois pressé : cette boisson est aussi peu bienfaisante que peu agréable. Enfin, les cidres troubles et altérés faits avec la lie du gros cidre, avec des fruits pourris ou simplement trop mûrs, sont indigestes et peuvent produire beaucoup d'accidens. Le bon cidre, lorsqu'il n'est pas trop nouveau, est une boisson saine et généreuse, qui produit la plupart des effets du vin. Les habitans des pays qui en font leur boisson ordinaire sont forts, robustes, frais et d'un bel embonpoint.

On a imaginé de faire des cidres médicamenteux, pour la classe indigente. A cause de la cherté du vin, on est quelquefois obligé de les rendre scillitiques, amers, anti-scorbutiques, opiacés, etc. Pour ces préparations, il faut préférer le cidre moyen, paré, spiritueux et léger. On peut les faire par macération ou par l'addition d'alcohol amer, anti-scorbutique, etc. On doit éviter de faire des cidres purgatifs, émétiques ou autres, puisque dans ce cas, le cidre n'ajoute rien à la vertu du médicament.

(ROSTAN.)

CIGUE, *conium*, L., *cicuta*, Tournef., Lamarck. Le genre *ciguë*, qui fait partie de la famille des Ombellifères et de la pentandrie digynie, présente une corolle formée de cinq pétales inégaux et cordiformes, un fruit globuleux et didyme, dont chaque moitié offre cinq côtes crénelées. Ses ombelles sont accompagnées d'un involucre de trois à cinq folioles, et ses ombellules d'un involucelle dont les folioles sont profondément trifides.

La grande ciguë, *conium maculatum* L., ou *cicuta major* de Lamarck, est bisannuelle. Sa tige cylindrique, rameuse, haute de trois à cinq pieds, est creuse et marquée, dans sa partie inférieure surtout, de taches pourpres ; ses feuilles sont fort grandes, décomposées ; ses folioles sont étroites, incisées et aiguës ; ses fleurs blanches forment de grandes ombelles à la partie supérieure des ramifications de la tige. Elle croît dans les lieux incultes et près des habitations. Nous avons dû exposer avec soin les caractères distinctifs de ce genre, à cause de sa ressemblance avec quelques autres plantes qui jouissent de propriétés tout-à-fait différentes.

Les chimistes ne nous ont point encore fait connaître d'une manière exacte la composition chimique de ce végétal. On y a trouvé de l'albumine, de la chlorophylle ou matière verte colorante, un principe résineux, une sorte d'huile très-odorante, quelques sels, et enfin un principe particulier, de nature alcaline, selon M. Brandé, qui lui a donné le nom de *cicutin*. Ces résultats ne nous éclairent en rien sur les propriétés délétères de la ciguë.

Nous ne nous engagerons point ici dans une discussion, aussi difficile que peu concluante, pour chercher à déterminer si la grande ciguë est la même plante que le κώνειον des Grecs, auquel la mort tragique de Socrate et de Phocion a donné une malheureuse célébrité. Le nom de *conium*, qui lui a été imposé par Linné, semblerait indiquer que cet immortel naturaliste a décidé affirmativement cette question, tandis que plusieurs auteurs célèbres, et entr'autres Haller, pensent que la ciguë vireuse, dont nous avons traité au mot *cicutaire*, est la véritable ciguë des anciens. Quoi qu'il en soit de ces deux opinions, la grande ciguë est un végétal essentiellement vénéneux, mais qui, pour jouir de la plénitude de ses propriétés, doit avoir été recueilli à l'époque où les fruits commencent à succéder aux fleurs; car avant ce moment, la prédominance des fluides aqueux masque singulièrement l'énergie de cette plante. Il paraît même certain que le climat exerce sur la ciguë une influence marquée, et que celle qu'on récolte dans les contrées méridionales est incomparablement plus active que celle qui croît dans les régions du nord.

La grande ciguë est un de ces médicamens dont les vertus ont été prônées par quelques auteurs jusqu'à l'exagération. L'expérience clinique les a réduites à leur juste valeur. Aussi, quoiqu'il soit impossible de nier l'action puissante que la racine et surtout les feuilles de cette plante exercent sur les différentes fonctions de l'économie animale, les médecins de nos jours l'emploient beaucoup plus rarement, et avec moins de confiance.

Lorsque l'on administre la ciguë en poudre ou en extrait, à petites doses plusieurs fois répétées, tantôt elle ne détermine aucun phénomène sensible, tantôt elle développe les symptômes suivans : son action primitive paraît s'exercer principalement sur l'encéphale; de là, les vertiges, les éblouissemens, la céphalalgie, les tintemens d'oreille que le malade ressent. Cependant quelquefois les effets de la ciguë sont tout-à-fait différens, et elle agit comme calmante à la manière des autres substances narcotiques; elle émousse le sentiment de la douleur, calme les spasmes et jette dans un état d'affaissement et de somnolence. Si la dose est augmentée, les symptômes augmentent aussi d'intensité et la réaction devient alors générale; tantôt l'appétit reste bon, tantôt il disparaît entièrement et fait place à un malaise dont le siége est à la région épigastrique; la sécheresse de la langue, la soif, le sentiment d'ardeur dans la cavité de l'estomac, annoncent l'irritation de cet organe; le pouls est plus vif, plus plein; la sécrétion de l'urine et la perspiration cutanée sont souvent augmentées; enfin, si la dose est encore portée plus loin, l'excitation célébrale devient plus violente, et la mort peut survenir. *Voyez* poison.

De toutes les affections morbides contre lesquelles on a vanté l'usage de la grande-ciguë, il n'en est aucune qui lui ait fait momentanément une plus grande réputation que le cancer. Stœrck est de tous les praticiens celui qui a cherché à donner à la ciguë la plus grande vogue dans le traitement des maladies cancéreuses. Selon cet auteur et ses partisans, le médicament qui nous occupe a rarement manqué son effet. Mais malheureusement ces éloges, pompeusement prodigués à la ciguë, n'ont point été justifiés par les essais tentés par un grand nombre de médecins français; et jamais l'extrait de ciguë n'a pu guérir un cancer bien confirmé. Cependant on a constaté les bons effets de ce remède, pris intérieurement ou appliqué sous forme de cataplasme, dans certains engorgemens chroniques, particulièrement des glandes, quand ces tumeurs n'étaient le siége d'aucune douleur. Par l'excitation qu'il y développait, on les a vus souvent se résoudre et disparaître entièrement; mais les tumeurs déjà dégénérées en squirrhe ou en cancer n'ont jamais pu être guéries par l'usage de ce médicament. S'il a quelquefois été utile dans ces maladies cruelles, c'est seulement en émoussant en quelque sorte la sensibilité et en calmant les douleurs atroces dont elles sont accompagnées. On pourrait, avec plus de fondement, espérer de bons effets de la ciguë dans le traitement de plusieurs affections du système nerveux. Ainsi elle a combattu avec avantage certaines espèces de névralgies, surtout lorsqu'on aide l'action de l'extrait pris intérieurement par des applications topiques. On a vu particulièrement des tics douloureux de la face céder entièrement à l'usage de ce médicament. Plusieurs auteurs l'ont également donné avec succès dans la toux convulsive des enfans, surtout lorsque la période d'irritation, que cette maladie présente ordinairement à son début, s'est apaisée. Le mode d'action de la ciguë dans cette circonstance, paraît être absolument le même que celui de la belladone et des narcotiques en général. L'administration de l'extrait de ciguë dans la phthisie pulmonaire et laryngée ne doit être considérée que comme un secours palliatif et non comme un moyen de guérison. En général elle diminue le nombre et l'intensité des accès de toux, et procure un calme et un sommeil, seuls soulagemens que l'art puisse apporter aux maladies réellement incurables. On a encore signalé dans la ciguë la propriété de diminuer la sécrétion des mamelles et de résoudre les engorgemens laiteux de ces organes. Pour obtenir cet effet, il faut à la fois faire usage du médicament à l'intérieur et sous forme de cataplasmes.

L'action que la ciguë exerce sur les organes génitaux est trop variable pour que son usage puisse être recommandé d'une manière particulière dans les maladies dont ils sont le siége. Ainsi tandis que Bergius, Stœrck, et quelques autres la conseillent contre l'impuissance, nous voyons les anciens la considérer comme essentiellement anti-aphrodisiaque, et plusieurs médecins disent l'avoir mise en usage avec avantage dans les névroses des organes de la génération, telles que le priapisme et la nymphomanie.

Enfin nous pourrions encore citer ici plusieurs maladies contre lesquelles la ciguë a été recommandée, telles sont la syphilis, les scrofules. Mais il est fort rare qu'on y ait recours actuellement.

Modes d'administration et doses. — La manière la plus simple et probablement la plus efficace d'administrer la ciguë, est d'en donner les feuilles récemment desséchées et réduites en poudre. Cette poudre doit être fréquemment renouvelée dans les officines, car elle s'altère avec une grande facilité et perd alors la plus grande partie de ses propriétés. Quant à l'extrait de ciguë, on le prépare de deux manières différentes : 1° On exprime le suc des feuilles fraîches, on l'évapore au bain-marie jusqu'à consistance sirupeuse, et on y ajoute alors de la poudre des feuilles pour l'amener à celle d'un extrait mou. C'est par ce procédé que Stœrck préparait l'extrait de ciguë dont il dit avoir obtenu de si merveilleux succès. 2° Le second procédé consiste à filtrer le suc exprimé des feuilles fraîches, à l'évaporer lentement à l'air libre ou au bain-marie et à y ajouter ensuite la matière verte restée sur le filtre. Préparé de cette manière, l'extrait de ciguë paraît très-efficace. La dose de l'extrait et de la poudre de ciguë varient singulièrement suivant l'âge et l'idiosyncrasie du malade, et surtout suivant les effets qu'on se propose d'en obtenir. Si l'on veut qu'elle agisse comme sédative, comme par exemple quand on l'emploie contre la coqueluche, les toux rebelles, on doit toujours commencer par des doses très-faibles. Ainsi un ou deux grains d'extrait ou la même quantité de la poudre, à laquelle on donne la consistance d'un extrait au moyen d'un mucilage ou d'un sirop quelconques, suffisent dans les premiers jours, surtout si l'individu est jeune, irritable, et n'a point encore fait usage de ce médicament. Cette dose doit être ensuite graduellement augmentée, et portée même assez loin pour obtenir quelque effet sensible.

Mais si l'on veut que la ciguë agisse promptement et avec énergie, comme lorsqu'on la donne contre les névralgies sciatique ou faciale, on doit débuter par une dose plus considérable, par dix à quinze grains et aller successivement en l'augmentant. Le médecin prudent devra surveiller avec soin l'action que la ciguë portée à des doses élevées exerce sur le cerveau et les organes de la digestion, et en suspendre l'usage dans le cas où ces organes en recevraient une impression trop forte.

On fait rarement usage de l'infusion et du suc exprimé des feuilles fraîches de ciguë, quoique cette dernière préparation soit une des plus convenables et une plus actives. La racine est également fort peu usitée, quoique plus énergique que les feuilles. (A. RICHARD.)

CIL, s. m., *cilium*. On donne ce nom aux poils qui surmontent la peau au niveau de l'ouverture des paupières. *Voyez* POIL, PAUPIÈRE. (A. B.)

CILIAIRE, adj., *ciliaris*. Ce mot signifie proprement qui appartient aux cils, mais il a été détourné de son acception, et désigne généralement aujourd'hui plusieurs parties qui entrent dans la structure de l'œil, et n'ont rien de commun avec les cils : tels sont le cercle ou ligament ciliaire, les procès ou les corps ciliaires, etc. *Voyez* OEIL.

CILIAIRES (artères et veines). Elles sont ainsi nommées parce qu'elles se distribuent en partie aux procès ciliaires : ce sont des rameaux fournis par l'artère et la veine ophthalmiques ou leurs branches principales, et destinés à l'intérieur de l'œil. On les distingue en ciliaires postérieures ou courtes, en longues et en antérieures. *Voyez* OPHTHALMIQUE.

CILIAIRES (nerfs). Ils doivent leur nom à ce qu'ils ont des connexions intimes avec le cercle ciliaire. Ils sont destinés à l'iris et proviennent du nerf nasal, branche de l'ophthalmique, et du ganglion ophthalmique. *Voyez* OPHTHALMIQUE. (A. BÉCLARD.)

CILLEMENT, s. m., synonyme de clignotement. *Voyez* ce mot.

CIMETIÈRE, s. m., lieu destiné à enterrer les morts. *Voyez*, pour toutes les considérations communes à ce sujet d'hygiène publique, l'article INHUMATION.

CIMOLÉE (terre), *cimolia terra*; nom donné à une argile grise, que l'on faisait venir autrefois de *Cimolis*, île de l'Archipel, et que l'on employait comme astringente et résolutive; on ne s'en sert plus aujourd'hui. La *boue des couteliers* (oxyde de fer), que l'on applique quelquefois à l'extérieur comme résolutif, est également désignée sous le nom de terre cimolée.

CINABRE ou CINNABRE, s. m. *cinnabaris*, *cinnabarium*, sulfure rouge de mercure. *Voyez* MERCURE.

CINABRE D'ANTIMOINE, nom donné au sulfure de mercure provenant de l'action du sublimé corrosif(deutochlorure de mercure) sur le sulfure d'antimoine.   (ORFILA.)

CINCHONINE, s. f., nom donné dans ces derniers temps à une substance alcaline composée d'oxygène, d'hydrogène et de carbone, qui se trouve combinée à l'acide quinique dans plusieurs quinquina, et surtout dans le quinquina gris. Elle est sous forme d'aiguilles prismatiques déliées, ou de plaques blanches, translucides, cristallines, d'une saveur amère, particulière, qui ne se développe qu'au bout d'un certain temps, à moins que la cinchonine n'ait été rendue soluble par son union avec les acides. Lorsqu'on la chauffe dans des vaisseaux fermés, elle ne se fond pas avant de se décomposer, et fournit des produits semblables à ceux que donnent les matières végétales non azotées, soumises à l'action de la chaleur; une petite portion de cinchonine se volatilise cependant, surtout lorsqu'elle retient de l'humidité. Exposée à l'air, elle en absorbe peu à peu l'acide carbonique, et n'éprouve pas d'autre altération. Elle exige deux mille cinq cents fois son poids d'eau bouillante pour se dissoudre; elle est encore moins soluble à froid. Les huiles fixes et volatiles, l'éther et surtout l'alcohol bouillant, dissolvent la cinchonine ; ces diverses dissolutions, douées d'une saveur très-amère, ramènent au bleu le papier de tournesol rougi par un acide. Il suffit de mêler de la cinchonine avec de l'iode et de l'eau, pour que ce liquide soit décomposé, et l'on obtient de l'iodate et de l'hydriodate de cinchonine; d'où il suit que l'iode a été transformé en deux acides par l'oxygène et par l'hydrogène de l'eau. La cinchonine s'unit à tous les acides, sans en excepter les plus énergiques, et forme des sels neutres qui n'ont point d'action sur le tournesol. On l'obtient, en traitant par la magnésie les eaux-mères et les eaux de lavage, provenant de l'opération qui fournit le sulfate de quinine (*Voyez* ce mot.) : ces eaux contiennent du sulfate de cinchonine et un peu de sulfate de quinine; la magnésie s'empare de l'acide sulfurique, et précipite ces deux alcalis : le précipité, lavé et desséché, est dissous dans l'alcohol bouillant; la cinchonine étant prédominante, cristallise par refroidissement, et il suffit, pour l'obtenir pure, de la dissoudre de nouveau dans l'alcohol, et de la faire cristalliser. Elle n'a point d'usage; mais on emploie quelquefois le sulfate de cinchonine.

M. Gomès de Lisbonne est le premier qui ait indiqué la présence d'une matière cristallisable dans le quinquina gris; il la désigna sous le nom de *cinchonin*, et assura qu'elle n'était ni acide, ni alcaline. La cinchonine, découverte par le chimiste portugais, n'était pas entièrement pure, et contenait une matière grasse, qui néanmoins ne masquait pas entièrement ses propriétés alcalines, comme M. Houton Labillardière le vit le premier. MM. Pelletier et Caventou établirent les premiers, dans leur beau travail sur le quinquina, que ce principe, dégagé de tout autre corps, était une base salifiable organique, qu'ils décrivirent avec le plus grand soin.

CINCHONINE (sulfate de), sel formé de 100 parties de cinchonine, et de 13,0210 d'acide sulfurique; on l'obtient directement, en traitant la base par l'acide. Il est sous forme de prismes à quatre pans, dont deux plus larges; ils sont terminés par une face inclinée : ces cristaux sont ordinairement réunis en faisceaux; ils sont un peu luisans, flexibles, d'une saveur excessivement amère. Ils sont fusibles, comme la cire, à une température un peu supérieure à celle de l'eau bouillante: si on les chauffait plus fortement, ils acquerraient une belle couleur rouge, et se décomposeraient. Ils sont insolubles dans l'éther, très-solubles dans l'eau et dans l'alcohol. Le sulfate de cinchonine exerce sur l'économie animale la même action que celui de quinine; il paraît cependant agir avec moins d'énergie, et doit être

administré à plus forte dose : on le fait prendre sous forme de
poudre, ou dissous dans du sirop, pour combattre les fièvres
intermitfentes, etc. *Voyez* QUININE.   (ORFILA.)

CIRCÉE, s. f., *circœa lutetiara*, L. : nom d'une petite plante
vivace, qui croît dans les bois ombragés aux environs de Paris,
et qui fait partie de la famille des Onagres et de la diandrie monogynie. Nous ne mentionnons ici cette plante que pour rappeler son inefficacité. Sa saveur est légèrement astringente, un peu
désagréable. On l'appliquait à l'extérieur comme résolutive. A
une époque où l'art de la sorcellerie et des enchantemens était
une partie importante de la thérapeutique, la circée a joui d'une
réputation dont elle est totalement déchue aujourd'hui. (A. R.)

CIRCONCISION, s. f., *circumcisio* : opération qui consiste à
retrancher circulairement une partie du prépuce. Dans les contrées où la chaleur est très-forte, comme dans celles qui sont
voisines de la zone torride, la religion ou les lois ont consacré
l'usage de soumettre les enfans du sexe mâle à cette opération.
Cet usage remonte à la plus haute antiquité : il était en vigueur
chez les prêtres égyptiens, qui en faisaient un des moyens de la
propreté à laquelle ils s'astreignaient si sévèrement. C'est de là
qu'il passa probablement comme dogme de religion aux hébreux
et aux musulmans. On le retrouve aussi chez les habitans de plusieurs parties de l'Afrique où le mahométisme n'a pas pénétré.
On croit généralement que cette pratique, qui n'offre aucun
danger, a été prescrite dans le but de prévenir les effets que
pourraient causer l'abondance et l'accumulation de la matière
sébacée sécrétée à la base du gland, en tenant cet organe habituellement découvert. Cette coutume, en devenant religieuse,
s'est propagée dans des pays pour lesquels elle n'avait pas été
instituée. On fait chez les filles une opération qui a quelque analogie avec celle-ci, et qui est destinée à réprimer le trop grand
accroissement que prennent certaines parties des organes génitaux dans les climats ardens. Cette sorte de circoncision, sur laquelle on n'a que des documens incertains, paraît consister en
une excision d'une partie des petites lèvres de la vulve. On dit
cet usage établi vers le golfe Persique, auprès de la mer d'Arabie,
et parmi quelques peuples de l'Afrique occidentale.

On pratique sur le prépuce, dont la conformation congéniale
ou accidentelle s'oppose à l'excrétion de l'urine ou à la fonction
de la génération, diverses opérations qu'on a quelquefois dési-

gnées sous le nom de circoncision; mais elles n'ont qu'un rapport plus ou moins éloigné avec cette opération proprement
dite. Elles sont mieux connues sous le nom d'opérations du phimosis et du paraphimosis. C'est en traitant de ces vices de conformation ou de ces maladies, qu'il en sera parlé. *Voyez* PHIMOSIS
et PARAPHIMOSIS.   (RAIGE DELORME.)

CIRCONFLEXE, adj., *circumflexus*, qui tourne autour. Cette
épithète s'applique à plusieurs branches artérielles et veineuses
qui se contournent autour des os du bras et de la cuisse, et à
l'un des nerfs du bras qui suit un trajet analogue. Les vaisseaux
circonflexes du bras, distingués en antérieurs et postérieurs,
sont fournis par l'artère et la veine axillaires. Ceux de la cuisse,
qui sont externes et internes, viennent médiatement ou immédiatement des vaisseaux cruraux. Le nerf circonflexe est le même
que l'axillaire. *Voyez* AXILLAIRE, CRURAL.

On appelle encore *circonflexes* de l'ilium les vaisseaux ILIA-
QUES antérieurs; et les auteurs qui ont écrit en latin nomment
circumflexus palati le muscle péristaphylin externe ou contourné
du voile du palais.   (A. BÉCLARD.)

CIRCONVOLUTION, s. f., de *circumvolutus*, roulé autour.
L'usage a consacré ce mot pour exprimer, 1° les courbures que
décrit l'intestin grêle replié en tout sens sur lui-même; 2° les
saillies diversement contournées que présente la surface du
cerveau. Les auteurs latins appellent les unes et les autres *gyri*.
Voyez INTESTIN, ENCÉPHALE.   (A. B.)

CIRCULAIRE, adj., *circularis*. Qui a la forme d'un cercle,
qui décrit un cercle. Ainsi, l'on dit que l'amputation est circulaire, lorsque l'on coupe les chairs circulairement. — On emploie
aussi le mot circulaire substantivement, pour désigner le cercle
que forme une bande autour d'une partie quelconque du corps.

CIRCULATION, s. f., *circulatio*, *motus circularis*. Ce mot
en général désigne le mouvement progressif, déterminé auquel
sont assujettis, dans les vaisseaux qui les contiennent, les divers
fluides qui entrent dans la composition des corps vivans: ainsi
l'on dit la *circulation du chyle*, celle de la *lymphe*, etc., mais
ce mot s'applique surtout au cours que suit celui de ces fluides
qui immédiatement nourrit et vivifie les organes, et qui, dans
les animaux supérieurs et dans l'homme, est appelé *sang*. La circulation, dans la physiologie humaine, s'entend surtout du mouvement progressif du sang.

Comme en ce sens la circulation est une des fonctions princi-
cipales des animaux, mais qui n'existe pas dans tous, et qui a dans
ceux qui la présentent des degrès divers de complication, d'a-
bord elle ne devra exister que dans les animaux qui ont un sang
distinct ; et à ce titre, elle manque 1° dans* tous les *animaux
amorphes*, qui absorbent leurs matériaux nutritifs par la surface externe de leur corps, et chez lesquels ces matériaux vont
immédiatement nourrir les parties ; 2° dans tous les *animaux radiaires*, bien que chez ces animaux l'absorption nutritive se fasse
déjà, pour la plupart, dans une cavité digestive, mais le produit de cette absorption va également nourrir aussitôt les organes ; 3° enfin dans les *insectes* eux-mêmes, bien que chez ces
animaux l'absorption de l'air se fasse dans un autre lieu que celle
des autres matériaux nutritifs, mais la respiration étant chez eux,
comme on dit, *disséminée*, on ne distingue pas encore le fluide
qui effectue immédiatement la nutrition. Au contraire, la circulation existe dans tous les animaux chez lesquels les divers matériaux nutritifs n'accomplissent pas immédiatement la nutrition, mais sont changés seulement en un fluide distinct appelé
sang, lequel va ensuite s'assimiler aux parties ; et c'est ce qui
arrive toutes les fois qu'il y a, comme on dit, une *respiration
locale*, c'est-à-dire que la respiration ou l'absorption de l'air se
fait non-seulement dans un lieu autre que celui où se fait l'absorption des autres matériaux nutritifs, mais encore dans un organe séparé. Il est sûr en effet 1° que les êtres vivans doivent tous
puiser au dehors d'eux, pour leur nutrition, deux sortes de substances, savoir : de l'air et d'autres matières solides ou liquides,
qui sont pour les animaux supérieurs et l'homme, ce qu'on appelle des *alimens* ; 2° que ces dernières ne sont assimilables
qu'après que l'air a agi sur eux par un de ses principes composant, l'oxygène. Or, on conçoit que dès que l'absorption de ces
deux sortes de matériaux ne se fait pas au même lieu, et que
surtout celle de l'air s'effectue dans un organe séparé, il n'est
plus possible que ces divers matériaux effectuent la nutrition aussitôt après leur absorption ; mais il faut que le produit des premiers soit transporté dans l'organe où se fait l'absorption de l'air,
et qu'ensuite ce produit, changé là en fluide apte à effectuer la
nutrition, soit porté de cet organe à toutes les parties qu'il doit
nourrir. Alors ce fluide nutritif est distinct, son cours est manifeste ; il y a évidemment circulation, et c'est ainsi qu'une respi-

ration locale entraîne toujours à sa suite cette fonction dans l'économie des animaux. La circulation existe dans tous , au delà des
insectes.

Mais ensuite cette fonction offre des différences , relativement
au degré de complication de l'appareil qui fait circuler le sang ,
et relativement au cours que suit ce fluide. Sous le premier rapport, tantôt l'appareil de la circulation se compose exclusivement
de canaux ou vaisseaux , qui d'un côté recueillent le sang dans
l'organe de la respiration où il a été fait, et le portent dans les parties qu'il doit nourrir, et qui , d'un autre côté, le rapportent de
ces parties, et le reconduisent à l'organe de la respiration où il doit
se refaire. Ces vaisseaux , les uns *afférens* , les autres *référens* ,
sont très-distincts; car, 1° le sang n'est pas le même dans les
uns et dans les autres; dans les premiers , il est apte à nourrir et
vivifier les parties , et est appelé *rouge* ou *artériel;* et dans les
seconds , il n'a plus cette aptitude , et est appelé *noir* ou *veineux ;*
2° le sang circule dans les uns et les autres dans une direction
opposée, de l'organe respiratoire aux parties, dans les premiers ,
et des parties à l'organe respiratoire dans les seconds : telle est
par exemple la circulation dans les *vers*, et cette fonction peut
dans ce cas être définie, l'envoi du sang, alors artériel, de l'organe
de la respiration à toutes les parties , et le retour de ce sang, dès-
lors veineux, de toutes les parties à l'organe de la respiration.
Évidemment dans sa progression le fluide a décrit un cercle ,
comme semble l'annoncer le mot circulation. Tantôt au contraire
l'appareil de la circulation comprend , outre ces vaisseaux, un
muscle creux placé sur leur trajet, dans un point déterminé de
l'espace qu'a à parcourir le sang, tant de l'organe respiratoire
aux parties, que des parties à l'organe respiratoire, et qui est destiné à imprimer par ses contractions un mouvement au fluide ,
c'est ce qu'on appelle un *cœur.* Alors, comme le cœur fonde une
des principales puissances de la circulation ; comme il est le point
où se rassemblent d'abord et le sang veineux qui revient des
parties pour être envoyé à l'organe respiratoire , et le sang artériel qui revient de celui-ci pour être envoyé aux parties , on
l'a considéré comme le centre de la fonction ; et on a dès lors
défini la circulation , non plus l'envoi du sang de l'organe respiratoire aux parties, et le retour de ce sang des parties à l'organe
respiratoire ; mais l'envoi du sang du cœur à toutes les parties,
et le retour de ce sang de toutes les parties au cœur. Envisagée

ainsi, la circulation offre toujours un cercle ; mais au lieu de fixer, comme dans le cas précédent, le commencement et la fin de ce cercle à l'organe respiratoire, lieu où le sang se fait primitivement et revient se refaire sans cesse, on les fixe au cœur qui est l'organe de projection. Faisons remarquer aussitôt que, comme le cours du sang est continu, et que, lorsqu'il y a un cœur, c'est par les contractions de cet organe que le liquide est projeté dans les vaisseaux qui sont au delà, tout cœur doit être nécessairement composé de deux cavités qui se suivent et communiquent, une par laquelle il reçoit le sang, et l'autre par laquelle il le projette : il était en effet impossible qu'une même cavité pût à la fois et se dilater pour recevoir du sang, et se contracter pour en lancer. La cavité par laquelle le cœur reçoit le sang, est appelée *oreillette*, et les vaisseaux qui le lui apportent sont nommés *veines* ; et on appelle *ventricule* la cavité par laquelle il lance le sang, et *artères* les vaisseaux qui émanent de ce ventricule, et dans lesquels il projette le liquide. Tous les animaux qui sont au-dessus des vers, présentent dans leur appareil de circulation ce degré de complication.

Sous le second rapport, celui du cours que suit le sang, la circulation présente une différence encore plus importante. Il est des animaux chez lesquels il n'est pas nécessaire que le sang qui revient des parties, et qui est, comme on l'a dit, veineux, aille en entier se refaire dans l'organe de la respiration ; une partie de ce sang seulement y est conduite, et suffit pour revivifier toute la masse : tel est le cas des *reptiles*. Il est d'autres animaux au contraire chez lesquels tout le sang veineux, qui revient des parties, doit à chaque cercle circulatoire repasser en entier par l'organe de la respiration, et ne peut être renvoyé aux parties qu'après avoir été rétabli, dans cet organe, sang artériel ; c'est ce qui est dans tous les animaux autres que les *reptiles*, dans *les vers, les mollusques, les poissons, les oiseaux, les mammifères et l'homme.* Dans le premier cas, il n'est pas nécessaire que les deux sangs restent isolés ; dès lors il peut n'y avoir qu'un seul cœur ; et en effet il n'y en a jamais qu'un seul. A l'oreillette de ce cœur aboutissent à la fois, et le sang revivifié, artériel, qui revient de l'organe de la respiration, et le sang veineux qui revient des parties ; le mélange s'en fait dans cette oreillette et le ventricule ; celui-ci donne naissance à une seule artère, et cette artère se partage ensuite en deux sections, une qui conduit à l'organe de la respiration la portion du sang qui va y subir l'influence de l'air, l'autre qui distribue aux parties la portion du sang qui doit les nourrir. Le fluide dans son cours ne décrit qu'un seul cercle qui commence au cœur, et la circulation est ce qu'on appelle *simple*. Le cœur est un, a un seul ventricule et une seule oreillette, comme on dit quelquefois; cependant celle-ci est comme subdivisée en deux pour chaque espèce de sang, et quelquefois aussi le ventricule est partagé en loges qui servent à diriger différemment les deux sangs, ou à en faciliter mécaniquement le mélange. Dans le second cas au contraire, il faut nécessairement que les deux sangs restent isolés, ne se mêlent pas l'un à l'autre; dès lors un même cœur ne peut plus suffire à leur envoi, et l'on observe l'une ou l'autre des trois dispositions suivantes: 1° ou bien il n'y a pas de cœur, et la circulation est exclusivement accomplie par des vaisseaux, comme nous avons dit que cela était dans les *vers*; 2° ou bien, il n'y a de cœur que pour l'un des deux sangs, soit pour le sang artériel, comme cela est dans les *crustacés* et la plupart des *mollusques*, qui n'ont de cœur que pour conduire le sang artériel de l'organe respiratoire aux parties, et chez lesquels des vaisseaux seuls rapportent le sang veineux des parties à l'organe respiratoire; soit pour le sang veineux, comme cela est chez les *poissons*, qui n'ont de cœur que sur le trajet du sang veineux des parties à l'organe respiratoire, et chez lesquels des vaisseaux seuls conduisent le sang artériel de l'organe de la respiration aux parties. Dans ces deux classes d'animaux, le cœur est unique aussi, a un seul ventricule et une seule oreillette, comme dans les reptiles; mais au lieu d'appartenir aux deux sangs, il n'appartient qu'à l'un des deux; il est *artériel* ou *aortique* chez les premiers; *veineux* ou *pulmonaire* chez les seconds; 3° ou bien enfin, il y a deux cœurs, un pour chaque espèce de sang: l'un qui reçoit le sang veineux du corps et l'envoie à l'organe de la respiration où il est changé en sang artériel, qu'on peut appeler *cœur veineux* ou *pulmonaire*; l'autre qui reçoit de l'organe de la respiration le sang artériel, et l'envoie aux parties qu'il doit nourrir, appelé *cœur artériel* ou *aortique*; c'est ce qui est dans les *oiseaux, les mammifères et l'homme*. Seulement comme ces deux cœurs sont accolés l'un à l'autre, ils paraissent ne former qu'un seul organe, qu'on dit partagé en deux moitiés, une pour chaque espèce de sang, chacune ayant une oreillette, et un ventricule, chacune recevant ses veines propres et donnant naissance à son artère spéciale ; ils semblent ne constituer qu'un seul cœur, qu'on a dit être à deux ventricules et à deux oreillettes, mais ce n'est là qu'une pure dispute de mots. Toutefois, il résulte que, dans ce cas qui est le plus complexe, si l'on fait toujours dériver du cœur la circulation, il faut la reconnaître *double*, admettre deux circulations, l'une qui consiste dans l'envoi du sang veineux de l'une des moitiés du cœur, du cœur veineux ou pulmonaire, à l'organe de la respiration, et du retour de ce sang, alors redevenu artériel, à l'autre moitié du cœur, au cœur artériel ou aortique ; l'autre qui consiste dans l'envoi du sang artériel de cette moitié du cœur, de ce cœur aortique, aux divers organes du corps, et du retour de ce sang, alors redevenu veineux, à la moitié du cœur, au cœur pulmonaire, qui avait servi de point de départ à la première circulation. Dans chacune, le sang décrit un cercle, dont chacune des moitiés du cœur, ou dont chaque cœur est le centre. L'une est dite *circulation pulmonaire* ou *petite circulation*, parce qu'elle aboutit à l'organe de la respiration, qui, ici, est un poumon, et qu'elle embrasse un cercle plus petit. L'autre est dite la *circulation générale* ou *la grande circulation*, parce qu'elle aboutit à tout le corps, et constitue un cercle plus grand. Seulement ces deux circulations s'alimentent réciproquement ; c'est le sang qui a été fait dans la circulation pulmonaire et qui est rapporté par elle, qui va alimenter la circulation du corps ; et de même c'est le sang veineux que rapporte la circulation du corps, qui va constituer la circulation pulmonaire, pour y redevenir pendant son cours sang artériel. Pour cela l'oreillette du cœur pulmonaire reçoit le sang veineux que rapporte la circulation du corps, et l'oreillette du cœur aortique reçoit le sang artériel que rapporte la circulation du poumon.

Telle est, en général, la série des différences que présente la circulation dans l'ensemble des animaux, et tel est, en particulier, l'état sous lequel cette fonction s'offre dans l'homme. Mais il faut maintenant entrer dans les détails du mécanisme selon lequel elle s'effectue chez ce dernier ; et pour cela commençons par rappeler brièvement les parties qui en sont les agens.

L'appareil circulatoire se compose des parties dans lesquelles circule le sang, et par l'action desquelles ce fluide est mis en mouvement. Chez l'homme, il est double comme l'est la circulation elle-même, et comprend pour chaque cercle, un *cœur*, une *artère* par laquelle ce cœur lance le sang, des *veines* par lesquelles il le reçoit, et enfin une masse considérable de vaisseaux très-déliés, intermédiaires aux terminaisons de l'artère et aux origines des veines, et qu'on appelle *systèmes capillaires*. Mais, comme chacune de ces quatre parties est semblablement disposée et organisée dans l'un et l'autre cercle, que même les cœurs sont confondus en un seul et même organe, ce que l'on dit de ces parties dans l'un des cercles est entièrement applicable à ces mêmes parties dans l'autre cercle; et on peut, par conséquent, les rapporter à quatre chefs : *cœur, artères, veines et systèmes capillaires*. Nous ne rappellerons pas ici la structure de ces diverses parties : un collaborateur, M. le professeur Béclard, ayant déjà consacré ou devant consacrer un article à chacune d'elles aux mots ARTÈRE, CAPILLAIRE, CŒUR et VEINE.

Tel est l'appareil de parties dans lesquelles et par l'action desquelles circule le sang. Décrivons maintenant le mécanisme et les traits de cette circulation, et commençons par indiquer la direction dans laquelle se meut le fluide à travers ces parties. Supposons le sang veineux qui revient du corps, versé dans l'oreillette du cœur droit : ce sang passe de cette oreillette dans le ventricule correspondant, et celui-ci le projette par l'artère pulmonaire et ses ramifications dans le système capillaire du poumon; traversant alors ce système, il y est, par l'acte de la respiration, changé en sang artériel, et il revient sous cette forme par les veines pulmonaires dans l'oreillette du cœur gauche. Celle-ci alors le projette dans le ventricule correspondant, puis ce ventricule par l'artère aorte et ses ramifications dans le système capillaire général; là il est changé en sang veineux, et il est rapporté sous cette forme par les veines du corps dans l'oreillette du cœur droit, où nous avions supposé commencer le cours du sang. Tel est le mouvement entier de la circulation, et il est aisé d'y reconnaître les deux cercles que nous avions annoncés, le cercle pulmonaire et le cercle général. Mais nous ferons aussitôt sur l'un et sur l'autre les deux observations suivantes : 1° loin d'être isolés, ils se font suite; le cercle du poumon commence où a fini celui du corps, et finit où celui du corps commence; 2° ils s'accomplissent en même temps, ce qui semble les réduire à un seul pour le mécanisme de la circulation : c'est en effet en même temps que les deux oreillettes de l'un et de l'autre cœurs se dilatent et se contractent pour recevoir et projeter du sang; il y a de même harmonie dans l'action des deux ventricules; et de même que les appareils de chacun de ces deux cercles circulatoires sont composés des mêmes parties, de même dans chaque cercle, le rôle de ces parties est respectivement semblable, et s'accomplit en même temps.

Ce cours du sang ne fut pas toujours connu; la découverte en est moderne, et la gloire en est rapportée à Harvée, qui effectivement en a présenté le premier une démonstration rigoureuse. Il prit ses preuves dans l'anatomie, et dans des observations et des expériences. D'une part en effet, la disposition mécanique des parties est telle que le cours du sang doit être ainsi qu'il a été décrit : les valvules tricuspides et mitrales qui sont aux ouvertures auriculo-ventriculaires de l'un et l'autre cœurs, les valvules sigmoïdes qui sont à l'origine de l'un et l'autre troncs artériels, enfin les valvules des veines sont disposées de manière à permettre le cours du sang dans la direction que nous avons annoncée, et non dans la direction inverse. D'autre part, qu'on coupe une artère et une veine, c'est du bout supérieur que sortira le sang dans le premier vaisseau, et du bout inférieur dans le second : que l'on fasse une ligature à l'un et à l'autre, c'est au dessus de la ligature que l'artère se gonflera, et au-dessous que le fera la veine. Enfin, indépendamment de ce que Leeuwenhoek, Malpighi, Spallanzani, ont pu, à l'aide du microscope, voir la circulation se faire dans la direction que nous venons de dire, et acquérir ainsi une preuve directe de ce fait, le raisonnement seul aurait dû la faire préjuger; car ne fallait-il pas que le sang veineux fût rapporté au poumon qui est l'organe de l'hématose, et que le sang artériel, destiné à nourrir les parties, leur fut au contraire distribué? Aujourd'hui ce fait est universellement reconnu.

Mais maintenant quelles causes président à cette circulation ? et qu'elle part y a chacune des quatre parties qui composent l'appareil circulatoire? C'est ici qu'il y a beaucoup de débats, partant beaucoup de points inconnus, ou au moins encore peu éclaircis; et pour en présenter un historique à la fois clair et complet, nous allons successivement étudier la circulation dans le cœur, les artères, les systèmes capillaires et les veines. Nous n'avons pas besoin de répéter que ce que nous allons dire doit s'entendre de l'un et l'autre cercle.

§ 1er. *Circulation dans le cœur, et rôle de cet organe dans cette fonction.* Le sang circule dans chaque cœur, avons-nous dit, de l'oreillette dans le ventricule correspondant, et de celui-ci dans l'artère qui en émane. Quelle puissance le fait se mouvoir dans cette direction? La principale, sans contredit, consiste dans les dilatations et contractions alternatives de chacune de ces cavités, dilatations et contractions qui font évidemment du cœur une espèce de pompe aspirante et foulante. Ces actions du cœur sont aperçues, quand on met le cœur à nu chez un animal vivant; et ce sont elles qui produisent les battemens que fait éprouver cet organe à la main qu'on applique sur la région du corps qu'il occupe; examinées en elles-mêmes, elles offrent la succession des phénomènes suivans : 1° *Dilatation de l'oreillette*, écartement de ses parois, et par suite réplétion de cette oreillette par le sang auquel elle offre un accès plus libre, et sur lequel elle exerce peut-être une action d'aspiration. 2° *Contraction de cette oreillette*, resserrement de ses parois, et par suite expression dans le ventricule du sang dont cette oreillette s'était remplie dans le temps précédent. En effet, c'est de haut en bas et dans la direction de l'ouverture ventriculaire que se fait la contraction de l'oreillette; en outre le ventricule, qui est alors en état de dilatation, offre un accès libre au sang, et peut-être même exerce une action d'aspiration sur lui. Son ouverture est libre, parce que son état de dilatation a abaissé les valvules qui la garnissent; enfin le sang ne peut pas suivre une autre voie, à moins qu'il ne reflue dans les veines qui l'ont apporté, ce que ne permet pas le sang nouveau que ces vaisseaux apportent. Cependant, il y a ici une première controverse. Selon les uns, il y a toujours, lors de la contraction de l'oreillette, un léger reflux dans les veines, surtout si le ventricule est déjà plein et n'a pas pu se vider librement dans les temps précédens. Selon les autres, ce reflux n'a jamais lieu dans l'état normal, et même le ventricule reçoit alors, non-seulement tout le sang que contenait l'oreillette, mais encore celui qu'apportent actuellement les veines. Ceux-ci donnent comme preuves, que le ventricule, ayant plus de capacité que l'oreillette, ne pouvait pas être rempli par le sang seul que contenait cette cavité, et qu'aussi le temps que dure la dilatation de ce ventricule est plus long que celui pendant lequel l'oreillette se contracte. Les mêmes mouvemens s'observent ensuite dans le ventricule, avec ce fait cependant qu'ils alternent avec ceux de l'oreillette. Ainsi, 1° coïncidemment à la contraction de l'oreillette, *dilatation du ventricule*, écartement de ses parois pour recevoir le sang que l'oreillette projette dans sa cavité et peut-être pour l'aspirer; 2° coïncidemment à la dilatation de l'oreillette, *contraction du ventricule*, resserrement de ses parois, et par suite expression, dans l'artère qui émane de lui, du sang dont il s'était rempli dans le temps précédent. Ce sang en effet n'avait pu, lors de son arrivée dans le ventricule, pénétrer aussitôt dans cette artère, parce que les valvules de l'ouverture auriculo-ventriculaire qui étaient alors abaissés en couvraient l'orifice; mais il s'y engage alors, car, le ventricule étant en état de contraction, ces valvules au sommet desquelles aboutissent les tendons des colonnes charnues, sont relevées et en laissent libre l'orifice; c'est dans la direction de cet orifice que se fait la contraction du ventricule; et enfin les valvules sigmoïdes qui sont à l'origine de l'artère, sont disposées de manière à ne pas mettre d'obstacles; elles s'abaissent sous le flot de sang qui est projeté. D'ailleurs le sang, pressé par la contraction du ventricule, ne peut que suivre cette voie, ou refluer dans l'oreillette; et cette dernière chose est impossible, car les valvules mitrales et tricuspides, que la contraction du ventricule a relevées, interrompent la communication avec cette cavité, et de plus c'est alors que cette oreillette étant en état de dilatation se remplit d'un sang nouveau. Il n'y a tout au plus de reporté en elle que la petite quantité de sang que soulèvent les valvules tricuspides et mitrales, quand elles reprennent la position horizontale. Cependant se présente ici la même controverse que tout à l'heure : y a-t-il toujours reflux d'un peu de sang dans l'oreillette, et même dans les veines qui y aboutissent? ou bien au contraire ce reflux n'a-t-il lieu que dans des cas insolites, quand les systèmes artériels qui reçoivent le sang sont engorgés et ne peuvent pas le verser librement dans les systèmes capillaires auxquels ils se terminent? Ce dernier fait au moins est sûr : dans des embarras du poumon, on voit battre les veines du cou par suite du reflux qui se fait dans les veines caves lors de la contraction du ventricule droit. Souvent même le reflux s'étend jusqu'au foie, qui par suite s'engorge. De même, quand il y a un obstacle au cours du sang dans l'aorte, le fluide reflue par les veines pulmonaires, et va engorger le poumon.

Telle est l'action des deux cœurs : tout est semblable dans l'un et dans l'autre, sinon que dans le cœur pulmonaire, 1° l'oreil-

lette a plus de colonnes charnues, afin de mieux mêler le chyle,
la lymphe et le sang veineux qui y aboutissent; 2° le ventricule
a des parois moins épaisses parce qu'il a à projeter le sang à
une distance moindre. Nous avons déjà dit qu'ils agissaient simultanément; et comment pourrait-il en être autrement, puisque la paroi interne de leur cavité leur est commune? Il n'y a
alternative d'action qu'entre les oreillettes et les ventricules.
Aussi ne distingue-t-on dans les mouvemens des cœurs, considérés comme un organe unique, que deux temps : celui où les
oreillettes se contractent et les ventricules se dilatent, qu'on appelle *diastole;* et celui où les oreillettes se dilatent et les ventricules se contractent, qu'on appelle *systole.* Chaque cavité a
bien à la vérité sa diastole et sa systole; mais d'abord quand il
y a diastole de l'une, il y a systole de l'autre, et *vice versd;* et
ensuite, comme ce sont les ventricules qui forment la grande
masse du cœur, et que c'est leur jeu surtout qui modifie la forme et
le volume de cet organe, on y a plus d'égard qu'aux mouvemens
des oreillettes; et quand on parle de la diastole et de la systole
du cœur, on entend seulement la dilatation et la contraction des
ventricules. La diastole est toujours plus longue, trois fois plus
que la systole.

De nombreuses questions ont été faites relativement à ce jeu
particulier des cœurs. D'abord, à chaque contraction d'une cavité, cette cavité se vide-t-elle en entier du sang qu'elle contient?
Haller le croit, et s'appuie sur ce qu'examinant au microscope
la circulation dans des grenouilles et dans le petit poulet, il a
vu le cœur pâlir tout-à-fait à chaque contraction. Sa doctrine de
l'irritabilité, d'ailleurs, lui faisait une loi de penser ainsi, attendu que le moindre reste de sang dans le cœur, en irritant cet
organe, aurait empêché la dilatation de succéder à la contraction.
Si le cœur des cadavres en offre toujours un peu, c'est, dit-il,
un effet de la mort. D'autres physiologistes, Weitbrecht, Fontana, Spallanzani, professent le contraire, et arguent aussi
d'observations microscopiques sur les animaux vivans.

Ensuite, quelle quantité de sang est envoyée par le cœur dans
les artères à chaque contraction de ses cavités? Si on admet que le
cœur se vide en entier à chaque systole, il suffira, pour évaluer
cette quantité, d'estimer la capacité du ventricule. Mais comment
y parvenir? celle-ci varie en chaque individu, et surtout selon
qu'il est apporté plus ou moins de sang par les veines. Si on

admet que le cœur ne se vide pas en entier à chaque contraction, le problème est encore plus difficile à résoudre, car il faut établir combien de sang reflue dans l'oreillette, combien est projeté dans l'artère, et combien reste dans le ventricule. On professe généralement que le ventricule contient six onces de sang, et en projette à chaque contraction deux onces dans le système artériel; on en a jugé par la quantité de sang qui jaillit du ventricule qu'on ouvre exprès dans une expérience sur un animal vivant. La question me semble insoluble. La quantité de sang que projette le cœur doit dépendre et de la force avec laquelle cet organe se contracte, et de la quantité de sang qui lui a été apportée; et ces deux conditions sont extrêmement variables. On ne sait pas quelle quantité de sang lui arrive; peut-on évaluer dès lors quelle est celle qu'il projette ? tout ce qu'il y a de certain, c'est que cette quantité varie, est tantôt plus grande, tantôt plus petite, d'où résultent ce qu'on appelle les pouls *gros* et *plein*, *petit* et *vide*.

Au moment du jeu des cavités du cœur, des changemens apparens se font dans cet organe. Lors de la systole, son tissu durcit, le viscère se raccourcit, se déplace, et va de sa pointe frapper la paroi latérale gauche du thorax, entre la sixième et la septième côte. Dans la diastole, les phénomènes sont inverses. La cause pour laquelle le cœur bat contre le thorax, a été le sujet de beaucoup de débats. Vesale, Riolan, Borelli, Winslow, disent que c'est parce que le cœur s'allonge lors de la systole; d'autres nièrent cet allongement, et Bassuel surtout fit remarquer que, s'il avait lieu, les valvules tricuspides et mitrales ne pourraient pas être relevées et laisser libres les ouvertures des artères. Aujourd'hui on reconnaît que le cœur se raccourcit dans tous les sens lors de la systole, que toutes les parois se rapprochent de la cloison moyenne; que cependant les fibres en se raccourcissant augmentent d'épaisseur, et l'on attribue le heurtement de sa pointe contre les côtes aux trois raisons suivantes : 1° à ce que tout le mouvement étant dirigé sur la base de l'organe qui est fixe, doit faire basculer l'organe sur cette base; 2° à ce que les oreillettes, qui, lors de la systole du ventricule, sont en dilatation et remplies de sang, doivent alors soulever l'organe et le porter en avant; 3° enfin à ce que les artères aorte et pulmonaire recevant du sang qui est projeté en elles, une impulsion telle qu'elles en éprouvent un déplacement, font partager ce déplacement au cœur lui-même.

Sans aucun doute, la systole est active; mais en est-il de même de la diastole? D'abord, certainement la dilatation des cavités du cœur n'est pas le produit mécanique de la pression qu'exerce en elles le sang qui y est versé, car cette dilatation précède l'arrivée du sang, et elle se fait lors même qu'il ne peut plus y en arriver, comme dans un cœur qui est séparé du corps. Ensuite, quoi qu'en ait dit Hamberger, qui voulait qu'elle fût active, et même plus active que la systole, il est sûr qu'elle n'est que l'effet du relâchement des fibres, de la cessation de la contraction, car si l'on serre fortement dans la main le cœur qu'on vient d'extraire du corps d'un animal vivant, on reconnaît que c'est pendant la contraction que cet organe écarte les doigts qui le serrent.

Enfin, qu'est cette action du cœur? quelle en est la cause? d'où provient la succession alternative du jeu des oreillettes et des ventricules? Stahl est le premier qui ait émis sur l'action de ce viscère une opinion un peu raisonnable : remarquant que le tissu du cœur est musculeux, que les contractions de cet organe sont toutes semblables à celles qu'exécutent les muscles; qu'elles sont influencées, modifiées par les passions; et qu'enfin le cœur reçoit, comme tout autre muscle, des nerfs qu'on ne peut altérer sans modifier le jeu de ce viscère; Stahl, séduit par toutes ces analogies, assimila les mouvemens du cœur à ceux des muscles volontaires. Il argua surtout d'un fait rare, celui d'un capitaine appelé Towsend, qui réglait à sa volonté les contractions de son cœur; il dit que, si d'ordinaire on ne peut ni percevoir ni diriger les mouvemens du cœur, c'est que l'habitude les a rendus involontaires, de même que certains tics, qui d'abord ne l'étaient pas, le sont devenus avec le temps. C'était d'ailleurs rentrer dans son système chéri, qui était de rapporter à l'influence de l'âme tous les phénomènes quelconques de l'économie animale. Sans doute les actions du cœur sont du genre de celles des organes musculaires, c'est-à-dire des contractions; mais évidemment elles ne sont ni perçues, ni volontaires, et doivent être rapportées à ces contractions musculaires involontaires que Bichat a réunies sous le titre de contractilité organique sensible. Haller ensuite, pour expliquer les mouvemens du cœur, en appela à sa force d'irritabilité à laquelle il rapportait toutes les contractions musculaires tant volontaires qu'involontaires. Le cœur, comme muscle, possédait cette force aussi bien que tout autre, et le contact du sang dans son intérieur était ce

qui à chaque instant la mettait en jeu. Il donna comme preuves,
que tout excitant appliqué au dedans ou au dehors du cœur en
détermine les contractions; et il ajouta qu'il est impossible de
méconnaître que c'est le sang qui provoque ces contractions,
puisque on les voit être d'autant plus fortes et plus rapprochées
que le sang est plus abondant, se succéder dans les diverses cavités du cœur dans l'ordre même selon lequel le sang arrive à
ces cavités, et se prolonger plus ou moins dans les unes et dans
les autres selon qu'on fait accumuler le sang en elles. Ce physiologiste, dominé même par l'idée qu'il avait de faire de l'irritabilité
une propriété différente de celle de la sensibilité, alla jusqu'à
nier toute influence nerveuse sur les mouvemens du cœur. Mais
cette théorie de Haller n'est pas plus exempte de reproches que
celle de Stahl : d'abord, expliquer les mouvemens du cœur par
l'irritabilité, c'est rentrer dans la philosophie des forces occultes,
c'est se payer d'un mot. Ensuite, selon Haller, il faut toujours
qu'un excitant mette en jeu l'irritabilité; et que de fois le
cœur se contracte sans excitant, comme quand il est isolé du
corps! Enfin il est faux que le cœur soit indépendant d'une influence nerveuse dans l'exécution de ses mouvemens : ne re-
çoit-il pas des nerfs? ses contractions ne sont-elles pas modifiées
dans les passions, dans les lésions des grands centres nerveux,
dans celles des nerfs qui se distribuent à son tissu? A la vérité,
Sœmmering et Behrends ont établi que les nerfs cardiaques n'allaient pas au tissu même du cœur, mais seulement aux ramifications des artères coronaires, et qu'ainsi ces nerfs ne prési-
daient pas à la fonction de cet organe, mais seulement à la nutrition. Mais c'est là une assertion anatomique, à laquelle Scarpa,
par son bel ouvrage sur les nerfs du cœur, a donné, pour me
servir de l'expression de M. Percy, le plus superbe démenti.

Aujourd'hui l'on reconnaît que les mouvemens du cœur
sont du genre de ceux qui sont effectués par les muscles, avec
cette différence qu'ils sont involontaires. On convient qu'on
ne peut pas plus pénétrer leur essence que celle des mouvemens
volontaires; mais on consacre leur irrésistibilité contre ce que
disait Stahl, et leur dépendance d'une influence nerveuse,
ainsi qu'il en est de tous les autres phénomènes organiques,
dans les animaux supérieurs, contre ce que disait Haller. Les seules
dissidences portent sur celui des systèmes nerveux qui les régit,
et sur le degré de dépendance dans lequel ils sont des centres

nerveux. Sous le premier rapport, on a présenté tour à tour, comme système nerveux spécial du cœur, la huitième paire encéphalique, le grand sympathique et un ganglion particulier appelé *cardiaque*, et situé derrière cet organe. Il est sûr, en effet, que les nerfs cardiaques ont des communications intimes avec chacune de ces trois parties du système nerveux, et peuvent conséquemment en être également dérivés ; mais on les rapporte surtout ou à la huitième paire, ou au grand sympathique, qu'on regarde spécialement comme les systèmes nerveux des viscères. Sous le second point de vue, il est certain que les nerfs cardiaques, quelle que soit leur origine, exercent sur les mouvemens du cœur une influence nécessaire ; si on lie ou coupe ces nerfs, bientôt le cœur est paralysé ; ses mouvemens cessent après le temps qu'emploie à s'éteindre l'influence nerveuse dans la portion du nerf qui est au-dessous de la ligature. Il est certain aussi que ces nerfs, comme tous les autres, réclament, pour exercer leur office, leur communication avec les centres nerveux l'intégrité de ces centres, et cela dans la mesure conforme aux lois de l'innervation ; c'est-à-dire en raison du rang élevé qu'occupe parmi les fonctions de l'animal celle à laquelle ils président, en raison de l'âge plus ou moins avancé de l'animal sur lequel on observe, et enfin à raison du rang plus ou moins élevé que cet animal occupe dans l'échelle. A tous ces titres, le cœur est plus indépendant des grands centres nerveux que beaucoup d'autres organes. D'abord il l'est assez de l'encéphale : des reptiles décapités ont continué de vivre pendant six mois, et par conséquent le cœur a continué ses fonctions. Dans l'espèce humaine, des acéphales ont vécu jusqu'au terme de la grossesse, et quelquefois même quelques jours au delà. Enfin, on a fait survivre plusieurs animaux mammifères décapités, et l'on a entretenu les mouvemens du cœur, en ayant soin de lier les vaisseaux du cou pour prévenir l'hémorrhagie et en remplaçant la respiration par une insufflation d'air dans le poumon. Il est bien certain que ce n'est qu'en paralysant le jeu du cœur que la section de la huitième paire fait périr ; et dans les lésions du cerveau, les apoplexies, les fonctions du cœur ne sont-elles pas des dernières à s'arrêter ? L'influence du cerveau sur le cœur n'est donc pas aussi prochaine que sur d'autres organes, bien qu'elle soit réelle, puisqu'à la fin la mort arrive, et que dans certains cas l'état du cerveau modifie son action assez promptement, comme on le voit, dans

les passions, par exemple. Au contraire, à en juger d'après des expériences de Legallois, le cœur serait davantage sous la subordination
de la moelle spinale : un animal, qui à l'aide de l'insufflation pulmonaire survit quelques heures à l'ablation du cerveau, à la
décapitation, meurt bien plus tôt par la destruction de la moelle
spinale' et même d'une de ses parties; il expire après quatre
minutes, quand on détruit la portion lombaire; après deux,
quand on détruit la portion cervicale, à moins qu'on n'extirpe
quelques parties de cet animal, et qu'ainsi on ne limite en lui
le champ de la circulation dans la même proportion qu'a été
affaiblie la puissance du cœur. Legallois même avait conclu
de ces faits, que la source de la puissance nerveuse à laquelle
le cœur est soumis, résidait dans la moelle épinière, et que
celle-ci était l'origine du grand sympathique. Mais quoi qu'il
en soit de ces deux dernières conséquences contre lesquelles il est
possible de s'élever, il est sûr qu'on retrouve, dans cette dépendance sous laquelle est le cœur de la moelle spinale, les
lois générales de l'innervation, c'est-à-dire l'influence de l'âge
et du rang qu'occupe l'animal dans l'échelle des êtres : des fœtus
acéphales et sans moelle spinale ont offert un cœur agissant.
Ph. Wilson, dans des expériences calquées sur celles de Legallois, a vu les battemens du cœur continuer après la destruction de la moelle, surtout si les animaux soumis à l'expérience étaient jeunes, et si c'était avec lenteur que la moelle
était détruite. Enfin M. Clift l'a expérimenté de même sur des
poissons, et particulièrement sur des carpes. Cette question
d'ailleurs, se rattache à l'*innervation*. *Voyez* ce mot.

Dans le jeu du cœur, il y a d'abord alternative de diastole
et de systole pour chaque cavité, et ensuite opposition, espèce
d'antagonisme entre ces cavités; quand l'une se contracte, l'autre
se dilate. On a aussi cherché les causes de cet ordre merveilleux. On a dit que, si dans toute cavité la contraction succède à la dilatation et la dilatation à la contraction, c'est que
le cœur est sans antagoniste, que la contraction est l'état naturel
de la fibre qui le forme, et que cependant cette contraction est,
de sa nature, intermittente, et exige après elle un court instant
de repos : le sang alors, lui arrivant dans le temps de repos,
rappelle la contraction par sa présence. Quant à l'alternative
d'action des oreillettes et des ventricules, on avait imaginé que,
lorsque le sang remplissait une cavité, il comprimait les nerfs de

l'autre cavité, par conséquent la paralysait et amenait la fin de la contraction à laquelle elle était en proie; mais ce n'est là qu'une hypothèse. Cette alternative est un fait certain, mais inexplicable dans l'état actuel de la science.

Telle est l'action du cœur: par elle le sang est d'abord reçu dans les oreillettes, puis porté des oreillettes dans les ventricules, et enfin projeté dans les artères. Le cœur a assez de puissance sous ces divers rapports, pour faire circuler le liquide et triompher des résistances qui s'opposent à sa progression, et qui sont ici la masse du sang à mouvoir et les frottemens de ce fluide contre les parois de l'organe. Dans aucun autre point du cercle circulatoire, le mouvement n'est plus rapide; mais il est intermittent, puisqu'il y a même un moment où il est rétrograde. Ce n'est pas ici le lieu de discuter jusqu'où s'étend l'influence du cœur dans le cercle circulatoire; Harvée lui faisait accomplir à lui seul le cercle entier; d'autres ont restreint sa puissance au commencement des artères, d'autres enfin l'ont étendue jusqu'aux extrémités du système artériel. Cette question nous occupera ci-après : nous dirons seulement ici que, selon qu'on a adopté l'une ou l'autre de ces trois opinions, on a dû différemment évaluer la force du cœur. Borelli, comparant le cœur à un muscle de même volume, et évaluant la résistance que ce dernier était capable de vaincre par sa contraction, estima la puissance du cœur égale à 180,000 livres. Keil, ouvrant une artère sur un animal vivant, et évaluant la force qu'il faudrait employer pour produire un jet semblable à celui que présentait cette artère ouverte, n'estima la force du cœur que de 5 à 8 onces : quelle immense disproportion? ne suffit-elle pas pour prouver le vide de pareilles recherches? Mais d'ailleurs il est bien facile de prouver que ce fait est un de ceux auxquels le calcul n'est pas applicable. D'abord la force du cœur est mille fois variable en elle-même, selon l'âge, le sexe, l'idiosyncrasie, l'état de santé, de maladie, l'état de veille ou de sommeil, d'exercice ou de repos, les passions, etc. Ensuite, il est impossible d'avoir des bases pour établir son calcul; comment évaluer la puissance impulsive du cœur, d'une part, et d'autre part, ce que font perdre à cette puissance impulsive les résistances, c'est-à-dire la masse du sang à mouvoir, et ses frottemens contre les parois du cœur?

§ 2. *Circulation artérielle, et rôle des artères dans la fonc-*

tion. Dans les artères, le sang circule, dans l'aorte, du cœur au système capillaire général, et, dans l'artère pulmonaire, du cœur au système capillaire pulmonaire. La contraction des ventricules en est certainement une des principales causes. La disposition des parties est telle qu'à coup sûr les artères sont des tuyaux dans lesquels le cœur projette le sang; nous les avons vues émaner de chaque ventricule par un tronc unique; et cette circonstance a cet avantage, que rien de l'action impulsive de l'organe n'est perdu. D'ailleurs l'influence de cette première cause se laisse voir; si on met à nu, sur un animal vivant, une artère, on la voit, à chaque contraction du ventricule, se dilater, éprouver une légère locomotion, par suite de l'ondée de sang qui est projetée en elle; si on la touche en cet instant elle fait éprouver au doigt un battement qui résulte de ces deux changemens qu'elle éprouve, et qui est ce qu'on appelle le *pouls;* si on l'ouvre, on en voit sortir le sang par jets qui sont saccadés, et dont les saccades coïncident avec les contractions du ventricule.

Mais cette cause est-elle la seule qui préside à la circulation artérielle? ou bien, les artères y ont-elles aussi une part active? Harvée croyait ces vaisseaux entièrement passifs dans la circulation, ayant seulement assez de solidité pour résister au choc qu'exerce sur elles le sang projeté par le cœur, et il regardait celui-ci comme l'agent unique de la circulation artérielle. Cette opinion est fausse. D'abord, il est sûr que l'influence du cœur sur la circulation artérielle va en s'affaiblissant graduellement dans l'étendue de ce système; par exemple, la locomotion et la dilatation des artères, ou autrement leur pouls, et le jet saccadé que présente une artère ouverte, sont d'autant moindres dans les artères qu'elles sont plus éloignées du cœur; ces phénomènes n'existent même plus dans les dernières artérioles : or, cet affaiblissement graduel de l'influence du cœur est déjà une raison de présumer qu'à cette première cause de circulation il en est joint une seconde, et celle-ci ne peut résider que dans les artères. Voici ensuite des faits et des expériences qui mettent cette cause hors de doute. Si le sang ne circulait dans les artères que par l'action du cœur, ce fluide ne devrait couler d'une artère ouverte qu'avec des intermittences coïncidentes avec les contractions du ventricule; au lieu de cela, il coule d'une manière continue, et seulement avec des saccades qui correspondent aux contractions ventriculaires. Si l'artère carotide est mise à nu, qu'on établisse sur elle deux ligatures à quelques centimètres de distance l'une de l'autre, et qu'ensuite on fasse une ponction entre ces deux ligatures, on voit le sang jaillir, quoique la ligature inférieure l'affranchisse de l'action impulsive du cœur. Enfin, M. Magendie met à nu sur un chien l'artère crurale, puis la comprimant entre ses doigts, il la voit se rétracter au-dessous du lieu qu'il comprime, au point d'exprimer de son intérieur tout le sang qu'elle contenait. Il est donc certain que les artères agissent.

Maintenant en quoi consiste leur action ? Des physiologistes, tombant dans un extrême opposé à celui de Harvée, et limitant au commencement du système artériel l'influence du cœur, admirent dans les artères des contractions et des dilatations analogues à celles que le cœur exécute, et alternant avec elles. Suivant eux, les artères se dilatent pour recevoir et même aspirer le sang, lors de la contraction des ventricules; elles se contractent ensuite pour projeter ce fluide au loin dans les systèmes capillaires; et les valvules sigmoïdes, qui sont à l'origine de ces vaisseaux, préviennent le reflux dans les ventricules, comme les valvules mitrales et tricuspides empêchent son retour dans les oreillettes lors du jeu des ventricules. Les artères étaient une troisième cavité contractile à ajouter aux deux qui composent le cœur, ayant de même leur systole et leur diastole, mais enchaînant leur jeu avec celui du cœur, de manière que leur systole coïncide avec celle des oreillettes et la diastole des ventricules; et leur diastole avec celle des oreillettes et la systole des ventricules. Pour justifier une pareille opinion, il fallait considérer comme musculeuse la tunique propre des artères; et l'on arguait en outre de diverses expériences et observations dans lesquelles on disait avoir vu les artères évidemment se contracter. Ainsi Galien introduit un tube solide dans une artère d'un animal vivant, puis applique une ligature sur le tube, et voit les pulsations disparaître au delà de la ligature, bien que le tube solide n'empêche pas le sang d'y parvenir et d'y circuler. Lamure et Lafont, dans l'expérience de la carotide citée plus haut, croient voir le vaisseau battre entre les deux ligatures qu'on a appliquées sur lui; ils en voient jaillir le sang, quand une petite piqûre lui est faite. Des artères excitées avec la pointe du scalpel, soumises à l'influence de l'électricité, du galvanisme, paraissent à Verschuir, à Bikker, à Rossi, développer une évidente irritabilité. Enfin, on faisait observer que le pouls n'est pas toujours

le même dans les diverses parties du corps, ce qui devrait être
si les artères étaient passives dans la circulation.

Mais de nombreuses objections ont ruiné tout ce point de
doctrine. La tunique propre des artères n'a certainement rien
de musculeux, et paraît exclusivement formée du tissu jaune
qui forme, dans l'économie des animaux, toutes les parties qui
ont à développer à la fois de l'élasticité et de la solidité. En vain
une artère, après la mort, est soumise à un irritant quelconque,
on ne peut y développer une véritable irritabilité. Une artère,
mise à nu sur un animal vivant, et observée pendant que le
sang y circule, ne présente pas de contractions ni de dilatations
actives, mais une dilatation passive, résultat de la projection
du sang dans son intérieur, et un retour, sinon exclusivement
élastique, au moins lent, du vaisseau sur lui-même. Si, sur un
animal vivant, on découvre l'aorte et qu'on mette promptement
le doigt dans sa cavité, on ne sent pas que ce doigt y soit pressé,
comme cela est quand on le met dans le cœur. Il est vrai que quelquefois le pouls diffère dans les diverses artères du corps; mais
ce phénomène peut s'expliquer sans admettre l'irritabilité dans les
artères; et le plus souvent ce pouls est semblable en tout et isochrone aux mouvemens du cœur. Faire dépendre le pouls de l'irritabilité des artères, serait se montrer par trop contraire aux
faits: le pouls, en effet, dépend bien plus du jeu du cœur que des artères, il en suit les modifications, manque au-dessous d'une artère
liée, disparaît dans la syncope, n'existe jamais dans les animaux
qui n'ont pas de cœur: on peut simuler les phénomènes du pouls
dans des tubes inertes, dans lesquels est reçu le sang artériel; Bichat,
par exemple, ajoute à la carotide, dans un animal vivant, un
tuyau inerte, et voit ce tuyau battre comme la carotide; il lui
adapte une poche de taffetas-gommé dans la vue de simuler une
tumeur anévrysmale, et il observe des battemens dans cette poche;
si le sang artériel est reçu dans une veine, ce vaisseau, qui d'ordinaire n'a pas de pouls, en présente un alors; on le remarque dans
ce qu'on appelle anévrysme variqueux, qui n'est que la réalisation
de la supposition que nous venons de faire. Au contraire,
si l'on dirige le sang veineux dans une artère, ce vaisseau cesse
de battre. Certes, on ne peut réunir plus d'objections contre
l'opinion qui voudrait faire dépendre le pouls de l'irritabilité
des artères. Enfin, comment concevoir un long système vasculaire se contractant et se dilatant alternativement? Ce n'est donc
pas là le mode d'action des artères.

D'autres ont voulu réduire l'action de ces vaisseaux à une simple élasticité; dilatés lors de la projection du sang dans leur intérieur, ils reviendraient ensuite sur eux-mêmes dans une mesure qui serait proportionnelle à la dilatation qu'ils auraient éprouvée, et influeraient par-là sur le cours du sang. Mais certainement, dans l'action des artères, il·y a plus que de l'élasticité, il y a influence vitale. Si vous établissez deux ligatures sur la carotide d'un animal vivant et qu'ensuite vous piquiez ce vaisseau dans l'intervalle, le sang jaillit avec assez de force; si vous faites la même expérience après la mort, ou le sang coule sans jaillir, ou son jet est bien moindre. Si, pendant la vie, on éprouve une hémorrhagie, ces artères se.resserrent dans la proportion de la perte de sang qui est éprouvée; mais, si l'on meurt des suites de cette hémorrhagie, après la mort ces vaisseaux reviennent à leur dimension première. Sir Év. Home met à nu, sur des chiens, des lapins, l'artère carotide, en sépare avec soin les nerfs vagues et sympathiques par l'interposition d'une sonde; puis touchant ces nerfs avec un alcali, il voit graduellement les battemens de l'artère augmenter, et devenir très-violens au bout de cinq minutes. Enveloppant le poignet d'un homme avec de la glace, et celui d'un autre homme avec des linges trempés d'eau chaude, ce même savant rend, dans le premier homme, les battemens du pouls du poignet sur lequel on expérimente, plus forts que ceux du côté opposé; et dans le deuxième, il les rend plus faibles.

Nous croyons donc que les artères agissent dans la circulation, non par une action d'irritabilité du genre de celle qu'on observe dans le cœur, non par une simple élasticité, mais par une action de contraction qui est en quelque chose organique et vitale. Cette action de contraction est plus grande dans les petites artères que dans les grosses, qui semblent davantage ne développer qu'une pure élasticité, et elle fonde une seconde cause de la circulation artérielle. Sans contredit le cœur est la principale, puisque c'est lui qui imprime la première impulsion au liquide, et que de plus en dilatant l'artère, il met en jeu sa force d'élasticité et de contractilité; mais enfin cette dernière doit aussi entrer en ligne de compte.

Par le concours de ces deux causes, le sang est poussé jusqu'aux extrémités des systèmes artériels, jusque dans les systèmes capillaires; les valvules sigmoïdes s'opposent à son reflux dans les ventricules, ainsi que le sang nouveau que reçoivent alors

ces cavités qui sont en état de dilatation. En poussant de la cire
ou du suif fondus dans l'aorte d'un cadavre du côté du cœur ,
on voit comment les valvules sigmoïdes s'appliquent l'une à
l'autre et empêchent tout mouvement rétrograde du sang.

Maintenant il s'agit de spécifier aussi les résistances diverses qui s'opposent au cours du sang , et dont triomphent les
deux causes que nous venons d'indiquer, et d'évaluer les unes
et les autres, afin d'en déduire tous les traits de la circulation
artérielle, savoir : quelle est sa vitesse , si elle est uniforme dans
toute l'étendue du système, combien de temps elle emploie à se
faire, etc.; mais une analyse aussi rigoureuse de la circulation
est, comme on va le voir, impossible.

D'abord, peut-on apprécier la puissance respective de chacune
des deux causes de la circulation artérielle, et par conséquent
évaluer leur puissance totale ? D'une part, l'action du cœur est
tout à fait incommensurable, et tellement variable d'ailleurs
qu'on ne pourrait rien dire que de général et d'approximatif sur
elle. Il en est de même, d'autre part, de l'action élastique et
contractile des artères; elle est en raison de la puissance développée préalablement, et par conséquent variable comme
elle, et en raison de la structure plus ou moins parfaite de ces
vaisseaux. Ensuite , quelles sont les résistances dont ces causes
motrices doivent triompher? Est-il plus facile de les évaluer ?
La première question seule a donné lieu à de nombreux débats :
les auteurs n'ont pas été d'accord sur le nombre des résistances
qui s'opposent ici à la progression du sang; nous croyons pouvoir
les ramener à trois : 1° la masse du sang à ébranler, masse qui
résiste en raison de sa force d'inertie, et d'autant plus qu'en
beaucoup de lieux elle doit être mue contre l'ordre de la gravitation ; 2° les frottemens de ce fluide contre les parois des
vaisseaux, frottemens qui seront en raison de l'étendue des
surfaces, et conséquemment en raison de la longueur des
vaisseaux, de leurs divisions, de leurs rétrécissemens, de leurs
courbures, de leurs anastomoses, des éperons qui existent aux
points où ils se bifurquent , etc.; 3° la résistance générale
qu'opposent les artères au choc du sang, et qui ne peut être
vaincue sans consumer une partie de puissance motrice développée par le cœur. Je sais bien que les auteurs n'admettent pas
également la réalité de ces résistances, que certains en admettent
d'autres encore, mais qui me paraissent hypothétiques; nous re-

viendrons là-dessus ci-après. Mais, je le demande, est-il un moyen d'évaluer chacune de ces résistances en particulier, et par conséquent leur puissance totale ?

Ce que nous venons de dire prouve donc qu'il est impossible d'analyser avec une rigueur absolue le phénomène qui nous occupe : beaucoup de traits de la circulation artérielle sont encore ignorés. Voici ce qui en a été découvert. D'abord le cours du sang dans les artères présente une véritable intermittence; il est alternativement plus vite et plus lent; plus vite, au moment de la systole du cœur, parce qu'alors le fluide se meut sous l'influence de la plus puissante des forces motrices ; plus lent, lors de sa diastole, parce qu'alors il ne se meut que sous l'influence de la réaction élastique et contractile des artères. Dans le premier moment, il coule par jets qui coïncident avec les contractions des ventricules, et qui sont d'autant plus étendus que l'artère est plus près du cœur; dans le second, il ne coule d'une artère ouverte que par nappes. Ce trait de la circulation artérielle est plus prononcé dans les grosses artères que dans les petites ; il manque même dans les dernières; le cours du sang y est uniforme, l'influence du cœur n'étant pas assez forte pour le produire.

Ensuite le cours du sang n'est pas uniforme dans toute l'étendue du système artériel : il est en général d'autant plus rapide, que les artères sont plus grosses et plus près du cœur; et au contraire il va en diminuant graduellement jusqu'à la fin du système artériel. Les causes en sont faciles à indiquer; il y en a deux : l'une, qui est la réaction si non contractile au moins élastique des artères, qui est une des puissances motrices du sang, va en diminuant à mesure que les artères sont plus petites; l'autre est, que les résistances à vaincre, savoir, la masse du sang à mouvoir, les frottemens, vont au contraire en augmentant graduellement de l'origine à la fin du système artériel. Sauvages a dit que le sang circule d'un tiers plus vite dans l'aorte que dans les artères moyennes, et d'un tiers plus vite encore dans ces artères moyennes que dans les dernières artérioles.

A la vérité, Bichat a contesté ce fait du ralentissement graduel de la circulation artérielle, et a professé l'uniformité de cette circulation dans toute l'étendue du système. Son grand argument a été que, le système artériel étant toujours plein, l'impulsion qu'il reçoit à une de ses extrémités doit être à l'instant propagée à l'autre. Selon lui, les retardemens dont on parle ne seraient réels, que si l'ondée, projetée à chaque contraction du ventricule, était lancée dans un système vasculaire vide. Il invoque l'analogie d'une seringue dont le tuyau se terminerait par de nombreuses subdivisions ; au moment où le piston projetterait le fluide dans la seringue, on verrait ce fluide jaillir par toutes les divisions à la fois. D'après cela, ce physiologiste, nie toute influence de retard exercé sur le cours du sang par les frottemens, les angles des vaisseaux, les anastomoses à choc opposé, et surtout par le passage continuel du sang d'un lieu plus étroit dans un lieu plus large ; et il croit que la contraction du ventricule, le mouvement général du sang dans tout le système artériel, et l'entrée du sang dans les systèmes capillaires, sont trois choses qui arrivent en même temps.

Sans doute il faut convenir que, parmi les causes que les auteurs ont assignées au retard du sang dans la circulation artérielle, il en est beaucoup d'hypothétiques, comme la viscosité du sang, la tendance qu'a ce fluide à se coaguler, et qu'une partie du mouvement qui lui est imprimé est, dit-on, destinée à prévenir ; son passage continuel d'un lieu plus étroit dans un lieu plus large, d'après une loi d'hydraulique connue ; la pesanteur de l'air, qui certainement au moins a une influence sur la circulation capillaire, comme le prouvent le phénomène des ventouses et les hémorrhagies qui surviennent à l'homme sur le sommet des montagnes ou dans des aérostats, etc. Peut-on surtout adopter l'idée de ceux qui, partant de notions subtiles sur la nature du sang, admettent une vitesse inégale dans les divers globules de ce fluide, et, par exemple, distinguent en lui deux mouvemens : l'un dit *progressif*, qui porte sur les globules rouges du sang, lesquels, plus pesans, occupent le centre du vaisseau, et par conséquent circulent dans son axe, et plus vite, comme éprouvant moins de frottement ; l'autre, dit *latéral*, qui s'entend de tous les autres globules, lesquels, déjetés au pourtour du vaisseau, en produisent la dilatation, frottent contre lui, et à cause de cela circulent avec moins de rapidité. Mais cependant Bichat n'a-t-il pas exagéré, en niant l'existence d'aucune résistance ? et n'a-t-il pas erré en professant l'uniformité de la circulation artérielle? D'abord le ralentissement graduel de cette circulation est prouvé par des faits directs ; on le voit avec évidence dans les observations microscopiques. Quelle différence entre le jet que lance une artère voisine du cœur, et celui que fournit une artère éloignée? Dans les petites artérioles, le jet même n'est plus saccadé; ce qui prouve que la force du cœur a été affaiblie, et celle-ci n'a pu l'être que par des résistances. Ensuite parmi ces résistances, il en est réellement d'incontestables, le poids des organes voisins par exemple, celui du sang, surtout quand ce fluide doit circuler contre l'ordre de la gravitation. A la vérité, quand cela devait être, les moteurs ont été calculés pour vaincre cette résistance, et les effets n'en sont pas sensibles : mais combien ils apparaissent, quand cette direction est accidentelle; comme quand on se tient la tête en bas, par exemple! Peut-on nier aussi qu'une perte de mouvement ne résulte de la dilatation et de la locomotion légères qu'éprouve l'artère, ainsi que des frottemens? et, comme ceux-ci sont en raison du nombre des divisions, des éperons qui sont aux lieux où se font ces divisions, des courbures, ne doit-on pas en conclure que le sang artériel arrive réellement avec des vitesses inégales dans les diverses parties du corps? Enfin si, d'une part, la circulation artérielle est continue, ce qui est incontestable; si, de l'autre, le système artériel donne aux systèmes capillaires autant qu'il a reçu du cœur, ce qui est certain encore, il faut absolument que les quantités de sang qui traversent les diverses parties du système artériel soient à peu près les mêmes. Or, comme celles-ci n'ont pas la même capacité, il faut qu'une différence dans la rapidité de la circulation y supplée, que ce fluide circule plus vite là où l'espace est moindre, et plus lentement là où l'espace est plus large; et, comme la capacité du système artériel va en augmentant du cœur aux parties, la circulation doit devenir de moins en moins rapide. Nous professons donc que la circulation artérielle diffère en vitesse dans les diverses parties du corps, et que dans chacune elle est en raison de la diversité des espaces que le sang a à traverser, et de la diversité des résistances qui s'opposent à son mouvement : mais en même temps nous disons qu'il est impossible d'évaluer rigoureusement toutes ces données, et par conséquent la vitesse propre du sang artériel dans chaque partie. Nous dirons même avec M. Gerdy, qu'on ne peut pas même ici s'aider de recherches expérimentales, parce que si l'on ouvre une artère ou le cœur, pour apprécier quelques traits du cours du sang, il en résulte aussitôt quelques changemens dans les résistances, et par conséquent dans les effets.

§ III. *Circulation capillaire*, ou *rôle des systèmes capillaires dans la fonction.* — Les systèmes capillaires constituent un réseau tellement délié et inextricable, que les phénomènes de la circulation dont ils sont le siége sont difficiles à apercevoir; et, si nous avouons notre ignorance relativement à leur texture, on conçoit que nous devons faire le même aveu relativement à leur action. D'abord, y a-t-il ici interruption dans la circulation? ou bien, au contraire, le sang passe-t-il d'une manière continue des dernières artérioles dans les premières veinules, à travers les systèmes capillaires? Lorsqu'on admettait un parenchyme intermédiaire aux artères et aux veines, parenchyme qui ne pouvait être que les systèmes capillaires, on devait croire à une interruption de la circulation dans ce parenchyme, on devait regarder les systèmes capillaires comme le lieu où finissait la circulation artérielle, et celui où commençait la circulation veineuse. Ainsi l'explication du mécanisme selon lequel le sang accomplit les nutritions, les sécrétions, semblait devoir être plus facile. Mais aujourd'hui la non-interruption de la circulation des dernières artères aux premières veines à travers les systèmes capillaires est jugée un fait incontestable, et en effet en voici de nombreuses preuves: 1° les circulations artérielle et veineuse ne s'interrompent jamais: quelle présomption pour croire que la circulation capillaire qui est intermédiaire à l'une et à l'autre leur soit continue! 2° une injection poussée, soit sur le cadavre, soit sur un animal vivant, dans une artère, passe aussitôt à travers les systèmes capillaires, et parvient aux veines; 3° il y a des rapports réels entre la circulation artérielle et la veineuse; par exemple, M. Magendie ayant mis à nu, sur un chien vivant, l'artère et la veine crurale, et lié le reste du membre, de sorte que la circulation ne se faisait plus que par ces deux vaisseaux, a vu qu'il ne pouvait modifier la circulation dans l'artère sans la modifier dans la veine; en comprimant l'artère et y arrêtant la circulation, il l'arrêtait aussi dans la veine, bien que ce vaisseau fût encore plein de sang; en ne faisant qu'affaisser l'artère et affaiblir la circulation, il déterminait un même effet dans la circulation veineuse; en remplaçant le sang par un fluide qu'il injectait dans l'artère, il voyait le fluide passer aussitôt dans la veine avec une vitesse proportionnelle à la force avec laquelle il était injecté. Or, s'il y a de tels rapports entre les circulations

artérielle et veineuse, n'est-ce pas une preuve que la circulation
capillaire est continue à l'une et à l'autre? 4° En traversant le système capillaire pulmonaire, le sang veineux devient artériel par
l'acte de la respiration : or, que par une cause quelconque celle-ci
n'ait pas lieu, le sang restera veineux; il se montrera tel au delà du
poumon, dans l'artère carotide, par exemple, comme l'a expérimenté Bichat ; et, comme il paraîtra tel dans ce vaisseau instantanément, on a par-là une preuve irrécusable qu'il a traversé sans
interruption le système capillaire du poumon. A la vérité, ce
même fait ne peut se démontrer dans le cercle du corps ; mais,
comme tout est semblable dans les deux cercles, on peut étendre
aux systèmes capillaires du corps ce qui est évident du système
capillaire du poumon. 5° Arguera-t-on des mutations qu'éprouve
le sang dans ces systèmes ? mais on vient de voir que celle qui
a lieu dans le poumon s'accorde avec la continuité de la circulation ; et par conséquent on peut en dire autant de celle qui se
fait dans le système capillaire du corps. N'est-il pas possible
d'ailleurs que ces opérations se fassent en dehors du cercle vasculaire ? 6° Enfin, dans les observations microscopiques, Malpighi, Leeuwenhoeck et Spallanzani ont vu le sang passer directement
et sans interruption des artères aux veines à travers les systèmes
capillaires et le parenchyme des organes. Ainsi donc le sang,
parvenu aux dernières extrémités du système artériel, traverse
incontinent les systèmes capillaires en se dirigeant du côté des
veines.

Dès lors quels sont les traits de cette circulation capillaire? et
quelles en sont les causes? Harvey n'en reconnaissait pas d'autres que
l'action du cœur, et croyait les systèmes capillaires entièrement
passifs dans la circulation. D'abord ce dernier fait fût-il vrai, il faudrait ajouter à l'action du cœur l'influence exercée par les artères;
c'est par le concours de ces deux puissances que le sang est arrivé jusqu'au point du cercle où nous étudions son cours. Mais
ensuite ces deux puissances suffisent-elles pour faire traverser au
sang les systèmes capillaires ? Il y a des raisons pour croire que
leur influence est en grande partie épuisée, lorsque ce fluide arrive à ce point du cercle. On a vu, en effet, qu'à la fin du système artériel le sang cessait de circuler par saccades coïncidentes
avec les contractions du cœur, et cela parce que les résistances
successivement croissantes avaient beaucoup affaibli l'action impulsive de cet organe ; que par la même raison le cours du sang

avait été en diminuant successivement de vitesse dans le cours du système artériel. N'est-ce pas d'ailleurs dans les systèmes capillaires que se font les nutritions, les calorifications, les sécrétions, l'hématose? et, de quelque manière qu'on conçoive le mécanisme de ces fonctions, il est difficile de croire qu'elles n'aient pas une influence très-prochaine sur le cours du sang qui les alimente. Enfin, dans des observations microscopiques sur des animaux vivans, on a vu directement le sang dans les petits vaisseaux, non-seulement circuler des artères dans les veines à travers les systèmes capillaires, avec des phénomènes tels que sa progression ne pouvait pas être attribuée à l'action du cœur, mais souvent encore s'arrêter, être comme hésitant sur la direction qu'il suivrait, et même rétrograder avec une promptitude étonnante, et pendant un temps fort long. En irritant une partie, on voyait le sang affluer tout à coup dans le système capillaire de cette partie, qui semblait exercer une sorte d'aspiration sur lui.

D'après ces faits, on abandonna donc l'opinion de Harvey; mais on tomba alors dans un extrême opposé; on prétendit que les puissances impulsives du cœur et des artères étaient désormais anéanties à ce point du cercle, et que le sang ne circulait plus ici que par l'action des systèmes capillaires. Telle est, par exemple, l'opinion de Bichat. Sans contredit, ces deux forces motrices ont perdu une grande partie de leur puissance par suite des résistances qu'elles ont eu à vaincre; mais rien ne prouve qu'elles l'aient entièrement perdue, et au contraire il est certain qu'elles en conservent encore. Nous avons cité, par exemple, une expérience de M. Magendie, dans laquelle, l'artère et la veine crurales d'un chien vivant ayant été mises à nu, on a vu la circulation dans l'artère régler tout-à-fait celle qui se fait dans la veine; la circulation dans la veine s'arrêter, s'affaiblir, même avant que ce vaisseau fût vide de sang, quand on arrêtait ou affaiblissait la circulation dans l'artère: voilà qui prouve que ces puissances s'étendent même jusqu'à la circulation veineuse. Comment dès lors pourraient-elles n'avoir pas de part à la circulation capillaire, qui est plus rapprochée d'elles? Pourquoi d'ailleurs tant de trouble dans la circulation capillaire, dès que les mouvemens du cœur s'affaiblissent? Par exemple, la pâleur, le froid des parties les plus éloignées du tronc, quand le cœur manque de force?

La vérité nous semble être dans la combinaison de ces deux opinions trop exclusives: Les deux puissances qui ont jusque-là

mu le sang, et de plus une action spéciale des vaisseaux capillaires : telles sont les causes de la circulation capillaire. Mais
probablement cette dernière est la principale, car ce sont ces
mêmes systèmes capillaires qui font les nutritions, les calorifications, les sécrétions, et nous avons déjà dit qu'il était difficile
de croire que ces actions ne fussent pas liées en quelque chose à
la circulation. Que d'animaux d'ailleurs qui n'ont pas de cœur! Le
défaut de cet organe a même été observé dans des fœtus humains
chez lesquels la circulation ne se faisait pas moins. Enfin, dans
les végétaux et les derniers animaux, c'est le parenchyme même
des organes, c'est-à-dire les systèmes capillaires, qui emploie
les fluides et en détermine la progression; or il doit en
être de même chez l'homme, les actes inférieurs étant les mêmes
dans tous les animaux, et les différences ne portant que sur les
phénomènes antécédens à ceux-là, et qui en sont en quelque sorte
l'échafaudage.

Maintenant en quoi consiste cette action des systèmes capillaires? Elle ne tombe pas plus sous les sens que leur texture, et l'on
n'en peut juger que par les observations microscopiques et par certains phénomènes organiques de santé et de maladie. On admet généralement que le sang obéit ici à deux impulsions; l'une, qui le fait
suivre le grand cercle, et passer des dernières artères dans les
premières veines; l'autre, qui l'appelle dans le parenchyme des
organes, pour y être mis en œuvre : il est comme hésitant, os-
cillant entre ces deux directions; le cœur est ce qui le pousse
dans la première; et l'action propre des systèmes capillaires est
ce qui l'entraîne dans la seconde. Il est difficile, en effet, de nier
cet appel du sang dans les systèmes capillaires, en raison de leur
excitation : on l'a observé directement dans les expériences microscopiques. Qu'on irrite un tissu, aussitôt le sang y afflue. Sur
ce fait repose en entier l'emploi thérapeutique des topiques irritans ou sédatifs, ainsi que l'axiome *ubi stimulus, ibi fluxus.* L'inflammation est surtout un fait qui le prouve. De là résulte que
c'est réellement l'action aspirante des systèmes capillaires qui règle la quantité de sang qui traverse les trois autres parties de
l'appareil circulatoire. On dit généralement que le cœur rend
aux artères autant qu'il a reçu des veines; que les artères, à leur
tour, rendent une même quantité aux systèmes capillaires, et
ceux-ci aux veines; et qu'ainsi il y a équilibre dans les quatre
parties de l'appareil circulatoire. Cette proposition est vraie à

l'égard des veines, du cœur et des artères, mais elle ne l'est pas des systèmes capillaires : ils peuvent, ou appeler plus ou moins de sang, ou se refuser à se laisser pénétrer par lui. Par suite ils modifieront le cours du sang dans les gros vaisseaux, feront varier le pouls. Ce sont donc eux qui déterminent la quantité de sang qui passe dans les veines, et par suite celle qui circule dans le cœur et les artères. Ne voit-on pas grossir les artères et les veines de l'utérus dans la grossesse? se développer ces vaisseaux dans tout organe qui est accidentellement en proie à une activité plus grande? N'est-ce pas l'action aspirante exercée par les systèmes capillaires des parties, plus que l'action impulsive du cœur, qui, en certains cas de ligature du tronc principal d'une artère, fait développer les artères collatérales? Rien ne me paraît donc mieux démontré que cette action des systèmes capillaires; et le cœur, comme centre, ne paraît servir qu'à envoyer dans les gros vaisseaux tout le sang qu'ils doivent employer. Qu'une portion du système capillaire aspire plus de sang, celui de tous les vaisseaux voisins se dirige vers elle, la fluxion s'étend ainsi de proche en proche jusqu'aux gros vaisseaux, selon que cette portion du système capillaire a plus ou moins d'étendue et d'importance. Je sais bien que quelques auteurs placent cette circulation capillaire en dehors du grand cercle; mais on ne fait par-là qu'éluder la difficulté; comme on est sûr qu'elle influe prochainement sur lui, on doit la considérer comme en faisant partie. C'est Bordeu qui, le premier, a séparé la *circulation capillaire* de la circulation dite *générale ou des gros vaisseaux*; certes cette distinction est fondée, et est des plus importantes en pathologie et en thérapeutique; mais il est évident aussi que ces deux circulations sont liées, et que la première modifie trop la dernière pour qu'on puisse complétement l'en isoler.

De cette connaissance des causes qui président à la circulation capillaire, pouvons-nous en déduire les traits de cette circulation, savoir, sa vitesse, le rapport des puissances aux résistances, etc.? Cela est moins possible encore que pour la circulation artérielle. D'abord la circulation capillaire doit être différente dans les diverses parties du corps; et en effet chaque organe n'aspire-t-il pas dans les gros vaisseaux des quantités diverses de sang, selon sa vitalité, l'activité de sa fonction? Dès lors ce qu'on disait de la circulation capillaire dans un lieu ne serait pas applicable à un autre. Ensuite cette circulation doit changer

dans chaque partie même, selon son état d'activité, les excitations auxquelles elle est soumise, etc. Nous ne parlons pas de
l'état de maladie; il est trop évident qu'un changement dans la
circulation capillaire d'un organe est un phénomène inséparable
de toute lésion de cet organe : mais nous entendons que cette circulation se modifie selon les divers degrés d'activité que peut, pendant l'état de santé, présenter tout organe. Par exemple, il est des
organes dont les fonctions sont intermittentes, et il est bien sûr
que le sang qu'ils appellent en eux n'est pas aussi abondant lorsqu'ils sont en repos que lorsqu'ils sont en action. Ainsi s'expli-
queront toutes les différences que présentent entre eux les organes sous le rapport du sang qui les pénètre ; toutes celles que
présente un même organe selon son état de travail et de repos ;
enfin les modifications que présentera la circulation générale dans
les divers états de la santé et de la maladie. Sous ce rapport,
M. Broussais admet que les gros vaisseaux, considérés séparément
des systèmes capillaires et comme constituant à eux seuls le cercle,
sont comme un réservoir fournissant sans cesse aux systèmes capillaires, mais dans lequel ceux-ci ne puisent que dans la quantité
qui leur convient. Il reconnaît cependant que, si, par un accident
quelconque, une portion importante du système capillaire cesse
de puiser, il y a surcharge dans les gros vaisseaux, et menace
d'une congestion fatale dans quelques points. Ainsi, dans les
opérations d'anévrysme, on est souvent obligé de saigner, jusqu'à ce que la circulation soit rétablie dans le membre, si l'on
veut éviter des apoplexies ou inflammations du poumon. A cause
de cela même, M. Broussais dit qu'à côté des organes dont les
fonctions sont évidemment intermittentes, il y en a d'autres qui
font pour eux l'office de *diverticulum ;* comme le thymus pour
le poumon, les capsules surrénales pour le rein pendant la vie
fœtale; comme la rate pour l'estomac, tout le système de la
veine-porte, dans les embarras généraux de la circulation, etc.
Nous ne nous rendons pas caution de cette dernière opinion, et
surtout des faits particuliers qui en sont présentés comme développemens : mais il est sûr que la circulation capillaire est différente
dans chaque partie, variable dans une même partie; que par ses variations elle modifie la circulation générale, le pouls ; et enfin que
ses divers départememens dans le corps s'influencent au loin les
uns les autres.

Qu'est cette action d'aspiration exercée par le système capillaire? Est-ce un phénomène physique, analogue, par exemple, à l'attraction des tubes capillaires? ou est-ce un phénomène organique? Si l'on admet la première opinion, il faudra reconnaître au moins que la condition matérielle qui en rend possible l'accomplissement est tout-à-fait dépendante des nerfs qui entrent dans la texture des parties, et varie sans cesse sous leur influence; et dès lors autant dire aussitôt qu'elle est un phénomène organique. Arrivons enfin à la circulation veineuse.

§ IV. *Circulation veineuse, ou rôle des veines dans la fonction.* — Dans les veines, le sang circule, d'une part, du système capillaire du poumon au cœur gauche, et, d'autre part, du système capillaire du corps au cœur droit. Harvey encore n'assignait d'autre cause à cette circulation que l'action du cœur dont l'influence impulsive s'étendait à travers les artères et les sytèmes capillaires jusqu'à cette dernière partie du cercle. Mais nous répéterons ici ce que nous avons déjà dit à l'occasion de la circulation capillaire. D'abord il faut nécessairement ajouter à l'action du cœur celles des artères que nous avons vues influer sur la progression du liquide. Ensuite si ces deux puissances motrices avaient été en grande partie consumées à la fin du système artériel, à plus forte raison doivent-elles l'être ici, l'espace qu'a eu le sang à parcourir étant bien plus grand, et les résistances à vaincre ayant été plus nombreuses. Il est sûr en effet que, dans les veines, le sang offre encore moins que dans les dernières artères ces saccades qui coïncidaient avec les contractions du ventricule; il coule en nappes d'une manière continue; les veines n'ont pas de pouls. Enfin les systèmes capillaires, qui influent tant sur la circulation capillaire et qui modifient tant la circulation générale, particulièrement celle des artères, pourraient-ils n'avoir aucune part à la circulation veineuse?

Arguant de ces considérations, Bichat rejeta l'opinion de Harvey, mais pour tomber dans une erreur opposée : faisant cesser l'influence du cœur sur la circulation à l'extrémité du système artériel, il attribua la circulation veineuse à la même cause qui a produit la circulation capillaire, à l'action des systèmes de ce ce nom. Cependant l'expérience précitée de M. Magendie a fait voir que la circulation dans les veines était une suite de celle qui se faisait dans les artères, puisqu'en comprimant celles-ci, on a arrêté instantanément la circulation dans les veines, bien que ces vaisseaux fussent encore pleins de sang. Qu'on ouvre une veine sur un animal vivant, le jet de sang que ce vaisseau fournit est d'abord uniforme; mais il offre des saccades qui coïncident avec les contractions du ventricule gauche du cœur.

Nous croyons qu'il faut admettre comme causes motrices du sang dans les veines, toutes celles qui ont agi antécédemment sur ce fluide, mais dans une mesure d'autant plus grande que ces causes sont placées plus près du système veineux. Ainsi il y a d'abord l'action du cœur, ensuite celle des artères; en troisième lieu, celle des systèmes capillaires, qui peut-être n'agissent ici qu'en influant sur la circulation générale, sur la quantité de sang qui est aspirée dans le cercle; enfin une action des veines elles-mêmes. Cette action des veines certainement n'est pas une action d'irritabilité du genre de celles dont jouit le cœur, mais elle n'est pas non plus une simple élasticité, car lorsqu'on pique ces vaisseaux entre deux ligatures, le sang jaillit plus loin pendant la vie qu'après la mort. Cependant on dit avoir reconnu une véritable irritabilité dans les gros troncs, dans la veine-cave inférieure par exemple, surtout dans les animaux à sang froid. A ces causes on peut en ajouter d'autres encore, mais qui ne sont qu'accessoires, comme le battement des artères qui, à cause de cela, sont généralement annexées aux veines, la pression des organes voisins, surtout des muscles, etc.

Ainsi le sang est rapporté des systèmes capillaires aux cœurs, malgré les résistances qui sont ici les mêmes que dans la circulation artérielle, savoir: la masse du sang à mouvoir, et les frottemens. Il n'est pas plus possible d'évaluer les unes et les autres, et de donner, en opposant les unes aux autres, une appréciation rigoureuse du phénomène. Tout ce qu'on sait peut se réduire aux considérations suivantes:

D'abord évidemment les causes motrices ont ici une énergie moindre qu'aux artères, et par suite la circulation veineuse est plus dépendante d'influences mécaniques que l'artérielle. Pour peu qu'il y ait affaiblissement de l'économie, la gravitation suffit pour ralentir la circulation veineuse, dans les lieux où le sang doit naturellement circuler contre son propre poids; de là l'enflure des jambes, l'œdème des convalescens. La moindre pression a les mêmes résultats.

A cause de cela, beaucoup de précautions paraissent avoir été prises par la nature, pour faciliter mécaniquement la circulation veineuse, ou remédier aux mauvais effets qui pourraient résulter de son retard. Nous avons déjà parlé de l'influence exercée par les battemens des artères voisines, par la pression des organes voisins; il faut ajouter encore 1° les anastomoses qui sont ici très-multipliées, afin que, lorsque le fluide est arrêté d'un côté, il trouve passage d'un autre; 2° les valvules qui sont dans l'intérieur des veines, et qui ont le double usage de prévenir le reflux du sang, une fois qu'il est parvenu à un point quelconque du système, et de partager ce fluide en petites colonnes, qui sont conséquemment plus faciles à ébranler; 3° la particularité qu'ont les veines de pouvoir se dilater beaucoup, ce qui rend moins grave la stagnation du sang dans ces vaisseaux; 4° enfin la plus grande capacité du système veineux, qui a aussi pour but de prévenir les dangers qui résulteraient d'une stagnation du sang dans son intérieur. Cependant les différentes veines du corps diffèrent sous le rapport de ces précautions accessoires: là où le sang circule de haut en bas et tend déjà à se mouvoir par le fait seul de son poids; là où il est soumis à des pressions extérieures, comme au thorax, à l'abdomen, ces précautions mécaniques sont moindres; par exemple, les veines sont sans valvules, ont des parois minces. Là où existent des conditions inverses, comme aux pieds où le sang remonte contre son poids, aux veines sous-cutanées qui ne sont pas soutenues, il y a des valvules nombreuses, et les veines ont des parois épaisses; par exemple, la veine saphène interne a des parois plus épaisses que l'iliaque.

En second lieu, tout en convenant qu'on ne peut évaluer la vitesse de la circulation veineuse, il est certain qu'elle est moindre que celle de la circulation artérielle. Comment en pourrait-il être autrement, puisque les forces motrices sont moindres, et les résistances aussi grandes? D'ailleurs on en a une preuve directe, en ouvrant une artère et une veine égales en volume, et en voyant la différence du jet fourni par l'une et par l'autre. Le cours du sang dans les veines n'offre pas non plus ces saccades intermittentes que présente la circulation artérielle, et qui coïncident avec les contractions des ventricules; il est uniforme.

En troisième lieu, examinée dans les plus petites veines, il est probable que cette circulation varie dans les diverses parties du corps. Nous avons vu, en effet, que la circulation capillaire y est différente; et dès lors il est probable qu'il en est de même de la circulation veineuse, à ce point où ces deux circulations se confondent. D'ailleurs, dans le cadavre comme dans le corps vivant, rien n'est plus fréquent que de voir telle portion du système veineux gorgée de sang et telle autre vide.

Enfin la circulation veineuse offre cette différence d'avec la circulation artérielle que, tandis que celle-ci va en s'affaiblissant, se ralentissant à mesure qu'elle s'éloigne du cœur et se fait dans des vaisseaux plus petits, la circulation veineuse va au contraire en s'accélérant. Le cours du sang, qui est fort lent dans les veinules, est déjà plus rapide dans les rameaux, et encore plus dans les troncs. On explique ce fait par la diminution de capacité que présente le système veineux de son origine à sa terminaison, et qui permet de faire l'application de ce principe d'hydrodynamique, que le cours de tout fluide s'accélère quand le tuyau où il circule se rétrécit. On confirme cette explication en faisant remarquer que, pour hâter le cours du sang dans quelques veines, il suffit d'oblitérer le calibre des veines voisines, comme le fait la ligature dans l'opération de la saignée. On indique cette disposition comme une précaution qu'a prise la nature pour faciliter ici le cours du sang. Nous ne garantissons pas la justesse de cette application d'hydrodynamique : dans les êtres vivans, chez lesquels les forces générales n'ont conservé qu'en partie leur empire, il est difficile souvent de préciser ce qui en reste ; et pour le dire en passant, c'est cette association de forces générales et de forces spéciales qui rend très-difficile et même impossible l'analyse rigoureuse du phénomène de la circulation. Mais le fait, que l'on veut expliquer par cette loi, est certain.

Voilà donc le cercle de la circulation achevé, et le rôle de chacune des quatre parties de l'appareil circulatoire autant que possible apprécié : le cœur fait l'office d'une pompe aspirante et foulante, qui projette le sang dans les artères ; son influence s'étend dans tout le cercle, mais elle est d'autant moindre sur le sang, que ce fluide s'en éloigne davantage. Les artères aident à la progression par une réaction, qui peut-être n'est que de l'élasticité dans les gros troncs, mais qui certainement a quelque chose d'organique dans les rameaux. Les systèmes capillaires font le partage du sang en deux portions, l'une qui continue le cercle et passe dans les veines, l'autre qui est appelée dans les organes et y est mise en œuvre ; et comme c'est pour cette fin qu'a lieu en dernière analyse toute la circulation, c'est ce dernier acte, qui règle toute la fonction. Enfin les veines rapportent le sang par un reste des actions du cœur et des artères, par l'influence des systèmes capillaires, et par une action qui leur est propre. Le cours du sang dans le cœur est intermittent ; dans les artères, il est continu, mais saccadé et de moins en moins rapide ; dans les systèmes capillaires, il est vacillant, souvent rétrograde et différent dans chaque partie du corps ; dans les veines, il est à leur origine différent aussi, lent, mais de plus en plus rapide. Tandis que les artères n'ont qu'une seule origine aux cœurs, les veines y ont plusieurs embouchures, et on conçoit l'avantage de cette double disposition.

Dans le cercle du corps, il existe une exception à la disposition générale du système veineux qui est trop remarquable pour être passée sous silence ; c'est celle qui constitue le *système veineux abdominal*. Toutes les veines qui rapportent le sang des organes digestifs situés dans l'abdomen, se réunissent en un tronc commun, appelé *veine-porte* ; celui-ci, d'après la loi commune, devrait se rendre en un tronc plus gros encore, la veine-cave inférieure par exemple ; au lieu de cela il se ramifie dans le tissu du foie, à la manière d'une véritable artère. Or, c'est là ce qu'on appelle le système veineux abdominal, dans lequel on peut signaler deux arbres réunis l'un à l'autre par leur tronc, et dont la veine-porte est le centre, l'un abdominal et l'autre hépatique. Il s'agit d'en étudier la circulation. D'abord, voici quelle y est la marche du sang : ce fluide revenant des organes digestifs par les veines de l'arbre abdominal, se rassemble dans la veine-porte ; de là il est porté par cette veine dans le tissu du foie, et ensuite des veines, dites sus-hépatiques, l'y reprennent pour le reporter dans la veine-cave inférieure et le rendre à la circulation générale. On voit par-là que ce sang a traversé deux systèmes capillaires, celui des organes digestifs d'abord, et ensuite celui du foie. Jusqu'à son arrivée dans la veine-porte, il est dans les mêmes conditions que le sang des autres parties du corps ; mais il n'en est pas de même dans l'arbre hépatique ; quelles causes le font circuler de la veine-porte au foie, et du foie à la veine-cave ? D'après ce qui est dans la circulation générale, il semblerait qu'il devrait y avoir là un cœur, et cependant il n'y en a pas. On a bien voulu considérer comme tel la veine-porte. Mais ce vaisseau n'a en lui rien de musculeux ; on ne voit en lui, et on ne peut déterminer en lui aucune contraction ; il faut absolument que les mêmes causes , qui ont porté le sang du système capillaire des organes digestifs dans la veine-porte, le fassent cheminer de ce tronc à travers le parenchyme du foie jusque dans les veines sus-hépatiques. Ce système veineux abdominal fournit une des plus fortes objections qu'on puisse faire à la théorie de Harvey, qui voulait que le cœur fût l'unique agent de la circulation : comment croire qu'ici l'influence du cœur s'est conservée au delà de deux systèmes capillaires ? et si c'est un système capillaire qui est le mobile de cette petite circulation, quelle présomption pour que ce soit de même un système capillaire qui agisse dans la grande circulation ? D'autant plus qu'il y a des animaux, comme nous l'avons dit, dans lesquels il n'y a pas de cœur pour la grande circulation. Toutefois, on conçoit que tout ce que nous avons dit de la circulation veineuse sera plus vrai encore de la circulation abdominale ; elle sera plus dépendante encore d'influences mécaniques ; les mouvemens du diaphragme, des parois abdominales , des organes digestifs, la gravitation auront empire sur elle. Cependant les veines de ce système n'ont pas de valvules, et leurs anastomoses sont moins nombreuses, surtout dans l'arbre hépatique , probablement parce que le foie, auquel aboutit cette circulation, ne change que rarement de volume et d'état, et offre toujours à peu près la même facilité au passage du sang. Il y a , sous ce rapport , beaucoup de différence entre cet organe , et le poumon, auquel aboutit la circulation générale : celui-ci change sans cesse dans les mouvemens de la respiration, et cela influe , comme on va le voir, sur toute la circulation.

Nous avons dit que les systèmes capillaires étaient ce qui déterminait les quantités de sang qui traversent les trois autres parties de l'appareil circulatoire : selon qu'ils appellent en eux plus de sang , ou refusent de s'en laisser pénétrer , il en reste moins ou plus dans les gros vaisseaux. Sans doute leur état sous ce rapport est réglé organiquement , mais il peut être aussi modifié d'une manière mécanique, par les pressions, par exemple, qui peuvent être exercées sur eux. C'est ce que l'on observe dans le poumon , plus que dans tout autre organe, lors des mouvemens de l'inspiration et de l'expiration. Quand il y a expiration, le poumon est comprimé, son système capillaire est moins accessible au sang, et ce liquide reflue dans l'artère pulmonaire, dans les cavités droites du cœur, dans les veines-caves,

et plus ou moins loin dans les organes ; de là le mouvement d'ampliation qu'offre alors le cerveau ; de là le battement qu'offrent les
veines du cou dans les engorgemens du poumon. Quand il y a inspiration au contraire, le poumon cesse d'être comprimé ; son
système capillaire est plus accessible, et le sang abandonne mieux
les cavités droites du cœur et les veines ; c'est alors que le cerveau s'affaisse. A la vérité ces phénomènes sont peu marqués
dans les mouvemens ordinaires de la respiration, mais ils sont
évidens dans le cas où ces mouvemens sont augmentés, dans la
toux, le rire, les cris, la course, les efforts : alors la face rougit,
il y a gonflement des veines du cou et du front, menace d'apoplexie, distension et quelquefois rupture de la veine-cave. Ce
n'est pas tout, lors de l'expiration, en même temps qu'il y a
reflux dans le système veineux, il y a pression exercée sur les
artères, et par suite augmentation légère dans la circulation artérielle ; le jet qui sort d'une artère ouverte a plus d'étendue
lors du mouvement d'expiration, et moins dans celui de l'inspiration. On voit donc que la circulation est modifiée lors des
mouvemens de la respiration, et comme ceux-ci changent mille
fois dans la vie par l'exercice de beaucoup de fonctions, il doit
survenir par eux de nombreux changemens dans la circulation.

Dans l'exposition que nous venons de faire de la circulation,
nous avons supposé le cercle commencer au cœur. Mais on
pourrait choisir encore deux autres points de départ, savoir :
le système capillaire du poumon où le sang artériel est fait, et
les systèmes capillaires du corps où ce sang est mis en œuvre.
1° De nos jours Bichat a envisagé la circulation sous le premier point de vue ; au poumon en effet éclate la différence des
deux sangs ; c'est à cet organe que se fait le sang artériel, et
qu'aboutit pour cela le sang veineux ; il est le siége d'une fonction
qui se manifeste par des caractères extérieurs. Ainsi il est certainement possible de fixer à ce lieu le commencement de la
circulation, et de suivre le sang depuis cet organe jusqu'à ce
qu'il y soit revenu. Alors il n'y aurait plus deux cercles de
décrits, mais un seul dont une moitié constituerait la circulation du sang rouge artériel, et dont l'autre moitié constituerait la circulation du sang veineux. Tout serait semblable dans
ces deux circulations : les appareils seraient composés des mêmes
parties, un système capillaire, un système veineux, un cœur, et
un système artériel : dans chacun, ces parties seraient disposées de

même et dans l'ordre selon lequel nous venons de les dénommer; leur rôle serait absolument identique dans l'une et dans l'autre , et enfin leur service s'accomplirait simultanément. La seule différence consisterait en ce que la circulation à sang rouge commencerait par un arbre veineux petit, et finirait par un arbre artériel grand, et que celle à sang noir commencerait au contraire par un arbre veineux grand, et finirait par un arbre artériel petit. Toutes deux aboutiraient du reste l'une à l'autre , aux systèmes capillaires qui leur servent en même temps, à l'une d'origine, et à l'autre de terminaison ; à peu près comme, dans la manière de voir de Harvey , on voit le cercle pulmonaire aboutir à l'oreillette du cœur du corps, et le cercle du corps aboutir à l'oreillette du cœur du poumon ; 2° on pourrait aux mêmes droits fixer le commencement de la circulation aux systèmes capillaires du corps ; là aussi se fait le changement d'un des sangs dans l'autre ; ce sont même ces systèmes capillaires qui déterminent la quantité de sang qui traverse les autres parties de l'appareil respiratoire : mais on ne l'a pas fait, parce que les actions, qui se passent ici , ne se manifestent pas par des phénomènes extérieurs comme ceux que détermine la respiration. Alors il n'y aurait aussi qu'un cercle, dont chaque moitié serait consacrée à l'une des espèces de sang ; et tout ce que nous disions tout à l'heure de la circulation dérivée du poumon, serait vrai aussi, avec cette différence que la circulation veineuse paraîtrait précéder celle du sang rouge. Sans contredit il y a de l'avantage à considérer ainsi un même phénomène sous différens aspects ; cela éclaire d'autant la mécanique de l'homme. Mais si l'on réfléchit que, dans l'homme , chacun des deux sangs doit d'abord revenir au cœur, avant d'être envoyé à leur destination respective, que, par exemple, les veines du corps ne portent pas directement le sang veineux au poumon, non plus que les veines pulmonaires ne portent le sang artériel aux parties; si l'on observe, en outre, que, dans les animaux qui ont la circulation simple, la circulation pulmonaire n'est plus qu'une fraction de la circulation générale, et qu'ainsi tout émane du cœur, on concevra pourquoi l'on suit plutôt dans l'exposition de la circulation la manière de voir de Harvey que toute autre.

On a cherché à préciser en combien de temps s'accomplit le cercle circulatoire, à savoir combien de temps un globule de sang, qui sort actuellement du cœur, emploie pour y revenir.

On croyait pouvoir arriver à la connaissance de ce fait, en sachant d'autre part quelle est la masse totale du sang, et combien il en est projeté à chaque contraction ventriculaire. Chacun, ayant évalué différemment ces deux données, a indiqué un temps différent pour l'accomplissement de la circulation. Les différences ont été extrêmes, car selon les uns il ne fallait que deux minutes, pour que du sang parti du cœur y soit revenu, selon d'autres il fallait vingt heures. La question est insoluble, et ne montre que le tort d'appliquer le calcul à des faits qui ne le comportent pas. Est-il un moyen de connaître la masse totale du sang, ainsi que la quantité qui en est projetée à chaque contraction du ventricule? Peut-on être sûr que le sang qui revient est le même que celui qui a été projeté. Les modifications qui surviennent sans cesse dans la circulation capillaire, ne doivent-elles pas empêcher à jamais l'évaluation rigoureuse du phénomène? La physiologie de nos jours, plus judicieuse, a abandonné de semblables recherches.

On s'est demandé aussi comment le cercle pulmonaire, quoique bien plus petit que celui du corps, pouvait parvenir à l'alimenter. Bichat en a donné les raisons suivantes : 1° l'étendue du système capillaire général est réellement moindre qu'elle ne le paraît, une grande partie de ce système étant composée de vaisseaux blancs, qui sont étrangers à la circulation ; 2° dans ce système une grande partie du sang sort du cercle circulatoire pour servir aux nutritions et sécrétions ; 3° dans le cercle pulmonaire le poumon, étant plus rapproché du cœur, fournit dans un temps donné plus de sang que le système capillaire général ; 4° enfin, comme tout est plein dans le système circulatoire, ce système capillaire général ne verse jamais dans le système capillaire pulmonaire que la quantité que celui-ci peut recevoir. Cette dernière raison est la seule bonne, et particulièrement il est faux que la vitesse soit plus grande dans un cercle que dans l'autre.

Telle est la circulation, fonction capitale dans l'économie de l'homme et des animaux supérieurs, en ce qu'elle distribue aux organes le sang artériel, sans la présence duquel aucun ne peut continuer de vivre. Son mécanisme n'est pas tout-à-fait le même dans le fœtus. Mais les différences qu'il offre seront exposées à ce mot (*Voyez* aussi les mots AORTE, ARTÈRE, CAPILLAIRE, COEUR, POULS, SYNCOPE, VEINE), comme traitant tous d'objets

qui se rapportent plus ou moins à l'histoire de cette grande
fonction.   (ADELON.)

CIRCUMFUSA, adj. s. pl. On désigne ainsi tout ce qui agit
sur l'homme par une influence extérieure et générale; l'atmosphère, les climats, les saisons, etc. Nous avons substitué à ce
mot celui de *climatologie*, où les mêmes objets sont traités.

(ROSTAN.)

CIRE, s. f., *cera*. La cire, long-temps placée au rang des
matières directement produites par les animaux, semble véritablement être d'origine végétale. Les alvéoles, dans lesquelles les
abeilles renferment leurs couvains et leur miel, sont, il est vrai,
formés de cette substance; mais la matière première en paraît
être fournie par les végétaux, sur lesquels les abeilles vont bu-
tiner. Cependant si, comme l'assure M. Huber dans son *Traité
sur les Abeilles*, ces insectes, nourris de miel pur et de sucre,
peuvent, malgré cela, fournir abondamment de la cire, l'opinion générale serait fortement infirmée.

La cire, à l'état de pureté, est une matière blanche, opaque, ou
seulement translucide, insipide et inodore, cassante à une basse
température, susceptible d'acquérir de la mollesse et de la duc-
tilité à 3o ou 36° au-dessus de o, et de se résoudre à 8o° en
un liquide transparent, oléagineux et plus léger que l'eau distillée. Si l'on augmente l'action du calorique, la cire se volatilise; cependant, telle ménagée que soit la graduation de la
chaleur, cette volatilisation ne peut s'effectuer sans qu'une partie
de la cire ne soit altérée dans ses élémens : aussi obtient-on une
certaine quantité d'eau, d'acide acétique, ou sébacique, d'huile
pyrogénée et de gaz hydrogène carboné ; la cire volatilisée pendant cette opération, et souillée par l'huile pyrogénée, constitue
la substance nommée beurre de cire, jadis employée en médecine.

La cire est insoluble dans l'eau; l'alcohol bouillant en dissout
environ $\frac{1}{100}$ de son poids; l'éther sulfurique, dans les mêmes
circonstances, en disout $\frac{25}{100}$. Par le refroidissement la cire dissoute dans ces liquides se sépare presque entièrement. Les huiles
volatiles agissent comme l'éther sur la cire. Les huiles fixes et
les corps gras en général s'unissent à la cire en toute proportion ;
de là résultent des combinaisons indéfinies, ayant plus ou moins
de consistance, selon la quantité de cire employée. Les alcalis
dissolvent la cire, en formant avec elle des composés savonneux

qui n'ont pas encore été suffisamment étudiés. Ces savons, plus connus sous le nom d'encaustiques, sont d'usage dans les arts. Les acides ont peu d'action sur la cire; cependant les acides minéraux très-concentrés l'altèrent dans ses élémens.

La cire est d'un usage fréquent en pharmacie; elle fait la base des cérats, donne la consistance à certains onguens, augmente la la propriété adhésive de quelques emplâtres, sert à *préparer les éponges*. C'est avec la cire diversement colorée que l'on forme ces beaux modèles d'anatomie descriptive ou pathologique, qui nous retracent en tous les temps l'admirable conformation de nos organes et leurs hideuses défigurations par suite de lésions ou de maladie. La cire dissoute dans l'huile est aussi employée pour l'injection des vaisseaux et la préparation des pièces anatomiques.

C'est dans les ruches des abeilles que l'on va chercher presque toute la cire employée. A cet effet, la matière des alvéoles dépouillées de miel est mise dans un sac, exposée à la chaleur de l'eau bouillante, et soumise à la presse. La cire se fond, exsude du sac, se rassemble à la surface de l'eau, et est enlevée après le refroidissement. On la fond de nouveau pour la couler en pains ronds ou prismatiques. La cire ainsi obtenue est jaune et aromatique; elle est souvent employée dans cet état. Pour l'avoir blanche et pure, il est nécessaire de détruire cette matière colorante aromatique qui lui est étrangère. Pour y parvenir, on fond la cire, et on la met en rubans, en la coulant dans l'eau sur un cylindre de bois, tournant sur son axe. La cire *rubanée* est placée sur des toiles étendues sur un pré, et soumise ainsi à l'action décolorante de la lumière, de l'air et de l'eau : il serait superflu d'entrer dans de plus longs détails sur cet objet.

L'analyse chimique a démontré l'existence de la cire dans un grand nombre de végétaux. Les fruits du *myrica gale* et *myrica cerifera*, le *ceroxylon andicola*, etc., fournissent de la cire par ébullition dans l'eau. Ces diverses cires présentent quelques nuancés dans leurs propriétés. La cire des abeilles, la seule analysée, est composée, d'après M. Gay-Lussanc, de : oxygène, 5,544; carbone, 81,784; hydrogène, 12,672.   (PELLETIER.)

CIRON, s. m., *acarus*. On donne généralement ce nom à de très-petits insectes qui sillonnent la peau de l'homme audessous de l'épiderme, et ne peuvent être aperçus qu'au microscope. On trouvera des détails plus circonstancies à ce sujet aux articles MITTE, PATHOLOGIE ANIMÉE et SARCOPTE.   (H. C.)

CIRSOCÈLE, s. f. *cirsocele*, de κιρσοκήλη, de κίρσος, varice, et de κήλη, tumeur; tumeur variqueuse. La plupart des auteurs ont employé ce mot comme synonyme de varicocèle, pour désigner la dilatation variqueuse des veines spermatiques. Pott nomme seulement cirsocèle la dilatation variqueuse des veines spermatiques, et varicocèle la tumeur formée par les veines du scrotum affectées de varices. *Voyez* VARICOCÈLE.

(J. CLOQUET.)

CIRSOMPHALE, s. m., *cirsomphalus*, dérivé de κίρσος, varice, et de ὀμφαλός, nombril. On a donné ce nom à une tumeur formée par la dilatation variqueuse des veines qui avoisinent l'ombilic. Le plus ordinairement cette affection dépend de la présence d'une hernie ombilicale, laquelle comprime les veines qui l'entourent, gêne leur circulation, et produit ainsi leur distension. Ce mot a été employé comme synonyme de varicomphale.

(J. CLOQUET.)

CIRSOPHTHALMIE, s. f., *cirsophthalmia*, de κίρσος, varice, et de ὀφθαλμός, œil; ophthalmie variqueuse. On s'est servi de cette expression pour désigner l'ophthalmie dans laquelle les vaisseaux de la conjonctive sont dilatés par le sang et forment des bourrelets rouges, variqueux, à la surface de l'œil. *Voyez* OPHTHALMIE.

(J. CLOQUET.)

CISEAU, s. m., *fabrile scalprum* : instrument très-connu, dont se servent les sculpteurs, les menuisiers, et que l'on emploie fréquemment pour les préparations d'anatomie et dans la pratique de plusieurs opérations chirurgicales. C'est une tige d'acier, aplatie, tranchante à l'une de ses extrémités, et montée à mèche par l'autre sur un manche en bois, taillé lui-même à pans, afin de pouvoir conduire plus commodément l'instrument. On fait usage en chirurgie de ciseaux de diverses formes et grandeurs. Ordinairement les couteliers les fabriquent avec de l'acier fondu ou de vieilles limes qu'ils forgent convenablement, et auxquelles ils donnent ensuite une trempe assez ferme. L'acier connu sous le nom de damas, jouissant d'une extrême dureté sans être très-fragile, me paraît être le plus propre à la fabrication des ciseaux. Ceux que j'emploie, faits avec cet alliage, sont réellement d'une qualité supérieure aux autres. L'extrémité tranchante des ciseaux est taillée à un seul ou deux biseaux; dans tous les cas, il faut que ceux-ci ne soient pas trop obliques, parce que le tranchant serait trop mince, n'offrirait pas une résistance suffisante et se briserait avec facilité. On a, dans certaines opérations, de l'avantage à se servir de ces ciseaux courbés en gouttières sur leurs plats, que l'on appelle des *gouges*, et dont les sculpteurs font un fréquent usage. Les chirurgiens n'ont recours aux ciseaux que dans les opérations qu'il pratiquent sur les os, et seulement lorsque la scie ne peut être employée. C'est à l'aide de ces instrumens qu'on enlève certaines exostoses, périostoses; que l'on fait l'ablation des portions d'os malades dans les caries, avant d'appliquer les caustiques; que l'on ouvre la cavité du canal médullaire des os longs, ou que l'on agrandit et réunit leurs ouvertures fistuleuses, lorsqu'on veut extraire le sequestre qu'ils renferment dans les cas de nécrose; qu'on élargit les ouvertures faites par le trépan, ou qu'on les réunit en une seule, en faisant sauter les ponts qui les séparent, lorsque l'indication est telle, dans les plaies et quelques autres maladies de la tête, etc.

Comme on fait pénétrer le ciseau à coups de maillet dans les os, on communique toujours des ébranlemens plus ou moins considérables à ces organes et aux parties molles environnantes. Quand on opère sur les parois osseuses du crâne, ces ébranlemens pourraient occasioner de fâcheux accidens, de funestes commotions au cerveau, s'ils étaient trop forts. Dans la vue de les diminuer, on se sert d'un petit maillet de plomb, qui présente en outre l'avantage de ne point causer autant de bruit pour les malades que ceux de bois. Une chose fort importante, est de ne faire agir le ciseau que sur peu de fibres osseuses à la fois; et de manière à les couper entièrement à chaque coup de maillet. Pour cela, on a en général plus de facilité à attaquer obliquement la surface des os avec un des angles de l'extrémité tranchante de l'instrument, qu'avec toute la largeur du tranchant. Mieux vaudrait reporter dix fois le ciseau dans la même entamure, pour enlever à petits coups une pièce d'os, que de vouloir détacher celle-ci en laissant la lame engagée dans la substance osseuse; elle ne tarderait pas à s'y enclaver et on ne pourrait la dégager qu'avec peine, en imprimant des ébranlemens douloureux à la partie malade. Si l'on continuait à frapper avec le maillet, on pourrait casser la pointe du ciseau et faire éclater l'os, ainsi que je l'ai vu arriver dans plusieurs cas. Quand on veut dégager la pointe du ciseau, il faut mouvoir l'instrument dans le sens de sa largeur, parce qu'alors il glisse plus facilement et ne risque pas de se briser, ce qui aurait lieu presque indubitablement, si on l'ébranlait suivant le sens de son épaisseur. Quand on peut conduire le ciseau sur les os avec la main seule, en le poussant devant soi, comme les graveurs et les sculpteurs le pratiquent avec le burin ou les gouges, on doit le faire; on évite par-là d'occasioner les ébranlemens que l'on a généralement reprochés au ciseau conduit à coups de maillet. On peut aussi très-souvent remplacer avantageusement le ciseau, en se servant, pour inciser les os, d'une petite scie à main, convexe sur son tranchant. *Voyez* SCIE, CARIE, EXOSTOSE, NÉCROSE. (JULES CLOQUET.)

CISEAUX, s. m. pl., *forfices*, instrument très-connu et fort usité, formé de deux lames tranchantes, mobiles, articulées sur un axe commun, et qui peuvent se croiser pour diviser les corps que l'on place entre elles. Les ciseaux, fréquemment employés en chirurgie, soit à la préparation des pièces d'appareil, soit pour inciser des parties molles dans beaucoup d'opérations, forment un instrument assez compliqué dans sa structure et son mécanisme. De tous les auteurs qui se sont occupés des ciseaux, considérés comme instrumens de chirurgie, M. le professeur Percy est celui qui a le mieux fait connaître les principes d'après lesquels ils doivent être fabriqués, leur mode d'action et les perfectionnemens dont ils sont susceptibles.

On distingue dans les ciseaux les *lames*, les *branches*, et l'*entablure*.

Les *lames*, au moyen desquelles les ciseaux coupent, doivent être faites en acier fondu et bien trempé. Il faut que la trempe soit parfaitement semblable dans les deux lames, sans quoi la plus dure entamerait la plus tendre, la *grugerait*, comme le disent les couteliers, bientôt l'instrument serait ébréché et ne couperait plus qu'avec peine. La longueur, la forme et l'épaisseur qu'on donne aux lames des ciseaux, varient. Ordinairement, elles doivent avoir un peu plus du tiers de la longueur totale de l'instrument: au reste plus elles sont courtes relativement aux branches, plus elles offrent de force, plus leur action est prononcée. En général, les lames des ciseaux sont droites : leur dos muni d'une vive arète, et leur tranchant, s'inclinent insensiblement l'un vers l'autre pour se réunir à l'extrémité en une pointe légèrement émoussée. La face interne de chaque lame , celle qui correspond à sa semblable, quand l'instrument est fermé, a été nommé le *plane*. Elle est unie et plate. La face externe descend en talus du dos vers le tranchant, et se réunit au plane, au moyen du *biseau* ou petit bord obliquement taillé, lequel donne au tranchant plus de force et empêche les lames de s'entamer, ce qui ne manquerait pas d'arriver si ces dernières étaient évidées comme celles des bistouris ou des couteaux. La force des lames doit être proportionnée à la résistance des parties qu'elles doivent diviser. Quand elles sont trop minces, elles n'offrent point une résistance suffisante, elles ploient et se laissent détourner en dehors, par les parties qui s'interposent entre elles : celles-ci ne sont que contuses, pincées ou imparfaitement divisées; on est obligé de revenir à plusieurs reprises, et de causer beaucoup de douleur, pour faire une seule section, qui encore est inégale, et dont les lèvres sont contuses. Les lames des ciseaux ne sont jamais parfaitement droites; elles offrent toujours une légère courbure que l'on nomme l'*envoilure*, et qui est telle que sa concavité correspond au plane. A raison de l'envoilure, les lames inclinées l'une vers l'autre, ne se touchent jamais que par un seul endroit de leur tranchant, quel que soit le degré de leur écartement. C'est un des points les plus difficiles dans la fabrication des ciseaux, que de donner aux lames une envoilure convenable. Est-elle trop forte, les lames tendent à se croiser, leurs tranchans ne se rencontrent pas assez obliquement pour glisser avec facilité l'un sur l'autre; ils s'entament et s'émoussent quand même la dureté de leur trempe est pareille. Si l'envoilure n'est point assez prononcée, les lames se laissent dévier en dehors, et les ciseaux *mâchent*, comme dans le cas où les lames sont trop minces et se dévient. On peut s'assurer du degré d'envoilure des ciseaux, en les regardant lorsqu'ils sont fermés, dans le sens de leur épaisseur, cas dans lequel les lames ne se touchent qu'à leurs extrémités, et sont écartées l'une de l'autre à leur partie moyenne.

L'*entablure* ou l'écusson, endroit au niveau duquel les lames s'articulent et se continuent avec les branches, doit être assez large et parfaitement plane, afin de donner de la solidité à l'instrument, d'empêcher ses lames de vaciller, de se dévier, et de n'apporter aucun obstacle à leurs mouvemens. L'entablure porte sur chaque branche une sorte d'épaulement qui borne l'écartement des lames, et les empêche de s'ouvrir au delà d'un angle droit. Les branches sont réunies par un pivot d'acier vissé, ou rivé sur l'inférieure. Ce pivot doit être immobile : s'il jouissait de mouvemens, il pourrait se relâcher, et ne maintiendrait pas suffisamment les lames.

Les *branches* doivent avoir une longueur proportionnée à celle des lames. Dans les ciseaux ordinaires, on leur donne un tiers de plus de longueur qu'aux lames. Elles portent chacune à leur extrémité opposée à l'entablure, un anneau légèrement elliptique, destiné à recevoir les doigts. Comme les deux anneaux se rencontrent quand on ferme les ciseaux, avant la partie moyenne des branches, il en résulte que celles-ci restent constamment écartées l'une de l'autre. Cette disposition donne beaucoup de force à l'instrument, parce que ses lames et ses branches sont dans la même direction, et représentent chacune un levier droit.

Cependant, quand on porte profondément de semblables ciseaux dans une cavité étroite, on est obligé d'écarter considérablement leurs branches pour produire une assez petite ouverture des lames. Pour obvier à cet inconvénient, M. Percy a imaginé de faire placer les anneaux en dehors des branches, de telle sorte que celles-ci sont parallèles, se touchent dans toute leur étendue, et ne paraissent former qu'une seule tige quand elles sont rapprochées. Dans les ciseaux de M. Percy, l'écartement des lames est toujours pareil à celui des branches, ce qui les rend très-avantageux quand on doit couper des parties situées au fond d'une cavité.

Les ciseaux, dont on se sert le plus communément en chirurgie, et dont on garnit les trousses, sont droits, et ont environ cinq pouces de longueur; leurs lames sont longues de deux pouces trois ou quatre lignes. On fait d'autres ciseaux de diverses grandeurs pour les opérations particulières auxquelles on les destine; ainsi pour l'opération du bec de lièvre, M. Dubois se sert des ciseaux dont les lames sont mousses, fort épaisses, proportionnées à la résistance des parties qu'elles doivent couper, et dont les branches carrées et très-fortes se terminent par de gros anneaux comme dans les ciseaux ordinaires. Pour les opérations que nécessitent les maladies des yeux, on emploie de très-petits ciseaux, dont les lames sont fines et parfaitement évidées.

Relativement à leur forme, les ciseaux ont les uns leurs lames droites, d'autres les ont courbes. Les premiers ont le plus ordinairement, comme nous l'avons vu, les lames dans la même direction que les branches. Quelquefois on fait construire des ciseaux dont les lames sont coudées ou brisées sur les branches au delà de l'entablure, et on les nomme *ciseaux coudés;* l'angle que les lames forment avec les branches est ordinairement de 30° à 35°. Ils peuvent être coudés sur leur plat ou sur leurs tranchans. Les ciseaux coudés sur leur plat sont surtout utiles quand il faut couper quelques parties saillantes sur une surface applatie, parce que la main qui les conduit, à raison de l'angle des lames, est maintenue éloignée de la partie sur laquelle on opère; on les emploie dans l'excision des verrues, des chairs fongueuses, des vaisseaux variqueux de la conjonctive, etc. Les ciseaux coudés sur le tranchant ont ordinairement leurs anneaux disposés de manière que l'un d'eux est uni à la face externe de l'une des branches, et l'autre à la face interne de la seconde; étant ainsi construits, la main, qui les tient, ne masque point la partie qu'on incise. Ces ciseaux sont très-commodes pour les opérations que l'on pratique au fond de la bouche, pour la rescision des amygdales par exemple. On les emploie aussi avec avantage, pour agrandir l'ouverture d'un abcès, inciser certaines membranes en conduisant l'une de leurs branches dans la cannelure d'une sonde ou sur le doigt, etc.

Les ciseaux à lames courbes le sont, les uns sur leur plat, et les autres sur leur épaisseur. Les premiers, qu'on nomme encore *ciseaux à cuillers,* sont employés dans le même cas que les ciseaux coudés sur leur plat; ils sont d'une construction difficile, et il est rare qu'on puisse leur donner une envoilure parfaitement régulière, de faire par conséquent qu'ils coupent également bien dans toute l'étendue de leurs lames. Aussi on les emploie peu maintenant, si ce n'est dans quelques opérations, comme dans l'extirpation du globe de l'œil. Les ciseaux courbés sur leur épaisseur sont usités dans les mêmes cas que les ciseaux coudés dans le même sens. Il est encore d'autres espèces de ciseaux de construction différente, inventés pour diverses opérations; les uns sont abandonnés, et ne figurent plus que dans les arsenaux d'instrumens de chirurgie; les autres seront décrits à l'occasion des opérations qui nécessitent leur emploi. C'est encore aux ciseaux composés qu'il faut rapporter ceux auxquels j'ai donné le nom d'*entérotome,* et avec lesquels on peut, dans les ouvertures de cadavres, fendre très-rapidement et d'une manière fort nette, le canal intestinal dans toute sa longueur. *Voyez* ENTÉROTOME.

Ordinairement les pointes des ciseaux sont mousses; on évite de les faire aiguës, pour ne point blesser les parties qu'on doit ménager, et parce qu'elles n'auraient pas assez de résistance pour diviser les tissus qui les écarteraient facilement.

Les ciseaux, dans leur mécanisme, agissent comme deux leviers du premier genre, qui se prêtent un point d'appui mutuel au niveau du pivot qui les réunit. Les lames représentent le bras de la résistance, et les branches celui de la puissance; d'où l'on conçoit aisément qu'on peut augmenter ou diminuer à volonté ces deux élémens de leur action, en changeant les rapports dans lesquels ils se trouvent entre eux, en augmentant ou en diminuant respectivement la longueur des lames et des branches. Les lames coupent les tissus tout à la fois en sciant et en pressant. Les corps que l'on divise avec des ciseaux éprouvent, à mesure qu'on rapproche leurs lames, un reculement plus ou moins prononcé; c'est ce mouvement qui fait que les lames agissent réellement en sciant, et divisent plus facilement les parties; mais il ne faut pas qu'il soit trop prononcé, parce que les tissus, glissant aisément devant les lames, éluderaient leur action et ne seraient pas coupés. C'est pour cette dernière raison que le tranchant des lames ne doit pas être trop fin, mais fait sur une pierre rude, afin d'offrir de petites dentelures qui pincent, arrêtent et fixent les parties qui sont soumises à leur action. Comme les ciseaux pincent d'abord les parties avant de les couper, celles-ci sont également bien divisées, qu'elles soient tendues ou molles et flasques. Chaque lame fait une incision séparée; aussi la section totale opérée par les deux lames résulte de deux incisions partielles, légèrement obliques, qui se réunissent en une seule au milieu de l'épaisseur des lèvres de la plaie.

Quelques chirurgiens, avec Dionis et Garengeot, emploient les ciseaux dans une foule d'opérations pour lesquelles il vaudrait mieux se servir du bistouri. D'autres, avec Louis, font de graves reproches à cet instrument, et voudraient le proscrire de la pratique chirurgicale. Ils l'accusent de ne diviser les parties qu'en les déchirant; de ne produire que des plaies contuses, d'occasioner de très-vives douleurs, etc.: mais pour tout praticien impartial, qui étudie exactement les faits, ces reproches paraissent bien exagérés. Les résultats sont en effet à peu près les mêmes, qu'une

incision ait été faite avec le bistouri, ou avec des ciseaux bien
tranchans : j'ai opéré comparativement le bec de lièvre avec des
ciseaux et avec le bistouri; dans le premier cas, j'ai trouvé plus
de facilité dans l'exécution et peut-être aussi moins de douleur
que dans le second.

Il faut se servir des ciseaux quand il s'agit de couper des parties molles, lâches, isolées, qui ne peuvent être que difficilement tendues, que le bistouri n'inciserait qu'avec peine
en produisant des tiraillemens et de vives douleurs. Il faut les
préférer au bistouri, pour l'opération du bec de lièvre, pour
l'excision de la luette, la section du filet de la langue ou du prépuce; pour couper les lambeaux gangrénés de tissu cellulaire,
de tendons, d'aponévroses, les intestins frappés de sphacèle; pour
exciser les chairs fongueuses, la peau décollée des vieux ulcères,
certaines végétations qui poussent dans le vagin, le rectum, aux
environs de la vulve ou de l'anus; les vaisseaux variqueux de la
conjonctive, etc.

Pour tenir et faire agir convenablement les ciseaux, il faut
introduire le pouce dans l'un des anneaux, le doigt annulaire
dans l'autre, et embrasser la branche correspondante à ce dernier
avec les doigts médius et indicateur. En tenant ainsi l'instrument, ses mouvemens sont solides, et bien assurés; il ne
peut vaciller entre les doigts, et on le conduit avec facilité. Si
on veut couper des parties en travers, on tient les ciseaux avec
le pouce et le doigt médius passés dans les anneaux; on applique
à plat leurs lames sur la surface au niveau de laquelle on opère,
et on fixe l'instrument, en appuyant sur l'entablure la pulpe du
doigt indicateur. Il est utile de s'exercer à se servir de ciseaux
également de la main droite et de la gauche. Si les parties que l'on
veut diviser offrent beaucoup de résistance, on peut s'aider de
la main gauche pour embrasser les branches et augmenter
ainsi la force qui tend à les en rapprocher. Quand on veut
modérer l'action des ciseaux et diviser certaines parties avec
beaucoup de ménagement, on introduit entre les branches le
doigt indicateur de la main qui tient l'instrument, et on le retire
peu à peu de l'entablure avec les anneaux. Pour couper avec les
ciseaux, il faut simplement en rapprocher les anneaux sans
les pousser devant soi ni les retirer. Dans le premier cas,
on plisserait les tissus au fond de l'angle qui résulte de l'écarte-
tement des lames, on les présenterait trop épaisses à l'action de ces

dernières, et on ne les diviserait qu'imparfaitement et encore avec de vives douleurs et un froissement plus ou moins fâcheux. Dans le second cas, on faciliterait le reculement des tissus, ou l'on ne ferait que les pincer et les tirailler douloureusement sans les diviser. On est néanmoins quelquefois obligé de pousser légèrement devant soi les ciseaux, quand leur tranchant est trop fin, émoussé, ou quand on veut couper des parties dont l'épaisseur et la dureté sont considérables. Faut-il porter les ciseaux dans une cavité profonde, on doit préférablement se servir de ceux de M. Percy, et les introduire fermés. On peut aussi, avec le doigt indicateur de la main gauche, conduire leurs pointes et diriger leur action plus sûrement.

(JULES CLOQUET.)

CITERNE, s. f., *cisterna*. On donne quelquefois le nom de *citerne lombaire* ou *citerne du chyle* à l'espèce de renflement que le canal thoracique présente à son origine. *Voyez* THORACIQUE (canal.)   (A. B.)

CITRATE, s. m.; nom donné aux sels formés par l'union de l'acide citrique avec les bases salifiables. Ces sels ne présentent pas de propriétés saillantes qui puissent de suite les caractériser; il n'est point de réactif pour indiquer la présence de l'acide citrique; il faut l'extraire pour le reconnaître. L'acide citrique forme des sels solubles ou insolubles, suivant la nature de la base à laquelle il est uni. Dans les citrates, la quantité de la base est telle que son oxygène représente le quart de celui qui entre dans la composition de l'acide employé à la saturation. Les citrates ne sont d'aucun usage en médecine. On administre cependant indirectement le citrate de potasse, toutes les fois qu'on prescrit la potion anti-émétique de Rivière. C'est du citrate de chaux qu'on retire, dans les laboratoires, l'acide citrique. Ce citrate de chaux se fait en saturant avec la craie le suc de citron. *Voyez* ACIDE CITRIQUE.   (PELLETIER.)

CITRIQUE (acide). L'acide citrique se trouve dans un grand nombre de fruits; mais le citron le contient en quantité notable et dégagé de tout autre acide, tandis que dans les fruits rouges, la groseille, la cerise, la framboise, l'acide citrique est associé à l'acide malique.

L'acide citrique cristallise en prismes rhomboïdaux, dont les pans sont inclinés entre eux de 60 et 120 degrés, et dont les extrémités sont terminées par quatre faces trapézoïdales, qui in-

interceptent les angles saillans. Ces cristaux contiennent, pour 100 parties, 20 p. d'eau de cristallisation qui constituent l'acide en un véritable hydrate. La saveur de l'acide citrique est très-forte; mais elle est agréable quand l'acide est suffisamment dilué. L'acide citrique se dissout dans les $\frac{3}{4}$ de son poids d'eau à la température de 18°; il est plus soluble à chaud et cristallise par le refroidissement; la solution très-étendue fermente et se décompose à l'air. Il est soluble dans l'alcohol. Chauffé légèrement, l'acide citrique s'effleurit et perd son eau de cristallisation. A une température capable de le décomposer, il donne les produits des matières végétales non azotées; à peine quelques atomes de l'acide peuvent s'échapper en se sublimant. L'acide sulfurique concentré charbonne l'acide citrique; l'acide nitrique le change en acide oxalique. L'acide citrique forme avec la chaux, la baryte et la strontriane des sels qui ne se dissolvent que dans un excès d'acide. L'acide citrique est principalement employé en pharmacie pour faire la *limonade sèche*. Cette préparation consiste dans un mélange exact de quatre gros d'acide citrique sur une livre de sucre en poudre, aromatisé avec un peu d'essence, ou mieux encore, avec un zeste de citron.

L'acide citrique, étendu d'eau, peut remplacer avec avantage le suc de citron, qui se conserve difficilement. L'acide citrique concentré n'est pas signalé comme vénéneux, bien différent en cela de l'acide oxalique, avec lequel on ne peut le confondre, l'acide oxalique ayant la propriété de faire des précipités dans les solutions de tous les sels de chaux.

On mélange souvent l'acide tartarique à l'acide citrique; mais il est facile de reconnaître la fraude. L'acide tartarique cristallise en rhomboïdes beaucoup plus allongés; il brûle sur un charbon en répandant une odeur désagréable; il forme avec la potasse un sel très-peu soluble, lorsque ce sel est avec excès d'acide. L'acide citrique n'a aucun de ces caractères. Un grand emploi de l'acide citrique a lieu dans l'art de la teinture et dans l'impression des toiles peintes.

Pour obtenir l'acide citrique, on forme un citrate de chaux en saturant avec du carbonate de chaux du suc dépuré de citron. Le citrate de chaux parfaitement lavé est décomposé par l'acide sulfurique étendu d'eau. Il faut calculer la quantité d'acide sulfurique sur celle de la chaux employée (on met neuf livres d'acide à 64° pour dix livres de carbonate de chaux employé;

mais on étend l'acide avant de le verser sur le citrate). La liqueur filtrée ou décantée est évaporée avec précaution, et s'il se peut, au bain-marie. S'il se dépose encore du sulfate de chaux, on filtre de nouveau; enfin, lorsqu'il se forme des pellicules à sa surface, on la laisse refroidir et l'acide cristallise. Pour l'avoir blanc, il faut le dissoudre et le faire cristalliser, de nouveau. L'acide citrique est formé, selon M. Gay-Lussac, de : oxygène, 59,859; carbone, 33,861°; hydrogène, 6,330.

(PELLETIER.)

CITRON, s. m.; fruit du citronnier. *Voyez* ce mot.

CITRONNIER, *citrus medica*, L. Famille des orangers ou hespéridées, polyadelphie icosandrie. Cet arbre, naturalisé aujourd'hui dans les contrées méridionales de l'Europe, en Italie, en Espagne, etc., paraît originaire de l'Assyrie et de la Médie. Ses branches armées d'épines courtes, ses feuilles dont le pétiole est nu et sans ailes, ses fruits mamelonés à leur sommet et dont la chair est sensiblement acide, le distinguent facilement de l'oranger. MM. Risso et Poiteau, dans le magnifique ouvrage qu'ils viennent de publier sur les orangers, remarquent que l'arbre et les fruits que l'on nomme à Paris *citronnier* et *citron*, sont ceux que tous les autres peuples appellent *limonier* et *limon*. La langue française, disent-ils, a adopté les mots limonade et limonadier; et par un usage bizarre, elle s'obstine à appeler *citron* le fruit avec lequel on prépare les *limonades*.

Les citrons ou limons ont la chair très-succulente et d'une acidité fort agréable. Leur suc étendu dans l'eau et convenablement édulcoré, forme une boisson très-recherchée, surtout par les personnes dont l'estomac est fatigué par une irritation lente et peu intense. Aussi la limonade est-elle la tisane qui convient par excellence dans l'embarras gastrique et toutes les phlogoses de la membrane muqueuse de l'estomac. Le suc de citron s'emploie aussi comme condiment dans un grand nombre de préparations culinaires, principalement pour les viandes noires, telles que les diverses espèces de gibier. Quant à l'écorce épaisse qui enveloppe le fruit, elle renferme, comme celle de l'orange, un grand nombre de vésicules pleines d'une huile essentielle, très-âcre et odorante. Elle s'emploie aux mêmes usages et de la même manière que celle de l'orange. (*Voyez* ORANGER.) C'est du suc de citron que les chimistes retirent l'acide citrique. *Voyez* ce mot.   (A. RICHARD.)

CITROUILLE, s. f. : nom d'une variété de potiron. *Voyez*
ce mot.
                                                    (A. R.)

. CIVETTE, s. f. On donne ce nom à deux objets très-différens l'un de l'autre ; à une substance médicamenteuse et à l'animal qui la produit.

Celui-ci, originaire d'Asie, des Indes orientales, de Mada-
gascar, de la Guinée, de l'Éthiopie et de l'Arabie, célèbre depuis
long-temps sous le nom de *chat musqué*, a été confondu par
la plupart des voyageurs et des zoologistes avec le zibet, animal
des mêmes contrées, qui, avec lui, forme un genre distinct
dans la famille des carnivores. Buffon nous paraît être le premier qui ait fait deux espèces séparées de ces animaux.

Quoi qu'il en soit, Linnæus a appelé la véritable civette,
viverra civetta, et ce nom lui est resté dans les répertoires zoo-
logiques. Cet animal, ayant la tête du renard à peu près, le volume d'un gros chat, une crinière prolongée jusqu'au milieu de
la queue, un pelage gris et marqué de bandes et de taches brunes,
la langue rude, les ongles à demi-rétractiles, est naturellement
farouche, et même un peu féroce, et est cependant susceptible
d'être apprivoisé. Lorsque les Indiens le prennent vivant, ils
l'élèvent dans une cage étroite, afin de s'approprier plus commodément la matière précieuse qu'il fournit. Pendant long-temps
aussi, on a élevé de cette manière des civettes en Hollande, où
l'on faisait commerce de cette substance, dont l'odeur est si
forte, qu'elle se communique à toutes les parties du corps de
l'animal. Le poil en est imbu et la peau pénétrée, en effet, au
point que le parfum s'en conserve long-temps encore après la mort,
et que pendant la vie on ne peut en soutenir aisément la violence.

La matière dont il s'agit est sécrétée dans un appareil assez
compliqué et dont nous allons tâcher de donner une idée.

Entre l'anus et la vulve ou l'ouverture du prépuce, et à distance égale de l'un et de l'autre, à peu près, on voit une fente
longitudinale dont les lèvres écartées sont bordées de longs
poils, et qui conduit dans une poche assez grande pour contenir
un petit œuf de poule. Au fond de celle-ci, sont les orifices de
deux autres cavités, dont les parois externes sont couvertes de
tubercules adhérens les uns aux autres, et formés chacun par
une utricule remplie d'une humeur huileuse et musquée. La
paroi interne au contraire est creusée de petites aréoles, et

offre des grains glanduleux. La membrane qui revêt ces cavités est percée d'une foule de pertuis, par où suinte le liquide parfumé qui s'amasse dans leur intérieur et dans la poche la plus voisine de l'extérieur, laquelle est tapissée d'un poil court et enveloppée d'une gaîne musculeuse propre à en exprimer la matière odorante.

C'est dans cette dernière cavité, que ceux qui élèvent des civettes vont recueillir cette matière, à l'aide d'une petite cuiller qu'ils introduisent dans son intérieur. Au moment où elle sort des follicules, elle est blanche et écumeuse; mais après quelque temps de séjour dans les réservoirs, elle s'épaissit et perd sa blancheur.

Cette humeur onctueuse, appelée *civette* par les Français, et *zibet* ou *algallia* dans le Levant est, de nos jours abandonnée presque entièrement par les médecins aux parfumeurs et aux confiseurs, qui préfèrent avec raison comme plus pure, celle qui vient de Hollande, à celle qu'on nous apporte de Guinée et des Indes, car les aborigènes de ces dernières contrées falsifient souvent la civette avec du labdanum ou du storax. Ceux, au reste, qui considèrent encore la civette comme un médicament, disent qu'elle est antispasmodique et stimulante, et en font préparer une teinture qui a les mêmes propriétés que celle de castoreum, et qu'on trouve encore dans quelques officines. Quant à nous, il nous semble que la civette peut être utile dans tous les cas où l'emploi du musc offre quelque avantage. *Voyez* MUSC.   (HIPP. CLOQUET.)

CLAPIER, s. m., *latibulum*. Nom vulgaire que l'on a donné aux sinus que l'on observe souvent dans les fistules, les ulcères, et qui recèlent des amas plus ou moins considérables de pus. (R. D.)

CLASSIFICATION, s. f. Distribution méthodique d'objets qui ont un ou plusieurs rapports naturels, en différens groupes déterminés par les degrés de ressemblance que ces objets présentent entre eux. Ainsi les naturalistes ont divisé et subdivisé tous les corps qui font le sujet de leur étude en plusieurs collections qu'ils ont désignées par les noms de *règne*, de *classe*, de *genre* et d'*espèce*, selon que les rapports sous lesquels on les considère sont plus généraux ou plus particuliers. On a tenté d'appliquer à la pathologie cette méthode de coordonner les êtres naturels. La classification des maladies constitue ce qu'on appelle *noso-*

logie. C'est à ce mot qu'on discutera jusqu'à quel point les maladies sont susceptibles d'être soumises aux règles des classifications adoptées en histoire naturelle et quels avantages peuvent
en résulter. On a aussi donné improprement, peut-être, le nom
de classification aux divisions et subdivisions que l'on établit
dans une science pour traiter, suivant l'ordre le plus convenable, les objets qu'elle embrasse. Ces objets n'ont le plus souvent aucun rapport nécessaire entre eux; ils peuvent être très-
différens dans leur nature, et ne sont rapprochés que par le but
arbitraire que se proposent les différentes sciences. (R. DEL.)

CLAUDICATION, s. f., *claudicatio, clauditas, choloma*, de
claudere boiter, en grec χάλωσις, χωλεία, χάλωμα. La claudication ou l'action de boiter dépend d'un vice d'organisation primitive ou d'une maladie de l'un des membres abdominaux.
Presque tous les vices de conformation dans lesquels ces membres sont inégaux ou dans lesquels les pieds sont renversés en
dedans, en dehors, ou inégalement développés, produisent la
claudication. L'allongement d'un membre dans le premier degré
de la coxalgie ou luxation spontanée, son raccourcissement par
la même maladie arrivée à une période plus avancée, par une fracture avec perte de substance des os, ou chevauchement des fragmens, déterminent aussi la claudication. On considère encore
comme pouvant avoir le même effet, la demi flexion habituelle d'un
membre, son ankylose, une inégalité très-marquée dans la force
des muscles des deux côtés, une douleur rhumatismale, l'ar-
thralgie, l'arthritis, etc., etc. On voit donc que la claudication
tient principalement à une inégalité de force musculaire, de développement, à une différence de longueur ou enfin à une difficulté dans les mouvemens. Elle n'est conséquemment qu'un
symptôme commun à beaucoup d'états pathologiques différens.

(G. BRESCHET.)

CLAVAIRE, s. f., *clavaria*. C'est un genre de la famille des
champignons, renfermant des espèces dont la substance est charnue ou subéreuse, et qui ont ordinairement la forme de branches
de corail ramifiées ou de massues. Toutes les grandes clavaires,
toutes celles dont la chair est tendre peuvent être mangées sans
aucune crainte. Mais on préfère en général la clavaire coralloïde
(*clavaria coralloïdes*, L.) qui croît abondamment dans les
buissons, les haies, et qui tantôt est jaune, tantôt rose, tantôt
blanche ou cendrée. Ce champignon, dont on fait une grande

consommation, porte les noms de *maïnotte, buisson, gallinete, barbe de chèvre*, etc.　　　　　　　(A. RICHARD.)

CLAVICULAIRE, adj. *clavicularis*, qui appartient à la clavicule.

CLAVICULE, s. f., *clavicula*, de *clavis*, κλεῖς, clé, verrou, et aussi clavicule; os long, pair, situé de chaque côté, presqu'en travers, au-devant du point de jonction de la poitrine avec le cou, au-dessus de la première côte, et se prolongeant jusqu'à l'épaule, dont il fait réellement partie, ainsi nommé, si l'on en croit Spigel, parce que sa forme ressemble à celle des verroux dont se servaient les anciens. La clavicule est courbée sur elle-même en deux sens opposés, irrégulièrement arrondie dans sa partie interne, aplatie dans l'externe, rétrécie dans son milieu, et renflée à ses extrémités, surtout à l'interne. Sa direction est telle, que son extrémité externe est située plus haut et plus en arrière que l'interne, et que sa face supérieure est un peu inclinée en avant. Elle repose, en dehors, sur l'apophyse coracoïde, et se termine, dans ce sens, par une facette étroite, oblongue d'arrière en avant, articulée avec l'apophyse acromion, et coupée obliquement, de manière à appuyer sur cette dernière. On remarque près de cette facette, à la face inférieure, une ligne rugueuse, prolongée obliquement en dedans de l'extrémité antérieure de la facette au bord postérieur du corps de l'os, et tuberculeuse en arrière; elle donne attache à deux ligamens qui unissent la clavicule à l'apophyse coracoïde. En dedans la clavicule présente une autre facette plus large, convexe de haut en bas, concave d'avant en arrière, arrondie ou de forme triangulaire, ayant surtout un angle postérieur et inférieur très-saillant, et qui s'articule avec le sternum, en s'appuyant également sur lui, à cause de la direction oblique de l'os. Un peu plus en dehors sont, en arrière et en bas, des inégalités auxquelles se fixe un ligament qui est entre la clavicule et la première côte. Le contour des deux facettes articulaires elles-mêmes est inégal, et donne attache aux ligamens des articulations correspondantes. Ces facettes ont cela de particulier que, quand on les a dépouillées de leur cartilage diarthrodial, elles offrent un aspect rugueux, surtout l'interne, au lieu d'être lisses, comme le sont la plupart des surfaces articulaires. La partie moyenne ou le corps de la clavicule, en raison de sa double courbure, a son côté antérieur convexe en dedans et concave en dehors, et le postérieur disposé en sens inverse : seulement la concavité de celui-ci occupe environ les trois quarts de sa longueur, tandis que les deux courbures se partagent à peu près également le côté antérieur. Ce corps est sensiblement tordu sur lui - même, de sorte que ses extrémités ne sont pas tout-à-fait comprises dans le même plan : l'externe est un peu relevée à sa partie antérieure, et l'interne est abaissée dans le même sens. En dehors il n'offre que deux faces, une supérieure et une inférieure, séparées par deux bords, dont le postérieur pourtant est assez large; mais, en dedans, les deux faces se rétrécissent beaucoup, surtout l'inférieure, tandis que le bord postérieur s'élargit et représente une véritable surface inclinée en bas, de sorte que l'os est aplati sur trois côtés. Ces différentes régions du *corps* sont assez unies : on voit seulement des rugosités très-marquées à la partie concave du bord antérieur, et des inégalités moins prononcées sur les parties convexes du même bord et du bord postérieur, ainsi qu'à la face supérieure, près de l'extrémité interne. La face inférieure est aussi creusée, dans son milieu, d'une gouttière inégale. L'orifice du conduit nourricier principal se trouve dans cette gouttière ; il en existe assez souvent un ou deux autres plus petits vers le bord postérieur. Les extrémités sont criblées d'ouvertures vasculaires du second ordre.

La structure de la clavicule ne diffère point de celle des autres os longs; son centre est creusé d'un canal médullaire très-apparent, surtout chez les vieillards.

Le développement de cet os est très-précoce; il n'y a guère que la mâchoire inférieure qui s'ossifie plus tôt. Il procède, par un seul point d'ossification, du milieu de l'os à ses extrémités. A la naissance, la clavicule est plus développée proportionnellement que les autres os, surtout si on la compare à ceux des membres; ses courbures sont très-marquées, ainsi que la torsion de son corps : seulement celui-ci est presque entièrement dépourvu d'aspérités. Quelque temps après la naissance, il se forme encore un petit point osseux dans le cartilage de son extrémité interne; je n'ai trouvé à aucune époque le point épiphysaire indiqué par beaucoup d'auteurs, pour l'extrémité externe.

La clavicule de la femme est plus petite et moins courbée que celle de l'homme; sa surface est plus arrondie, ses inégalités sont moins saillantes.

Dans le sujet entier, la clavicule a avec les parties molles qui l'entourent les connexions suivantes : 1° cinq muscles prennent insertion sur ses diverses aspérités, savoir, le sterno-mastoïdien en haut, le sous-clavier en bas, le grand pectoral et le deltoïde en avant, le trapèze en arrière ; 2° sa face supérieure n'est séparée de la peau, dans le reste de son étendue, que par un tissu cellulaire lâche et quelques fibres du muscle peaucier, qui la recouvrent sans s'y attacher ; 3° sa face inférieure est appliquée, en dehors, sur une partie du ligament coraco-acromien et sur le muscle sus-épineux, auquel elle est unie par une bourse muqueuse ; 4° la concavité de son bord postérieur embrasse les vaisseaux axillaires et le plexus brachial, qui passent au-dessous d'elle.

La clavicule sert à joindre l'épaule avec le tronc, en même temps qu'elle la tient écartée de la poitrine, à fournir un point d'appui aux muscles du bras, particulièrement à ceux qui le portent en haut et en avant, à protéger les vaisseaux et les nerfs de ce membre ; ses articulations, qui seront décrites à l'article ÉPAULE (Articulation de l'), concourent aux mouvemens de l'épaule et du bras. Sa double courbure a pour effet d'augmenter sa solidité, en augmentant sa largeur.   (A. BÉCLARD.)

CLEF, s. f., *clavis*. On a donné ce nom à certaines parties d'instrumens, tels que le forceps, le trépan (*Voyez* ces mots.), ou à des instrumens complets, particulièrement pour l'extraction des dents, tel est le suivant :

CLEF DE GARANGEOT, CLEF ANGLAISE, instrument spécialement employé pour l'extraction des dents molaires, et représentant un levier latéral, formé par un crochet mobile qui doit saisir la dent, une tige longue de quatre pouces, qui supporte ce crochet, et une poignée qui la termine. On peut déployer une très-grande force avec cet instrument, auquel on a fait subir un grand nombre de modifications. *Voyez* DENT (Pathologie.)

(MARJOLIN.)

CLEISAGRE, s. f., *cleisagra* de κλεὶς, clavicule, et ἄγρα, proie. Quelques auteurs ont ainsi nommé la goutte qui affecte les articulations de la clavicule.   (R. DEL.)

CLÉMATITE, s. f., *clematis*. Genre de la famille des Renonculacées et de la polyandrie polygynie, qui offre un calice coloré, formé de quatre à cinq sépales, des fruits ordinairement terminés par un long style persistant et plumeux, et des fleurs dépourvues d'involucre, caractères qui distinguent les clématites

des anémones. Toutes les espèces de ce genre, comme au reste
la plupart des plantes de la famille des Renonçulacées, sont remarquables par leur extrême âcreté. La clématite des haies
(*clematis vitalba*, L.), si fréquente dans les bois et les buissons,
jouit de cette propriété au plus haut degré. Appliquées sur la
peau, après avoir été écrasées, ses feuilles y déterminent une
inflammation violente, qui s'étend au tissu cellulaire sous-jacent,
et finit par occasioner des ulcérations plus ou moins profondes.
Les mendians s'en servent pour produire sur leurs jambes des
ulcères superficiels, par le moyen desquels ils excitent la compassion du public. On a aussi employé l'extrait de cette plante
à l'intérieur. Mais on en a abandonné l'usage, à cause de son action trop violente. Il en est à peu près de même de l'emploi de
l'huile dans laquelle on avait fait macérer ses feuilles, et dont
on se servait autrefois pour se frotter la surface du corps dans
le traitement de la gale. Ce remède, très-efficace dans cette circonstance, n'est pas sans danger, à cause de l'inflammation qu'il
peut exciter à la peau.

La clématite odorante (*clematis flammula*, L.), et la clématite
droite (*clem. erecta*), si fortement préconisée par Stœrck,
jouissent des mêmes propriétés que la clématite des haies, et sont,
comme elle, presque inusitées, quoiqu'il soit possible d'en tirer
un parti avantageux dans plusieurs circonstances. (A. RICHARD.).

CLIGNEMENT, s. m. On donne ce nom au mouvement par
lequel on rapproche les paupières, sans les mettre en contact l'une
contre l'autre, mais de manière à ne laisser entre elles qu'un intervalle moindre que dans l'état ordinaire. Ce mouvement est
opéré par la contraction du muscle orbiculaire des paupières,
qui retient celles-ci plus ou moins long-temps dans ce rapprochement, destiné à diminuer l'impression d'une lumière trop
vive, ou à faciliter la vue des objets très-petits.   (R. DEL.)

CLIGNOTEMENT, s. m. *hippus*, *nictatio*, *nictus*. — Maladie qui consiste dans des mouvemens convulsifs, rapides et passagers des paupières. Dans cette affection on voit les paupières
se fermer et s'ouvrir alternativement avec une grande promptitude et d'une manière indépendante de la volonté; quelquefois
les mouvemens ne sont que de simples tremblemens ou frémis-
semens des fibres du muscle orbiculaire des paupières, et produisent alors une sensation de chatouillement fort incommode.
Le clignotement occasionne de la gène dans l'exercice de la

vision, et les individus qui en sont attaqués croient voir un corps opaque qui passe plusieurs fois avec beaucoup de rapidité entre l'œil et les objets extérieurs. Ordinairement il affecte les deux yeux, quelquefois un seul. Le plus communément, on ignore sa cause. On a vu des enfans l'apporter en venant au monde, ou en être affectés peu de temps après leur naissance. On l'observe principalement chez les individus d'une constitution nerveuse: les hypochondriaques, les femmes hystériques, les épileptiques, les aveugles de naissance, etc. Il peut être occasioné par diverses névralgies, et en particulier par celle qu'on nomme le tic douloureux de la face. On l'a rencontré dans certains cas d'affections vermineuses dont il constituait un des symptômes. Tous les ans, aux approches de l'automne, un de mes malades est sujet à un tremblement convulsif, qui se manifeste d'abord dans les muscles de la cuisse gauche, passe quelques jours après dans les muscles du côté correspondant de l'abdomen, puis dans le grand pectoral, et se termine enfin par un clignotement des paupières de l'œil gauche, qui dure deux ou trois jours : la maladie paraît avoir été causée par des excès dans le travail du cabinet. Le clignotement n'est point une affection grave. On le voit parfois cesser spontanément; dans d'autre cas, il persiste malgré l'emploi du traitement le plus actif. Quand il paraît dépendre d'un état d'excitation nerveuse, on a recommandé d'appliquer sur les paupières des préparations antispasmodiques et opiacées; et d'avoir recours au contraire aux stimulans, lorsqu'il est le résultat d'une faiblesse locale ou constitutionnelle. On a conseillé généralement d'employer à l'intérieur l'opium, le camphre, le quinquina, le musc, l'assa fœtida, le castoreum, l'infusion de racine de valériane, les pilules de Méglin, etc. Mais la première chose à faire avant d'administrer aucun remède, est de chercher à connaître la cause de l'affection. Lorsqu'elle paraît liée à l'existence de vers dans le canal intestinal, on doit employer les vermifuges; quand elle forme un des symptômes de l'hystérie, de l'hypochondrie, il faut s'attacher à traiter la maladie essentielle par les moyens appropriés à sa nature. Souvent tous les remèdes échouent dans le traitement du clignotement, et il ne reste plus d'autre ressource que de faire la section des nerfs principaux qui vont se rendre aux paupières, du nerf frontal et de la branche sous-orbitaire du nerf maxillaire supérieur. Encore cette opération a-t-elle rarement réussi, c'est-à-dire que par elle les clignotemens n'ont été suspendus que pendant quelque temps, et n'ont point tardé à reparaître. M. Boyer conseille dans cette opération, comme dans celles de la même espèce que nécessitent les névralgies des autre parties de la face, d'isoler le nerf et d'en extirper une portion, afin que les bouts ne puissent pas se réunir. Je pense que les chances de l'opération sont trop incertaines et la maladie point assez grave, pour qu'on doive entreprendre la section des nerfs des paupières dans les cas de clignotement. Cependant si on croyait avoir des raisons de pratiquer l'opération, il faudrait dans son exécution suivre le conseil donné par M. Boyer. (J. CLOQUET.)

CLIMAT, s. m. de κλίμα, région, zone, d'où κλίμαξ, division. On donne ce nom aux différentes régions du globe terrestre, en ayant surtout égard à la différence de la température; et d'une manière plus rigoureuse, on entend par climat, une partie de la terre comprise entre deux cercles parallèles à l'équateur.

Il s'en faut de beaucoup que le mot climat représente un agent simple dans sa nature, dont on puisse apprécier facilement l'influence sur l'économie animale. La plupart des personnes irréfléchies ne songent pas que le mot climat est une expression collective qui comprend la température, la lumière, l'électricité, l'humidité, les mouvemens de l'air, les productions du sol, la nature du terrain, la position des lieux, et la culture des terres. Tels sont cependant les objets principaux qui constituent les climats, et leur influence réciproque est telle que la nature et conséquemment l'influence des climats varient selon que l'un ou l'autre de ces élémens vient à prédominer. Il est donc impossible d'apprécier cette nature et cette influence sans parler de ces diverses modifications.

Les anciens, dont le génie éminemment philosophique aimait à s'étendre sur de vastes sujets, et qui réussissaient mieux dans les spéculations générales que dans les observations particulières, se sont beaucoup exercés sur les climats.

Hippocrate, dans un traité vraiment digne d'admiration περί ἀέρων, ὑδάτων, καὶ τόπων, a élevé l'un des plus beaux monumens possibles à l'hygiène publique; il y trace d'une manière sublime les effets des gouvernemens et des climats sur la santé, les mœurs et les caractères des peuples; il fait sentir les différences qui séparent les nations libres de celles qui gémissent sous le joug du pouvoir arbitraire; c'est dans cet écrit qu'on doit apprendre à apprécier son génie. Montesquieu et Cabanis ont puisé de belles pages dans cet ouvrage du père de la médecine.

Cet article sera divisé en deux sections, dans la première nous examinerons les élémens constitutifs des climats, et dans la seconde leurs effets sur l'homme.

Ire SECTION. — *Des climats considérés physiquement.*—L'étude des climats est une de celles qui offrent le plus d'attraits au philosophe. Observer les effets simultanés de la lumière, de la chaleur, de l'électricité, des vents, et autres météores, sur les productions organiques des diverses zones de la terre, explorer la nature de cette terre, déduire de ces connaissances l'influence qu'elles exercent sur l'homme physique et moral, tel est la vaste matière que les climats présentent à notre investigation. Toutefois résistant à l'attrait d'un sujet aussi intéressant, contentons-nous d'exposer les idées sommaires qui sont de notre ressort, et laissons aux sciences physiques et naturelles des détails qui ne sauraient nous appartenir.

Les premiers observateurs, frappés de la diversité des températures et des productions des différentes régions de la terre, imaginèrent de les diviser en plusieurs zones ou bandes, et c'est cette division qu'indique le mot de climat. Le degré de chaleur a été la première et la principale base de leur division; ce qui ne peut dispenser d'examiner aussi les autres objets dont les différences font varier les climats à un si haut degré.

On a distingué les climats en *chauds* et *froids*, ou bien en *chauds*, *froids* et *tempérés*. Cette dernière divison est sans doute préférable. Il serait possible d'y ajouter plusieurs subdivisions, car la nature ne passe pas par un saut brusque d'une température à l'autre, et les nuances intermédiaires qu'elle dispense avec tant de ménagemens dans toutes les productions qui sortent de ses mains, se retrouvent ici avec les mêmes précautions; c'est bien rarement qu'elle trangresse ses lois immuables, et nous devons être bien réservés dans nos accusations. Quoi qu'il en soit, nous nous bornerons à ces trois divisions.

La zone comprise entre les deux tropiques, est connue sous le nom de zone torride, elle s'étend en de-çà et au delà de l'équateur de 30 degrés; elle comprend une grande partie de l'Afrique, de l'Asie, de l'Amérique, de la nouvelle Hollande, la nouvelle Guinée, une foule d'îles et d'archipels. Depuis ce degré jusqu'au 55°, on a placé la zone tempérée des deux hémisphères austral et boréal : celui-ci comprend presque toute l'Europe, la haute Asie, la grande Tartarie, le Thibet, une partie de la Chine, le Japon, l'Amérique septentrionale; et celui-là le cap de Bonne-Espérance, la terre de Diémen, la nouvelle Zélande, le Chili, etc.; enfin les climats froids sont situés depuis le 55° jusqu'au pôle. Ils comprennent le nord de la Suède, la nouvelle Zemble, le Spitzberg, la Sibérie, le Kamtschatka, l'Islande, le Groënland, la baie d'Hudson et une foule de terres encore inconnues.

La *température* de ces diverses régions est pour les régions tropicales de 24 à 35°. (R.) Ce que quelques auteurs ont dit de la chaleur du Sénégal et du centre brûlant de l'Afrique est entièrement faux. Les voyageurs les plus véridiques ne font pas élever la température au delà du 34e degré, elle descend quelquefois à l'équateur au 29e degré. Nous avons vu que vers le pôle, le froid avait été évalué à 72° — 0, et que la chaleur montait quelquefois aussi haut que sous les tropiques. Dans notre zone moyenne il est rare que la chaleur s'élève au dessus du 30e degré, (R.) et descende au-dessous du 15° — 0 (R.)

Les saisons apportent dans la température des différences d'autant plus grandes qu'on descend davantage vers les pôles, cette différence est presque nulle vers l'équateur.

La *lumière* à laquelle tous les êtres organisés doivent la vie, n'est pas égale dans ces différentes régions. Elle est répandue avec profusion dans les régions équatoriales où elle semble lutter avec la chaleur, pour donner aux êtres animés un développement, une expansion inconnus dans nos régions tempérées. Les jours sont presque constamment égaux aux nuits; plus on s'avance vers les pôles et plus les jours sont inégaux; mais les jours ne sont pas seulement plus ou moins longs, la lumière arrive en divergeant, elle y est plus rare et plus faible. Durant l'hiver elle est presque nulle au cercle polaire.

L'*électricité* est d'autant plus abondante dans l'air que celui-ci est plus sec. Mais la chaleur paraît concourir à son développement. Ainsi les climats rigoureux, dont l'air est entièrement privé de l'humidité, seront parfaitement électriques, et c'est vraisemblablement à cette disposition que l'on doit rapporter les phénomènes des aurores boréales que l'on observe si fréquemment vers les pôles. D'un autre côté, lorsque l'air est très-chaud, et que la vapeur est tellement divisée par la chaleur qu'elle devient inappréciable, l'électricité se trouve très-abondamment dans l'atmosphère, d'où il suit que, sous les tropiques, l'air est souvent saturé de ce fluide; ce qui occasionne ces épou-vantables ouragans qui bouleversent ces contrées. Dans nos pays tempérés, durant le plus grand froid de l'hiver, on observe quelquefois des phénomènes électriques, mais ils sont bien plus fréquens et bien plus forts lorsque, durant l'été, notre atmos-phère s'échauffe au point de ressembler à celle des régions équa-toriales.

L'*humidité* est loin d'être la même dans ces différentes zones, et chose singulière, on a remarqué qu'il tombait d'autant plus de pluie que l'on s'approchait davantage des pays méridionaux, de sorte que l'humidité paraît être en raison directe de la tem-pérature. Bien plus, c'est que l'on peut dire d'une manière absolue que l'air des pôles est plus sec que celui des tropiques, et cela par les raisons que nous avons exposées précédemment. Il tombe annuellement environ soixante-dix pouces d'eau sous les tropiques; il n'en tombe guères que dix-huit à vingt pouces en Europe, et beaucoup moins vers les pôles.

Les *mouvemens dont l'air est agité* varient beaucoup selon les régions. Le vent d'est règne constamment entre les tropiques. L'explication qu'on a donnée de ces vents alisés est peu satis-faisante. On a prétendu que l'air dilaté par les rayons du soleil s'élevait et était remplacé par l'air froid qui arrivait des pôles, que cet air arrivait directement du nord et du midi vers l'équa-teur, et que de là il se dirigeait vers l'orient où la dilatation était le plus sensible, mais comme le vent d'est marche d'orient en occident, on a supposé que le mouvement de la terre qui a lieu dans un sens inverse, et qui est plus rapide que celui de l'air, était cause de cette espèce d'illusion. Il est possible que les choses se passent ainsi, mais j'avouerai que j'éprouve quelque répugnance à ajouter foi à cette explication physique. Il existe dans la mer des Indes des vents connus des nautonniers sous le nom de *moussons*. Ces vents impétueux soufflent dans toutes les directions, et leur cause est totalement inconnue. Entre les tropiques l'air se refroidit durant la nuit, et plus dense que celui des mers, tend à remplacer celui-ci, et souffle en *brise de terre*. L'inverse a lieu durant le jour; l'air des terres plus rare que celui des mers, à cause de la chaleur solaire, appelle ce dernier sur le continent, ce qui donne lieu à la *brise* de mer. Les variations de température qui se manifestent dans nos climats tempérés paraissent être la cause des directions infinies des vents qui rafraîchissent ou échauffent notre atmosphère, qui la dessèchent ou l'humectent.

Les climats produisent des végétaux et des animaux qui leur sont particuliers, et c'est autant par ces productions destinées à servir de nourriture à l'homme, que par l'action des puissances que nous venons d'examiner, qu'ils modifient l'économie animale.

Les climats glacés du nord n'enfantent que des êtres rabougris et misérables, incapables de suffire à notre alimentation. Quelques arbres toujours verts, des lichens, des plantes agames, quelques monocotylédones ont peine à couvrir la triste nudité de ces pays hyperboréens. La chaleur et la lumière fécondantes des régions équatoriales développent des végétaux gigantesques, dont les fruits, les feuilles, les écorces servent d'alimens, d'habits et de retraite aux habitans de ces zones brûlantes. Les climats tempérés plus heureux ont reçu de la nature de riches graminées, et une multitude de plantes oléracées. Ces plantes couvrent d'immenses et de fertiles guérets, et naissent presque sans culture. Les épices, les aromates, les fruits aqueux, les poisons actifs naissent dans les pays chauds. La stérilité est le triste partage des régions glaciales. La richesse, l'abondance de verdure, de fruits, de fleurs sont l'apanage de nos belles contrées, qui semblent plus spécialement destinées à être habitées par des hommes.

Le règne animal ne varie pas moins dans les différentes zones. La plupart des ruminans, des oiseaux gallinacés et des passereaux, qui sont si propres à notre alimentation, préfèrent les régions tempérées où elles trouvent dans les graminées une nourriture abondante. Le pôle sera pauvre en animaux de cette espèce, et le renne sera presque la seule richesse du Lapon. Le froid glacial ne permettra pas aux insectes et aux animaux à sang froid de vivre sous le pôle. Les cieux brûlans des tropiques verront naître les animaux venimeux les plus redoutables, les quadrupèdes les plus féroces. La plupart seront couverts d'un manteau diapré des plus vives couleurs.

Des localités. — Mais une multitude de circonstances viennent modifier les influences des saisons et des climats. La nature du sol, la position des lieux, la culture des terres, etc., annulant les influences générales dont nous venons de parler, imposent des saisons et des climats particuliers à chaque pays.

§ Ier. *Nature du sol.*—La nature du sol conduit à la connaissance des végétaux qu'il produit, des animaux qui y vivent, des eaux qui l'arrosent, et fait connaître par-là quels changemens l'homme doit éprouver sous ces influences. Il est plus que vraisemblable qu'on sera toujours réduit à former des conjectures sur la nature du noyau de la terre. On a supposé qu'il devait être fort dense, et quelques savans ont dit qu'il devait être très-raréfié. Les géologues distinguent trois couches de terrain. Les *primitifs* présentent des blocs confusément entassés de granits, de porphyre, de marbres primitifs qui s'élèvent en pyramides énormes et forment à la surface de la terre des chaînes de montagnes. Telles sont les Cordelières, les Andes, en Amérique; le Caucase, l'Altaï, l'Oural, l'Immaüs, le Tibet, l'Atlas, les Alpes, les Pyrénées, etc. On ne trouve aucun débris de corps organisés dans ces terrains primitifs qui pénètrent à une profondeur encore inconnue, et qui constituent l'ossature du globe. Ce qui a fait penser qu'ils étaient antérieurs à tout être vivant. Les terrains *secondaires* s'adossent en couches plus ou moins obliques sur ces premiers, et semblent être dus aux sédimens des eaux; ils sont composés d'ardoises, de schistes, de marbres veinés et colorés, de sulfates et de carbonates de chaux, etc.; ils recèlent souvent des débris d'animaux et de végétaux devenus fossiles, et tellement conservés qu'on en reconnaît l'empreinte. Des filons métalliques les sillonnent dans différens sens. Ils sont excavés par des grottes où se passent divers phénomènes chimiques, des dégagemens de gaz méphitiques, des détonations, des éruptions volcaniques, etc. Enfin sur ceux-ci, et tout-à-fait à l'extérieur, gissent les terrains de *troisième formation.* La craie, le sablon, la marne, et le détritus des matières végétales et animales les composent. Ils paraissent avoir été bouleversés par les orages; ils se sont amoncelés en collines et creusés en ravins. Leurs couches irrégulières, inégalement superposées attestent l'irrégularité, le trouble qui ont présidé à leur production. Elles renferment une foule de débris d'animaux marins. On a encore donné le nom de terrains volcaniques à ceux qui paraissent avoir été vomis sur la surface du globe par de vastes embrasemens souterrains. C'est dans leur voisinage qu'on trouve en général des eaux minérales et thermales dont les anciens faisaient tant de cas, et que la médecine moderne sait mettre en usage d'une manière si avantageuse.

La dernière couche de la terre est, comme on voit, de diverses qualités; aussi les productions qui y naissent sont-elles bien différentes. Ici une terre forte, noire, riche en matières végétales décomposées, produit de gras pâturages, qui à leur tour alimentent de magnifiques troupeaux, dont les dépouilles, le laitage et les chairs, protégent contre les vicissitudes de l'air et nourrissent avec profusion le riche habitant de ces contrées. Là, un terrain plus sec donne naissance à d'abondantes moissons; plus loin, ce coteau, en apparence aride, voit croître la vigne et l'olivier. Sur ce terrain sablonneux roulent des eaux claires et limpides. Chaque sol jouit d'une valeur particulière que l'homme industrieux sait faire servir à son usage; et qui par ses productions ou par les travaux qu'exige sa culture impriment à sa constitution un caractère particulier.

§ II. *Position des lieux.* — La surface de la terre est arrosée par une immense quantité d'eau. Une multitude innombrable de rivières et de fleuves circulent de tous côtés dans les plaines et les vallons, et portent en tous lieux l'abondance et la vie. Des mers incommensurables tant par leur étendue que par leur profondeur, des lacs immenses entretiennent par leur continuelle évaporation une douce température, soit en modérant l'impression d'une chaleur ardente, soit en tempérant celle d'un froid trop rigoureux. Ce qui fait que les bords des mers ou des fleuves sont plus froids en été, et plus chauds en hiver que l'intérieur des continens. Les habitans des côtes sont en général pêcheurs, ichtyophages, navigateurs et commerçans, ce qui leur donne une constitution particulière. Les habitans des bords des rivières et des lacs partagent ces dispositions organiques. Mais la terre est quelquefois souillée par d'infects marécages et par des marais pestilentiels. Ici tout est danger pour les malheureux condamnés à languir sur ces bords empoisonnés. Des miasmes délétères, résultat des matières organiques en décomposition, s'élèvent incessamment de ces marais empestés, et portent avec eux une multitude de maladies que nous citerons; leur nombre est tel qu'elles ont donné lieu à de volumineuses monographies. Ramel pense que la seule humidité de l'air est la cause de l'action des marais sur l'homme. Nous partageons l'avis de la plupart des observateurs, qui l'attribuent aux effluves marécageux composés de gaz auxquels donne lieu la décomposition des substances organiques.

Autant le voisinage de ces lieux est meurtrier, autant est salutaire celui des forêts. Elles enrichissent l'air d'une prodigieuse quantité d'oxygène, lorsqu'elles sont frappées par les rayons du soleil ; elles entretiennent une habituelle fraîcheur dans l'atmosphère pendant l'été, et durant l'hiver elles diminuent la violence du froid, soit en développant une certaine quantité de calorique, soit en brisant le cours impétueux des vents.

Les vastes plaines continentales sont exposées à toutes les vicissitudes atmosphériques, à tous les vents ; elles sont plus chaudes en été et plus froides en hiver que les autres localités.

Il n'en est pas de même des montagnes et des vallons. La direction des premières relativement au soleil ou leur exposition, et leurs diverses hauteurs influent prodigieusement sur la température. Si une montagne est exposée au sud, qu'elle reçoive toute la journée l'action des rayons solaires, la température sera plus chaude que ne le comportera la latitude où se trouve située cette montagne. L'inverse aura lieu sur son revers. Le côté de l'est sera plus frais dans nos contrées que le côté de l'ouest. Mais l'élévation du terrain est une grande cause du froid. Sous l'équateur, les Andes du Pérou sont couvertes de neiges éternelles, à 2,400 toises. La hauteur où les neiges commencent varie selon les latitudes, elle est beaucoup moindre vers les pôles. Paris et Vienne sont sur la même latitude, mais le premier est situé à 37 toises au-dessus du niveau de la mer, et le second à 80, aussi celui-ci est-il beaucoup plus froid.

La lumière et la chaleur sont ramassées et réfléchies par les parois des gorges et des vallons, l'air y est intercepté, aussi la température y est-elle beaucoup plus douce que partout ailleurs. La circonstance funeste de la stagnation de l'air est loin d'être détruite par l'abondance des rayons de lumière et de calorique ; et les habitans de ces lieux sont en butte à une foule de maladies.

Les diverses localités que nous venons de passer en revue font, comme la nature du sol, varier les productions de la terre, et par suite la constitution de l'homme qui est soumis à leur influence.

§ III. *De la culture des terres.* — On a remarqué que la culture des terres rendait les pays beaucoup plus chauds qu'ils n'étaient avant d'être cultivés. Ce fait assez extraordinaire échappe à une explication satisfaisante. On conçoit bien que le desséchement d'un marais puisse assainir une contrée. Mais comment le labourage détermine-t-il une plus grande production de cha-

leur ? c'est ce que l'on ignore. Ce fait est cependant incontestable. L'ancienne Gaule et la Germanie étaient réellement plus
froides qu'elles ne sont aujourd'hui. Ce qui le prouve d'une manière inconstestable, c'est qu'une foule de végétaux qui ne pouvaient pas y être naturalisés du temps de César et de Tacite sont
aujourd'hui fort communs dans ces empires. A quoi attribuer
cette différence si ce n'est au défrichement des terres, au desséchement des marais, à la construction des villes, etc., les végétaux qu'on multiplie développeraient-ils seuls cette chaleur ?

2e SECTION. — *Effets des climats sur l'économie animale.* —
L'action des climats sur l'homme est très-complexe, elle est le
résultat de plusieurs causes; elle est le résultat de l'influence du
calorique, de la lumière, de l'électricité, des diverses qualités
de l'air, du sol, de la nature des eaux, des productions qui lui
sont propres, et peut-être d'autres agens dont nous ignorons
l'existence. Le climat exerce en général son pouvoir sur une masse
considérable d'individus; mais il imprime à l'organisme des
hommes isolés des modifications profondes, il en change complétement la nature.

L'homme par son organisation paraît destiné à vivre sous
toutes les latitudes. Il a plus que tous les autres animaux
la faculté de se plier à toutes les influences atmosphériques,
il est essentiellement cosmopolite. Cette faculté est surtout le
partage des habitans des régions tempérées. En effet, nous
avons vu que les vicissitudes de l'air étaient très-fréquentes dans
ces contrées, ce qui habitue les indigènes à supporter ces variations sans danger. En outre la différence des saisons y est
très-marquée, le froid y est rigoureux, la chaleur intense;
d'ailleurs la température ne s'éloigne pas sensiblement de l'un
ou de l'autre extrême, et l'on conçoit que ces diverses causes
réunies rendent l'homme de ces pays très-propre à vivre
sous d'autres climats. Il n'en est pas ainsi des habitans du nord
ou du midi, qui ne peuvent être transportés impunément dans
des climats opposés à ceux qui les ont vus naître. Mais quoique
l'homme soit cosmopolite, si l'on réfléchit que les climats tempérés où les variations de l'air sont fréquentes, sont les plus
avantageux à la santé (car, ainsi que nous l'avons fait voir, une
température constante occasionne une multitude de maladies);
si l'on examine d'ailleurs la générosité avec laquelle la nature a
doté les pays tempérés de matières alimentaires (en effet, les

riches graminées croissent abondamment dans ces régions peu-
plées de troupeaux, de gallinacés, de gibier de mille espèces);
il est difficile de ne pas convenir que ces pays sont l'habitation
la plus convenable et la plus naturelle à l'homme.

Néanmoins tous les hommes ne peuvent pas vivre dans ces régions fortunées. Les uns sont appelés à traîner leur malheureuse
existence dans les antres des pôles, de s'enfoncer vivans dans les
entrailles de la terre pour éviter les impressions mortelles d'un
froid glacial; les autres, destinés à un supplice peut-être plus
cruel encore, sont condamnés à respirer un air embrasé qui les
dévore, sans qu'il leur soit possible de s'y soustraire. Les premiers, vivant de mousse de lichen, de sommités de pin, du lait de
renne ou de sa chair, sont arrêtés dans leur développement et par
la pénurie de leur régime alimentaire et par la rigueur du froid.
Indigens de lumière et de chaleur dont les habitans des tropiques sont surchargés, ils gémissent d'un mal dont l'excès opposé fait le supplice de ces derniers. Ceux-ci errans au milieu
d'une nature gigantesque, accablés du poids énorme d'une chaleur insupportable qui anéantit toutes leurs facultés, sont incapables, à cause de leur affaiblissement physique, de jouir des
richesses dont ils sont entourés.

Les climats font varier la forme et la couleur des hommes.
Ceux qui sont groupés autour du pôle sont petits, ont la tête
grosse, la figure plate, les yeux écartés, le nez écrasé, les jambes
torses, les genoux en dehors, les pieds en dedans, le teint grisâtre. Tels sont les Samoïèdes, les Esquinaux, les Lapons, les
Groënlandais, les habitans de l'Islande et de la baie d'Hudson,
les Tartares, etc. Ces peuples se ressemblent aussi sous le rapport
du moral. Sous les zones tempérées, les hommes sont plus grands,
plus beaux, mieux faits et plus forts. Ils sont blancs ou bruns,
de diverses nuances. La teinte brune, rougeâtre, cuivre ou noire
de la peau, tient à l'intensité de la lumière. Or nous savons que
c'est vers les tropiques où elle est plus intense. Mais son effet
peut être modifié par la position des lieux, par le voisinage
des eaux et par celui des forêts, etc. La chaleur agit peu pour
colorer la peau, jamais en effet la chaleur artificielle ne produit
les mêmes résultats que la chaleur et la lumière solaires.

Les données générales, si séduisantes pour l'esprit, sont rarement exactes et surtout rarement incontestées; nul doute cependant que les climats n'exercent sur les mœurs, l'esprit, le carac-

tère, les habitudes, les gouvernemens des différens peuples du globe, une influence immense. Mais, si l'on dit que les habitans des pays chauds sont soumis au despotisme, qu'ils sont lâches, cruels, tyrans ou esclaves, on vous répond que les mêmes pays ont tour à tour été libres et soumis, que la Grèce qui tend aujourd'hui à reconquérir son indépendance, a gémi pendant plusieurs siècles dans un honteux esclavage ; que le Grand-Turc habite non loin des pays des Thémistocle et des Phocion ; que Rome, qui vécut 600 ans en république et qui conquit le monde, est aujourd'hui l'esclave d'un prêtre, que les arts, nés dans ces beaux climats régnent aujourd'hui dans Paris, et il est impossible de ne pas se rendre à de pareilles objections. On a prétendu qu'il était plus vrai de dire que l'amour de la liberté et de l'indépendance était le partage des habitans des pays montagneux ; ce qui placerait les républiques en Afrique vers les régions tropicales. Cependant pour descendre à des faits moins généraux, « le caractère du sol, la nature de ses productions, la température des lieux et leurs rapports particuliers avec tout le voisinage, n'invitent-ils pas de préférence à la culture de certains arts? ne la commandent-ils pas même en quelque sorte? n'interdisent-ils point en même temps celles de certains autres arts dont on ne peut se procurer qu'avec peine et à grands frais, les matériaux ou les instrumens? Sur les hautes montagnes où croissent spontanément les herbages féconds, mais où la culture ne peut obtenir aucune autre récolte aussi profitable, les hommes doivent se borner à l'éducation des troupeaux ; ils deviennent pasteurs, ils préparent le beurre, ils fabriquent le fromage ; et le commerce de ces produits de leur industrie ou celui de leurs animaux eux-mêmes, est souvent le seul nœud qui les unisse aux habitans des vallons les plus voisins. Dans les plaines où le labourage est plus facile, où les récoltes en grains, en légumes en fruits, sont plus riches et plus variées, les hommes deviennent agriculteurs. Sur le penchant des heureux coteaux où la vigne prospère, ils deviennent vignerons ; au fond des bois ils mènent une vie grossière, et pour ainsi dire compagnons des bêtes farouches, ils deviennent comme elles sauvages et cruels. Les bords de la mer invitant à des pêches plus hasardeuses, en même temps que plus lucratives, exercent le courage de leurs habitans, leur fournissent plus de réflexions pour braver les flots et les orages, développent en eux le goût des voyages et des aventures romanesques. Enfin, et cette seule circonstance suffit pour créer un genre très-particulier et très-étendu de travaux, ces mêmes bords offrent de nombreux entrepôts au commerce et des asiles aux navigateurs.

« Les pays qui fournissent à l'homme une nourriture facile, surtout quand la chaleur y vient encore augmenter le penchant à l'oisiveté qu'inspire l'abondance; ces pays, dis-je, énervent les forces corporelles. Mais comme on y a plus de temps pour la réflexion, l'esprit se développe plus complétement, les mœurs sont plus douces et plus cultivées. Dans les pays froids, comme nous l'avons dit, il faut des alimens plus abondans, et la terre est souvent plus avare; mais aussi de plus grandes forces musculaires y mettent en état de supporter les plus pénibles et les plus longs travaux; ces travaux, ou de violens exercices destinés à les suppléer, y sont même nécessaires au maintien d'une bonne santé. Ainsi donc l'homme de ces pays sera supérieur à celui des pays chauds dans tous les travaux qui demandent un corps robuste; il lui sera souvent inférieur (et il le serait toujours si les autres circonstances étaient égales), dans les travaux qui tiennent à la culture de l'esprit, particulièrement dans les arts d'imagination. » (Cabanis, *Rapports du physique et du moral.*)

Ce serait un travail immense que d'entrer dans tous les détails de ce vaste sujet. Il faudrait parcourir la plupart des régions du globe, et assigner à chacune les maladies qui lui sont propres. Nous nous bornerons à dire que la peste, la fièvre jaune et les divers typhus exercent leurs ravages dans les pays chauds, dans ceux qui sont chauds et humides, et dans le voisinage desquels gissent des matières animales ou végétales en décomposition; telle est au moins la situation des Antilles et des diverses parties du nouveau Continent où la fièvre jaune sévit; telle était aussi celle de Barcelonne, et telle est encore celle de l'Égypte, de l'Europe orientale et méridionale, de l'Asie, etc. Les fièvres intermittentes, simples, naissent sous des conditions analogues, comme on peut s'en assurer par ce qui a lieu dans les pays couverts de rivières, et par ce qui arrive tous les ans à Rome, sous l'influence des marais Pontins.

La chaleur excessive de diverses régions, l'abondance des récoltes qui y naissent pour ainsi dire sans culture, invitent l'habitant de ces lieux au repos. Les organes des mouvemens tombent dans l'inertie; mais la partie percevante et sensitive de l'appareil cérébral se développant alors outre mesure, ces peuples sont fort sujets aux maladies nerveuses et cérébrales. Leur imagination presque toujours en extase les rend très-propres à la poésie et à la culture des beaux-arts, qu'ils portent d'ailleurs presque toujours au delà des bornes du vrai; ils sont enthousiastes et exagérateurs. Cette disposition favorise singulièrement la mélancolie, la manie, l'hystérie, l'épilepsie, les spasmes, les convulsions, etc. Les maladies qui règnent dans les pays froids, secs ou humides, sont les mêmes que celles que nous avons signalées comme appartenant à ces qualités de l'air; nous n'y reviendrons pas.

Il est important aussi pour le médecin de savoir que les différences qui caractérisent les diverses races d'hommes sont le résultat du climat, et non celui d'une constitution originelle. Voltaire pensait le contraire, mais des preuves trop multipliées nous empêchent d'ajouter foi à l'assertion de ce grand homme. Les Juifs originaires de l'Asie, où ils sont bruns, sont très-blancs en Pologne; ils brunissent, à mesure qu'on les observe, dans des régions plus méridionales. Ils sont en Afrique aussi noirs que les indigènes, et l'on sait que cette nation ne mêle pas son sang à celui des autres peuples. Ainsi, au bout d'un temps plus ou moins long, les climats changent entièrement l'organisation. Ce que nous avons dit de l'air, de ses diverses qualités et de ses influences, doit trouver ici sa place. Nous ferons observer qu'ainsi que les saisons, les climats ont leurs maladies particulières; que celles qui naissent dans un lieu disparaissent dans un autre, qu'ainsi le climat peut devenir souvent un moyen thérapeutique entre les mains du médecin; mais ce n'est guère que dans les maladies de long cours que l'on peut mettre à profit cette influence.

En passant légèrement sur les changemens que les climats produisent par la suite des générations dans le corps humain, nous ne devons pas négliger de parler de l'influence immédiate qu'ils exercent sur les voyageurs qui se transportent d'un pays dans un autre, et viennent y passer un temps plus ou moins long. Nous avons dit que l'homme le plus propre à ces sortes de migrations, c'était l'habitant des climats tempérés; mais quelle que soit la flexibilité de l'organisation, les modifications qui s'opèrent alors se font rarement sans que la santé de l'individu ne s'en ressente. Les dangers que l'on court sont d'autant plus grands

que les climats où l'on arrive sont plus différens de ceux où l'on
a pris naissance. On a remarqué cependant qu'à différences égales,
l'habitant du Midi s'habituait plus facilement dans le Nord, que
l'habitant du Nord ne s'habituait dans le Midi. Mais cette opinion ne doit s'entendre que pour les climats extrêmes et pour
la jeunesse; car l'on sait que pour les habitans des pays médio-
crement froids, comme l'Angleterre, ils gagnent, lorsqu'ils sont
vieux, à élire leur domicile dans des pays plus chauds. Ce n'est
que lentement et avec le temps que l'acclimatement s'effectue.
D'abord tout diffère entre l'étranger et le naturel des pays, la
physionomie, la couleur, le caractère; peu à peu l'étranger se modifie de manière à prendre la physionomie, la couleur et le caractère natal. Si l'étranger est vif et gai, qu'il arrive dans un pays
triste et sombre, il le devient sans s'en apercevoir; si les naturels
sont pâles, il perd bientôt ses couleurs; et ces signes sont pour
les habitans du pays les indices irrécusables de l'acclimatement
du nouveau venu. Il s'opère dans les fluides de l'individu et surtout
dans le sang, par l'alimentation et par la respiration de l'air,
des changemens profonds qui se manifestent par les apparences
dont nous venons de parler. Lorsque ces apparences sont à peu
près celles des naturels du pays, ce qui n'arrive qu'au bout de
plusieurs années, alors l'individu est acclimaté. Il jouit de tous
les avantages des indigènes; mais il en a aussi les inconvéniens.
Ainsi, s'il perd l'aptitude à contracter la fièvre jaune, il devient
sujet à d'autres maladies qui sévissent sur les régnicoles. Lorsque la personne ainsi acclimatée revient dans sa patrie, elle
éprouve des modifications analogues mais inverses aux premières.
Ces changemens se font rarement d'une manière insensible, ils
produisent presque toujours de violentes secousses, des maladies
graves fréquemment suivies de la mort. Les jeunes gens s'accli-
matent plus facilement que les vieillards.

L'empire des localités est indépendant de celui des saisons et
des climats qu'elles modifient ou même qu'elles détruisent complétement. Cela est tellement vrai que la seule élévation du sol
suffit, par exemple, pour détruire l'influence du climat des régions équinoxiales. Les habitans de Quito, qui sont sous la ligne,
ressemblent entièrement à ceux des pays tempérés. Les principales différences des localités naissent ainsi que nous l'avons vu
de l'élévation du sol, de sa direction, de sa position, de sa nature, de ses productions, de ses eaux, etc.

Sur les hautes montagnes, l'air est sec, froid, léger et pur, agité par des vents continuels; l'eau est vive et limpide; les productions de la terre sont assez maigres et exigent beaucoup de culture. L'habitant de ces lieux est vif, agile, fort, dispos, tempérant, spirituel, sensible, indépendant et indompté; il est doué de la constitution organique que nous avons décrite en parlant de l'air sec et froid. Il est disposé aux mêmes maladies, mais il jouit en général d'une santé brillante; il est heureux et content au sein d'une apparente stérilité.

Tel n'est pas l'habitant des lieux bas et humides, au milieu de la végétation la plus féconde. Nous ne répéterons pas ici ce que nous avons dit des effets de l'humidité de l'air; nous y renvoyons le lecteur. Ces considérations sont entièrement applicables dans cette circonstance.

Si le sol, quoique bas, est exposé aux vents, ne forme point une gorge resserrée entre des montagnes, qu'il soit d'ailleurs fertile, arrosé par quelque rivière, entouré d'un air tempéré et froid, le pays partagera la plupart des avantages des lieux élevés, et n'aura aucun des inconvéniens des sols bas et humides : telle est la France presque tout entière. Si le sol est incliné du côté du nord, il aura tous les inconvéniens qui appartiennent à la privation de chaleur et de lumière; il jouira au contraire des influences bienfaisantes de ces deux principes de la vie, s'il incline vers le sud.

Si les eaux qui arrosent un pays sont séléniteuses, elles contribueront avec les autres causes locales, telles que l'air stagnant des vallées à produire le goître, le crétinisme, les scrofules, etc. Cette assertion est révoquée en doute.

Les habitans des bords de la mer et des rivières seront remarquables par leur esprit industrieux et commerçant. Leur situation les rendra ichtyophages, et leur communiquera les qualités qui dépendent de ce genre d'alimentation.

Mais les bords perfides des eaux stagnantes produiront des effets meurtriers sur les malheureux condamnés à y souffrir l'existence. Ramel, qui avait observé les influences des marais dans les contrées palustres de l'Afrique, dit, dans son *Mémoire* couronné par l'Académie de médecine de Paris, que les maladies endémiques dans ces contrées funestes sont : les fièvres intermittentes, les fièvres putrides et malignes, le cholera-morbus, le scorbut, les flueurs blanches, la chlorose, l'ictère, les diverses affections cutanées, les rhumatismes et les hydropisies, et la plupart des affections organiques des viscères. Il attribue tous ces accidens à l'humidité; et M. Beaumes qui a traité le même sujet, les fait dépendre des *miasmes* marécageux. *Voyez* AIR, ACCLI-MATEMENT, ÉLECTRICITÉ, LUMIÈRE, MARAIS, SAISONS, VENTS, etc.

(ROSTAN.)

CLIMATOLOGIE, de κλίμα région, et de λόγος discours : dénomination sous laquelle nous avons cru devoir traiter des objets de l'hygiène, qu'on réunissait sous le nom de *circum-fusa*. Cette classe importante comprend l'air et toutes ses qualités, la lumière, l'électricité, les saisons, les climats, les localités, les habitations, etc. (ROSTAN.)

CLIMATÉRIQUE, adj., *climatericus*, de κλίμα inclinaison, ou de κλίμαξ, échelle ou degré. On a donné, dans le langage des écoles, cette épithète à certaines années ou époques de la vie, dans lesquelles on supposait que les maladies se développaient plus fréquemment et que la mortalité était plus grande. Les anciens comparaient ces années à des nœuds qui joindraient entre elles les diverses périodes de la vie, et donneraient à l'économie une nouvelle direction. Cette doctrine, qui, dit-on, a été puisée par Pythagore dans les institutions des Chaldéens, a long-temps joui d'une grande faveur dans les écoles. La plupart de ceux qui ont admis des années climatériques, les ont placées de sept ans en sept ans : ils ont indiqué la quatorzième et la vingt-unième années comme pleines de dangers. D'autres les ont séparées par des intervalles de neuf ans. Quelques-uns se sont fait un système mixte, et la soixante-troisième année, formée des nombres sept et neuf, leur a paru la plus féconde en maladies, et surtout en maladies mortelles; ils l'ont même désignée par un nom qui exprime cette idée. D'autres enfin avaient préféré la révolution ternaire. Les uns et les autres pensaient que la période qu'ils avaient adoptée était nécessaire pour l'entier renouvellement des parties dont le corps est composé. De sorte, qu'au bout de trois, sept ou neuf ans, il ne devait plus, d'après leur système, rester dans l'économie aucune des parties qui la constituaient auparavant. C'était là le motif qui les conduisait à supposer un changement dans la constitution, et par cela même, une prédisposition spéciale à la maladie. Il est bien certain que, dans un temps indéterminé, variable selon l'âge et plusieurs autres circonstances, le corps se renouvelle, et qu'il ne s'y retrouve presque aucune des parties qui le constituaient; mais ce changement n'est pas

subit : il a lieu sans interruption, et produit, dans la composition des corps, des modifications journalières. Il n'est pas plus
sensible à la septième ou à la neuvième année que dans chacun
des jours qui composent les périodes climatériques. Dans tous
les temps les hommes sages ont considéré ces calculs comme de
vaines spéculations, qui ne sont propres qu'à égarer les médecins
et à effrayer les malades.

Quelques auteurs ont attaché au mot climatérique un sens
différent : ils ont désigné sous ce nom les époques de la vie,
où il survient de grands changemens, indépendamment de l'ordre
numérique des années. Telles sont l'époque de la puberté dans les
deux sexes, celle de la cessation des règles, ou temps critique
chez les femmes. Il n'est personne qui ne convienne de l'influence de ces époques climatériques sur la constitution.
                                        (CHOMEL.)

CLINIQUE., adj., *clinicus*, de κλίνη, lit; dénomination par
laquelle on caractérise l'enseignement de la médecine qui se fait
au lit des malades. Cette expression est prise aussi substantivement
pour désigner cet enseignement lui-même.

Si les maladies, toujours régulières dans leur marche, se
montraient constamment avec les caractères qui leur sont assignés dans les nosologies, la médecine ne serait, en quelque
sorte, qu'une science de mémoire : celui qui voudrait mettre en
exercice les connaissances qu'il y aurait acquises n'aurait besoin,
pour reconnaître les modèles, que de se représenter les portraits
qui en auraient été tracés; il appliquerait avec une égale facilité
les principes de traitement qui lui auraient été donnés pour
chacune des circonstances de la maladie. Qu'il est loin d'en être
ainsi ! les lésions des organes se présentent à des degrés si divers, sous des formes si variées, se combinent tellement ensemble, que les phénomènes par lesquels elles se manifestent
éprouvent de nombreuses modifications, indépendamment de
celles, non moins remarquables, que leur impriment la constitution du malade et une foule de circonstances accidentelles. Le
praticien le plus habile a quelquefois peine à saisir, au milieu du
trouble général, les traits qui peuvent faire apprécier les désordres de l'organe principalement malade, à prévoir les événemens qu'ils doivent amener, à trouver les moyens propres à
les combattre. Abandonné à lui-même dans un tel labyrinthe,
celui qui ne posséderait que la théorie des maladies courrait ris-

que de s'égarer à chaque pas. Il n'atteindrait le but qu'après une
foule d'essais infructueux, de tentatives malheureuses, si l'expérience raisonnée d'un médecin digne d'être pris pour modèle
et pour maître, ne lui avait pas fourni des exemples et des préceptes capables d'assurer sa marche. La théorie lui a fait connaître les résultats généraux tirés d'un grand nombre de faits;
il apprend, dans la pratique et les leçons de ce maître, à faire
l'application de ces notions générales aux cas particuliers, à les
modifier suivant les circonstances. C'est au lit du malade seulement qu'il apprendra l'art de l'interroger convenablement,
d'explorer l'état des organes, de parvenir à la connaissance des
signes qui lui feront distinguer les maladies les unes des autres;
c'est là qu'il acquerra le talent de prédire l'issue qu'elles doivent avoir, celui de saisir à propos les indications thérapeutiques qu'elles offrent dans chaque moment de leur cours, et de
bien juger les effets des moyens qui doivent remplir ces indications. C'est après avoir suivi et étudié avec soin, pendant la vie,
tous les phénomènes morbides, qu'il pourra apprécier, après
la mort, les rapports qu'ils ont avec les altérations des organes.

Dans les premiers temps, l'enseignement de la médecine fut
presque entièrement clinique. L'exercice de cet art était concentré
dans quelques familles; les connaissances qui constituaient la
science, étant peu étendues, se transmettaient facilement d'une
génération à l'autre. On cherchait les leçons dans l'exemple plutôt que dans les préceptes. Ce fut à la seule école de l'expérience
que se formèrent les médecins prédécesseurs d'Hippocrate et
Hippocrate lui-même. Mais lorsque les écrits de ce grand homme
eurent, en quelque sorte, fait de la médecine un corps de
doctrine qui devait faciliter et abréger l'étude de la nature,
lorsque la pratique de cet art se fut propagée, on oublia bientôt les voies qui avaient été parcourues avec tant de succès
par les premiers maîtres. Des sectes philosophiques qui régnaient
universellement, les discussions scolastiques, les théories spécula-
tives passèrent dans la médecine et remplacèrent l'observation.
Les ouvrages de Galien ajoutèrent encore à l'erreur générale.
Depuis ces époques jusqu'au 17ᵉ siècle à peu près, les études
cliniques, quoique recommandées par quelques auteurs, furent
entièrement négligées.

Quelques médecins célèbres, dans différens temps, se montrèrent au lit de leurs malades, accompagnés d'un grand nombre

d'élèves, mais bien plutôt par ostentation que par un véritable zèle pour l'instruction de ceux-ci; ce moyen était d'ailleurs insuffisant sous tous les rapports. Ce n'était que dans les grands rassemblemens de malades, dans les hôpitaux, qu'on pouvait trouver les sources d'une étude clinique réellement avantageuse. Il semble que ces établissemens, dont l'origine est rapportée au 14e siècle, auraient dû donner plus tôt naissance à l'enseignement pratique de la médecine; cependant ce ne fut qu'au 17e siècle qu'on tenta les premiers essais auxquels nous devons les écoles de nos jours. Sylvius de le Boë, auteur du système de la chémiatrie, et professeur à l'université de Leyde, est regardé comme celui qui conçut le premier l'heureuse idée de faire, en faveur des étudians, des leçons de médecine dont l'objet était les maladies que son hôpital offrait à leur observation. Mais il paraît que, long-temps avant, Guill. Straten, médecin de réputation, dirigeait à Utrecht une clinique très-florissante, et que Otho Heurnius, prédécesseur de Sylvius dans la chaire de médecine pratique à Leyde, avait introduit cet exercice dans l'hôpital à la tête duquel il était. Négligée pendant quelque temps, cette excellente méthode fut remise en vigueur, en 1658, par Sylvius, et renouvelée au commencement du 18e siècle par Boerhaave. Bientôt après, des écoles de clinique s'ouvrirent dans diverses contrées de l'Europe. Celles d'Édimbourg et de Vienne décidèrent enfin des avantages de ces institutions. L'école de Vienne, fondée sous les auspices de Van-Swieten et dirigée successivement par Dehaen et Stoll, eut la plus heureuse influence sur l'enseignement et les progrès de la médecine.

En France, les études cliniques ne reçurent d'organisation spéciale que lors de la création des nouvelles écoles de médecine, en 1795; mais déjà Desbois de Rochefort avait fait, à l'hôpital de la Charité, des leçons cliniques qui furent continuées par Corvisart, son élève et son successeur. On sait de quel éclat brilla la clinique dirigée par ce professeur célèbre, et quelle gloire elle répandit sur la médecine française. M. le professeur Pinel contribua également par ses efforts et ses talens à propager ce mode d'enseignement, et à en faire ressortir tous les avantages.

Jusqu'à Desault, la pathologie chirurgicale n'avait pas eu d'institutions semblables à celles que nous venons d'indiquer pour la pathologie interne. Livrée moins que celle-ci aux systèmes, et présentant des sujets d'observation plus faciles, elle put s'en passer plus aisément. La chirurgie, rangée long-temps parmi les professions mécaniques, participa de ces dernières dans la manière dont elle était enseignée à ceux qui s'y consacraient; la pratique des chirurgiens dans les hôpitaux était d'ailleurs une leçon qui le plus souvent n'avait pas besoin de commentaires. Cependant le génie de Desault, son enthousiasme pour son art, montrèrent quels heureux résultats on pouvait attendre de l'enseignement clinique appliqué à la pathologie externe. Cet exemple a été suivi depuis cet illustre chirurgien.

L'enseignement clinique s'est encore utilement étendu à quelques maladies spéciales pour lesquelles il a été affecté à Paris des hôpitaux particuliers. L'instruction des élèves et la connaissance plus approfondie de ces maladies en ont été les heureuses conséquences.

En exposant ce que l'élève doit apprendre dans ses études cliniques, nous avons, en quelque sorte, indiqué quels sont les les devoirs du professeur. C'est au génie de celui-ci à le guider dans le choix des méthodes qui le feront parvenir plus sûrement au but. Elles varient d'ailleurs suivant le genre de maladies qui forment le texte de ses leçons.   (RAIGE DELORME.)

CLINOIDE, adj., *clinoïdes*, *clinoïdeus*, κλινοειδής, de κλίνη, lit, et εἶδος, forme. On donne ce nom à quatre apophyses du corps du sphénoïde, qui ont été comparées aux pieds d'un lit, tel que ceux dont se servaient les anciens. *Voyez* SPHÉNOÏDE (os).   (A. B.)

CLIQUETIS, s. m. *crepitus*. On s'est servi de ce mot pour désigner le bruit que produisent quelquefois les articulations diarthrodiales pendant leur mouvement, et celui qui résulte de la rencontre et du choc des fragmens d'un os fracturé. (J. CLOQUET.)

CLISÉOMÈTRE, s. m., *cliseometrum*, de κλίσις, inclinaison, et μέτρον, mesure; nom d'un instrument inventé par G. G. Stein, pour mesurer l'inclinaison du plan du détroit supérieur et de celui du détroit inférieur du bassin. Une courte description de cet instrument, dont l'usage n'est pas adopté, ne pourrait donner l'idée de sa structure et de son application. Je renvoie les personnes qui voudraient en acquérir une notion exacte, à l'*Art d'accoucher* de Stein, traduit par P. F. Briot, où elles en trouveront la figure et la description.   (DESORMEAUX.)

CLITORIS, s. m., *clitoris*. On donne ce nom, du mot grec

κλειτορις, qui a la même signification, à un petit organe érectile, propre à la femme, situé entre les lèvres de la VULVE. *Voyez* ce mot.   (A. B.)

CLONIQUE,adj. *clonicus;* de κλόνος, mouvement tumultueux, trouble. On appelle *convulsions cloniques* celles qui se manifestent par des contractions et des relâchemens des muscles, par l'extension et la flexion alternatives des membres. On s'est aussi servi du mot *clonisme* pour exprimer ce genre de convulsions.

(GEORGET.)

CLOPORTE, s. m., *oniscus.* Les naturalistes et les médecins se sont servis de ce nom pour désigner deux insectes différens. Les premiers, en effet, appellent *cloporte* un genre d'insectes aptères ou plutôt de crustacés à yeux fixes, terrestres et fort communs en Europe dans les caves, les celliers et tous les lieux humides et obscurs. C'est un *armadille*, que, sous la dénomination de *cloporte préparé*, les seconds ont autrefois demandé aux pharmaciens. L'un et l'autre de ces animaux, au reste, n'ont d'autre titre, comme médicament, que leur antiquité dans les prescriptions de l'art de guérir, et, malgré le grand nombre d'auteurs qui ont écrit sur leur histoire, aucune expérience positive ne dépose en faveur de leur administration.

Le *cloporte* des naturalistes, *oniscus asellus* de Linnæus et de Fabricius, *cutio*, *porcellio* des pharmaciens, a le corps ovale, oblong, gris, composé d'anneaux imbriqués, et muni de deux appendices à son extrémité. Ses antennes sont sétacées.

Le *cloporte préparé* des pharmaciens, *armadillo officinalis* des naturalistes, appartient à la même famille que l'animal précédent, et a la singulière faculté de se replier sur lui-même, de se rouler en boule au moindre danger. Les anneaux qui forment son corps sont lisses et polis. Ses pattes sont très-déliées, et paraissent tellement nombreuses, que souvent, dans les anciennes prescriptions, les cloportes préparés sont appelés *millepedi.* Il nous est spécialement apporté d'Italie, quoiqu'on le trouve aussi en France. Lister, Neumann, Cartheuser, Lémery, Thouvenel ont procédé à l'analyse chimique des cloportes, et ont reconnu la présence des hydrochlorates et des nitrates de potasse et de chaux dans le suc de ces animaux, tandis que plus récemment M. Trommsdorff y a vu une gelée animale sans efficacité. C'est pourtant sur l'existence seule des deux sels que nous venons de nommer que se trouve fondée l'antique réputation des cloportes en médecine. Ces vils insectes ont su usurper une place non méritée dans une multitude de recettes surannées; et quelques modernes, qui le croirait! n'ont pas honte de les faire avaler tout en vie pour ne rien ôter à leur salutaire efficacité. Pardonnons à Galien et à Dioscoride d'en avoir préconisé les bons effets dans les obstructions des viscères abdominaux; à Schroëder et à Ettmuller d'avoir cru ceux-ci sur parole; à Baglivi de les avoir regardés comme lithontriptiques, à Vallisnieri d'en avoir fait un remède anti-scrofuleux, etc., etc. Mais signalons une sottise que les expériences concluantes du judicieux Cullen ont dévouée au ridicule qu'elle mérite, et qui, même en Allemagne, est appréciée à sa juste valeur. Les cloportes ne sont plus regardés par personne ni comme apéritifs, ni comme fondans : leur effet diurétique n'est pas mieux prouvé. On en a vu prendre, sans qu'il se soit manifesté, jusqu'à deux cents dans un seul jour. (H. CLOQUET.)

CLOU, s. m., *clavus*. On a donné ce nom au furoncle, à cause de l'apparence que présente la tumeur (*Voyez* FURONCLE.), et à quelques autres maladies ou symptômes.

CLOU DE L'OEIL. Quelques auteurs ont employé ce mot comme synonyme de staphylôme. *Voyez* STAPHYLÔME. (J. CLOQUET.)

CLOU HYSTÉRIQUE, quelquefois simplement *clou*; douleur de tête très-circonscrite, que l'on a cru plus fréquente chez les hystériques. *Voyez* CÉPHALALGIE. (GEORGET.)

CLOU DE GÉROFLE ou de GIROFLE. On appelle de ce nom la fleur non épanouie du *géroflier*. *Voyez* ce mot. (A. R.)

CLYSTÈRE, s. m., *clysteriam*, κλυστήρ ou κλυστήριον, dérivé de κλύζω, *abluo*. Les Grecs donnaient encore aux clystères le nom de ἔνεμα, *injectio*. Les lavemens ou les clystères sont en effet des injections de liquides ou de vapeurs qui se font par l'anus. Les liquides sont portés dans le rectum au moyen de différentes seringues; les vapeurs à l'aide d'un soufflet qui sera décrit ailleurs. Lorsque les liquides pénètrent dans le rectum en tombant d'une certaine hauteur, l'injection prend alors le nom de douche ascendante. *Voyez* DOUCHE.

Des clystères en général. — Quelque espèce de clystère qu'on emploie, quelque but qu'on se propose, le liquide pénètre toujours plus ou moins dans le gros intestin, jusqu'à la valvule iléocæcale; il distend toute cette portion du canal intestinal, lubréfie la surface de la membrane muqueuse, et sollicite plus ou moins promptement les contractions de l'intestin; et alors on le liquide est rejeté au dehors, ou il est absorbé en tout ou en partie, et porté directement dans le torrent de la circulation.

Le volume des clystères varie ordinairement depuis quatre onces jusqu'à seize. Ceux qui sont employés pour provoquer simplement les mouvemens de défécation sont de quatorze à seize onces pour les adultes; ceux, au contraire, qui sont destinés à être absorbés en entier, ne doivent pas dépasser six ou huit onces, et deux ou quatre onces pour les jeunes enfans. Il est bon d'observer, par rapport aux lavemens chez les enfans, que, plus ils sont jeunes, plus leur canal intestinal se dilate facilement, et peut perdre de son ressort. J'ai eu connaissance d'un cas, dans lequel le ventre d'un enfant était tellement distendu par l'injection de plusieurs clystères qu'il n'avait pas rendus, qu'il était près de suffoquer. On ne put parvenir à le soulager qu'en introduisant dans l'intestin une grosse sonde par laquelle s'échapèrent les matières liquides et les gaz. Il arrive quelquefois que les clystères ne peuvent pénétrer dans le gros intestin, soit parce que le rectum est trop irritable et contractile, et repousse l'injection à mesure qu'elle s'écoule, soit parce qu'il est rempli de tumeurs hémorrhoïdales ou de matières fécales durcies, qu'il est même quelquefois nécessaire d'extraire préalablement, ou enfin parce que le gros intestin présente, à une distance plus ou moins considérable de l'anus un rétrécissement, dépendant d'une dégénérescence organique. Dans le premier cas, il suffit d'adapter à la canule de la seringue une canule flexible de gomme élastique. Dans le dernier cas, il est souvent nécessaire d'introduire des sondes de différent diamètre pour parvenir à franchir l'obstacle; on fixe ensuite la canule de la seringue dans le pavillon même de la sonde.

Les sondes qui servent de conducteurs aux clystères doivent être dirigées de bas en haut, en inclinant un peu de droite à gauche et d'avant en arrière, afin d'arriver le plus haut possible vers la fin du colon. Il est impossible de pénétrer plus loin; mais c'est presque toujours vers cet endroit que sont placées les dégénérescences organiques qui s'opposent à l'introduction des lavemens.

Le malade, pour recevoir un lavement, doit être couché sur le côté droit, le bassin plus élevé que le tronc, et le corps légèrement courbé en arc, afin de favoriser le relâchement des muscles abdominaux. On doit introduire la canule un peu obli-

quement, en la dirigeant de l'anus vers la symphyse sacro-
iliaque gauche.

Des clystères en particulier. — Les clystères diffèrent beaucoup entre eux par la nature du liquide qu'on injecte. Tantôt
on se sert d'eau seulement, tantôt de matières alimentaires, et le
plus souvent de substances médicamenteuses. On distingue ainsi
des clystères simples, alimentaires et médicamenteux.

A. *Clystères simples.*—Leurs effets varient beaucoup, suivant
le degré de température auquel on les administre. L'eau échauffée
à la température ordinaire du corps agit ordinairement en distendant presque mécaniquement le gros instestin, et en sollicitant
les contractions nécessaires à la défécation. Si cependant l'intestin jouit d'une grande activité d'absorption, et que la constipation soit opiniâtre, le clystère sera retenu; il agira d'abord
comme un simple bain local, et sera ensuite plus ou moins
promptement absorbé par toutes les radicules veineuses et lymphatiques. Au gonflement momentané du ventre succédera un
sentiment de fraîcheur dans la cavité abdominale, et des urines
claires couleront en abondance. Si une partie seulement du lavement est rejetée au dehors, elle entraîne ordinairement les scy-
bales qui remplissent le gros intestin, et un état de bien-être
remplace toutes les incommodités qui dépendent de l'accumulation des matières fécales dans l'intestin. Les lavemens au-dessus
de 32 degrés, et souvent répétés, provoquent le relâchement, et
augmentent la constipation habituelle en diminuant la contractilité du gros intestin. Chez les individus qui sont ordinairement
constipés, il est même nécessaire d'administrer des lavemens au-
dessous de la température du corps, pour donner un peu plus
de ton à la membrane muqueuse du canal intestinal. Les lavemens froids ont une action très-différente et très-marquée; ils
augmentent d'abord la contraction du canal intestinal, sollicitent souvent très-promptement l'évacuation des matières fécales, soustraient tout à coup une grande quantité de calorique
intérieur, refoulent le sang capillaire abdominal vers la poitrine
et la tête, et causent fréquemment des douleurs articulaires et
d'autres accidens. Cependant ils sont quelquefois utiles dans
certaines hémorrhagies passives du canal intestinal, lorsqu'elles
s'accompagnent de beaucoup de chaleur, de soif et de sécheresse à la peau.

B. *Clystères alimentaires.* — On donne sous forme de clystères et dans l'intention de nourrir, du bouillon de viande sans sel, des solutions gélatineuses et gommées, des décoctions de pain et de différentes espèces de lait. Ces liquides, sous un petit volume, sont assez promptement absorbés par le gros intestin, mais ils sont beaucoup moins nourrissans que s'ils avaient été assimilés par l'action de l'estomac et des intestins grêles, et transformés en chyme. Néanmoins ces moyens doivent être employés toutes les fois que les alimens ne peuvent pénétrer dans l'estomac, comme dans les maladies organiques du pharynx et de l'œsophage, et lorsqu'ils sont promptement rejetés par le vomissement, comme dans le cancer de l'estomac, l'hématémèse, et enfin dans tous les cas où le malade tombe dans un grand état de défaillance par défaut d'alimentation. Les lavemens alimentaires doivent être donnés au degré ordinaire de la chaleur naturelle, afin d'être plus facilement absorbés.

C. *Clystères médicamenteux.* — On administre les substances médicamenteuses sous la forme de lavemens, soit pour épargner au malade les dégoûts d'un médicament désagréable, soit parce que l'estomac trop irritable se refuse à l'action d'une substance énergique, ou pour déterminer une dérivation plus active sur le canal intestinal, ou enfin parce qu'on peut agir plus directement par ce moyen sur certains organes malades. Tous les médicamens solubles, ou qui peuvent être suspendus dans l'eau ou dans d'autres véhicules, peuvent être mis en usage sous la forme de clystères, dans l'intention de produire des changemens ou locaux ou généraux, suivant leur manière d'agir. On peut donc distinguer autant d'espèces de clystères qu'il y a de médications différentes : aussi nous bornerons-nous seulement ici à les indiquer d'une manière générale.

A quelle dose doit-on, en général, administrer les substances médicamenteuses en lavemens ? La plupart des médecins thérapeutistes pensent qu'elle doit être double ou même triple de celle qu'on donnerait par la bouche, et ils s'appuient sur deux observations qui sont incontestables, c'est que le gros intestin est moins irritable que l'estomac et l'intestin grêle, et que sa surface est beaucoup moins étendue que celle de la première portion du canal intestinal. Il faut en effet, toutes choses égales d'ailleurs, employer deux fois au moins plus de sulfate de soude ou de quinquina en lavement que par la bouche lorsqu'on veut produire un effet analogue. Mais toutes les substances ne sont pas destinées à borner leur action à la surface de la membrane muqueuse du gros intestin ; plusieurs peuvent être absorbées en entier, comme les solutions alcoholiques et opiacées, et por-tées tout aussi directement et peut-être même plus prompte-ment dans le torrent de la circulation, que si elles étaient in-troduites dans l'estomac, parce que l'absorption veineuse est aussi active dans le gros intestin que dans l'intestin grêle. Quel-ques observateurs ont même cru remarquer que l'action de l'opium était plus prompte par cette première voie que par l'autre. On conçoit, en effet, que cela peut avoir lieu dans certains cas, lorsque le gros intestin est vide et presque sec à sa surface, tan-dis qu'il peut arriver, au contraire, que l'estomac et la première portion du canal intestinal se trouvent recouverts d'une grande quantité de mucosités épaisses. Cette considération doit rendre très-circonspect sur l'usage de tous les médicamens actifs, et particulièrement sur celui de l'opium en lavement, car son action doit nécessairement être très-variable, suivant l'état de la membrane muqueuse, et surtout suivant la quantité de ma-tière fécale qui se trouve dans le gros intestin, et qui peut ab-sorber par elle-même une plus ou moins grande quantité du mé-dicament. On a conseillé, pour remédier à cet inconvénient, de vider toujours le gros intestin avec un lavement simple avant d'introduire le lavement médicamenteux, et ce précepte doit être toujours rigoureusement observé; mais on n'obtient pas toujours une évacuation complète. Quoiqu'en général on puisse donc doubler la dose des médicamens qui agissent sur le gros intestin, les solutions actives, qui peuvent être absorbées, ne doivent pas être employées à des doses beaucoup plus considé-rables que par la bouche. Ce mode d'administration de médi-camens est souvent défectueux, et sujet à offrir beaucoup de variations dans les résultats, par les raisons que nous avons indiquées.

Clystères relâchans. — Toutes les décoctions mucilagineuses de feuilles, de fleurs et de racines de guimauve, de mauve; celles de graine de lin, de fénugrec, les décoctions d'orge, de gruau; les solutions d'amidon, de mucilage de pepins de coing; les bouillons gélatineux et huileux préparés, soit avec les muscles, soit avec les intestins et le mésentère de veau, connu sous le nom de tripes; les différentes espèces de lait, etc., fournissent une foule de moyens relâchans qui sont fréquemment employés

sous forme de lavemens. Leur effet ne se borne pas à adoucir et
relâcher la membrane muqueuse du gros intestin ; l'absorption
de ces liquides communique leurs propriétés à tous les organes
abdominaux, et même à toute l'économie animale. Les lavemens
relâchans conviennent dans toutes les maladies inflammatoires et
principalement dans les phlegmasies des intestins, des voies urinaires et de tous les organes abdominaux; ils seraient nuisibles
dans toutes les adynamies vraies et dans tous les cas d'une grande
débilité des intestins.

Clystères acidules. — Les acidules qu'on administre ordinairement en lavement, sont les acides citrique, acétique et nitrique alcoholisé. Ces substances doivent être employées à très-
petite dose, d'un à trois gros seulement dans une livre d'eau.
Les clystères trop acides deviennent astringens ou même irritans.
Ils ont été surtout recommandés par les anciens dans les fièvres
bilieuses, pour calmer la chaleur de la peau; ils seraient nuisibles dans les phlegmasies du canal intestinal et surtout dans l'inflammation du colon; ils doivent être employés presque froids.

Clystères astringens. — Les clystères acidulés assez fortement
pour être très-acides au goût, ou dans lesquels on fait entrer
l'acétate de plomb, les décoctions de noix de galle, de tan, de
roses rouges, sont autant de moyens qui ne doivent être employés
qu'avec ménagement dans les prolapsus du rectum, dans les
hémorrhagies passives du canal intestinal, et dans certains flux
diarrhéiques séreux sans douleur et sans fièvre. On conçoit que les
clystères astringens seraient encore plus nuisibles que les précé-
cédens dans les maladies organiques du gros intestin et dans la
plupart des phlegmasies de ces organes.

Clystères toniques. — Les décoctions d'écorce de quinquina,
de gentiane jaune, de petite centaurée, administrées en lavement,
ont un effet local sur les intestins aussi prononcé que celui des
astringens; mais leur action secondaire générale est beaucoup
plus remarquable. C'est à cet effet général que sont dues les propriétés anti-périodiques des lavemens de quinquina, qui sont
d'autant plus actifs, qu'on a préparé la décoction avec la
poudre et qu'on a eu soin de faire passer le plus possible du liquide trouble par la canule de la seringue. Les lavemens toniques
sont employés avec beaucoup de succès dans la période adynamique de l'entero-mésenterite et dans les adynamies essentielles.
Ils contribuent puissamment à relever les forces. Ces lavemens

seraient aussi nuisibles que les précédens dans les circonstances où ceux-ci sont contre-indiqués.

Clystères excitans. — La plupart des substances excitantes, mais surtout les infusions de racine de valériane, les solutions de térébenthine et d'assa-fœtida dans l'huile ou le jaune d'œuf, sont employées sous forme de lavemens dans certains spasmes des muscles de la vie organique, et principalement dans les accès d'hystérie.

Clystères diffusibles. — Toutes les teintures alcoholiques, les vins simples ou composés, l'éther, etc., peuvent être introduits en plus ou moins grande quantité dans les clystères, et porter une action plus ou moins énergique, d'abord sur le gros intestin et les autres organes abdominaux, et secondairement sur tout le système, de manière à produire même l'ivresse. Ces moyens puissans ne peuvent être mis en usage que dans des cas de débilité extrême, et lorsque tous les autres moyens ont été épuisés.

Clystères purgatifs. — Le séné, la scammonée, le jalap, la coloquinte, la rhubarbe et les sulfates de potasse, de soude et de magnésie, sont ordinairement les purgatifs qu'on emploie en lavemens ; ils sont souvent beaucoup plus efficaces, lorsqu'ils sont administrés sous cette forme que lorsqu'on les donne par la bouche. Cette forme est surtout préférable, lorsqu'on cherche à produire une forte dérivation sur la fin du canal intestinal, et appeler le sang vers l'utérus ou les hémorrhoïdes. C'est un moyen puissant de dégager les congestions qui ont lieu vers les parties supérieures et surtout vers le cerveau.

Clystères laxatifs. — Les substances qui jouissent de la propriété de solliciter doucement la sécrétion des membranes muqueuses du canal intestinal, comme les pulpes de casse, de pruneaux, de tamarins, la manne, le miel, les huiles, etc., sont souvent employées à la dose de deux à trois onces dans une décoction mucilagineuse quelconque, pour obtenir un effet relâchant. On ajoute quelquefois à l'action de ces substances, en les faisant dissoudre dans une décoction de mercuriale ou de toute autre plante très-légèrement purgative. On administre ordinairement les laxatifs en lavemens, lorsque l'estomac ne peut les supporter.

Clystères narcotiques. — C'est presque toujours avec le laudanum simple ou celui de Rousseau ou de Sydenham, ou avec la décoction de tête de pavot, dans un véhicule mucilagineux quel-

conque, qu'on prépare les lavemens narcotiques. Les narcotiques, sous la forme de lavement, ont un effet beaucoup plus
marqué dans certaines maladies, que lorsqu'ils sont administrés
de toute autre manière. C'est principalement dans les maladies
organiques du colon, de l'utérus et de la vessie que cette différence est très-grande, parce que leur action est alors beaucoup
plus directe. (GUERSENT.)

COAGULANT, adj., *coagulans*. On désignait autrefois sous
cette dénomination les médicamens qu'on croyait propres à
donner de la consistance aux humeurs. On appelait aussi *poisons
coagulans*, les substances qui par une action délétère spéciale
étaient supposées coaguler le sang. Cette expression est maintenant rejetée avec les idées qui l'avaient fait adopter. (R. DEL.)

COAGULUM, s. m. Mot latin qui signifie *présure*, mais dont
on fait particulièrement usage pour désigner le caillot ou la partie
caillée d'un fluide, que l'on abandonne à lui-même, ou que l'on
traite par un réactif approprié; le sang et le lait peuvent fournir
un *coagulum*. (ORFILA.)

COALESCENCE, COALITION, s. f., *coalescentia, coalitio*. On
appelle ainsi l'adhérence de parties qui étaient auparavant séparées soit naturellement, soit accidentellement. (R. DEL.)

COAPTATION, s. f., *coaptatio*, de *coaptare*, ajuster, accom-
moder. On appelle ainsi l'action par laquelle le chirurgien met
en rapport, rétablit dans leur situation naturelle, les fragmens
d'un os fracturé ou les extrémités articulaires des os dans les
luxations. *Voyez* FRACTURE et LUXATION. (J. CLOQUET.)

COARCTATION, s. f., *coarctatio*, resserrement, rétrécissement. On se sert de ce mot pour désigner le rétrécissement
d'une cavité naturelle, d'un conduit, tels que l'urètre, le conduit
lacrymal. (R. DEL.)

COBALT, s. m., *cobaltum*. Métal de la quatrième classe de
Thénard (*Voyez* MÉTAL) qui se touve 1° à l'état d'oxyde noir à
Allemont, dans le Tyrol, l'Autriche, la Saxe, etc.; 2° combiné avec l'arsenic et le fer : cette mine est très-commune en
Bohême, en Saxe, en Stirie, dans la Thuringe, à Allemont, en
Cornouailles; 3° combiné avec de l'arsenic, du fer, du soufre
et du nickel à Tunaberg; 4° à l'état de sulfure, en Suède; 5° à
l'état d'arseniate et de sulfate; ce dernier a été trouvé depuis
peu à Bieber.—Le cobalt est solide, blanc grisâtre, légèrement
ductile, d'une texture granuleuse, serrée; sa pesanteur spéci-

fique est de 8, 5384 ; il est magnétique, mais moins que le fer. Il entre en fusion à 130 degrés du pyromètre de Wedgwood. Si on le chauffe avec le contact de l'air, il passe à l'état de deutoxyde noir. Le soufre, le phosphore, le chlore, le sélénium et plusieurs métaux peuvent se combiner avec lui. Les acides nitrique et sulfurique l'oxydent et le dissolvent. Il n'a point d'usages. On l'obtient en décomposant le protoxyde par le charbon à une température très-élevée.

COBALT (oxydes de). Il existe deux oxydes de cobalt. Le *protoxyde* sec est gris bleuâtre, soluble dans les acides, soluble dans l'ammoniaque à laquelle il communique une couleur rouge ; il passe à l'état de deutoxyde lorsqu'on le chauffe avec le contact de l'air. On l'obtient, en décomposant le sous-carbonate de cobalt par la chaleur, dans des vaisseaux fermés. Il est composé de 100 parties de cobalt et de 27, 36 d'oxygène. On l'emploie pour teindre en bleu les cristaux, les émaux, la porcelaine, etc. Le protoxyde récemment précipité des sels de cobalt est bleu ; si dans cet état on le combine avec de l'eau, on obtient un *hydrate* rose composé de 80 parties de protoxyde et de 20 parties d'eau. Le *deutoxyde* de cobalt est noir et ne se dissout dans les acides qu'autant qu'il a perdu une portion de son oxygène ; il est formé de 100 parties de métal et de 36, 77 parties d'oxygène. Il n'a point d'usages.

COBALT (sels de). Ils sont presque tous colorés en rose : ceux qui sont solubles précipitent en bleu par la potasse, la soude et l'ammoniaque ; le protoxyde précipité se dissout dans un excès d'ammoniaque et donne un sel double de couleur rouge si le sel de cobalt est pur ; les hydrosulfates les précipitent en noir ; l'hydrocyanate de potasse et de fer en vert d'herbe ; les carbonates, les phosphates, les arseniates et les oxalates solubles y font naître des précipités roses, si les sels de cobalt ne sont pas avec excès d'acide ; ces précipités sont formés par du carbonate, du phosphate, de l'arseniate ou de l'oxalate de cobalt. L'*hydrochlorate* de cobalt est employé comme encre de sympathie ; aussitôt que l'on chauffe le papier sur lequel on a écrit avec ce sel, la dissolution se concentre et passe au bleu foncé ; si on expose ce papier à l'air, les caractères deviennent invisibles, parce que le sel bleu attire l'humidité de l'air et passe au rose excessivement clair ; on peut faire reparaître et disparaître les caractères à volonté, en chauffant ou en exposant à l'air le papier sur lequel on a écrit. Si l'hydrochlorate de cobalt est mêlé de fer, les caractères sont verts. *Phosphate de cobalt :* Lorsqu'on mêle une partie de ce sel avec 8 parties d'alumine en gelée, et que l'on chauffe dans un creuset, on obtient un produit d'une belle couleur bleue qui peut remplacer l'outremer, et dont nous devons la découverte à Thénard. (ORFILA.)

COCCYGIEN, adj., *coccygæus ;* qui appartient au coccyx.

.COCCYGIO-ANAL (muscle). *Voyez* SPHINCTER de l'anus.

COCCYX, s. m., *os sive ossa coccygis,* de κόκκυξ, *coccyx,* coucou, et aussi coccyx; os du bassin, ainsi nommé, parce qu'on a cru lui trouver de la ressemblance avec le bec d'un coucou. Il est placé au-dessous du sacrum et lui fait suite, pour ainsi dire, quoique beaucoup plus petit que lui. Sa forme est à peu près la même que celle de cet os, si ce n'est qu'il n'a point de canal, ni de trous. Il est également composé de plusieurs pièces analogues aux vertèbres, quoiqu'elles leur ressemblent beaucoup moins que celles du sacrum. Ce sont ces pièces que quelques-uns regardent comme autant d'os séparés; mais elles ne sont toutes isolées que dans les jeunes sujets. Ce n'est que dans les animaux, où leur nombre est beaucoup plus grand, leur forme différente, et où elles constituent la queue, qu'elles ne se confondent point entre elles. Il y en a quatre ordinairement dans l'homme, quelquefois cinq, plus rarement trois seulement. Leur volume diminue graduellement depuis la première jusqu'à la dernière, en même temps que leur forme s'éloigne de celle des vertèbres.

La surface du coccyx est convexe et inégale en arrière, concave et lisse en devant; elle présente, dans l'un et l'autre sens, des lignes transversales qui correspondent aux points d'union des pièces dont il est formé. Ses bords sont rugueux et surmontés, au niveau de la première pièce, d'une éminence qui représente son apophyse transverse : cette éminence est échancrée à sa partie supérieure et forme avec le sacrum une ouverture arrondie, complétée par un ligament, et faisant suite aux trous sacrés. A la base du coccyx, on remarque une petite surface articulaire, coupée obliquement de haut en bas et d'arrière en avant, semblable à celles du corps des vertèbres, et par laquelle cet os est uni au sacrum; ces différentes pièces se correspondent par des facettes du même genre. Deux éminences s'élèvent verticalement derrière cette surface : on les appelle *les cornes du coccyx ;* elles se joignent par des ligamens aux prolongemens semblables qui descendent du sacrum, et changent ainsi en ouverture ovalaire l'échancrure qui termine le canal sacré : il reste au-devant d'elles un intervalle qui forme, quand l'os est joint au sacrum, une autre ouverture latérale, communiquant avec ce canal. Le sommet du coccyx est formé par un tubercule inégal, qui n'est autre chose que la dernière pièce de ces os.

Beaucoup de tissus spongieux et une couche mince de substance compacte à l'extérieur composent le coccyx; sa partie supérieure et surtout ses apophyses sont plus compactes que le reste. Chacune de ses pièces se développe par un point d'ossification qui occupe leur centre : quelquefois pourtant la seconde et la troisième en ont deux latéraux. Chez l'embryon, le coccyx est très-marqué et fait même une saillie plus grande à l'extérieur que dans un âge plus avancé; mais son ossification est tardive : à la naissance, le premier point osseux existe seul; tout le reste est encore cartilagineux.

Le coccyx de la femme est plus long et plus courbé que celui de l'homme. Un assez grand nombre d'observateurs s'accordent à penser qu'il est aussi plus souvent composé de cinq pièces. Le coccyx présente quelques variétés suivant les sujets, dans sa forme, ses dimensions, etc. Ses apophyses ne sont pas également prononcés dans tous; son sommet est quelquefois singulièrement contourné ou même bifurqué. Il est quelquefois très-prolongé chez les monstres, et composé de sept vertèbres.

Cet os sert à soutenir et à protéger la partie inférieure du rectum, qui repose sur sa concavité. Les ligamens sacro-sciatiques, les muscles grands fessiers, ischio-coccygiens, releveurs et sphincter de l'anus, y trouvent un point d'appui. *Voyez*, pour le mode d'union de ces différentes pièces entre elles et avec le sacrum, BASSIN. (A. BÉCLARD.)

COCHÉE (pilule.) Nom de certaines pilules officinales purgatives. *Voyez* PILULE.

COCHLÉARIA ou CRANSON. Genre de plantes de la famille des Crucifères, de la tétradynamie siliculeuse, dont les caractères consistent en un calice formé de quatre sépales concaves et un peu écartés; en une silicule globuleuse ou ovoïde, non échancrée au sommet, dont les deux valves sont très-convexes et les deux loges contiennent chacune une ou deux graines ovoïdes. Ses fleurs sont constamment blanches.

Toutes les espèces de ce genre, comme au reste toutes les

plantes Crucifères, ont une saveur légèrement âcre et piquante, très-analogue à celle du cresson de fontaine. Les médecins prescrivent plus particulièrement les deux suivantes :

1° Le COCHLÉARIA OFFICINAL (*cochlearia officinalis* L.), petite plante annuelle qui croît dans les lieux humides, près des côtes de l'Océan et sur les montagnes élevées, et qui se distingue par ses feuilles radicales pétiolées, arrondies, subréniformes, un peu concaves, lisses et luisantes ; par ses feuilles caulinaires sessiles, cordiformes, un peu anguleuses, et par ses fleurs qui forment une espèce de grappe terminale. Cette plante est vulgairement désignée sous le nom d'*herbe aux cuillers*, à cause de la forme de ses feuilles, qui sont la partie dont on fait usage. Le cochléaria est un médicament légèrement excitant, que l'on emploie très-fréquemment comme *antiscorbutique*. Le principe actif de cette plante étant très-volatil, surtout par la chaleur ; on administre ordinairement le suc exprimé de ses feuilles fraîches. La dose est d'une à deux onces. On peut également manger les feuilles fraîches, comme celles des diverses espèces de cresson.

2° Le COCHLÉARIA DE BRETAGNE (*cochlearia armoracia* L.), que l'on appelle encore *grand cranson*, *raifort sauvage* ou *grand raifort*, est vivace ; sa racine est pivotante, blanchâtre, de la grosseur du bras, surmontée d'une tige de deux à trois pieds d'élévation ; ses feuilles radicales sont très-grandes, pétiolées, ovales, allongées, dentées ; ses fleurs sont extrêmement petites et forment une large panicule. La racine est la seule partie que l'on emploie sous le nom de *raifort sauvage*. Sa saveur est âcre et piquante, son odeur très-pénétrante. C'est un médicament très-puissamment stimulant. Appliquée sur la peau, la racine de raifort sauvage en occasionne la rubéfaction ; aussi ne l'emploie-t-on jamais en nature à l'intérieur. On se sert du produit de sa macération dans le vin ou de son infusion aqueuse. Cette racine est quelquefois administrée avec quelqu'avantage dans certaines rétentions d'urine qui dépendent d'un état de faiblesse locale ou générale. Mais c'est principalement comme antiscorbutique que l'on fait usage des préparations de raifort sauvage, et sous ce rapport c'est un remède des plus énergiques. Il entre, ainsi que l'espèce précédente, dans le sirop et le vin antiscorbutique. On peut préparer extemporanément ce dernier, en versant deux à trois onces de teinture alcoolique de raifort sauvage dans deux livres de bon vin blanc, selon le procédé de Parmentier. (A. RICHARD.)

COCHON, s. m., *sus scrofa*, Linn. On donne ce nom à un animal mammifère, de l'ordre des Pachydermes, et qu'on élève à l'état de domesticité par toute la terre. Sa chair est très-employée comme aliment ; sa graisse est fort usitée en pharmacie ; mais ses excrémens, son urine, les soies qui recouvrent son corps, ne sont plus d'aucun usage, malgré les éloges que les anciens leur ont prodigués dans une foule de cas maladifs différens. *Voyez* ALIMENT et AXONGE.   (H. CLOQUET.)

COCTION, s. f., *coctio*, action de cuire. Ce mot est employé dans des acceptions diverses. 1° En physique, il est presque synonyme de cuisson, et indique l'action de la chaleur sur des matières végétales ou animales : cependant le mot de cuisson est plus usité quand il s'agit de matières alimentaires soumises à l'action du feu ; 2° en physiologie le mot latin correspondant a été pris dans le même sens que le mot français *digestion*, parce que les anciens comparaient cette fonction à la cuisson des alimens. Ainsi la coction est alors le mode particulier d'altération qu'éprouvent les alimens introduits dans le tube alimentaire, dans l'estomac en particulier ; 3° en pathologie il est employé le plus souvent pour faire connaître un travail dont l'essence est inconnue, mais dont le terme est ordinairement le rétablissement des organes dans leur état naturel, et l'excrétion de matières qui ont acquis un caractère particulier, ou pour exprimer le changement qu'éprouve une humeur viciée qui était d'abord dans un état de crudité, et qui ne peut être éliminée ou assimilée qu'après avoir subi une coction.

C'est dans la seconde période des maladies, et lorsque les symptômes parviennent à leur plus haute intensité, que s'opère particulièrement la coction ; aussi l'on a fréquemment donné à cette période des maladies le nom de période de coction : alors le trouble des fonctions se prolonge, et devient plus apparent qu'il n'avait encore été ; quelquefois de nouveaux symptômes se joignent à ceux qui existaient déjà, ou les remplacent.

Quels que soient les changemens qui surviennent durant la coction, c'est toujours la fièvre, ou du moins l'action de la vie, rendue plus active dans un ou dans plusieurs organes, qui la produit. L'augmentation des propriétés vitales, et particulièrement de la sensibilité et de la contractilité, est l'instrument dont la nature se sert pour terminer favorablement les maladies. Lorsqu'il y a une maladie locale, la coction est ordinairement accompagnée de la réunion de toutes les forces organiques, de l'exaltation des propriétés vitales dans le lieu même de l'embarras. Le travail est presque semblable à celui de la suppuration : la différence principale qui existe paraît consister en ce que, dans la suppuration, l'action ne se porte que dans un centre, tandis que, dans la coction, elle se diririge, sur la fin, vers plusieurs points excentriques.

Parmi les médecins qui se sont occupés de la coction dans les maladies, il en est qui ne considèrent que l'état des solides ; d'autres ne fixent leur attention que sur les changemens qui se font dans les humeurs ; d'autres enfin croient que les uns et les autres subissent des altérations. Ces derniers pensent que les solides et les liquides, jouissant des mêmes propriétés, qu'ils possèdent cependant à divers degrés, subissent dans les maladies des changemens qui leur sont particuliers ; que, quelle que soit l'altération qui a été primitive, les solides et les liquides réagissent ensuite continuellement les uns sur les autres, et qu'une corrélation réciproque existe ainsi tant que dure la maladie.

C'est uniquement, disent les médecins solidistes, l'irritation des organes, l'augmentation de la sensibilité et de la contractilité, qui, dans les maladies locales, font affluer et retiennent dans le lieu de l'embarras la portion de forces et de sucs nourriciers nécessaires à la coction. Les phénomènes qui accompagnent ce travail ne laissent, selon eux, aucun doute sur cette vérité. L'afflux des liquides suit toujours l'augmentation de la sensibilité : ceux-ci vont aboutir à l'endroit de la plus vive action. C'est ainsi que dans le phlegmon, par exemple, l'endroit qui en est le siége et les parties environnantes se tuméfient, tandis que les autres maigrissent. Il en est de même des autres maladies aiguës ; les propriétés vitales de certains organes s'exaltent, ils deviennent par cette raison le centre de l'afflux des liquides ; et lorsque, dans la suite, ils reviennent à leur état naturel, ce relâchement et ce ramollissement des solides sont accompagnés d'une excrétion de matières modifiées par le travail qui a précédé. La coction n'est donc, suivant l'opinion de ces solidistes, que la cessation de l'irritation des organes, et la sortie des matières excrémentitielles, dites *critiques*, un simple effet du retour des organes à leur état naturel. *Voyez* CRISE.

Les médecins humoristes ne regardent la coction que comme une assimilation, un changement de matières crues, et dont

les qualités ne conviennent pas à la 'santé, en matières susceptibles d'être converties en la propre substance du corps, ou
d'être rendues moins nuisibles et disposées à être évacuées par
quelques couloirs. La première .de ces opérations de la nature
peut, selon l'opinion des mêmes médecins, être rapportée à celle
que les anciens ont appelée *pepsis*, qui est la plus parfaite. :
telle est la résolution dans les inflammations. La seconde est celle
qu'ils ont nommée *pépasme*, qui a lieu dans toutes les maladies
où il se fait des évacuations de matière morbifique par la seule
action de la vie. La suppuration dans les maladies inflammatoires
est de ce genre. La coction de la première espèce, disent-ils, est
marquée par ce qui se passe dans les personnes qui ont une fièvre
éphémère, causée par une trop grande quantité de chyle mêlée
avec le sang. Cette agitation fébrile, supérieure à l'action' ordinaire des vaisseaux, procure à ce chyle une élaboration ultérieure que cette action n'aurait pu lui donner; il se fait par là
une élaboration des parties crues; elles se convertissent en
bonnes humeurs, d'où peuvent être formés le sang et les autres
fluides de l'économie animale. Ce changement étant opéré, la
fièvre cesse sans aucune évacuation.sensible de la matière qui
l'avait causée. Mais un tel effet ne peut être produit que dans
le cas où la matière crue ne diffère guère des matières susceptibles d'être converties en matières saines; et lorsque les efforts
extraordinaires que la nature doit faire pour opérer ce changement ne sont pas bien considérables, ou durent si peu qu'il
n'en peut pas résulter une altération pernicieuse dans les humeurs
saines, laquelle ayant lieu, rendrait nécessaire une évacuation
sensible de celles qui seraient viciées. C'est ce qui arrive dans
tous les cas où se fait la coction de la seconde espèce, qui est
aussi toujours l'effet de la fièvre. Dans cette dernière coction,
les suites ne sont pas aussi salutaires que dans la précédente. Le
changement qui s'opère alors donne à la cause matérielle de la
maladie des qualités moins nuisibles à l'économie animale, en
détruisant celles. qui lui étaient .le plus contraires; mais il ne
rend jamais cette matière assez différente d'elle-même pour
qu'elle puisse devenir utile. Toute la perfection dont elle
est susceptible ne fait. que la rendre disposée à être éva-
cuée hors des vaisseaux de la partie dont elle trouble les
fonctions.

Il est des maladies qui paraissent.ne pas éprouver de coction :

telles sont quelques affections purement nerveuses, aiguës ou chroniques, et toutes les maladies qui dépendent d'un excès d'inanition, et où les alimens sont les seuls remèdes.

La coction se fait successivement et par degré; tous les actes de la nature sont soumis à un certain ordre et à une certaine mesure de temps. Celle qui s'établit brusquement et sans régularité ne mérite aucune confiance, ainsi qu'Hippocrate en a fait la remarque : *Si quid in morbis præter rationem non fidendum.* aph. 27. sect. 11. On doit étudier les signes de la coction dans les différentes excrétions qui sont relatives aux parties sur lesquelles la nature porte plus spécialement son action. Ainsi il faut les chercher dans les urines, lorsqu'elle s'exerce dans le système de la circulation ; dans les déjections, lorsqu'elle porte sur les premières voies ; dans les crachats, lorsqu'elle intéresse les organes de la respiration. En général toutes les excrétions désignent quel est l'état de la partie qui les fournit, et les qualités qu'elle acquiert donnent la mesure des progrès de la coction.

Il importe beaucoup au médecin de distinguer le terme de la coction, non-seulement par rapport au jugement qu'il doit porter sur les jugemens heureux ou malheureux, mais encore pour qu'il sache ce qu'il doit faire. La médecine expectante est en général celle qui convient ici le mieux, comme le conseille Hippocrate : *incipientibus morbis, si quid movendum videtur, move ; vigentibus verò, quietem agere melius est.* aph. 29. sect. 11. Il est des causes qui s'opposent à ce que la coction ait une marche prompte et régulière : telles sont entre autres les passions, les constitutions atmosphériques qui ressemblent à celles de l'automne, et l'âge avancé. La crainte, l'inquiétude et la tristesse font éprouver dans l'épigastre un poids auquel se joint un resserrement habituel; on est presque anéanti à l'extérieur, on est abattu. Ces phénomènes montrent clairement que le centre d'action est la région épigastrique. On voit aisément que, tant que cet état dure, la coction ne peut se faire que tard et difficilement. La constitution automnale est un obstacle à la coction. Hippocrate avait déjà remarqué que les maladies de l'automne étaient longues et d'un jugement difficile : *in inconstantibus tempestatibus inconstantes et difficiles judicantur.* Cette constitution est très-variable ; et la nature ne peut avoir aucune détermination fixe et constante. L'effort se porte plus au dehors ou au dedans selon qu'il fait chaud ou froid : ainsi la nature est fréquemment déconcertée dans ses mouvemens : chaque fois qu'elle rallie ses forces pour les porter vers le lieu de l'embarras, elle est détournée ailleurs par les variations brusques de l'atmosphère qui ont très-souvent lieu dans cette constitution. Elle est surtout pernicieuse aux vieillards et aux personnes épuisées, parce que leur faiblesse ne leur permet pas de supporter des changemens si subits de l'atmosphère. Les saisons ont donc une véritable influence sur la coction, et par conséquent sur la terminaison heureuse ou malheureuse des maladies. Hofmann et Huxham après lui, ont observé qu'en général celles-ci ne se terminaient jamais plus heureusement que lorsque le ciel était serein, quand le mercure se soutenait élevé dans le baromètre pendant un certain temps. L'âge auquel la nature détermine les mouvemens vers les organes intérieurs est encore une circonstance défavorable à la coction. Cette nouvelle détermination commence dans l'âge viril. Dans l'enfance, la nature tend au développement du corps ; les mouvemens se portent vers les parties supérieures et vers les extérieures : aussi les efforts que tente la nature à cet âge pour détruire les embarras qui la gênent, sont-ils accompagnés d'accidens qui éclatent à la tête et vers la peau. Dans la jeunesse, la poitrine devient le centre de ces efforts ; l'action est déjà plus circonscrite : dans la virilité, l'action se porte davantage vers l'intérieur, l'organe externe perd peu à peu son activité, et les entrailles reçoivent un surcroît d'action qui augmente de jour en jour. L'âge avancé n'est donc pas favorable à la coction, vu que les mouvemens nécessaires à la perfection de ses actes ne sont pas assez libres par rapport à leur tendance vers le centre.   (LANDRÉ BEAUVAIS.)

COCYTE, s. m., *cocyta*. Mot employé par Linnée pour désigner la douleur que produit un animal venimeux introduit sous la peau.

CODAGAPALE, s. m., *cortex codagapalæ*. Écorce du *nerium antidysentericum*, arbuste de la famille naturelle des Apocinées et de la pentandrie digynie, qui croît dans les Indes orientales, au Malabar, à Ceylan, etc. Cette écorce, que l'on n'emploie presque jamais en Europe, est en plaques un peu roulées, rugueuses à l'extérieur, rougeâtres en dedans, d'une saveur amère, âcre et légèrement astringente. Plusieurs auteurs, tels que Rhéede, Antoine de Jussieu, ont singulièrement vanté l'usage de cette écorce dans le traitement de la diarrhée. On peut l'administrer en décoction, à la dose d'une demi-once pour une livre d'eau, ou préparer avec sa poudre et le sirop d'écorce d'orange un électuaire dont la dose est d'une demi-once, divisée en quatre ou huit bols. Ce médicament n'est nullement employé en France.   (A. RICHARD.)

CODE, s. m., *codex medicamentarius*. On désigne ainsi un formulaire qui parait sous les auspices d'un nom très-connu, ou qui est rédigé et approuvé par une réunion quelconque d'hommes de l'art. Une grande réputation ou le concours des lumières de plusieurs hommes recommandables en imposent ordinairement et inspirent plus de confiance : il n'est donc pas étonnant qu'un tel formulaire acquière presque tacitement force de loi parmi les médecins et les chirurgiens, pour toutes les prescriptions qu'il contient. On dit le code de Parmentier, le code de la Faculté de Paris, etc. *V.* FORMULAIRE. (GUERSENT.)

COECAL, adj., *cæcalis*, qui appartient au cœcum : *appendice cæcal*, *artère cæcale*. *Voyez* COECUM.

COECUM et CÆCUM, s. m., *intestinum cæcum*, de *cæcus*, aveugle; nom que l'on donne à la première portion du gros intestin, à cause du cul-de-sac qu'elle représente. *Voyez* INTESTIN.   (R. DEL.)

COEFFE, s. f., *pileus*, *pileolus*, *galea*; portion des membranes de l'œuf qui enveloppe une partie de la tête du fœtus, à l'instant de sa sortie. Par rapport aux causes qui déterminent quelquefois cette disposition des membranes, *voyez* l'article ACCOUCHEMENT. C. Drélincourt a donné une petite dissertation dans laquelle il rapporte et tourne en ridicule les opinions de ses prédécesseurs sur cette circonstance peu importante de l'accouchement.   (DESORMEAUX.)

COELIAQUE, adj., *cœliacus*, καιλιακός, de κοι ία, le ventre, l'estomac ou l'intestin. Les anciens n'employaient cette épithète que pour désigner les maladies des organes de la digestion. (*Voyez* ci-après.) On appelle aujourd'hui *artère* ou *tronc cœliaque* une des branches les plus considérables de l'aorte abdominale, qui porte le sang à l'estomac, au foie, au pancréas, à la rate, et le plus souvent aussi au diaphragme. Cette artère se sépare du côté antérieur et gauche de l'aorte, immédiatement après l'entrée de cette dernière dans l'abdomen; souvent même sa partie supérieure est en partie recouverte par les piliers du diaphragme. Elle parcourt un trajet droit, très-court et oblique de haut en bas, d'arrière en avant, et de droite à gauche, de sorte qu'elle forme avec l'aorte un angle un peu aigu; puis elle se partage en trois branches dont l'écartement représente une espèce de trépied. Ces branches, d'un volume inégal, sont la coronaire stomachique, l'hépatique et la splénique, ainsi nommées d'après leur distribution. En outre, les artères diaphragmatiques naissent ordinairement, soit toutes deux, soit l'une d'elles seulement, de la cœliaque, avant sa terminaison, et le plus souvent très-près de l'aorte. *Voyez* CORONAIRE, HÉPATIQUE, SPLÉNIQUE, DIAPHRAGMATIQUE.

Le tronc cœliaque ne se divise pas toujours de la même manière : quelquefois il n'y a que deux branches de terminaison, à moins que l'une des diaphragmatiques ou leur tronc commun ne remplace la troisième, ce qui est rare; d'autres fois il en a quatre. La première disposition peut dépendre de ce que la coronaire stomachique et l'hépatique ont un tronc commun, ou de ce que celle-ci provient de la mésentérique supérieure; la seconde, de ce qu'il a y deux artères hépatiques, quoique dans ce dernier cas l'une d'elles soit ordinairement fournie par la coronaire stomachique, ou de ce que quelque branche secondaire, comme la gastro-épiploïque droite, vient directement du tronc cœliaque. Dans certains cas, au lieu que les trois branches naissent au même endroit, la coronaire stomachique se sépare avant les deux autres.

L'existence du tronc cœliaque dépend manifestement du petit espace que l'aorte présente à l'endroit où elle doit donner les artères de viscères volumineux : aussi n'arrive-t-il jamais que ce tronc manque, et est-il même rare qu'une de ses branches naisse séparément de l'aorte, ce qui pourtant a lieu quelquefois pour la coronaire stomachique ou l'hépatique.

Quelques-uns nomment *plexus cœliaque* le plexus solaire du grand nerf sympathique, parce qu'il embrasse l'artère de ce nom. *Voyez* SYMPATHIQUE.   (A. BÉCLARD.)

COELIAQUE (flux). On a appelé ainsi une variété de la diarrhée, dans laquelle on a cru que le chyle était excrété par les selles. *Voyez* DIARRHÉE.   (R. DEL.)

COELOMA, κοίλωμα, cavité : mot grec qui désigne un ulcère arrondi de la cornée transparente, plus large et moins profond que celui qu'on appelait bothrion; mot inusité.
                    (J. CLOQUET.)

COEUR, s. m., *cor*, du grec κέαρ, et par contraction κῆρ, organe creux, de nature musculaire, renfermé dans la poitrine, divisé à l'intérieur en plusieurs cavités, où aboutissent les veines et d'où partent les artères, intermédiaire par conséquent à ces deux ordres de vaisseaux, et considéré, par cette raison, comme le centre de la circulation. Il est logé entre les deux plèvres, dans la partie inférieure de l'écartement qu'elles laissent entre elles à l'endroit où elles forment le médiastin, et soulève fortement celle du côté gauche. Il repose immédiatement, dans l'homme, sur la cloison musculaire qui sépare la poitrine de l'abdomen. Il a pour enveloppe propre un double sac membraneux, dont une partie, repliée sur elle-même, adhère à sa surface, et est simplement contiguë à l'autre, que fortifie en dehors un feuillet fibreux : ce sac est le *péricarde*. La disposition de sa lame interne, qui est celle des membranes séreuses, fait que le cœur est libre dans la poche qui le contient, si ce n'est aux endroits où ce feuillet séreux se réfléchit sur lui.

Le cœur a la forme d'un cône renversé. Il est aplati sur deux faces, dont l'une est convexe, et l'autre tout-à-fait plate : l'un de ses bords est mince et tranchant, et l'autre épais et arrondi. Sa base répond à la ligne médiane, et regarde en haut, en arrière et à droite, tandis que son sommet ou sa pointe est beaucoup plus à gauche, et dirigé en sens opposé; sa face convexe est à la fois antérieure, supérieure et droite ; sa face plane inférieure, postérieure et gauche. Son bord tranchant est tourné à droite, en bas et en avant, et son bord obtus à gauche, en haut et en arrière; d'où l'on voit que le cœur est doublement oblique, par rapport à son axe et par rapport au plan de ses deux faces. Cette obliquité est un caractère propre à l'homme, ou du moins ne se retrouve que dans un très-petit nombre d'animaux. Dans toute son étendue, le cœur présente un aspect lisse, qu'il doit au feuillet séreux qui le revêt. Ses deux faces sont creusées chacune d'un sillon qui en occupe toute la longueur, et que remplissent des branches artérielles et veineuses, appartenant aux vaisseaux cardiaques. Sur la face antérieure, ce sillon est plus près du bord gauche que du droit : c'est le contraire à la face inférieure. Le cœur se trouve par-là partagé en deux moitiés, l'une droite antérieure et inférieure, l'autre gauche postérieure et supérieure. Cette séparation, moins marquée à la base, quoiqu'elle soit indiquée par une légère dépression qui fait suite aux sillons en avant et en arrière, existe également à l'intérieur, de sorte que le cœur est réellement double, et formé de deux moitiés à peu près semblables, adossées l'une à l'autre. Un autre sillon plus profond, en forme de rainure circulaire, sépare la base elle-même ou la partie la plus élevée du cœur du reste de cet organe. Il résulte de là que chacune des moitiés du cœur a deux portions, une inférieure plus considérable, et une supérieure plus petite, qui semble une sorte d'appendice ajouté à la première : celle-ci est appelée *ventricule*, celle-là *oreillette*. Il y a donc un ventricule droit, qu'on peut aussi nommer antérieur ou inférieur, une oreillette droite, un ventricule gauche, postérieur ou supérieur, et une oreillette gauche, plus élevée et située plus en arrière que la droite. La pointe du cœur appartient en entier aux ventricules, de même que la base aux oreillettes. On y voit, après avoir enlevé de la graisse qui s'y rencontre, l'union des deux sillons des faces antérieure et postérieure, et la séparation des deux moitiés du cœur. Les ventricules, faisant la principale partie de l'organe, en conservent la forme allongée et à peu près conique ; le gauche, qui correspond au bord obtus du cœur, est un peu plus arrondi que le droit, dont la forme, si on le supposait isolé, serait celle d'une pyramide triangulaire. Les oreillettes ont une figure bien différente, et que l'on compare, dans l'oreillette gauche, à un cube; dans la droite, à une portion d'ovoïde. Leur étendue la plus grande est en travers; elles sont surmontées, à leur partie antérieure, d'un petit prolongement nommé *appendice auriculaire*, de forme aplatie, découpé à son bord libre, plus large dans l'oreillette droite, et plus long dans la gauche. Les quatre portions du cœur sont unies, vers la base de cet organe, aux vaisseaux qui en naissent ou qui s'y rendent, et qui semblent en être la continuation. De la base des ventricules s'élèvent les artères aorte et pulmonaire; celle-là, du ventricule gauche, celle-ci, du ventricule droit. Toutes deux s'en séparent du côté de la face convexe, très-près l'une de l'autre, et par conséquent du sillon qui sépare les ventricules, de sorte que la première tient à la partie droite et antérieure du ventricule gauche, et la seconde à la partie gauche du droit. Les oreillettes se continuent avec les veines, savoir, la droite avec les deux veines-caves supérieure et inférieure, la gauche avec les quatre veines pulmonaires. L'oreillette droite reçoit la veine-cave su-

périeure à sa partie la plus élevée; l'inférieure s'y insère en bas,
en arrière et à droite. Les veines pulmonaires droites tiennent
au côté supérieur et postérieur; les gauches au côté postérieur
et gauche de l'oreillette correspondante. C'est cette disposition
des différentes parties du cœur, par rapport aux vaisseaux, qui
a fait nommer le ventricule droit *ventricule pulmonaire*, le
gauche *ventricule aortique*; l'oreillette droite *sinus des veines-
caves*, l'oreillette gauche *sinus des veines pulmonaires*.

Le cœur avoisine, par sa face antérieure ou supérieure, la
partie postérieure du sternum et des cartilages des dernières
vraies côtes gauches; il en est séparé par un intervalle plus large
en haut qu'en bas, que remplissent, outre le péricarde qui lui
est immédiatement appliqué au milieu, l'adossement des deux
plèvres, connu sous le nom de *médiastin antérieur*, et de chaque
côté, mais surtout à gauche, la partie antérieure du poumon
correspondant. La pointe du cœur se rapproche davantage de la
paroi antérieure de la poitrine, et touche presque le cartilage
de la sixième côte ou l'intervalle qui sépare ce cartilage de
celui de la septième. Son bord gauche est embrassé par le poumon de ce côté. Sa face inférieure et son bord droit sont en contact avec la partie moyenne et gauche du diaphragme, revêtue
seulement par le feuillet séreux du péricarde : ce muscle seul
les sépare du foie et de l'estomac. La base du cœur, dans sa
partie la plus déclive et la plus antérieure, formée par l'oreillette
droite, est encore appuyée sur le diaphragme; mais, au niveau
de l'oreillette gauche, elle correspond en arrière à la huitième
vertèbre du dos, dont elle est écartée par l'aorte descendante,
l'œsophage, un adossement des plèvres moins marqué que celui
qui existe en devant, et l'épaisseur du péricarde. L'oreillette
gauche a sa partie antérieure presque entièrement cachée par
l'aorte et l'artère pulmonaire. Les appendices des deux oreillettes
comprennent dans leur intervalle ces deux artères. Le cœur
n'étant fixé que par les vaisseaux qui tiennent à sa base, la disposition du médiastin et l'adhérence du péricarde avec le diaphragme, sa situation change un peu par les mouvemens de ce
muscle, ainsi que dans les mouvemens généraux du corps; ceux
de la respiration influent aussi sur ses rapports avec les parois
de la poitrine : c'est surtout à la pointe que ces changemens
sont sensibles.

L'intérieur du cœur est partagé en quatre cavités, celles des oreillettes et des ventricules. Les cavités droites ne communiquent point avec les gauches; mais chaque oreillette communique, par une large ouverture, avec le ventricule de son côté. Les cavités droites sont plus amples, et ont des parois plus minces que les gauches; la différence de largeur est plus marquée pour les oreillettes, et celle d'épaisseur pour les ventricules. Les parois des premières sont aussi beaucoup moins épaisses que celles des seconds. Chaque cavité du cœur est lisse et polie à sa surface interne, tapissée comme l'externe par une membrane très-fine, qui adhère fortement au tissu musculaire : seulement ce tissu est rassemblé en divers endroits en faisceaux plus ou moins saillans et séparés par des intervalles sensibles, ce qui rend la surface comme anfractueuse.

L'intérieur des oreillettes présente une cavité particulière, celle de l'appendice, et une cavité principale, à laquelle s'applique particulièrement le nom de *sinus* qu'on leur a donné. La cavité de l'appendice représente une espèce de cul-de-sac ouvert dans la partie supérieure et antérieure de l'oreillette; elle est garnie de faisceaux charnus, entre-croisés, plus nombreux dans l'oreillette droite que dans la gauche. On voit, dans la partie principale de l'oreillette, les ouvertures des veines qui s'y abouchent et celle qui conduit dans le ventricule ou l'orifice auriculo-ventriculaire. Les orifices des veines pulmonaires et des veines-caves sont situés aux endroits qui correspondent à ceux de leur insertion à l'extérieur. Les premiers n'ont point de valvule; il en est de même de l'orifice de la veine-cave supérieure, dont le contour présente seulement un bord épais et arrondi; mais celui de la veine-cave inférieure est pourvu d'une valvule remarquable, qu'on appelle ordinairement *valvule d'Eustache*, parce que la découverte en est attribuée à Eustachio. Cette valvule est un repli de la membrane interne de l'oreillette, beaucoup trop étroit pour fermer en entier l'ouverture de la veine, avec laquelle il n'est même en rapport que dans une très-petite étendue. Elle s'élève de la paroi inférieure de l'oreillette droite, et s'étend de la partie antérieure inférieure de l'ouverture de la veine-cave à la paroi gauche de l'oreillette ou à celle qui correspond à la cloison inter-auriculaire, sur laquelle elle se prolonge un peu. Sa direction est presque transversale, sa forme très-allongée, semi-lunaire; son bord concave et libre est tourné en haut et en arrière : ce bord est quelquefois réticulé. Outre

les ouvertures dés veines-caves, la cavité de l'oreillette droite
présente celles des veines coronaires ou cardiaques. L'orifice de
la grande veine coronaire est situé à la paroi inférieure, plus
près du ventricule et de la cloison des oreillettes que celui de la
veine-cave inférieure; la membrane interne de l'oreillette forme
à son niveau un repli assez large pour le fermer entièrement, et
qui adhère à la partie postérieure et droite de son contour :
cette valvule est quelquefois percée en plusieurs endroits; d'autres fois elle tient par son milieu au côté opposé de l'ouverture,
qui est par-là divisée en deux. Les autres veines coronaires
s'ouvrent dans différens points de l'oreillette par des orifices
très-petits et dépourvus de valvules. L'ouverture de communication des oreillettes avec les ventricules occupe le côté antérieur inférieur des premières; elle est de forme arrondie, circulaire ou elliptique, suivant que le cœur est distendu ou affaissé
sur lui-même, plus grande dans l'oreillette droite que dans la
gauche, et bordée du côté des oreillettes par une ligne ou zone
blanchâtre, due, en partie, à la présence d'une petite quantité
de graisse qui soulève la membrane interne, et en partie à celle
d'un anneau tendineux, contenu dans l'épaisseur du cœur. La
cloison des oreillettes offre, dans la droite dont elle constitue le
côté gauche et postérieur, une dépression superficielle, presque
circulaire, située à sa partie inférieure et postérieure, et qu'on
nomme la *fosse ovale*. Cet enfoncement n'est bien marqué qu'en
haut et en avant, où il est borné par un rebord saillant, formant plus d'un demi-cercle, et s'effaçant insensiblement à ses
extrémités. La surface de cet enfoncement se continue, en bas
et en arrière, avec le côté correspondant de la veine-cave inférieure, dont l'ouverture en est très-rapprochée, de manière
que le rebord de la fosse avoisine la valvule d'Eustache, qui vient
se perdre au-devant de sa partie antérieure inférieure. Dans
l'oreillette gauche, on observe presque constamment sur la cloison, au-devant et au-dessus de l'endroit qui correspond à la
fosse ovale, un petit repli semi-lunaire, dont la concavité est
tournée en avant et en haut, en sens inverse par conséquent de
celle du rebord de cette fosse. Cette sorte de valvule couvre un
petit enfoncement terminé en cul-de-sac, par l'adhérence de
son bord convexe avec le haut de la fosse ovale ; mais très-
souvent, surtout dans les sujets jeunes, cette adhérence n'est
point complète, et une ouverture oblique, comprise entre cette

valvule et le rebord de la fosse fait communiquer les deux oreillettes. La partie de la cloison qui fait le fond de la fosse ovale est mince et transparente, quelquefois inégale et réticulée à la surface du côté de l'oreillette droite. On remarque peu de faisceaux charnus saillans dans l'intérieur des oreillettes; la gauche n'en offre que dans son appendice; la droite en présente en outre sur son côté droit et antérieur, qui sont dirigés transversalement à l'axe du cœur et coupés obliquement par d'autres plus petits placés dans leurs intervalles.

La cavité des ventricules se distingue, au contraire, par le grand nombre de faisceaux charnus qui soulèvent leur membrane interne. Ces faisceaux, appelés les *colonnes charnues* du cœur, sont moins nombreux dans le ventricule gauche que dans le droit. Il n'y en a presque pas vers la pointe du cœur, mais ils sont moins nombreux et plus forts du côté de la base que vers le milieu de la hauteur des ventricules : le côté qui correspond à la cloison en est dépourvu dans une plus grande étendue vers la pointe, que la paroi opposée. Les plus gros sont dirigés suivant la longueur du cœur : les autres s'entre-croisent dans tous les sens, de manière à circonscrire des aréoles. Beaucoup de ces aréoles communiquent entre elles par-dessous les faisceaux charnus, qui ne tiennent alors à la substance du cœur que par leurs extrémités. Quelques-uns de ces faisceaux donnent naissance à une foule de petits tendons qui se fixent au bord d'une valvule placée à l'orifice auriculo-ventriculaire. Cette valvule est circulaire, et occupe, comme l'ouverture qu'elle est destinée à fermer, la partie supérieure postérieure des ventricules. Lorsqu'elle est abaissée, elle reste appliquée contre les parois du ventricule, et s'en écarte pour devenir transversale, lorsqu'elle est relevée, sans pouvoir jamais se renverser dans l'oreillette, à cause des tendons qui la retiennent. Sa largeur est inégale, son bord libre est découpé en un grand nombre de dentelures, et de plus profondément divisé en trois languettes principales dans le ventricule droit, et en deux seulement dans le gauche. Cette disposition a fait nommer la valvule de l'orifice auriculo-ventriculaire droit *triglochine* ou *tricuspide*, et celle du gauche *mitrale* ou *bicuspide*. Les colonnes, dont naissent les tendons qui s'implantent sur ses valvules, sont au nombre de trois, quatre, ou même plus, dans le ventricule droit : il n'y en a constamment que deux très-volumineuses, à la vérité, et souvent formées par la réunion de plusieurs petits faisceaux, dans le gauche. Les tendons sont attachés, pour la plupart, sur des espèces de mamelons que forme l'extrémité libre des colonnes charnues ; ils sont tous très-grêles, et beaucoup se divisent en s'envoyant des prolongemens réciproques, de manière à figurer une sorte de réseau, avant de se terminer en languettes. Quelques tendons vont simplement d'une colonne à l'autre, sans parvenir jusqu'aux valvules. Près de l'ouverture de l'oreillette est l'ouverture artérielle du ventricule. Plus petite que l'orifice auriculoventriculaire, cette ouverture en diffère encore par sa situation plus antérieure et plus rapprochée de la cloison ; elle regarde directement en haut, tandis que l'ouverture auriculaire est inclinée en arrière, et a son axe parallèle à l'axe du cœur. Quand la valvule de cette dernière est abaissée, une de ses languettes cache entièrement l'ouverture artérielle. Celle-ci est elle-même pourvue de trois valvules appelées, à cause de leur forme, *sygmoïdes* ou *semi-lunaires*. Ces valvules ont un bord convexe, adhérent, qui correspond au point d'union de l'artère avec le cœur, un bord concave, libre, tourné du côté de l'artère, et se touchant par leurs extrémités. Leur bord libre est divisé en deux par un petit globule ferme qui en occupe le milieu, et qu'on appelle *globule d'Arantius*. Elles ferment complétement, lorsqu'elles sont abaissées, la cavité du vaisseau. Elles sont plus grandes et plus épaisses à l'ouverture aortique du ventricule gauche qu'à l'origine de l'artère pulmonaire dans le ventricule droit ; leur tubercule est aussi plus marqué, souvent même osseux, dans le ventricule gauche.

Le tissu musculaire du cœur est plus dense, plus ferme et d'une couleur plus foncée que celui des muscles extérieurs. Ses fibres, quoique en très-grand nombre, ne sont point aussi distinctes. Elles s'unissent fréquemment entre elles, et sont tellement entrelacées en divers endroits, qu'il est presque impossible de démêler leur disposition. Aussi la plupart des anatomistes regardent-ils le tissu du cœur comme absolument inextricable, surtout dans le milieu de l'épaisseur des ventricules. Cependant beaucoup d'auteurs ont cherché, depuis Stenon, qui s'en est occupé le premier, à vaincre cette difficulté. On peut voir, dans le *Traité du cœur* de Senac, qu'ils n'y ont que faiblement réussi. Wolff, Duncan, et plus récemment encore M. Gerdy, se sont de nouveau livrés à ces recherches. Suivant Wolff, les fibres du ventricule gauche forment six plans ou couches superposées, et celles du ventricule droit trois seulement. Il décrit en outre, dans le premier, quatre, et dans le second huit ordres de fibres distinctes par leur direction et leur situation. Les fibres des couches externes sont, en général, obliques de haut en bas, d'avant en arrière et de droite à gauche ; les moyennes sont dirigées en sens contraire, et les fibres les plus profondes, celles qui donnent naissance aux colonnes charnues, sont, pour la plupart, longitudinales. Les différentes couches n'ont point la même étendue : les plus superficielles occupent toute la circonférence des ventricules, et s'étendent jusqu'à la pointe du cœur ; les autres diminuent de largeur et de longueur, à mesure qu'elles deviennent plus profondes, ce qui donne aux ventricules une plus grande épaisseur à la base qu'à la pointe. Du reste, ces couches ne sont pas simplement juxta-posées ; elles se confondent en partie par des fibres qui se portent de l'une à l'autre. Il en est de même, dans chaque couche, des fibres qui la composent, et qui se joignent de différentes manières. Les fibres des deux ventricules se terminent plus ou moins distinctement à la cloison qui les sépare : cependant, à la face supérieure, on les voit passer d'un côté à l'autre sans interruption, ou s'entre-croiser par leurs extrémités, ou ne présenter entre elles qu'une sorte d'intersection. La séparation est plus marquée, suivant notre auteur, à la face inférieure, où il existe une bandelette composée de fibres longitudinales, sur laquelle s'insèrent de côté et d'autre les fibres des deux ventricules. Wolff a joint à sa description des figures d'une exactitude remarquable. M. Gerdy a reconnu dans les fibres des ventricules une disposition analogue à celle qui a été décrite par Wolff; mais il a découvert une loi que ce dernier n'avait point indiquée, et qui simplifie singulièrement la description. Suivant cette loi, toutes les fibres, quelles que soient d'ailleurs leur étendue, leur situation et leur direction, représentent des espèces d'anses dont la convexité regarde la pointe du cœur, et en est plus ou moins rapprochée : ces anses sont plus ou moins superficielles à une extrémité, et profondes à l'autre, de sorte, par exemple, que les fibres externes et internes sont les mêmes renversées et ayant traversé l'épaisseur du ventricule. Leurs deux extrémités sont constamment fixées à la base du cœur, au pourtour des ouvertures auriculaires et artérielles des ventricules, soit immé-

diatement, soit par les tendons attachés aux valvules auriculo-
ventriculaires.

Les oreillettes ont aussi dans leurs fibres une disposition
très-compliquée. Wolff y admet deux couches, une externe,
plus forte, dont les fibres sont transversales, et une interne,
longitudinale, qui ne comprend que quelques faisceaux isolés.
M. Gerdy distingue également deux plans généraux, mais dont
les fibres présentent beaucoup de particularités dans leur disposition. Dans l'oreillette droite, le tissu musculaire, moins abondant que dans la gauche, laisse entre ses fibres des intervalles
au niveau desquels les membranes externe et interne du cœur
se touchent immédiatement. Ce tissu se prolonge, jusqu'à une
certaine distance, autour des veines-caves.

Outre les tendons qui terminent les colonnes charnues à l'intérieur du cœur, il existe du tissu tendineux au point d'union
des ventricules avec les oreillettes et avec les artères aorte et
pulmonaire. Ce tissu, dont la consistance approche de celle des
cartilages, forme des bandelettes étroites qui bordent circulairement les différentes ouvertures des ventricules, et reçoivent
l'insertion des fibres charnues. Wolff ne décrit point d'anneau
propre à l'orifice artériel du ventricule droit. Suivant cet anatomiste, les zones qui garnissent les autres ouvertures ne forment pas des cercles complets; elles se composent, 1° d'une
part, d'une portion cartilagineuse étroite, qui entoure la partie
postérieure de l'aorte et de deux noyaux cartilagineux qu'elle
unit et qui sont placés sur les côtés de cette artère; 2° d'autre
part, de quatre *filamens* cartilagineux semblables, qui embrassent en avant et en arrière les deux orifices auriculo-ventriculaires, et dont les antérieurs naissent des noyaux cartilagineux correspondans, tandis que les postérieurs ont un tronc
commun, logé entre les deux oreillettes, au-dessus de la base
de la cloison des ventricules, et provenant de la portion intermédiaire aux noyaux cartilagineux, très-près du droit : du tissu
cellulaire seulement remplit l'intervalle de ces filamens vis-à-vis
les bords droit et gauche du cœur.

La membrane externe du cœur sera décrite avec le PÉRICARDE,
dont elle fait partie. La membrane interne est une continuation
de celle qui tapisse l'intérieur des vaisseaux sanguins; elle
participe, dans les cavités droites, aux caractères de la membrane interne des veines, et dans les gauches à ceux de la mem-

brane interne des artères. C'est elle qui forme, en se repliant sur elle-même, toutes les valvules que l'on remarque à l'intérieur du cœur. Son épaisseur est très-marquée dans les valvules mitrale et tricuspide, où elle est fortifiée par des fibres qui résultent de l'épanouissement des filets tendineux entre ses deux lames. Le bord libre des valvules sygmoïdes présente aussi quelque chose de fibreux ; cette membrane est, au contraire, très-mince, et à peine visible vers la pointe du cœur, à la surface des faisceaux charnus entre-croisés qui existent dans cet endroit.

Il entre fort peu de tissu cellulaire dans la composition du cœur ; les fibres musculaires sont trop serrées et d'ailleurs unies pour la plûpart par des prolongemens de même nature qu'elles. Cependant il en existe, mais il est très-fin : ce tissu est plus marqué dans certains endroits que dans d'autres. Il ne s'amasse de tissu adipeux qu'à la surface de cet organe, sous le feuillet séreux qui le revêt, et principalement dans les sillons qui séparent les ventricules, ou à la base, entre ceux-ci et les oreillettes. C'est le peu d'épaisseur des parois, à l'endroit où les ventricules et les oreillettes se rencontrent, qui fait que la graisse y semble presqu'à nu à l'intérieur du cœur.

Le cœur reçoit deux artères qui naissent de l'aorte immédiatement après son origine, et dont les branches principales se répandent sur toute la circonférence de l'organe de sa base à son sommet, tandis que de petits rameaux seulement remontent vers les oreillettes. Ces artères portent le nom de *coronaires* ou *cardiaques*, et sont distinguées en droite et en gauche, ou en postérieure et en antérieure, en inférieure et supérieure, parce que la première se distribue au bord droit, à la partie droite de la face antérieure et à toute la face inférieure ou postérieure du cœur, et la seconde à la partie antérieure et gauche de cet organe. (*Voyez* CORONAIRE.) Les veines du cœur sont à peu près disposées comme les artères dans leurs premières ramifications ; mais, au lieu de se rassembler en deux troncs, elles ne forment qu'une grande veine coronaire, et s'ouvrent en grand nombre isolément dans l'oreillette droite, ce qui constitue autant de petites veines coronaires ou cardiaques. (*Voyez* CORONAIRE.) Les vaisseaux lymphatiques du cœur sont très-nombreux, quoiqu'on ne les ait injectés qu'à sa surface ; leurs principales branches suivent le trajet des vaisseaux sanguins et se réunissent en deux troncs, dont l'un passe devant et l'autre derrière l'aorte, pour se rendre en partie dans le canal thoracique, ou directement dans les veines jugulaire et sous-clavière, et en partie dans la grande veine lymphatique droite, après avoir traversé des ganglions placés aux environs de la crosse de l'aorte, et s'y être joints à des lymphatiques des poumons, du médiastin et des parois de la poitrine.

Les anatomistes ont depuis long-temps fait la remarque que le cœur contient, relativement à son volume et au nombre de ses fibres charnues, beaucoup moins de nerfs que la plupart des autres muscles. Behrends a même prétendu prouver que son tissu en était totalement dépourvu, et que ceux qu'on lui attribuait se perdaient entièrement dans les parois de ses vaisseaux. Sœmmering ne semble pas éloigné d'adopter cette opinion. Cependant on admet généralement, surtout depuis les belles recherches de Scarpa, que, bien que les nerfs du cœur accompagnent assez exactement les vaisseaux coronaïres, des rameaux nombreux s'en détachent, et se jettent dans son tissu propre. Il en est, en effet, de ce viscère comme de presque tous les autres qui n'ont point de nerfs que ceux qui leur viennent accolés aux vaisseaux sanguins. Cette disposition se retrouve même, jusqu'à un certain point, dans les muscles extérieurs. Les nerfs du cœur sont fournis par les portions cervicale et thoracique du grand nerf SYMPATIQUE et par le PNEUMO-GASTRIQUE.

Le cœur est un des organes dont le développement est le plus précoce et en même temps le plus rapide, ce qui a empêché jusqu'à présent de saisir, dans l'homme, la manière dont se forment ses diverses parties. Dans le poulet, où il est facile de suivre toutes les phases du développement, on aperçoit vers trente heures (Pander), à la place du cœur, un petit sac ouvert, qui se referme peu après, se recourbe sur lui-même, comme Haller l'a vu au bout de quarante-huit heures, et présente bientôt trois renflemens séparés par des rétrécissemens intermédiaires. Ces renflemens correspondent au ventricule gauche, à l'oreillette et au bulbe de l'aorte, de sorte que le cœur est simple alors, comme dans beaucoup d'animaux. Ce n'est qu'un peu plus tard qu'il se forme une cloison dans l'oreillette et que le ventricule droit apparaît sous la forme d'une nouvelle vésicule, qui part de la base du ventricule gauche et s'allonge petit à petit. Dans l'homme, les deux oreillettes sont de même confondues en une

seule ou séparées par un rétrécissement à peine sensible, dans
les premiers temps de la conception. Quand leur cloison commence à se former, il reste encore entre elles une grande
ouverture de communication, qui est le trou ovale, nommé
aussi *trou de Botal*, quoique cet anatomiste en ait donné une
idée beaucoup moins nette que Galien ne l'avait fait avant lui.
Ce trou occupe la place de la fosse ovale, et a seulement plus
d'étendue. La valvule d'Eustache, alors très-développée, est tout
auprès de lui, et fait, pour ainsi dire, suite à la cloison des
oreillettes ; en sorte que la veine-cave inférieure, située derrière cette valvule, s'ouvre plutôt dans l'oreillette gauche que
dans la droite. Ce n'est qu'au troisième mois que le trou ovale
commence à se fermer à sa partie inférieure par le développement
d'une valvule semi-lunaire qui s'en élève. Cette valvule, composée d'un double feuillet membraneux, contenant des fibres
charnues dans son épaisseur, monte graduellement le long des
bords de l'ouverture, dont elle atteint le haut vers six mois.
Elle continue de monter du côté de l'oreillette gauche, en contractant toujours des adhérences avec la circonférence du trou,
et forme ainsi le fond de la fosse ovale et le petit repli semi-
lunaire que l'on voit dans l'oreillette gauche. Par-là la cloison se
trouve complète et n'est perforée que par ce canal oblique que
présentent les jeunes sujets, et qui lui-même s'efface à la longue.
La valvule d'Eustache diminue à mesure que croît celle du trou
ovale. On ignore si les ventricules ne forment d'abord qu'une
seule cavité, comme les oreillettes. F. Meckel a reconnu que la
cloison qui les sépare est percée à sa partie supérieure, pendant les six premières semaines au moins, d'une ouverture d'autant plus grande, que l'embryon est plus jeune ; mais il a toujours trouvé des indices de séparation vers la pointe du cœur.
L'aorte naît des deux ventricules à la fois, tant que subsiste leur
ouverture de communication ; l'artère pulmonaire n'est point
encore distincte de l'aorte à cette époque. La séparation complète des ventricules et celle des troncs artériels se font dans
le même temps. Le cœur du fœtus, outre ces particularités remarquables dans sa conformation intérieure, diffère encore,
sous plusieurs rapports, de celui de l'adulte. Son volume est
beaucoup grand relativement au reste du corps, ce qui dépend
principalement de l'épaisseur de ses parois ; cette différence subsiste encore pendant les premières années après la naissance. Sa

-direction est moins oblique ; sa pointe regarde d'abord directement en avant et en bas ; ce n'est que vers le quatrième mois
de la gestation qu'elle commence à s'incliner à gauche. Ses deux
moitiés n'ont pas le même rapport de capacité. L'oreillette droite
est, pendant un certain temps, la partie la plus considérable du
cœur. Le ventricule droit est, au contraire, beaucoup plus petit au
commencement que le gauche; il lui devient ensuite de bonne heure
égal en volume, et même supérieur (Meckel), puis diminue de nouveau, et se trouve, à la naissance, d'une capacité moindre. Ce dernier fait a été constaté pour la première fois par M. Portal; Legallois, F. Meckel, Seiler, l'ont de nouveau vérifié, en se servant du mercure pour mesurer la capacité des deux ventricules :
les deux derniers ont trouvé la différence moins grande dans le
fœtus à terme qui a respiré, que dans celui qui n'a pas respiré.
Après la naissance, le ventricule droit acquiert une supériorité
de plus en plus marquée. La différence d'épaisseur qui existe
dans l'adulte entre les deux côtés du cœur manque chez l'embryon; elle ne commence à se manifester que dans la dernière
moitié de la vie intra-utérine, et est encore très-peu prononcée
à la naissance. Les fibres charnues du cœur et les différentes
couches qu'elles forment sont plus apparentes dans le fœtus que
dans l'adulte : seulement elles participent à la pâleur du système
musculaire à cette époque, quoique toujours plus colorées que
celles des muscles extérieurs. La graisse manque entièrement
sur le cœur du fœtus, comme en général dans toutes ses parties
intérieures. Dans la vieillesse, le tissu du cœur s'amincit, devient
mou et flasque; les cavités s'agrandissent, surtout les droites, la
surface se charge de graisse.

Le cœur ne présente qu'un petit nombre de variétés individuelles. Cependant son volume, un peu plus considérable dans
l'homme que dans la femme, varie beaucoup; il est généralement plus grand, relativement à tout le corps, dans les individus d'une petite stature. L'inégalité d'épaisseur et de capacité
qu'offrent ses deux moitiés n'existe pas au même degré chez tous
les individus, indépendamment des modifications produites par
l'âge. L'ampleur des cavités droites est en raison directe de la
gêne qu'a pu éprouver la respiration pendant la vie : aussi est-
elle très-prononcée chez les individus qui se sont livrés à des
travaux pénibles, à des efforts souvent répétés. Le genre de
mort semble devoir, par la même raison, influer sur les di-

mensions des cavités dans le cadavre : c'est aussi ce qu'on admet assez généralement; Lower, Santorini, Weiss (*De dextro cordis ventriculo post mortem ampliore*, Altorf, 1745), Lieutaud, Sabatier, ont même attribué uniquement à la gêne de la respiration dans les derniers instans la différence de capacité qu'on trouve après la mort dans les deux ventricules, qu'ils croient égaux pendant la vie; mais des expériences de Legallois montrent que les animaux tués par hémorrhagie, et dans lesquels la gêne de la respiration, au moment de la mort, n'a pu produire l'accumulation du sang dans les cavités droites, présentent un excès de capacité dans le ventricule droit, comme ceux que l'on tue par asphyxie, bien qu'elles ne prouvent pas que la différence soit la même dans l'un et l'autre cas. On rencontre souvent, à l'intérieur du cœur, des variétés dans la disposition des colonnes charnues, des valvules, etc.

Des anomalies plus rares, mais d'une tout autre importance, sont les vices de conformation que produit dans le cœur un développement incomplet ou irrégulier. Ces vices portent sur l'existence, la situation, la figure du cœur, le nombre de ses cavités, leur séparation plus ou moins complète, le lieu d'insertion des vaisseaux qui en naissent ou qui s'y rendent, etc. La plupart n'existent que sur des fœtus très-monstrueux ou constituent eux-mêmes des monstruosités particulières. (*Voyez* ACÉPHALE, ANENCÉPHALE, MONSTRE.) Les plus fréquens correspondent à une des périodes du développement naturel ou à un état naturel à certaines classes d'animaux. Tels sont ceux qui consistent dans l'existence d'une cavité unique, nullement divisée à l'intérieur, ou dans celle d'un seul ventricule et d'une seule oreillette, dans la communication des oreillettes ou des ventricules, ou des unes et des autres à la fois. C'est dans le cas où les deux ventricules communiquent ensemble, que l'aorte le plus souvent, ou quelquefois l'artère pulmonaire, viennent des deux ventricules à la fois, la cloison étant presque toujours percée à sa partie supérieure, vers la base du cœur. Quelques-uns de ces vices donnent lieu à des états maladifs; ils sont examinés ci-après, avec les MALADIES DU COEUR.

Presque tous les animaux ont un cœur; mais que de variétés, que de nuances infinies dans la forme, la situation, le volume, la composition intérieure! Au milieu d'une foule de particularités dans le détail desquelles nous ne pouvons en-

lrer ici, il est aisé de reconnaître que l'organisation du cœur
se complique graduellement, depuis les premiers animaux
dans lesquels on commence à en apercevoir le rudiment jusqu'aux mammifères et à l'homme, où elle est la plus complexe;
à peu près comme dans l'embryon, cet organe très-simple d'a-
bord, acquiert successivement toutes ses parties. Les zoophy-
tes et les vers intestins sont dépourvus de cœur. Les insectes ne
paraissent point non plus en avoir, quoiqu'on puisse regarder
comme un rudiment de cœur un canal fermé à ses deux bouts,
qu'ils ont le long du dos : il faut pourtant en excepter les araignées, scorpions et autres animaux du même genre, dans lesquels ce canal semble un véritable cœur, d'où partent plusieurs
vaisseaux, et que l'on voit même battre à travers la peau dans les
araignées non velues. Quelques vers présentent, dans leur système vasculaire, des renflemens que l'on pourrait aussi prendre
pour des cœurs. Dans les crustacés, les branchiopodes ont encore un cœur semblable à un vaisseau par sa forme allongée; celui
des décapodes (écrevisses, crabes, homars) est arrondi et a des
caractères plus tranchés; mais l'un et l'autre n'ont qu'une cavité
qui reçoit les veines du corps et envoie des artères aux branchies,
de manière à représenter le cœur droit ou pulmonaire des animaux supérieurs. Un cœur composé, dans les gastéropodes et
ptéropodes, d'un ventricule aortique et d'une oreillette pulmonaire ou plutôt branchiale, d'un ventricule aortique et de deux
oreillettes pulmonaires dans les acéphales, de deux ventricules
aortiques séparés et faisant aussi l'office d'oreillettes dans les bra-
chiopodes, de trois ventricules, deux pulmonaires et un aortique, également séparés et dépourvus d'oreillettes dans les cé-
phalopodes (seiches, etc.) : telle est la disposition générale que
l'on trouve dans les mollusques. Les poissons ont, comme les
mollusques gastéropodes, un cœur formé d'une seule oreillette
et d'un seul ventricule, avec cette différence, que la première
reçoit les veines du corps, et que le second donne l'artère branchiale; en un mot, que l'un et l'autre représentent le cœur pulmonaire de l'homme. Le cœur des reptiles diffère des précédens en ce qu'il reçoit à la fois les veines du corps et celles des
poumons et fournit les deux sortes d'artères; mais tous ces animaux n'ont encore qu'un ventricule, et les batraciens n'ont même
également qu'une oreillette. Enfin, les oiseaux et les mammifères

ont le cœur fait comme celui de l'homme, quant à la conformation générale des cavités intérieures.

Le cœur jouit d'une force de contraction plus grande que celle d'aucun autre muscle, qui pousse le sang continuellement dans toutes les parties et la rend l'agent principal de la circulation de ce fluide. (*Voyez* CIRCULATION.) La sensibilité de cet organe est presque nulle dans l'état de santé et peu marquée dans les maladies, quoique son action soit facilement influencée par l'état des autres organes, tant par la nature de ses fonctions que par les liaisons que les nerfs qu'il reçoit établissent entre lui et le système nerveux. (A. BÉCLARD.)

COEUR (maladies du). Les maladies dont le cœur peut être atteint sont extrêmement nombreuses : les principales sont l'inflammation, les abcès, les diverses espèces d'anévrysmes, l'hypertrophie, l'atrophie, l'endurcissement et le ramollissement, les dégénérescences graisseuses, cartilagineuses et osseuses, le cancer, les tubercules, le rétrécissement des valvules et les végétations qui s'y forment, les communications contre nature de ses cavités, les ulcères, les polypes, les ruptures et les déplacemens. On pourrait y joindre encore les palpitations, les irrégularités et l'intermittence des battemens et les plaies du viscère. La plupart de ces maladies sont exposées ailleurs : nous ne traiterons ici que de l'anévrysme, de l'hypertrophie et de l'atrophie, du rétrécissement des valvules, des végétations, des communications contre nature de ses cavités, et des ruptures; nous renverrons, pour les autres maladies, aux mots CARDITE, ENDURCISSEMENT, RAMOLLISSEMENT, DÉGÉNÉRESCENCE, CANCER, TUBERCULE, ULCÈRES INTERNES et POLYPES. Quant aux déplacemens, ils sont toujours symptomatiques, et se rattachent à l'histoire des affections qui les produisent.

De l'anévrysme du cœur. On nomme ainsi toute augmentation, générale ou partielle, dans le volume du cœur, avec épaississement ou amincissement de ses parois, quelquefois sans changement sensible dans leur force. Le mot *anévrysme* a par conséquent ici une tout autre acception que dans le cas où il est appliqué aux maladies des artères.

L'augmentation de volume du cœur n'est pas une altération aussi facile à constater qu'elle peut le paraître. Le cœur n'offre pas un volume semblable chez tous les individus; et des diffé-

rences, même assez grandes dans sa force, n'apportent pas nécessairement de trouble dans ses fonctions. Toutefois on peut,
sauf quelques exceptions, admettre avec M. Laënnec, que, quand
le cœur est beaucoup plus gros ou plus petit que le poing de
l'individu, il est dans un état pathologique.

Les causes des anévrysmes du cœur sont très-nombreuses.
Chez quelques sujets le cœur est, dès la naissance, proportion-
nément plus volumineux que les autres organes. Chez d'autres,
une disposition héréditaire paraît développer cette affection à
une époque plus ou moins avancée de la vie. Lancisi a vu l'anévrysme du cœur se reproduire successivement dans quatre générations; et Albertinus a vu mourir de cette affection une
femme dont les cinq frères avaient succombé au même mal.

La plupart des autres causes qui concourent à produire les
anévrysmes du cœur, semblent agir soit en augmentant directement l'action de cet organe, soit en rendant plus difficile
l'abord du sang dans les parties où le cœur pousse ce liquide,
soit en produisant ces deux effets. Parmi ces causes, les principales sont l'abus des alimens échauffans, des liqueurs alcoholiques, du café, des vins généreux, la pléthore et tout ce qui
la provoque, la suppression des évacuations habituelles, et particulièrement des hémorrhagies; les exercices violens, tels que
les marches forcées, la course, la lutte, les cris, les chants, la
déclamation, des contractions violentes et habituelles des muscles
des bras, telles qu'elles ont lieu dans certaines professions, chez
les boulangers, les blanchisseuses, par exemple; chez ceux qui
portent sur les bras des fardeaux très-lourds, chez les enfans
auxquels on en donne d'autres plus jeunes à tenir presque
continuellement sur leurs bras. On rapporte encore à ces causes
les veilles prolongées, les émotions vives de plaisir ou de
peine, qui ont sur les battemens du cœur une influence si
connue. Enfin il est bien constaté que les rétrécissemens des
grosses artères, et la difficulté qu'éprouve le cœur à y pousser le
sang, sont une des causes les plus certaines et les plus actives
de l'anévrysme du cœur. Les obstacles au cours du sang produisent d'autant plus sûrement l'agrandissement du cœur qu'ils
sont plus voisins de ce viscère : l'endurcissement des valvules
sigmoïdes, l'aplatissement de l'aorte par une tumeur qui la comprime, une maladie des poumons qui rend difficile le passage du
sang dans leur tissu, produisent presque constamment cet effet.

Quelques médecins pensent que les ossifications de l'aorte peuvent avoir le même résultat, par le défaut d'extensibilité qu'elles déterminent. D'autres ont avancé que la terreur et toutes les affections tristes agissaient d'une manière analogue dans la production de ces maladies, par le spasme qu'elles causent dans le système capillaire des tégumens; et ces deux opinions, sans être démontrées, ne sont pas du moins dénuées de quelque fondement.

Lorsque l'anévrysme du cœur est dû à un obstacle au cours du sang, c'est ordinairement la partie de ce viscère la plus voisine de l'obstacle, qui est le siége exclusif ou principal de la dilatation. Le rétrécissement de l'aorte produit l'agrandissement du ventricule gauche, la compression des vaisseaux pulmonaires celui du ventricule droit. Toutefois dans certains cas il en est autrement, sans doute à raison d'une disposition spéciale : c'est ce qu'a observé Lancisi dans un cas où l'obstacle au cours du sang existait dans l'aorte ventrale, et la dilatation dans le ventricule droit.

Du reste les anévrysmes du cœur sont beaucoup plus communs dans l'âge mûr et dans la vieillesse que dans les autres périodes de la vie; aucune constitution n'en est à l'abri.

Les anévrysmes du cœur offrent plusieurs traits qui leur sont communs à tous, quelles que soient la forme qu'ils revêtent et la partie du cœur qu'ils occupent. Dans le principe, le malade éprouve des palpitations passagères et de l'essouflement, surtout quand il marche, quand il monte un escalier, lorsqu'il parle long-temps et qu'il s'anime; un écart de régime produit le même effet. Il a les lèvres et les pommettes injectées; il se fatigue promptement, contracte facilement des rhumes, et quelquefois accuse une sensation pénible dans la région du cœur. Chez quelques sujets, cette première période est seulement marquée par une dyspnée passagère qui a lieu la nuit et qui revient à des intervalles plus ou moins éloignés, de manière à faire croire que le malade est asthmatique. Ces phénomènes disparaissent et se reproduisent un certain nombre de fois avec une intensité variable.

Au bout d'un temps plus ou moins long, quelques mois chez les uns, plusieurs années chez les autres, les palpitations et la difficulté de respirer deviennent habituelles. Les battemens du cœur sont alors plus manifestes qu'à l'ordinaire, et le médecin

peut les apprécier, soit par la vue, soit par l'ouïe et le toucher,
dans une étendue considérable, dans toute la partie antérieure
du côté gauche du thorax, dans l'épigastre, quelquefois à droite
du sternum, et, dans certains cas, jusque dans le dos! Ces battemens sont ordinairement assez forts, quelquefois obscurs, presque
toujours réguliers, lorsque l'anévrysme n'est compliqué d'aucune
autre lésion. Le pouls offre des modifications analogues à celles
des battemens du cœur. Les veines sont souvent distenduës, le
système capillaire est injecté, surtout à la face et aux extrémités
des membres qui offrent une couleur rougeâtre ou violacée;
des hémorrhagies ont lieu par diverses voies et particulièrement
par la membrane des fosses nasales, des poumons et du rectum.
Le cours de la lymphe se ressent aussi de la lésion de l'organe
central de la circulation; ce liquide s'accumule dans le tissu cellulaire des pieds et de la face, puis des jambes, des cuisses, des
lombes et progressivement des autres parties. En même temps que
la face prend une couleur rouge ou bleuâtre, les traits s'affaissent,
les yeux deviennent larmoyans, l'anxiété augmente, le malade
éprouve de plus en plus le besoin d'avoir la tête et la poitrine
élevées, il ne peut plus rester couché horizontalement, ses
forces diminuent de jour en jour, sa voix prend un son rauque,
il éprouve des éblouissemens, des vertiges, il dort mal, il a des
songes pénibles et s'éveille fréquemment en sursaut; l'appétit
diminue, les digestions se dérangent, la gêne de la respiration
augmente graduellement, et offre de plus des exacerbations passagères dans lesquelles le malade est menacé de suffocation; il
a des quintes de toux, quelquefois sèches, plus souvent suivies
de l'expectoration laborieuse et comme convulsive d'un mucus
clair et visqueux, mêlé par intervalles d'une certaine quantité
de sang. La chaleur générale est diminuée dans les parties œdématiées; la transpiration cutanée est nulle; l'urine est rare et
foncée.

Quand la maladie est parvenue à son plus haut degré, la
dyspnée, la lividité du visage et l'infiltration générale deviennent
les principaux symptômes. Le malade est obligé de se tenir
constamment assis, et même d'avoir les jambes pendantes: il dé-
sire continuellement changer de position et ne se trouve bien
dans aucune; l'anxiété est à son comble; la dyspnée est portée
jusqu'à la suffocation; le malade a le sentiment de sa fin prochaine, il succombe au milieu des plus fortes angoisses; quel-

quefois avec du délire ou des convulsions. Dans certains cas, il se forme, quelque temps avant la mort, des crevasses aux tégumens distendus qui laissent suinter la sérosité. Ailleurs la gangrène s'empare des extrémités; ou un épanchement de sang qui a lieu dans le cerveau, détermine une mort presque subite, long-temps avant l'époque où le malade aurait succombé aux progrès de l'anévrysme.

Les anévrysmes du cœur offrent, dans tout leur cours, des exacerbations journalières, qui ont particulièrement lieu pendant la nuit et qui sont plus marquées dans la seconde période de la maladie que dans les autres. Dans ces paroxysmes nocturnes, la dyspnée, qui est à peine sensible pour le malade pendant le jour, devient quelquefois assez intense pour lui faire craindre la suffocation, l'obliger à faire ouvrir ses croisées et à respirer l'air frais. Outre ces paroxysmes journaliers, la maladie offre dans son cours des rémissions et des exacerbations alternatives, et souvent même des intermissions presque complètes. En effet il n'est pas rare de voir les palpitations, la dyspnée, l'infiltration des membres disparaître une ou même plusieurs fois avant de persister définitivement. Ces espèces d'intermittences dans le cours d'une maladie organique en ont quelquefois fait méconnaître la présence; et elles offrent véritablement quelque chose de fort remarquable relativement à la théorie de ces affections. Toutefois si la disparition des symptômes produits par une lésion qui subsiste, peut au premier abord paraître inexplicable, un examen attentif de ces phénomènes et des causes propres à les modifier, peut en fournir une solution assez plausible. Lorsque les symptômes d'une maladie du cœur se montrent pour la première ou la seconde fois, il est rare qu'ils ne soient dûs qu'à l'altération de cet organe; presque toujours des erreurs de régime, la fatigue, la pléthore ou d'autres circonstances analogues, ont concouru à leur développement prématuré. Par l'éloignement de ces causes, par le repos, la diète et les autres moyens mis en usage, la maladie est réduite à elle-même, ses phénomènes diminuent; ils doivent même disparaître entièrement lorsque la lésion du cœur n'est encore qu'à ce point, où seule elle ne saurait les produire. Quand le mal est parvenu à un degré avancé, il n'y a plus d'intermission possible.

La durée de ces maladies est indéterminée; leur terminaison est le plus ordinairement funeste: la mort a lieu en général par les seuls progrès de l'anévrysme du cœur, quelquefois par le développement d'une autre affection, telle que la rupture du cœur ou l'hémorrhagie du cerveau.

A ces phénomènes, qui sont communs à la plupart des anévrysmes, s'en joignent d'autres qui sont différens selon qu'il y a épaississement ou amincissement des parois du cœur, selon que la maladie occupe les cavités droites ou gauches, les ventricules ou les oreillettes.

Anévrysme avec épaississement; anévrysme actif; dilatation avec hypertrophie. On l'observe particulièrement chez les individus robustes, sanguins, dans la force de l'âge, chez ceux dont la poitrine est large, la tête volumineuse, le col court. On le rencontre fréquemment chez les vieillards; mais souvent chez eux l'anévrysme est la conséquence d'un obstacle mécanique au cours du sang dans les grosses artères. Les phénomènes propres à cette espèce d'anévrysme sont : des battemens forts et étendus dans la région du cœur, qui résiste sous la pression et semble repousser la main avec force; la dureté et la grandeur des pulsations artérielles, comparables à une colonne de mercure qui viendrait frapper le doigt, appréciables à la vue dans beaucoup de parties du corps, et transmettant même quelquefois des secousses aux membres et à la tête; le son mat rendu à la percussion dans la région du cœur; la coloration en rouge des tégumens; l'aspect vultueux de la face, une fermeté remarquable dans les parties œdématiées. L'oreille ou le stéthoscope appliqué sur la région du cœur, distingue à chaque contraction des ventricules une impulsion forte et un bruit assez marqué; les contractions des oreillettes sont sonores; les pulsations s'entendent dans une grande étendue.

Anévrysme avec amincissement, ou anévrysme passif; dilatation. — Celui-ci se développe communément dans des conditions opposées; il est plus commun dans les cavités droites, tandis que le précédent est plus fréquent à gauche. Les contractions du cœur sont faibles et souvent difficiles à apprécier à la main; le pouls est mou, lors même qu'il est développé; l'injection des tégumens est livide ou pâle; les parties infiltrées sont flasques; les traits sont abattus. A l'aide de l'auscultation médiate ou immédiate, on entend les battemens dans une grande étendue : leur son est clair ou bruyant; mais l'impulsion est faible ou nulle.

L'anévrysme des cavités droites est souvent dû à quelque obstacle au cours du sang dans l'artère pulmonaire ou dans le parenchyme des poumons. Dans cette affection, la gêne de la respiration prédomine sur le trouble de la circulation; la figure est violacée, presque noire, ecchymosée; il y a fréquemment des hémoptysies. On distingue sur les côtés du cou le reflux du sang des cavités droites du cœur dans les veines jugulaires : ce reflux est marqué par un mouvement rétrograde d'ondulation, qui commence à la hauteur des clavicules, où il est très-apparent, et qui se prolonge vers la partie supérieure du cou, où il s'éteint graduellement. Si ce reflux est isochrone aux pulsations des artères, il indique que la maladie occupe le ventricule; s'il alterne avec ce battement, il indique une affection de l'oreillette. Il est à peine nécessaire d'ajouter que ce reflux ondulatoire pourrait être confondu avec les mouvemens des carotides ou avec ceux que ces vaisseaux transmettent aux veines jugulaires; il suffit de signaler cette erreur pour la prévenir.

Si l'affection occupe les *cavités gauches*, l'absence des phénomènes qui viennent d'être exposés, fournit un indice de quelque valeur; et de plus, dans l'un et l'autre cas, le lieu particulier où l'oreille distingue le bruit ou le choc des battemens du cœur peut faire connaître le siège spécial de la maladie. Le bruit ou le choc a lieu derrière le sternum dans les anévrysmes des cavités droites, et entre les cartilages des côtés gauches, dans l'anévrysme des cavités gauches.

Il est toujours fort difficile et souvent impossible de déterminer si l'anévrysme a son siége dans les ventricules ou les oreillettes. M. Corvisart ne connaissait pas de signes propres à établir cette distinction. M. Laënnec a remarqué que toutes les fois que les oreillettes ont un grand volume, soit par l'effet d'une dilatation réelle, soit par celui de la distension qui a lieu pendant l'agonie, leurs contractions, au lieu du bruit éclatant qui leur est propre, ne donnent qu'un son sourd et analogue à celui que produit l'air en sortant d'un soufflet qu'on presse brusquement entre les doigts. Il convient dans cette exploration d'appliquer l'oreille ou le stéthoscope non-seulement sur la région du cœur, mais encore en haut du sternum et sous la clavicule, endroits où le battement des oreillettes est souvent plus manifeste. Du reste la dilatation des oreillettes est une maladie extrêmement rare, et que beaucoup de médecins ne rencontreront peut-être pas une fois dans le cours de leur pratique, si ce n'est dans le cas où les ventricules sont eux-mêmes anévrysmatiques.

Le diagnostic des anévrysmes du cœur offre dans beaucoup de cas de l'obscurité. Les principales affections qu'on peut confondre avec eux sont l'hydrothorax, l'hydropéricarde, l'anévrysme de l'aorte pectorale, quelques phlegmasies chroniques et plusieurs dégénérescences des poumons. Le pronostic est très-grave ; la maladie parvenue à une période avancée est certainement incurable, et il n'est pas démontré que, même dans son principe, elle puisse toujours céder au traitement qu'on lui oppose.

A l'ouverture des corps des individus qui succombent à un anévrysme du cœur, on trouve dans ce viscère des lésions variées; on rencontre de plus dans plusieurs autres organes des altérations très-remarquables.

Le volume du cœur est augmenté dans une proportion variable; il est quelquefois doublé, triplé même ; semblable à un cœur de bœuf; tantôt son augmentation de volume est due seulement à l'agrandissement de ses cavités, tantôt à la fois à cette cause et à l'épaississement de ses parois. Le seul épaississement sans dilatation produit rarement une augmentation considérable de volume. L'épaisseur et la consistance sont en général simultanément augmentées ou diminuées; l'épaississement est très-considérable lorsque le ventricule gauche a un pouce d'épaisseur à sa base, et le droit quatre à cinq lignes. L'amincissement peut être porté au point que le ventricule gauche n'ait pas plus de deux lignes près de sa base, et plus d'une demi-ligne vers sa pointe. Le ramollissement est souvent tel alors, que les parois du cœur s'écrasent facilement entre les doigts. Les changemens de volume, d'épaisseur et de consistance peuvent être bornés à un ventricule, s'étendre aux deux, et même aux oreillettes. Lorsqu'un seul des ventricules est dilaté, sa pointe descend plus bas que celle de l'autre. Si les deux ventricules sont agrandis, la forme du cœur se rapproche de celle d'une gibecière.

L'état anévrysmal des oreillettes est plus difficile à constater que celui des ventricules. L'augmentation de volume des oreillettes peut dépendre de deux causes très-distinctes, de l'accumulation du sang dans leurs cavités pendant l'agonie, ou d'une dilatation réelle de leurs parois. Dans le premier cas, elles sont distendues, amincies, et laissent entrevoir la couleur du sang dans plusieurs points de leur étendue; elles reviennent à leur volume naturel, aussitôt qu'on les a vidées en incisant les vaisseaux qui s'y rendent. Dans le second cas, on observe le contraire : leurs parois sont alors généralement épaissies et susceptibles encore d'extension.

Les altérations qu'on rencontre dans les autres organes sont, 1° l'accumulation de sérosité dans le tissu cellulaire et dans les membranes séreuses de la poitrine et du ventre ; 2° la stagnation du sang dans le parenchyme du foie et dans la membrane muqueuse de l'estomac et des intestins qui offrent, chez la plupart des sujets, une couleur rougeâtre ou violacée; 3° chez quelques sujets, et presque constamment chez les vieillards, un obstacle mécanique au cours du sang à l'origine des artères ou dans leurs premières divisions.

Le traitement des anévrysmes du cœur consiste, avant toutes choses, dans l'éloignement des circonstances qui en ont préparé le développement et de celles qui en favoriseraient les progrès. Dans ce but, on recommande aux malades de garder un repos plus ou moins complet, selon le degré auquel la maladie est portée; de prendre peu d'alimens, et de les choisir parmi les substances les plus douces, telles que les viandes blanches, le poisson, les végétaux herbacés; de s'abstenir entièrement de café, de liqueurs alcoholiques, de vins généreux, d'assaisonnemens de haut goût, et de tous les mets excitans qui accéléreraient le cours du sang. L'influence des émotions vives serait également nuisible, et l'on recommande aux personnes qui approchent le malade d'éloigner, autant que possible, tout ce qui pourrait les provoquer en lui.

En même temps on cherche à augmenter la sécrétion de l'urine à l'aide des boissons diurétiques, telles que l'infusion de pariétaire, d'*uva ursi*, des queues de cerises, la décoction de chiendent ; on y joint l'usage du nitrate de potasse, des préparations scillitiques, etc.; on tient le ventre libre au moyen des lavemens et des laxatifs doux. Si le sujet est fort, si son pouls résiste, et surtout s'il existe des signes de pléthore, l'application de sangsues à l'anus ou dans quelques autres points, ou la saignée du bras produisent un allégement très-marqué toutes les fois qu'on y a recours. Ce soulagement a porté plusieurs médecins à proposer et à mettre en usage les saignées répétées suivant la méthode de Valsalva, dans le traitement des anévrysmes du cœur comme dans celui des anévrysmes des artères. M. Corvisart avait

proposé de restreindre aux anévrysmes actifs l'emploi de cette
méthode. Mais jusqu'ici l'expérience n'a pas confirmé l'espoir
que la théorie avait fait naître, et l'on ne connaît pas d'exemple
de guérison radicale obtenue par ce moyen. Peut-être même
dans une affection qui s'est développée avec lenteur, et qui,
par cela même, semble ne pouvoir céder que peu à peu, est-il
permis d'espérer ce résultat plutôt des soins hygiéniques continués pendant un temps très-long, que de l'emploi nécessairement court d'un remède fort énergique, tel que la saignée.

On a aussi préconisé, soit comme moyen palliatif, soit même
comme pouvant concourir à la guérison de l'anévrysme, la digitale pourprée, sous forme de poudre, d'extrait alcoholique, et
de teinture éthérée. On attribue généralement à ce remède la
propriété de ralentir singulièrement la circulation, et l'on a
supposé qu'en diminuant le nombre des contractions du cœur
dans un temps donné, il devait retarder l'accroissement morbide
de ce viscère, et finir même par en diminuer le volume. Toutefois cette action spécifique de la digitale pourprée n'est pas
constante. Plusieurs fois je l'ai employée sans qu'elle déter-
minât un ralentissement sensible dans le cours du sang. J'ai
vu ailleurs chez des sujets atteints d'anévrysme du cœur la fréquence du pouls diminuer rapidement, par le seul effet du repos
et du régime. J'ai vu en particulier, à l'hôpital de la Charité, quelques sujets chez lesquels le nombre des battemens du cœur est
descendu, dans les premiers jours qui ont suivi leur admission,
de quatre-vingts pulsations à soixante, à cinquante et même à
quarante par minute; nul doute que si la digitale leur eût été
prescrite, on n'eût attribué à ce médicament un changement qui
s'est opéré sans son secours.

Morgagni a proposé dans le traitement de l'anévrysme du
cœur, comme propre à procurer d'abord un soulagement passager, puis une amélioration permanente, l'immersion souvent et
long-temps répétée des mains et des pieds dans l'eau très-chaude;
ce moyen peut être joint avec avantage à ceux qui ont été indiqués; il convient dans presque tous les cas, et plus particulièrement encore chez les sujets dont la faiblesse est un obstacle
aux évacuations sanguines.

Tels sont les principaux remèdes par lesquels on combat une
maladie dont il est souvent difficile d'adoucir les symptômes,
et qu'il est presque toujours impossible de guérir. Quelques

autres moyens sont encore indiqués par les causes spéciales de la maladie et par les symptômes prédominans. Sans parler des indications que présente la suppression d'une hémorrhagie habituelle, la dessiccation d'un exutoire, la disparition d'un rhumatisme, il en est quelques-unes qui se rattachent à la profession de l'individu, aux exercices auxquels il se livre, aux affections morales qui l'agitent; le changement d'état, l'interruption de certains exercices très-violens, la distraction peuvent être, dans quelques cas, les conditions les plus propres à procurer l'allégement ou la guérison de la maladie.

Parmi les symptômes prédominans, ceux qui réclament le plus communément l'emploi de quelques moyens particuliers, sont l'anasarque et la dyspnée. On a opposé à cette anasarque symptomatique des moyens à peu près semblables à ceux par lesquels on combat l'anasarque idiopathique; quant à la dyspnée, c'est, selon les cas, par les expectorans, les saignées, les purgatifs ou les vésicatoires qu'on parvient à la modérer.

Hypertrophie du cœur.—Quelques auteurs, et particulièrement M. Laënnec, proposent de donner ce nom à l'augmentation d'épaisseur et presque toujours de consistance de la substance musculaire du cœur, sans aggrandissement dans la capacité des ventricules et des oreillettes, qui dans quelques cas est manifestement diminuée. L'hypertrophie, sans anévrysme, est une affection assez rare, pour que M. Corvisart n'en ait pas parlé. Souvent elle est bornée au ventricule gauche, dont le droit semble être alors une appendice; quelquefois elle occupe aussi le ventricule droit qui ne s'affaise pas lorsqu'on l'incise, et dont les colonnes charnues et les piliers offrent un épaississement assez considérable. Il est fort rare de voir les oreillettes être le siége d'une semblable lésion, lors même que les deux ventricules en sont atteints.

Les signes de l'hypertrophie du cœur présentent quelque différence à raison du siége spécial de cette lésion dans le ventricule droit ou dans le gauche; dans ce dernier cas, le pouls peut être petit et même faible, comme on le conçoit facilement d'après la diminution de capacité qui accompagne souvent l'hypertrophie; mais la contraction du cœur explorée avec l'oreille ou le stéthoscope donne, entre les cartilages des cinquième et sixième côtes sternales, une impulsion plus forte et un bruit plus sourd que dans l'état naturel; la contraction de l'oreillette est très-brève, peu sonore et même à peine sensible. Quand l'hypertrophie est considérable, les battemens du cœur ne s'entendent que dans une petite étendue. Dans l'hypertrophie du ventricule droit, c'est derrière le sternum que l'oreille distingue l'impulsion et le bruit sourd qui l'accompagne. Dans l'hypertrophie des deux ventricules, on rencontre réunis ces deux sortes de signes.

Du reste l'hypertrophie donne lieu aux palpitations, à la dyspnée, à l'anasarque comme les anévrysmes du cœur, et réclame des moyens à peu près semblables de traitement. M. Laënnec a employé avec un succès marqué la méthode de Valsalva, chez trois individus qui présentaient à un haut degré les signes de l'hypertrophie du cœur. Chez un de ces sujets qui succomba quelques années après à une maladie d'un autre genre, le cœur parut plus petit qu'à l'ordinaire, et son aspect extérieur rappelait tout-à-fait l'idée d'une pomme ridée.

De l'atrophie du cœur. — On trouve quelquefois à l'ouverture des cadavres, le cœur beaucoup plus petit qu'il ne l'est généralement. Senac en a réuni quelques exemples, et nous en avons nous-mêmes observé plusieurs, parmi lesquels il s'en est trouvé un dans lequel ce viscère n'était guère plus gros qu'un œuf d'oie, chez un homme d'environ cinquante ans et d'une haute stature. Mais cette petitesse du cœur est-elle l'indice certain d'une maladie de ce viscère, ou n'est-elle pas due à une disposition congénitale? C'est ce qu'il n'est pas possible de déterminer dans l'état actuel de la science. Il en est de même des signes propres à faire connaître cet état du cœur : quelques-uns des sujets chez lesquels il existait, avaient eu le pouls petit et des palpitations fréquentes; mais ces signes, tout équivoques qu'ils sont, ont manqué dans d'autres cas.

Du rétrécissement des orifices du cœur. — L'endurcissement cartilagineux et l'ossification des valvules sont les lésions qui produisent le plus ordinairement le rétrécissement des orifices. Les causes de ces lésions sont généralement obscures; les vieillards y sont presque seuls exposés. Ce rétrécissement n'a été que très-rarement observé dans les orifices auriculo-ventriculaire et artériel du côté droit; encore dans le peu de cas connus, n'était-il pas porté au point de troubler le cours du sang, au moins chez la plupart des sujets. Le rétrécissement des orifices du côté gauche, sans être très commun n'est pas à beaucoup près

aussi rare. L'induration qui le produit peut occuper la valvule mitrale ou les sigmoïdes aortiques. Elle donne lieu d'une part à la dilatation des parties dans lesquelles le cours du sang est gêné, et par
conséquent à l'anévrysme et aux phénomènes qui s'y rattachent;
et de plus, à des symptômes particuliers qui dépendent du rétrécissement lui-même. Un de ces symptômes, que M. Corvisart
a indiqué, est un bruissement particulier, difficile à décrire,
sensible à la main appliquée sur la région du cœur, et analogue
au murmure de satisfaction que font entendre les chats lorsqu'on
leur passe la main sur le dos. (*Frémissement cataire.*)

Toutefois ce signe n'existe qu'à une époque où le rétrécissement
est porté à un point considérable. L'irrégularité ou l'inégalité
du pouls est un autre signe qui, sans être constant, a lieu dans
la plupart des cas où la valvule mitrale est endurcie, et qui me
semble mériter un certain degré d'importance. Mais les résultats
que M. Laënnec a retirés de l'auscultation paraissent être d'une
bien plus grande utilité. L'ossification même peu avancée de
la valvule mitrale peut être reconnue aux signes suivans : le
bruit qui accompagne la contraction de l'oreillette est plus prolongé, plus sourd; il a quelque chose d'âpre et d'étouffé qui
rappelle le bruit d'un coup de lime sur du bois, ou d'un soufflet qu'on presse brusquement : ce dernier phénomène paraît
avoir surtout lieu lorsque l'induration n'est encore que cartilagineuse. L'ossification des valvules sigmoïdes se reconnaît au
même bruit qui a lieu pendant la contraction du ventricule.
Peut-être dans l'induration de la valvule tricuspide ou des sigmoïdes pulmonaires, les mêmes bruits, entendus derrière le
sternum, fourniraient-ils le signe le plus propre à faire reconnaître ces lésions pendant la vie. Enfin, il n'est pas rare, lorsqu'il existe un rétrécissement considérable, de remarquer une
disproportion extrême entre l'état du pouls qui est très-faible, et
les battemens du cœur qui sont très-forts. L'examen anatomique des parties affectées montre les lésions suivantes. L'endurcissement occupe généralement, comme il vient d'être dit,
la valvule mitrale et les sigmoïdes de l'aorte. Ces valvules sont
plus épaisses, plus dures, plus opaques qu'à l'ordinaire; leur
forme est altérée, et les ouvertures qu'elles circonscrivent sont
rétrécies à un degré variable, quelquefois presque oblitérées.
Leur texture se rapproche de celle du cartilage, ou de l'os :

en général cette altération est plus marquée à la base et au bord flottant des valvules que dans leur partie moyenne.

Le traitement de cette affection est jusqu'ici purement palliatif. Les limonades minérales et particulièrement la limonade phosphorique seraient-elles de nature à prévenir l'accumulation excessive du phosphate de chaux dans ces valvules, à en dissoudre et à en entraîner une partie au dehors ? C'est ce que l'expérience seule peut décider ; mais encore en admettant ce résultat, les valvules resteraient cartilagineuses et la maladie persisterait.

Des végétations qui se développent sur les valvules et sur les parois internes du cœur. — Ces végétations sont de deux sortes par leur texture, comme par leur siége. Celles qui se forment sur les valvules ressemblent assez bien aux excroissances verruqueuses que le virus syphilitique développe sur le gland ou à l'orifice du vagin. Celles qui naissent des parois internes et de la chair même du cœur sont globuleuses et remplies ordinairement par une matière grumeleuse, purulente ou sanguinolente. Les premières tantôt sont très-adhérentes, et tantôt se détachent par le simple frottement du manche d'un scalpel. M. Corvisart supposait qu'elles devaient leur origine au virus syphilitique ; ce qui n'est guère probable. M. Laënnec « regarde comme indubi- « bitable que ces petites tumeurs ne sont, dans le principe, « autre chose que de petites concrétions polypiformes ou fibri- « neuses qui, formées sur les parois des valvules à l'occasion de « quelque trouble dans la circulation, s'organisent par un tra- « vail d'absorption et de nutrition analogue à celui qui con- « vertit les fausses membranes albumineuses en membranes acci- « dentelles ou en tissu cellulaire. » Quelques faits portent M. Laënnec à attribuer à la présence de ces végétations des effets analogues à ceux qui résultent de l'endurcissement des valvules, avec cette différence que le frémissement cataire est beaucoup moins sensible à la main, et que, sous le cylindre, le bruit des contractions du cœur est plus analogue à celui d'un soufflet qu'à celui d'une lime. Ces deux assertions sur l'origine des végétations et sur leur diagnostic doivent appeler l'attention des observateurs.

Les végétations globuleuses se présentent sous la forme de kystes sphéroïdes ou ovoïdes, dont la grosseur varie depuis le volume d'un pois jusqu'à celui d'un œuf ; ces kystes sont sou-

tenus par un pédicule et composés d'une enveloppe mince et
peu résistante, dans laquelle est renfermée une matière semblable à du sang caillé, à une bouillie livide, ou à un pus épais.
Ces kystes ne se rencontrent guère que vers la pointe des ventricules et les sinus des oreillettes. Aucun signe n'a jusqu'ici indiqué leur existence pendant la vie : si quelque chose l'indiquait,
l'art n'aurait aucun moyen direct pour les attaquer.

De la communication contre nature entre les cavités du cœur.
— Cette affection se présente sous deux formes selon qu'elle
existe dans la cloison des oreillettes ou dans celle des ventricules.
Dans le premier cas, elle est due à la non-oblitération du trou
de Botal après la naissance; dans le second, à une disposition
congénitale, et peut-être à la perforation accidentelle de la
cloison des ventricules. L'étroitesse primordiale des orifices des
cavités droites peut, en rendant nécessaire le passage immédiat
du sang dans les cavités gauches, mettre obstacle à l'oblitération
du trou de Botal, et peut-être favoriser la perforation de la
cloison ventriculaire. Dans les deux cas, pour constituer une
maladie, il faut que l'ouverture de communication ait au moins
une ligne de diamètre; quelquefois, particulièrement dans la
cloison auriculaire, une ouverture même plus grande n'a
donné lieu à aucun dérangement sensible dans la circulation
du sang.

Le principal effet de cette communication est de permettre le
mélange du sang artériel et du sang veineux dans le cœur, et
de produire la coloration de tous les tissus en bleu, ou bleu-noi-
râtre, phénomène que quelques auteurs ont considéré comme le
signe pathognomonique de la lésion dont il s'agit, mais qui
peut se montrer dans d'autres affections, et manquer dans celle-
ci. Toutefois il est bien rare que la coloration en bleu soit aussi
remarquable, aussi permanente dans d'autres cas qu'elle l'est
dans celui qui nous occupe. Du reste une partie des autres symptômes communs aux maladies organiques du cœur accompagne
cette communication qui est souvent liée à une dilatation de ce
viscère. *Voyez* CYANOSE.

La mort est assez ordinairement la conséquence de cette lésion
lorsqu'elle est portée à un certain degré. La guérison ne doit
pas être considérée comme impossible, spécialement lorsque
cette affection consiste dans la non-oblitération du trou de
Botal, et lorsque le sujet est encore jeune. L'accroissement des

valvules qui le circonscrivent peut faire cesser cette disposition vicieuse.

Si l'oblitération tardive du trou de Botal donne lieu après la naissance à des accidens particuliers, son oblitération prématurée chez le fœtus peut produire aussi des désordres plus ou moins graves, et même la mort avant le terme de l'accouchement. Cette lésion est sans doute moins rare qu'on pourrait le croire d'après l'absence de faits qui l'établissent. L'examen plus attentif des enfans mort-nés prouvera vraisemblablement cette assertion.

La rupture des parois du cœur a été très-rarement observée, et si l'on excepte les faits publiés par M. Rostan, dans le *nouveau Journal de Médecine*, il existe à peine quelques observations bien détaillées de cette maladie.

La rupture du cœur n'a presque jamais eu lieu que chez des sujets affectés de dilatation avec épaississement de cet organe, et dans la plupart des cas, elle s'est opérée dans un moment où ces individus ne faisaient aucun effort violent. Le peu d'épaisseur des oreillettes et du ventricule droit pourrait faire supposer que la rupture y est plus commune que dans le ventricule gauche; mais les faits démentent complètement cette supposition, et dans presque tous les cas observés, c'est le ventricule gauche qui a été le siége de cette lésion. Peut-être du reste n'est-il pas surprenant que celle des cavités du cœur qui offre une plus grande différence dans l'épaisseur de ses parties, soit plus sujette à se rompre dans sa portion la plus mince (vers sa pointe), que ne le sont celles dont l'épaisseur est beaucoup moindre, il est vrai, mais presque égale dans tous les points. Sur huit cas de rupture du cœur réunis par Morgagni, il y en a sept dans lesquels la rupture a eu lieu dans le ventricule gauche; dans les cinq faits observés par M. Rostan, la rupture a constamment eu lieu dans cette partie.

La mort subite est généralement le résultat de la rupture du cœur, et par conséquent le médecin ne peut la reconnaître que lorsque le sujet a cessé de vivre. Mais, comme d'une part la mort subite peut être produite par d'autres causes, et comme d'autre part la rupture du cœur n'a entraîné la mort dans quelques cas qu'au bout de plusieurs jours, on conçoit que même après la mort le diagnostic peut encore être obscur jusqu'à ce que l'ouverture du cadavre lève toute espèce de doute. Toutefois, lorsqu'un individu vient à mourir d'une manière tout-à-fait subite, sans phénomènes apoplectiques, sans agonie, sans rendre des flots de sang par la bouche ou par quelque autre voie, si cet individu a présenté avant de mourir des signes non-équivoques d'anévrysme du cœur, il est de toute probabilité qu'il y a eu chez lui rupture de ce viscère. Si, comme on l'a vu dans quelques cas, la mort a lieu après une agonie de quelques jours, si tout d'un coup il est survenu une exaspération très-considérable dans les accidens, et notamment dans la dyspnée et dans le trouble de la circulation, on peut tout au plus soupçonner cette lésion : il n'est même pas possible d'en présumer l'existence lorsque, comme dans un cas observé par M. Rostan, des couches de fibrine, semblables à celles qu'on rencontre dans les anévrysmes artériels, mettent obstacle à l'écoulement du sang dans le péricarde.

A l'ouverture des cadavres, on distingue facilement cette lésion soit des blessures du cœur que le scalpel aurait produites en incisant le péricarde, soit de la perforation du cœur par l'ulcération de ses parois. Dans le premier cas, on ne trouve pas le péricarde distendu, violet, rempli de caillots de sang, comme dans les cas où la rupture a produit la mort : dans le second, on reconnaît aisément l'érosion ulcéreuse des parties qui circonscrivent le trou. Le plus souvent on ne rencontre qu'une seule ouverture par laquelle le sang s'est épanché dans le péricarde ; il n'est pas rare d'en trouver plusieurs. Ces ouvertures se présentent sous la forme de fentes ou fissures étroites, plus ou moins obliques, dont la longueur varie depuis quelques lignes jusqu'à un pouce.

S'il est des moyens propres à prévenir la rupture du cœur, ce sont les mêmes que ceux qu'on emploie pour retarder les progrès des anévrysmes de ce viscère.

Des *ruptures* d'un autre genre ont quelquefois eu lieu dans les *piliers des ventricules.* Ces ruptures, qui se sont communément opéré pendant ou après de grands efforts, ne produisent d'effet bien marqué que dans le cas où elles portent sur un des piliers qui aboutissent au bord libre de la valvule tricuspide ou mitrale, et où une des portions de ces valvules devient libre et flottante dans le ventricule. Dans ce cas, un désordre considérable survient tout à coup dans la respiration et la circulation, et le malade passe ordinairement de la santé parfaite à un état fort grave. Le pouls devient irrégulier, intermittent, inégal ; la main placée sur la région du cœur, n'y distingue plus qu'un battement confus. L'étouffement est extrême, et l'angoisse est portée au plus haut point : le malade est manifestement dans un danger prochain : tantôt il succombe dans l'espace d'un petit nombre de jours ; tantôt il meurt lentement, avec les symptômes communs à tous les anévrysmes. M. Corvisart, qui le premier a observé cette lésion sous ces deux formes, a trouvé une matière purulente sur les extrémités des piliers récemment rompus ; il a rencontré une sorte de cicatrisation quand la rupture était ancienne.

Le repos physique et moral, une diète sévère, les saignées, sont les principaux moyens à l'aide desquels le médecin peut modérer les accidens dus à cette espèce de rupture. (CHOMEL.)

COIGNASSIER, s. m., *cydonia*, genre de plantes de la famille naturelle des Rosacées, section des Pomacées, réuni par Linné au genre Poirier dont il diffère principalement par les loges de son fruit qui contiennent plus de deux graines. Le coignassier ordinaire (*cydonia communis*), originaire de l'île de Crète, peut dans nos climats s'élever à une hauteur de douze à quinze pieds; ses fleurs plus grandes, ses feuilles plus larges, cotonneuses, surtout à leur face inférieure, ses fruits jaunes et cotonneux en dehors, connus sous le nom de *coings*, le distinguent facilement des poiriers. Leur odeur est forte, mais agréable, leur saveur est très-âpre; aussi ne les mange-t-on jamais crus, mais on en fait des compotes et des confitures. On prépare avec leur suc un sirop légèrement astringent, avec lequel on édulcore les boissons toniques que l'on administre contre les diarrhées chroniques. Les pépins ou graines du coignassier renferment une grande quantité de mucilage, et l'on se sert de leur décoction pour préparer des collyres adoucissans que l'on emploie dans l'inflammation aiguë des paupières et de la conjonctive.   (A. RICHARD.)

COINCIDENCE, s. f. *coïncidentia*. On se sert quelquefois de ce mot en parlant des maladies, des symptômes qui se montrent simultanément, soit que les maladies ou les symptômes coïncidens soient liés par les rapports d'effet et de cause, soit qu'ils coexistent seulement indépendans les uns des autres. (R. DEL.)

COINDICATION, s. f., *coïndicatio*. Le concours de plusieurs indications qui tendent toutes à motiver tel ou tel genre de médication, fournit ce qu'on appelle une coïndication. Cette réunion d'indices éclaire le médecin sur les moyens qu'il peut mettre en usage , et le fortifie dans la détermination qu'il doit prendre. Une péritonite très-grave et latente exige en général l'emploi de saignées générales ou locales. Mais si les lochies sont supprimées, si le malade crache du sang, si le pouls est fort, dur et fréquent, ces symptômes concourent à prouver que la saignée est indispensable. La suppresion des lochies et l'hémoptysie sont les coïndications , et la saignée le coïndiqué. *Voyez* INDICATION.

(GUERSENT.)

COIT , s. m., *coïtus*, action préliminaire de la fécondation, produite par la réunion immédiate des organes génitaux de l'un et de l'autre sexe. La plupart des êtres animés se reproduisent par génération , mais l'accouplement , le *coït* n'est pas nécessaire à tous pour se perpétuer. Le rapprochement intime des sexes n'est indispensable que pour l'homme et pour les animaux qui s'en rapprochent par leur organisation. Le lecteur ne s'attend pas sans doute à trouver ici une description physiologique détaillée de l'acte dont nous parlons; ces détails , au moins inutiles pour la science, ne sont propres qu'à faire naître des idées obscènes , dans lesquelles se complaisent des écrivains peu dignes d'estime, idées dont la morale doit s'alarmer , et qu'elle doit rejeter avec indignation. Nous devons nous borner à examiner dans cet article l'utilité de la fonction dont nous parlons, les dangers de ses excès et de son défaut, signaler les maladies qui peuvent résulter des uns et des autres , et les moyens de les prévenir et de les combattre , etc.

On a souvent remarqué que, pour atteindre le but important de la conservation de l'espèce et de l'individu , la nature prévoyante avait attaché l'attrait du plaisir à l'accomplissement de chaque fonction ; mais aucun n'est aussi vif que celui qui nous invite, qui nous entraîne au rapprochement des sexes. Lorsque l'homme , parvenu à tout son développement, et non encore épuisé par des jouissances précoces et trop multipliées, a laissé pendant quelque temps le fluide séminal s'accumuler dans les vesicules, il sent alors le besoin irrésistible de se reproduire, et de se rapprocher de sa compagne. Les testicules sont rouges, gonflés, sensibles au toucher et presque douloureux; l'érection, indispensable à la réunion des sexes, se manifese pleine et entière, et il n'est pas rare qu'un fluide limpide s'échappe dans cet état , et lubrifie l'orifice de l'urètre. Toutes les femmes paraissent séduisantes, et, si nous aimons, notre amante nous paraît alors pleine d'attraits, son approche fait palpiter notre cœur, la circulation s'accélère, le pouls est fort et fréquent, la respiration précipitée et souvent suspirieuse, une chaleur générale se répand dans toute notre économie. Toute l'étendue de notre corps est douée d'une exquise sensibilité, et ses caresses nous paraissent délicieuses ; elles font naître des sensations pleines de volupté. L'homme, dans cet état, oublie la faim, la soif, tous les besoins organiques. La digestion est troublée et pervertie par le coït, ou simplement par son désir. Les signes précurseurs du coït ne se manifestent pas moins par leur influence sur les organes de la vie de relation. Les yeux sont brillans, couverts d'une légère humidité, si bien décrite par Sapho et Anacréon, et quelquefois humectés de véritables larmes ; ils semblent couverts d'un voile épais ; insensibles à toute espèce d'excitant extérieur, ils se fixent sur celle qui doit satisfaire nos désirs ; l'ouïe partage cette espèce d'hébétude, pour n'être touchée que par le doux son de sa voix. L'odorat reçoit avec plaisir les odeurs qu'elle exhale ; le goût seul est inactif, mais le toucher est dans un véritable état d'exaltation. L'homme est alors incapable de toute espèce de méditation et de pensée, une seule occupe son imagination charmée. Le sommeil fuit sa paupière, sa voix est forte et sonore, quelquefois tremblante ; ses membres sont souvent palpitans, et d'autrefois capables de la plus puissante énergie. Tel est l'homme dans le moment qui précède le coït générateur. La femme doit partager ce ravissement ; des phénomènes fort analogues, modifiés par l'éducation ou par la pudeur et par la chastoté naturelles, doivent se manifester chez elle. Dans cet état, le moindre contact produit l'effet de l'étincelle électrique, et le sacrifice est consommé. Durant cet acte, toutes les actions organiques s'exagèrent ; et quoique l'existence tout entière semble concentrée dans les organes génitaux, la circulation se fait avec violence, la respiration s'accélère, une chaleur brûlante circule dans tout le corps, et souvent une sueur abondante s'exhale de toute sa surface. Cet orgasme se termine par l'éjaculation du sperme chez l'homme, et d'un fluide muqueux contenu dans les cryptes de ce nom chez la femme. Cette éjaculation est suivie d'une sensation de volupté difficile à décrire. Des crampes, des convulsions, des crises, une véritable épilepsie accompagnent cette sensation, à laquelle succède un abattement encore plein de charmes. Cette surexcitation fait place à une faiblesse d'autant plus grande que la jouissance a été plus vive. Celle-ci se perpétue ordinairement long-temps encore après la copulation, elle se propage jusqu'à l'extrémité des doigts. Mais la scène est changée; le pénis est retombé dans son état de mollesse ordinaire. La circulation encore accélérée ne tardera pas à reprendre son état naturel, et peut-être de descendre au-dessous. La respiration est déjà ralentie, mais de temps à autre une longue inspiration est suivie d'une prompte expiration. Les yeux sont ternes et abattus, les paupières à demi closes; la lumière est importune, ainsi que le bruit; le tact a perdu son exaltation, et le contact de la personne aimée, quoique voluptueux encore, n'a plus le même attrait; la tendance au sommeil se manifeste, et lorsqu'il s'empare de nous, il est doux, bienfaisant et réparateur; il est rare qu'au réveil de nouveaux désirs ne se fassent sentir encore. La voix est faible et mal assurée; les organes locomoteurs fatigués ne peuvent que difficilement remplir leurs fonctions; la tête tombe sur la poitrine; les bras sont pendans; les membres abdominaux fléchissent sous le poids du corps. Tels sont les effets immédiats du coït.

S'il est pris avec modération, il est infiniment utile à l'homme; et, mettant de côté le plaisir vif qu'il procure, il est vrai de dire qu'il redouble l'énergie de tous les organes. La nature n'en a fait aucun pour le condamner à un repos absolu; la sagesse consiste à ne pas violer ses lois par des excès coupables ou par une abstinence absurde. Au reste, comme nous le verrons tout à l'heure, elle sait bien venger cette violation par les peines sévères qu'elle inflige au transgresseur. Le coït modéré entraîne des pertes qu'il faut réparer; pour cela il augmente l'appétit et la soif, il active la digestion; l'absorption intestinale et interstitielle se fait avec plus de rapidité, et la nutrition générale est augmentée. Nous ne répèterons pas que ce n'est pas par l'accroissement de l'embonpoint que cette augmentation se manifeste, mais bien par l'accélération des mouvemens de composition et de décomposition. Le cœur augmente d'énergie, la circulation est plus rapide et plus prompte, les actes respiratoires se succèdent plus facilement et plus fréquemment, et l'oxygénation du sang est plus complète. Les exhalations, les sécrétions glandulaires, conséquences nécessaires des autres fonctions, participent à leur accroissement d'énergie. Les sens sont plus subtils, plus susceptibles d'impression. Le cerveau est plus capable de travail;

des idées de bonheur et d'espérance l'occupent; l'homme est alors doux et bienveillant. Il n'est pas jusqu'à la voix, jusqu'aux organes locomoteurs qui ne ressentent la douce influence d'un coït modéré.

Pour que le coït procure toujours des effets aussi salutaires, il est des précautions à prendre. La plus importante, sans contredit, c'est de ne pas s'y livrer trop souvent. Si l'on suivait les vœux de la nature, si on ne s'abandonnait au coït que pour la propagation de l'espèce, il est certain que ses actes seraient infiniment rares; on cesserait de s'y adonner dès que la fécondation aurait eu lieu. Mais dans l'état de civilisation, soit par dépravation, soit par une organisation privilégiée, l'homme est loin de se borner à ce qui est nécessaire à sa reproduction, et faisant du coït un plaisir, il en multiplie les actes autant qu'il le peut. Des caresses indiscrètes, des excitans intérieurs, des images, des livres, des spectacles, des conversations pleines de volupté sollicitent ses désirs. Il en résulte d'abord des érections avortées, des plaisirs imparfaits, et par suite l'impuissance et une foule de maladies dont nous parlerons bientôt. Mais à quelle distance doit-on prendre les plaisirs de l'amour ? Il est impossible de répondre à cette question d'une manière absolue. Telle chose sera pour l'un un excès, qui ne sera pas pour l'autre le nécessaire. Si l'envie de satisfaire une épouse ou une amante, dont les désirs se renouvellent bien plus fréquemment que les nôtres, si l'amour propre ne nous poussaient à multiplier nos sacrifices, il serait très-sage d'attendre que les signes de besoin, que nous avons décrits tout à l'heure, se manifestassent pour se livrer au coït, alors il serait toujours avantageux. Ces signes se montrent à des intervalles bien différens selon les âges, les constitutions, le régime, les habitudes, etc. Un homme jeune, fort, qui n'a jamais abusé ni de l'onanisme, ni du coït, d'une constitution où domine l'appareil digestif et circulatoire, soumis à une alimentation abondante et réparatrice, qui use sagement en un mot de tous les moyens de l'hygiène, peut éprouver ces besoins et les satisfaire plusieurs fois par jour; mais cet exercice ne tarderait pas à l'affaiblir sensiblement. Il est plus sage qu'un homme, dans tout son éclat, ne s'approche de son épouse qu'une fois par jour, ou même une fois tous les deux jours. Observons que nous ne parlons ici que des individus placés dans les conditions les plus favorables. Des personnes plus faibles ne devront se livrer à ces plaisirs qu'une fois par semaine, deux fois par mois ; et même à une certaine époque s'en abstenir complétement.

Les jeunes gens qui entrent à peine dans l'âge de puberté s'abandonnent sans réserve aux plaisirs de l'amour. C'est assurément le moyen le plus infaillible de ne jamais les connaître dans toute leur plénitude. Il est important que l'homme ait achevé son accroissement, et qu'il ait même beaucoup gagné en intensité, pour qu'il puisse se livrer impunément à ses désirs. Ce ne serait donc que vers la 22 ou 25e année, que les premières jouissances devraient être prises ; mais qu'une telle réserve est loin de nos mœurs !

S'il est dangereux de se livrer trop tôt à l'acte de la copulation, il n'est pas moins funeste de s'y livrer trop tard ; et plus d'un vieillard téméraire a payé de sa vie des tentatives au-dessus de ses forces. Pour faire naître des désirs illusoires, il est presque toujours obligé d'avoir recours à des moyens artificiels qui ne sont jamais sans dangers. Le coït est honteux et dégoûtant chez un vieillard ; il doit avoir la sagesse de s'en abstenir, dès que les sens ont cessé de parler, et cela sous peine des plus graves accidens.

Tous les momens du jour ne sont pas également propices au coït. L'aurore est, selon quelques auteurs, l'instant le plus favorable. Je ne partage pas cette opinion. Il est bien vrai qu'on éprouve à cette heure une forte érection, que le sommeil a terminé l'acte de la réparation. Mais d'abord cette érection, souvent favorisée par l'accumulation de l'urine dans la vessie, n'est pas toujours l'expression d'un véritable désir. En second lieu, le coït pris à cette heure fatigue pour le reste du jour, et rend incapable de remplir les devoirs sociaux. Dans le jour, surtout lorsque le premier repas du matin est digéré, on est parfaitement disposé pour ces plaisirs ; mais alors ou l'on est occupé à ses travaux, ou le même inconvénient que nous venons de signaler existe. Il est extrêmement fâcheux de se livrer au coït immédiatement après dîner, lorsque l'estomac est encore plein d'alimens ; malheur à l'amant auquel on ne peut accorder une autre heure ! Buffon avait cependant coutume de remplir cette fonction dans ce moment. La digestion est à coup sûr pervertie par l'ébranlement général que nécessite le coït ; à quoi il faut ajouter que l'irritation portée sur l'estomac permet rarement à l'érection d'être complète, et qu'on n'obtient ce résultat que par une excitation répétée. Alors le travail, dont la nature avait besoin pour opérer la digestion, est suspendu; il s'établit une révulsion funeste: Le moment le plus favorable pour le coït est certainement celui où la digestion du dîner est opérée. Le moment où l'on se couche est celui que l'on doit préférer. Cependant si des travaux pénibles avaient occasioné beaucoup de fatigues, et que la tranquillité d'âme dont jouissent ordinairement les époux le permit, il serait avantageux d'attendre quelques momens de repos, ou même qu'un premier sommeil eût délassé le corps. Le sommeil de la nuit viendrait ensuite dissiper les fatigues de l'amour.

Lorsque les désirs sont très-prononcés, que le besoin se fait fortement sentir, tous les momens sont bons, et toutes les circonstances où le corps puisse se trouver sont favorables, ou du moins ne peuvent pas s'opposer à l'accomplissement de cet acte. Il n'en est pas de même, lorsque les besoins sont peu vifs; alors une foule de causes peuvent empêcher de les satisfaire.

Influence qu'exercent sur le coït les divers agens de l'hygiène.—Cette influence est médiate ou immédiate, primitive ou consécutive. Par exemple, pour ce qui regarde les alimens, nous avons dit que la plénitude de l'estomac nuisait à l'exécution du coït, et que celui-ci nuisait à la digestion : voilà pour l'effet primitif; mais l'usage habituel d'une alimentation copieuse et réparatrice dispose aux plaisirs de l'amour, voilà pour l'effet consécutif. L'usage des épices, des excitans, des aromates favorise les individus du tempérament dit lymphatique, même pendant la digestion de ces substances. Les personnes sensibles et irritables en éprouvent un effet tel, que l'érection ne pourra pas avoir lieu. Nous en dirons autant du café et des liqueurs alcoholiques; mais ces substances, une fois digérées, portent leur action sur les organes de la génération. Il est des substances alimentaires qui paraissent douées d'une vertu aphrodisiaque spéciale, telles que les poissons, les truffes, etc. Nous pensons que beaucoup de ces alimens jouissent d'une réputation usurpée; et si réellement quelques-uns d'entre eux excitent directement les organes génitaux, ce ne peut être qu'au détriment de celui qui en fait usage. La réparation que procurent ces substances n'est pas en rapport avec les pertes qu'elles occasionnent. Le meilleur des aphrodisiaques est certainement celui qui répare le plus facilement et le plus abondamment. Les substances animales, qui procurent l'alimentation tonique et fortement réparatrice, possèdent cette faculté au plus haut degré.

Toutes les températures ne sont pas également favorables au coït. Nous avons déjà dit qu'une chaleur modérée était la condition atmosphérique la plus heureuse pour les plaisirs de l'amour, et nous avons fortifié notre opinion de celle des anciens et de Celse en particulier. Les grands froids et les grandes chaleurs sont également contraires. Des médecins ont même prétendu qu'il fallait s'abstenir du coït pendant les jours caniculaires. Ce n'est pas ici le lieu de nous élever contre l'influence délétère, et pour ainsi dire merveilleuse, que l'imagination de nos aïeux avait prêtée à la canicule; mais nous ne pouvons nous empêcher de dire que ce n'est pas à une vertu spéciale qu'il faut attribuer les accidens qui surviennent quelquefois à cette époque de l'année, mais seulement à la chaleur qui règne ordinairement alors. Celle-ci occasionne, en effet, bien souvent des congestions vers la tête, des convulsions, des apoplexies, des inflammations des meninges et du cerveau, encore favorisées par l'action énergique dans laquelle l'encéphale se trouve pour accomplir l'acte de la fécondation. C'est surtout dans cette saison que les individus débiles sont morts pendant le coït. Le froid excessif produit des résultats non moins funestes. Nous ignorons complétement l'action de la lumière, de l'électricité, des localités, des vents, etc., sur'le coït; il est vraisemblable que cette fonction partage le degré d'excitation qu'éprouvent les autres actions de l'économie.

Nous sommes plus instruits sur la puissance des frictions, des onctions et du massage; ces pratiques accessoires des bains disposent singulièrement aux plaisirs de l'amour, mais cette disposition varie beaucoup, selon la personne qui les pratique. Rien ne porte plus à l'amour que l'usage des bains tièdes; cependant lorsqu'ils sont trop fréquemment répétés, ils jettent l'économie dans un tel degré de faiblesse, que l'érection en devient.difficile et incomplète. Les évacuations excessives, les hémorrhagies abondantes, en énervant l'individu, lui enlèvent la faculté de la copulation. Le besoin d'évacuer les intestins ou la vessie sont de puissans obstacles à l'accomplissement du coït. Pour qu'il soit plein et entier, il est important de n'être nullement tourmenté par le besoin d'uriner ou d'aller à le selle.

Lorsqu'on exerce beaucoup les facultés de l'intelligence, on est peu apte aux combats amoureux. Les savans ne furent jamais de vigoureux champions. Il existe alors une révulsion trop puissante vers le cerveau ; il importe aussi de n'être aucunement distrait par les excitans sensoriaux. Mais ce qui s'oppose le plus infailliblement au coït, ce sont les affections morales autres que l'amour et les passions qui en dépendent. Le défaut de confiance dans ses moyens a souvent arrêté plus d'un vainqueur au moment du triomphe; la crainte, la peur, la surprise, un respect extrême, un amour trop violent même, ont souvent produit le même effet.

Le sommeil est de tous les agens hygiéniques celui qui dispose le plus efficacement au coït. L'homme qui s'éveille est toujours prêt à cet acte, quand bien même il l'aurait rempli depuis peu de temps. Un exercice actif trop violent détourne les désirs amoureux, et il est rare que les personnes douées d'une grande contractilité musculaire, acquise par des travaux pénibles, soient très-propres à rentrer fréquemment dans la carrière.

Tout le monde sait qu'il ne convient pas de s'approcher d'une femme pendant l'évacuation menstruelle; il pourrait résulter de graves inconvéniens de cette imprudence. Le trouble que le coït occasionne dans toute l'économie animale peut causer la suppression de cette utile évacuation, et produire une foule de maladies. On a prétendu que la fécondation, qui pourrait avoir lieu à la suite de ce coït, n'était pas exempte de danger pour l'être conçu sous ses auspices. Ces inconvéniens existent plusieurs jours avant les menstrues, dès le moment où les premières coliques les annoncent. L'auteur du *Koran* regarde la femme comme *impure* huit jours avant et huit jours après la menstruation. Notre délicatesse s'oppose à ce que nous adoptions une pareille expression; mais nous croyons que l'on doit s'abstenir de la copulation pendant les règles, et environ deux jours avant. Le moment où elles viennent de cesser est le plus favorable à la conception, ce qui nous empêche de partager complétement l'avis du Prophète.

Il n'est pas prudent d'exercer le coït pendant la gestation. On a remarqué que le spasme que l'utérus éprouve peut faciliter l'avortement, en produisant le détachement du germe. C'est surtout dans les premiers mois de la grossesse que cet accident est à craindre; et il n'est pas douteux que beaucoup de fausses-couches ne soient dues à ce commerce intempestif.

Il n'est pas moins dangereux de communiquer avec une femme qui allaite. L'irritation, qui a lieu vers les parties sexuelles, détermine une révulsion qui peut devenir funeste à l'enfant, en le privant de sa nourriture accoutumée; d'ailleurs le bouleversement général de tous les organes doit nécssairement se faire ressentir dans les glandes mammaires qui ont avec l'utérus des corrélations si intimes, et donner lieu à la production d'un lait de mauvaise nature.

Les désirs sont moins fréquens et moins vifs auprès d'une femme qui a prodigué ses faveurs qu'auprès d'une femme dont on a tout à attendre : rien n'est plus piquant que l'attrait de la nouveauté. Mais par cela même le changement nous entraîne dans des excès funestes, et il est infiniment plus sage et plus salutaire d'être fidèle.

Effets de l'abus du coït. — Il est peu d'auteurs qui n'aient fixé leur attention sur les funestes résultats que traîne à sa suite l'abus des plaisirs de l'amour. Ils sont si nombreux, si fréquens, si terribles, qu'on aurait lieu de s'étonner qu'ils eussent pu échapper aux observateurs même les plus superficiels. Un sujet aussi important pour notre bien-être physique et moral mérite l'examen le plus sévère et l'attention la plus sérieuse de la part du médecin philosophe. Il n'y a parmi les hommes aucune espèce d'excès qui soit plus infailliblement puni que celui du commerce des sexes. Les maux qu'il fait naître sont locaux ou généraux. Les phénomènes locaux sont chez l'homme l'affaiblissement des organes génitaux, qui finissent par tomber dans un état de flaccidité absolue; quelquefois l'émission involontaire de la semence, la paralysie de la vessie, l'atrophie des testicules, etc. Je ne veux pas parler ici des accidens syphilitiques qui surviennent par le contact des parties sexuelles; ces accidens n'ont aucun rapport avec les excès vénériens. Chez la femme, les accidens locaux les plus fréquens sont les flueurs blanches, les chutes de l'utérus et du vagin, l'aménorrhée, la dysménorrhée, etc.

A ces désordres funestes qui empoisonnent l'existence, il faut ajouter le cortége bien plus nombreux des accidens généraux. Zimmermann, Tissot et autres auteurs nous fourniraient de nombreux exemples, s'il nous était permis d'en citer. Le premier s'est élevé avec son éloquence ordinaire contre l'abus des plaisirs de l'amour. L'individu qui se livre avec excès au coït ou à l'onanisme, dont les effets sont les mêmes, soit qu'il n'ait pas atteint tout son développement, soit que, l'ayant atteint, il sollicite ses organes par des excitations extraordinaires, soit qu'il ait passé l'âge de ces plaisirs, soit enfin que la faiblesse de sa constitution lui interdise ces jouissances, ne tarde pas à s'apercevoir que sa digestion est laborieuse, que les alimens pèsent sur l'estomac, et que, mal élaborés, ils sont rejetés par les selles presque dans leur état naturel. L'appétit est nul, l'absorption intestinale est nécessairement faible, puisque la chymification ne s'effectue qu'imparfaitement. L'absorption interstitielle est ordinairement active; et comme la réparation est incomplète, une maigreur profonde ne tarde pas à se manifester. Il existe des palpitations fréquentes, il survient quelquefois des anévrysmes et des ruptures du cœur; le sang est séreux et peu abondant, d'où résulte la pâleur générale. La respiration est gênée; l'individu qui commet des excès ressent des suffocations fréquentes, des douleurs sous le sternum et dans le dos entre les épaules; la phthisie pulmonaire peut s'emparer de lui. L'exhalation cutanée est ordinairement augmentée, d'où résulte encore une nouvelle cause d'affaiblissement. La face est pâle, les lèvres sont décolorées; les yeux caves et ternes, ils laissent échapper des larmes involontaires; les pommettes sont saillantes, les tempes et les joues creuses; les ailes du nez, les oreilles sèches et froides; la peau du front tendue et ridée prématurément. La vue est affaiblie, des nuages semblent envelopper les yeux, devant lesquels voltigent mille corps imaginaires; ces organes ne peuvent rien fixer, et la cécité survient assez souvent. L'ouïe est obtuse et tourmentée par des bourdonnemens et des tintemens importuns. L'odorat, le goût, le tact perdent leur finesse et se pervertissent. Ce n'est pas seulement sur les sensations et leurs instrumens qu'exercent leurs ravages les excès dont nous parlons; le centre de perception, le cerveau, partage cet état déplorable. La mémoire se perd; l'attention, sans laquelle il ne peut y avoir d'instruction, s'affaiblit et se détruit; le jugement se détériore : de là l'idiotisme acquis, la manie, la mélancolie, l'hypocondrie, l'hystérie et l'ensemble des affections nerveuses. La partie de l'encéphale qui préside aux mouvemens n'est pas exempte de troubles : les tremblement des membres, les spasmes, les convulsions, la catalepsie, l'épilepsie, se manifestent fréquemment, ainsi que les maladies de Pott, et la plupart des affections connues. Tels sont, en un mot, les fruits amers des excès vénériens.

Effrayées à juste titre de leur affaiblissement physique et moral, de la détérioration funeste de leur santé, quelques personnes se condamnent, pour y remédier, à une continence absolue. Cette conduite a été blâmée par quelques médecins. Il faut ne se sevrer que par degrés de ces plaisirs, et faire usage d'une nourriture saine, mais nullement excitante. La première, la plus importante de toutes les indications, c'est bien certainement la discontinuation des excès. Heureux celui qui renonce encore à temps à ses habitudes funestes !

La plupart des auteurs font dépendre de deux causes les effets que nous venons de décrire ; d'abord de la perte qui résulte de l'émission d'un fluide précieux ; en second lieu, de la secousse, de l'ébranlement cérébral que produit l'orgasme vénérien. Les anciens, qui considéraient le sperme comme provenant du cerveau et de la moelle épinière, regardaient sa perte comme la cause de tous les accidens. Les modernes (et parmi eux plus particulièrement Cabanis), considérant que la semence n'est que le produit d'une sécrétion glandulaire ordinaire, ont attribué ces effets comme dépendant de l'éréthisme nerveux. Ceux qui ont adopté l'opinion des anciens, sinon sur l'origine du sperme, du moins sur les effets de sa perte, s'appuient sur ce que la présence de ce fluide dans les vésicules double les désirs et les jouissances ; sur ce qu'elle donne un sentiment de vigueur et d'alacrité ; sur ce que les femmes n'éprouvent presque jamais les mêmes maux que les hommes, ou qu'elles doivent pour cela commettre des excès bien plus considérables ; sur ce que l'homme qui copule sans éjaculer peut fréquemment répéter ces actes sans se fatiguer, quoiqu'il éprouve de très-vives impressions, etc. Les autres ont répondu que les femmes étaient moins sensibles aux plaisirs que les hommes, et que les enfans qui n'éjaculaient pas n'en tombaient pas moins dans la consomption, etc. Nous nous bornerons à conclure de tous ces faits ce que l'on savait déjà, c'est-à-dire que ce n'était pas l'une de ces causes, à l'exclusion de l'autre, qui produisait ces désordres, mais bien toutes les deux simultanément.

Effets de la continence. — Dans l'état actuel de notre civilisation, nous avons rarement occasion d'observer les effets de la continence. Cependant cette occasion se présente encore de loin en loin, et les auteurs nous en ont d'ailleurs transmis quelques exemples. Comme l'excès opposé, la continence produit des effets locaux et généraux.

Les testicules se gonflent, rougissent, deviennent d'une sensibilité exquise, le moindre contact leur est douloureux, insupportable. La verge se gonfle, et demeure dans une érection permanente. Une douleur tensive a son siége derrière le pubis, et annonce la distension des vésicules séminales; les cordons spermatiques sont durs, douloureux, roulent sous les doigts. Chez les sujets bien organisés et jeunes, il faut peu de jours pour produire ces phénomènes. En peu de temps ils s'accroissent au point de devenir insupportables. Dans cet état, le cœur bat avec véhémence, le pouls est plein, fort, développé, la respiration fréquente, la peau chaude, halitueuse, colorée; les yeux sont brillans, humides, injectés, les joues sont colorées, les lèvres sensibles semblent tuméfiées. Les femmes paraissent resplendissantes, une idée exclusive obsède l'imagination, la pensée est suspendue. Un délire plus ou moins furieux se manifeste, et les accidens les plus terribles peuvent éclater, si une crise salutaire autant que facile et agréable ne vient mettre fin à une scène aussi affligeante. L'histoire des couvens nous montre ces malheureux en proie à toute la fougue de leurs sens, entrer quelquefois dans des révoltes et des séditions furieuses, que toute la puissance du régime débilitant avait beaucoup de peine à calmer. La manie, la mélancolie et la plupart des maladies nerveuses dont nous avons parlé dans le paragraphe précédent, peuvent être produites par la continence; mais dans ce cas la cure n'est ni aussi difficile, ni aussi désespérée. *Voyez* PRIAPISME, ÉROTOMANIE, STÉRILITÉ, IMPUISSANCE, PASSIONS, et les articles qui ont des connexions intimes avec le sujet que nous venons de traiter.   (ROSTAN.)

COL, s. m., *collum* (*voyez* COU); expression peu usitée pour désigner cette partie du tronc qui supporte la tête. Le mot *col* s'applique plus particulièrement aux parties rétrécies des os qui supportent les *têtes*, les *condyles*, et même les cavités articuculaires, tant dans les os courts ou larges que dans les os longs, ou aux rétrécissemens que présentent à leur orifice certains organes creux, et qui en sont comme le goulot. Exemples : *col de l'humérus, du fémur, de l'omoplate, de l'astragale, de la vessie, de la matrice.* D'anciens auteurs ont employé, même dans ce sens, le mot *cou.*

On appelle *col du sac herniaire* la partie étroite de ce sac qui avoisine ou même en forme l'orifice.   (A. BÉCLARD.)

COLCHICACÉES, *colchicaceœ*, s. f., M. de Jussieu, dans son *genera plantarum*, avait placé parmi les Joncs les genres colchique et vératre qui, avec quelques autres, constituent la nouvelle famille des Colchicacées établie par M. de Candolle. Cette séparation est justifiée non-seulement par la différence remarquable qui existe dans les caractères botaniques entre les véritables Joncées et les Colchicacées, mais encore par celle de leurs propriétés médicales. Le premier groupe en effet se compose de végétaux fades et insipides, tandis que les plantes qui forment le second sont remarquables par l'action puissante, mais délétère, qu'elles exercent sur l'économie animale : ainsi les bulbes du colchique d'automne, les racines des vératres ou hellébores, les capsules de la cévadille sont doués d'une extrême âcreté qui dépend, ainsi que l'ont prouvé les belles analyses de MM. Pelletier et Caventou, d'un principe particulier, qui paraît de nature alcaline, et que ces chimistes ont appelé *vératrine*, parce qu'ils l'ont d'abord trouvé dans la racine de l'hellébore blanc (*veratrum album.* L.) et d'un acide nouveau qu'ils ont nommé *acide cévadique.* Cette âcreté doit rendre suspectes dans leur emploi les plantes de la famille des Colchicacées.　　　　　　　　　　(A. RICHARD.)

COLCHIQUE, *colchicum*, s. m. Ce genre forme le type de la nouvelle famille des Colchicacées, et s'y fait distinguer par son calice longuement tubuleux, dont le limbe est évasé, et a six divisions égales, par ses six étamines distinctes et par son ovaire trilobé, dont chaque lobe porte à son sommet un style très-long. La capsule est ovoïde à trois faces et à trois lobes.

Le COLCHIQUE D'AUTOMNE, *colchicum autumnale*, L. est l'espèce la plus commune. On la trouve aux mois de septembre et d'octobre, dans les prés, où elle attire nos regards par ses grandes fleurs roses, dont le tube haut de six à huit pouces, sort immédiatement du bulbe charnu, enfoncé à une assez grande profondeur sous la terre; elles s'épanouissent long-temps avant les feuilles, qui ne se développent qu'à la fin de l'hiver et au commencement du printemps. Les fleurs ont à peu près la même forme que celles du safran; de là le nom de *safran bâtard*, sous lequel on connaît le colchique dans plusieurs provinces.

Les bulbes solides du colchique sont les seules parties de cette plante qui aient attiré l'attention des médecins. Ils sont irrégulièrement ovoïdes, de la grosseur d'une noix, comprimés sur un de leurs côtés, revêtus extérieurement de membranes minces, scarieuses

et brunes ; leur substance intérieure est compacte, charnue, blanche. Leur saveur est âcre, brûlante et nauséabonde, ainsi que leur
odeur qui est fort désagréable. L'amidon forme à lui seul la presque totalité de la masse de ces bulbes ; il s'y joint un principe
particulier âcre et essentiellement vénéneux, découvert par
MM. Pelletier et Caventou qui l'ont reconnu être analogue aux
autres alcalis organiques, et qu'ils ont nommé *vératrine*, l'ayant
d'abord observé dans les racines des hellébores ou vératres. La
vératrine est un principe très-actif et fort dangereux, auquel on
doit attribuer l'action énergique que développe la racine du colchique, mise en contact avec les tissus vivans. Cette racine détermine dans la gorge et l'estomac une sensation d'âcreté fort
incommode, lorsque l'on en avale une petite quantité, telle que
deux ou trois grains. Si cette dose est augmentée, le colchique
agit à la manière des médicamens âcres et drastiques, et provoque d'abondantes évacuations alvines, et une sécrétion d'urine
plus copieuse. Enfin ce médicament violent donne lieu à tous
les accidens des poisons âcres, lorsque la dose en est plus élevée.
Remarquons cependant qu'à toutes les époques de son développ-
pement, les bulbes de colchique n'ont point la même énergie, et
que ce n'est qu'au moment où la plante a parcouru toutes les périodes de son accroissement, qu'ils jouissent de la plénitude de
leurs propriétés.

Plusieurs auteurs ont fait usage des bulbes du colchique, administrés à l'intérieur sous la forme de poudre, de vinaigre ou
d'oxymel. Les maladies dans lesquelles on a employé ee médicament avec le plus d'avantages, sont les différentes espèces d'hydropisies. Son action est la même que celle des autres diurétiques
et purgatifs. On l'a encore conseillé dans l'asthme, dans les catarrhes pulmonaires chroniques, dans les affections arthritiques ;
mais ses propriétés sont loin d'être appuyées sur des observations
irrécusables. Le colchique est un médicament très-énergique,
mais dangereux, que l'on ne doit administrer qu'avec beaucoup
de circonspection. Si l'on fait usage de la poudre, il faut commencer par deux ou trois grains et augmenter graduellement, en
surveillant avec attention l'état des voies digestives, et s'arrêter
sur-le-champ aussitôt qu'il se manifeste quelque symptôme d'irritation dans cette partie. Quant à l'oxymel de colchique, on le
fait entrer à la dose d'une à deux onces dans une potion, ou
une tisane appropriée. On prépare aussi une teinture alcoholique

de colchique, dont la dose est d'un à quatre gros ; elle est peu
usitée.   (A. RICHARD.)

COLCOTHAR ou CHALCITE, s. m., *colcothar*. Peroyde de
fer rouge, retenant un peu d'acide sulfurique, et que l'on
obtient en décomposant dans un creuset, à une température
élevée, le protosulfate de fer du commerce ; il faut continuer à
chauffer jusqu'à ce que la masse renfermée dans le creuset
soit d'un beau rouge. On l'employait autrefois comme tonique
et astringent à la même dose que l'oxyde de fer. (*Voyez* FER.)
Le *colcothar natif* que l'on trouve en Suède, en Allemagne,
en Espagne, en France, etc., contient, outre le peroxyde de
fer, de l'argile, de la silice, etc.   (ORFILA.)

COLÈRE, s. f., *ire. Voyez* PASSION.

COLIQUE, adj., *colicus*, qui appartient au colon. On appelle
artères coliques, veines coliques, des vaisseaux qui se ramifient
en grande partie dans cet intestin. Ces artères et ces veines sont
distinguées en droites et en gauches ; les unes et les autres sont
au nombre de trois de chaque côté, que l'on désigne par les
noms de *supérieure, moyenne* et *inférieure.* Les coliques droites
sont des branches de l'artère et de la veine mésentériques supérieures, les gauches des mésentériques inférieures. *Voyez* MÉ-
SENTÉRIQUE.   (A. B.)

COLIQUE (path), s.f., *colica.* Dans son acception étymologique,
ce mot désigne une affection de l'intestin colon ; mais l'usage lui
a donné un sens différent : on comprend vulgairement sous ce
nom toute douleur vive, exacerbante et mobile, qui a son siége
dans l'abdomen. Le sens du mot *colique* est spécifié par le mot
auquel il est joint.

COLIQUE BILIEUSE, *colica biliosa.* Douleur de ventre produite par un dérangement survenu dans la sécrétion ou dans
l'excrétion de la bile.

COLIQUE CONVULSIVE. C'est la colique nerveuse. *V.* ce mot.

COLIQUE DE CUIVRE. *Voyez* COLIQUE MÉTALLIQUE.

COLIQUE D'ESTOMAC. *Voyez* GASTRALGIE.

COLIQUE FLATULENTE OU FLATUEUSE, *colica flatulenta.* On
a donné ce nom aux douleurs produites par l'accumulation de
gaz dans les intestins. *Voyez* VENTEUSE (MALADIE).

COLIQUE HÉMORRHOÏDALE, *colica hemorrhoïdalis.* Douleur
de ventre qui précède le flux hémorrhoïdal, ou qui est produite
par sa suppression.

COLIQUE HÉPATIQUE, *colica hepatica*. On donne ce nom aux douleurs causées par la présence d'un calcul dans les canaux excréteurs de la bile. *Voyez* CALCULS BILIAIRES.

COLIQUE IDIOPATHIQUE, *colica idiopathica*. C'est la colique nerveuse. *Voyez* ce mot.

COLIQUE INFLAMMATOIRE, *colica inflammatoria*. C'est l'entérite. *Voyez* ce mot.

COLIQUE DE MADRID. C'est une des variétés de la colique végétale. Quelques médecins l'ont attribuée à l'impression de l'air froid du soir; d'autres à l'usage des vins acerbes qu'on récolte dans les environs de Madrid; quelques-uns à la présence de la litharge qu'on a supposée avoir été mêlée à ces vins pour en adoucir la saveur. Elle offre dans les symptômes cette seule circonstance remarquable, que le ventre est déprimé au lieu d'être distendu, comme dans la colique de Poitou. Du reste elle cède, comme les autres variétés de cette affection, à l'emploi combiné des narcotiques et des purgatifs. *Voyez* COLIQUE VÉGÉTALE.

COLIQUE MENSTRUELLE, *colica menstrualis*. On donne ce nom aux douleurs qui précèdent et accompagnent les règles, et à celles qui résultent de leur suppression ou de leur retard.

COLIQUE MÉTALLIQUE OU COLIQUE DES PEINTRES. On donne ce nom à une maladie produite par l'action de quelques métaux sur l'économie, et dont les principaux symptômes sont des douleurs abdominales, très-aiguës, exacerbantes, augmentant peu par la pression, la dureté et la rétraction du ventre, les vomissemens bilieux, les crampes, la rareté du pouls, et la paralysie consécutive des membres. A ces symptômes, se joint une constipation opiniâtre, quand la maladie est produite par le plomb, et des selles fréquentes et douloureuses, quand elle est produite par le cuivre.

La *colique de plomb* ou *colique saturnine* est infiniment plus fréquente que celle de cuivre. L'introduction du plomb dans l'économie a lieu de diverses manières: il peut être porté dans les voies digestives avec les alimens; il peut, quand il est volatilisé ou même pulvérisé, parvenir dans les voies aériennes; peut-être même est-il quelquefois absorbé par la peau. On ne sait pas au juste par quelles voies ce métal doit pénétrer dans l'économie et à quelles doses il doit y être introduit pour produire la maladie qui nous occupe. L'expérience a montré que certains sels de plomb, l'acétate par exemple, pouvaient être administrés par la bouche à la dose de quinze à vingt grains chaque jour, et même plus, sans donner lieu à aucun des accidens qui appartiennent à la colique de plomb. Dans un certain nombre de cas, l'usage de vins et quelquefois même de beurres sophistiqués avec la litharge, d'eaux pluviales qui ont coulé dans des gouttières de plomb, d'alimens qui ont séjourné dans des vases du même métal, a produit cette affection. Quelques auteurs ont avancé que des grains de plomb, introduits par mégarde dans les voies digestives, pouvaient aussi y donner lieu; mais cette assertion est en opposition avec l'observation journalière. Le séjour dans un lieu où le plomb est en fusion, où différens composés de plomb, et particulièrement le blanc de céruse (carbonate de plomb) et le minium, sont pulvérisés ou fortement chauffés, cause fréquemment cette colique. Aussi observe-t-on qu'elle est très-commune parmi les hommes que leur profession expose habituellement à l'action de ces diverses causes, tels que les fabricans de blanc de plomb, les plombiers fondeurs, les peintres en bâtimens et en voitures, les broyeurs de couleurs, les potiers d'étain, les vernisseurs, les mineurs ; quelques-uns en sont attaqués un grand nombre de fois, dix, vingt, trente fois, par exemple, dans le cours de leur vie; il en est peu qui en soient exempts.

L'observation fait connaître, relativement à l'étiologie de cette affection, une autre circonstance qui d'abord peut paraître singulière : c'est que la colique de plomb est très-rare à certaines époques de l'année et devient très-fréquente à d'autres. Mais cette différence est généralement liée à l'activité des travaux, et par conséquent au nombre des ouvriers employés et au temps pendant lequel ils sont chaque jour exposés à l'action des causes morbifiques : c'est dans l'été que la colique de plomb devient plus commune. L'usage de vins sophistiqués pourrait la rendre très-fréquente dans toutes les saisons : on rapporte qu'une cause de ce genre l'a rendue, à une certaine époque, presque épidémique dans un des quartiers de Paris.

Les femmes ne sont pas à l'abri de la colique de plomb; mais elles en sont rarement atteintes, leur genre de vie les exposant peu aux causes qui la produisent.

La rareté des évacuations alvines et la dureté des matières évacuées sont, avec des douleurs obscures et passagères dans le ventre, les premiers phénomènes de cette affection; ils augmen-

tent progressivement pendant plusieurs jours, quelquefois pendant plusieurs semaines, avant d'obliger l'individu à suspendre
ses occupations.

A l'époque où le malade réclame les secours de l'art, la douleur du ventre est ordinairement très-aiguë, presque toujours
assez intense par intervalle pour arracher des cris au malade et
le contraindre à prendre successivement les attitudes les plus
bizarres dans l'espoir d'en trouver une dans laquelle il souffre
moins; quelques-uns quittent et reprennent alternativement la
position horizontale; d'autres se placent transversalement sur
leur lit, plusieurs se couchent sur le ventre, la plupart y
portent fréquemment leurs mains et y font des frictions qui
calment ou qui modifient la douleur. Celle-ci offre des remis-
sions et des exacerbations; c'est ordinairement pendant la nuit
qu'elle a ses exacerbations les plus violentes; aussi l'insomnie
est-elle un des symptômes ordinaires de la colique de plomb.
La nature et le siége de la douleur offrent au reste des variétés :
elle est térébrante, dilacérante dans les paroxysmes, et ne consiste plus dans les intervalles qu'en une constriction douloureuse. C'est particulièrement vers l'ombilic et dans la région du
rachis qu'elle a son siége spécial; mais communément elle se
fait sentir avec moins d'intensité dans tout le reste du ventre.
Au milieu de ces phénomènes, le ventre est dur, peu ou point
sensible à une pression modérée, mais sensible à une pression
forte, surtout quand elle est exercée sur un petit espace; la
région ombilicale est un peu déprimée, les testicules sont fortement ramenés en haut, principalement dans les paroxysmes de
la douleur.

La constipation est un des symptômes constans de la colique
de plomb; elle est portée chez beaucoup de sujets, au point,
qu'elle ne peut être surmontée qu'à l'aide de purgatifs très-énergiques. Quelques médecins ont observé une constriction telle
de l'extrémité du rectum, que les lavemens ne pouvaient être
administrés, ou même que la canule de la seringue ne pénétrait
pas dans l'anus. Je n'ai jamais rien rencontré de semblable. Chez
quelques sujets les premières matières évacuées sont très-dures,
petites, noires, semblables aux excrémens de brebis ou de
chèvre; mais bientôt elles deviennent liquides par l'action des
purgatifs. L'inappétence, les nausées, les vomissemens de matières bilieuses, presque toujours vertes, qui donnent la même

couleur à l'enduit de la langue, la fétidité de l'haleine, les borborygmes forment, avec les douleurs et la constipation, les symptômes locaux de la colique de plomb.

Parmi les phénomènes généraux, quelques-uns méritent une attention spéciale. Tels sont la couleur pâle et jaunâtre de la face, qui tient peut-être autant au genre d'occupation du sujet qu'à la maladie dont il est actuellement atteint; la disposition des traits, qui sans être altérés, comme dans quelques maladies plus graves du ventre, expriment une souffrance très-vive; l'attitude souvent extraordinaire du sujet, les douleurs et les crampes dans les membres inférieurs et quelquefois dans les membres supérieurs, la lenteur, la dureté et souvent la largeur du pouls, l'état de la chaleur qui n'est pas augmentée, la rareté de l'urine et quelquefois la strangurie, concourent à dessiner cette maladie et à la distinguer de plusieurs autres affections qui lui ressemblent. Dans quelques cas assez rares, le ventre est sensible à la pression, le pouls est fréquent, la chaleur élevée, ou bien il survient du délire, des convulsions générales et un certain nombre de symptômes qui appartiennent aux fièvres ataxiques et adynamiques. Quant au gonflement des os et aux tumeurs que quelques auteurs disent se former sur le trajet des tendons, je n'ai jamais eu occasion de les observer, et leur existence comme effets de la colique de plomb me paraît plus que douteuse.

La durée de la colique de plomb varie à raison des moyens qu'on lui oppose. Si l'affection est abandonnée à son propre cours, elle fait, pendant un ou plusieurs mois, des progrès continuels; après quoi elle paraît changer de forme; la paralysie des avant-bras et des jambes succède aux douleurs intestinales; le malade cesse de souffrir, mais il devient impotent pour le reste de ses jours. Si au contraire la maladie est combattue par les moyens convenables, ses symptômes disparaissent dans l'espace d'un petit nombre de jours : on connaît à peine quelques exemples de terminaison fâcheuse, et presque toujours la mort a été due à une complication.

Lorsque la maladie a complétement cédé au traitement, elle paraît laisser chez le convalescent une grande disposition à en être affecté de nouveau, s'il vient à s'exposer aux causes propres à la produire. La plupart des sujets qui à peine rétablis reviennent à leurs travaux, sont presque aussitôt repris du même mal. Plus

de fois un individu en a été attaqué, et plus il a à craindre d'en
être atteint encore, s'il ne cesse pas de s'exposer aux causes qui
le produisent. Du reste cette susceptibilité peut dépendre de
l'idiosyncrasie du sujet, autant que des attaques antécédentes.

Le diagnostic de cette affection est presque toujours facile ; il
est rare que le malade n'indique pas lui-même la nature de son
mal et la cause qui y a donné lieu. Dans les cas où la cause est
obscure, les principaux signes qui établissent le diagnostic, sont
la constipation, des douleurs abdominales très-aiguës, exacerbantes, que la pression n'augmente pas, qu'elle soulage même quelquefois, la dureté et la rétraction du ventre, les vomissemens
bilieux, les crampes des membres inférieurs, la lenteur et la
rareté du pouls. Si plusieurs de ces signes manquent, ou si même
il existe quelques signes opposés, tels que la fréquence du pouls,
la sensibilité à la pression, l'élévation de la chaleur, il suffit
en général d'abandonner pendant quelques jours la maladie à
elle-même pour qu'elle se dessine clairement.

Le prognostic n'est grave que dans les cas où il existe une
complication de phlegmasie et de lésion organique des viscères
abdominaux, ce qui est heureusement fort rare. Il serait grave
encore, si, la maladie n'ayant pas été traitée en temps convenable
ou l'ayant été mal ou incomplétement, la paralysie consécutive
des mains ou des pieds existait déjà.

On a trouvé les intestins rétrécis et comme contractés chez
les sujets qui ont succombé pendant le cours de cette affection.

Diverses méthodes de traitement ont été proposées et employées dans la colique de plomb. Plusieurs médecins, et particulièrement Dejiaën, ont fait usage des saignées et des antiphlogistiques. Les mauvais effets qu'ils en ont observés, les ont
conduits à y renoncer, et il n'y a point aujourd'hui de médecin
instruit qui emploie, ou propose d'employer une méthode de
traitement condamnée à aussi juste titre. D'autres, dans ces derniers temps, ont conseillé de commencer le traitement par un
vomitif, un purgatif, et de l'achever par les boissons simplement
rafraîchissantes. J'ai vu à l'hôpital de la Charité deux malades
qui avaient été traités ailleurs par cette méthode, et chez lesquels
il était survenu, après une guérison apparente, une paralysie des
poignets qui a résisté à tous les moyens de l'art. Je pense donc que
cette méthode qui ne fait que pallier le mal sans le guérir, doit
être abandonnée comme presque aussi dangereuse que la pré-

cédente. La troisième méthode de traitement consiste dans l'emploi simultané des vomitifs, des purgatifs drastiques et des narcotiques. Cette méthode, la seule qui réussisse constamment, peut être employée de deux manières. Quelques médecins suivent à la lettre, ou avec quelques modifications consacrées, ce qu'on appelle le traitement de l'hôpital de la Charité, qui fixe d'avance et indépendamment des indications particulières, l'espèce et la dose des médicamens que le malade doit prendre, pendant chacun des six ou huit jours que dure ce traitement. A cette méthode tout-à-fait empirique, on a proposé d'en substituer une plus rationnelle qui, en employant des moyens analogues, les modifierait suivant les cas particuliers, de manière à insister sur les vomitifs ou les purgatifs selon que les signes d'embarras de l'estomac prédominent sur la constipation et réciproquement, et à mesurer la dose des narcotiques sur la violence des douleurs. Jusqu'ici cette méthode, beaucoup plus satisfaisante en théorie, m'a paru cependant moins avantageuse dans la pratique, non pas seulement parce qu'elle n'a pas, comme le traitement de l'hôpital de la Charité, la sanction d'une longue expérience, mais surtout parce qu'elle m'a paru apporter un soulagement moins prompt. On a encore essayé de traiter la colique saturnine par l'emploi de certaines substances qui sont à la fois narcotiques et purgatives, et spécialement par la jusquiame à haute dose; mais le peu de succès qu'on en a obtenu, y a fait promptement renoncer.

Les principaux motifs qui ont éloigné du traitement empirique, sont la bizarrerie des substances qui en font la base, et les inconvéniens qu'il pourrait offrir s'il existait une complication de phlegmasie abdominale. De ces deux objections, la première n'en est point une en médecine pratique, et je m'abstiens d'y répondre. Quant à la seconde qui est plus grave, je déclarerai que, sur plusieurs centaines d'individus atteints de la colique de plomb que j'ai eu occasion de traiter, je n'ai pas rencontré un seul cas où je n'aie pu appliquer, non-seulement sans inconvénient, mais avec un succès presque toujours très-prompt, le traitement dont il s'agit. J'ajouterai enfin que l'uniformité de traitement, qui dans la plupart des maladies est opposée aux règles de l'art, n'est pas, dans la maladie qui nous occupe, aussi contraire à la raison qu'elle peut d'abord le paraître. En effet, lorsqu'une affection est constamment produite par une même cause, qu'elle frappe des individus placés tous dans des conditions presque semblables d'âge, de constitution, de profession, qu'elle les atteint tous au milieu d'une santé parfaite, on conçoit qu'une méthode de traitement semblable peut leur être appliquée à tous, sans manquer aux lois fondamentales d'une thérapeutique rationnelle. Je devrais ajouter encore, que quand une méthode de traitement, quelle qu'elle soit, est constamment suivie de succès, la raison veut qu'on la suive préférablement à celles qui n'offrent pas la même garantie.

Voici en quoi consiste le traitement de l'hôpital de la Charité : — *Premier jour*, eau de casse avec les grains (une pinte de décoction de casse avec trois grains d'émétique et de quatre à huit gros de sel d'Epsom.) — *Second jour*, eau bénite (six grains d'émétique dans huit onces d'eau, en deux fois, à dix minutes d'intervalle.) — *Troisième jour*, deux à trois verres de tisane sudorifique laxative, (décoction des quatre bois sudorifiques, dans laquelle on fait infuser de quatre à six gros de séné.) — *Quatrième jour*, potion purgative des peintres, (infusion de séné ℥vj. électuaire diaphœnix ℨj, jalap en poudre ℈j. sirop de nerprun ℥j.) — *Cinquième jour*, comme le troisième. — *Sixième jour*, comme le quatrième. On prescrit en outre, chaque jour, pendant tout le traitement, pour boisson ordinaire, une pinte de tisane sudorifique, (décoction des quatre bois sudorifiques,) chaque soir, le lavement anodin des peintres, (vin rouge ℥xij. Huile de noix ℥iv,) et plus tard un demi-gros de thériaque avec un ou deux grains d'opium, selon la violence des douleurs et l'opiniâtreté de l'insomnie ; on y joint encore à midi, soit tous les jours, soit les jours seulement où le malade ne prend pas de purgatif, *le lavement purgatif des peintres* qui est composé comme la potion purgative, avec cette seule différence qu'il contient une livre, au lieu de six onces, de décoction de séné. Si, après le sixième jour, il reste encore des douleurs, on prolonge le traitement de quelques jours, en prescrivant la tisane sudorifique laxative aux jours impairs, et la potion purgative aux jours pairs. On juge que la guérison est complète lorsque toute douleur a cessé, et lorsque pendant cinq à six jours, après la cessation des purgatifs, la constipation n'a pas reparu. Pendant le cours de ce traitement, on prescrit une diète sévère ; mais aussitôt qu'il est terminé, on accorde au malade des alimens dont on augmente rapidement la quantité ;

l'appétit et la faculté de digérer se rétablissent en peu de jours.

Les modifications qu'on fait subir à ce traitement sont peu nombreuses, mais elles sont importantes à connaître. Lorsque le ventre est sensible à la pression, il convient de prescrire pendant quelques jours des bains tièdes, des boissons rafraîchissantes, des lavemens, des fomentations mucilagineuses, avant de commencer le traitement ordinaire. Il faut tirer du sang du bras, ou appliquer des sangsues sur le ventre, lorsque la pression est très-douloureuse, et qu'il existe un mouvement fébrile. Si, comme il arrive quelquefois, l'eau de casse et l'eau bénite ne font pas vomir, il faut les prescrire à des doses doubles; on double de même la dose des substances purgatives lorsqu'elles n'ont pas produit leur effet aux doses ordinaires. Si les purgatifs étaient rejetés par le vomissement, il faudrait prescrire, une demi-heure avant de les administrer, une certaine dose d'opium, un ou deux grains, dans la thériaque. Si après un premier traitement les accidens se reproduisaient sous la même forme, il faudrait recommencer le traitement. Il est rare qu'il soit utile de diminuer les doses des remèdes, souvent cette diminution a été nuisible, et a obligé de faire un second traitement complet. Le délire et les convulsions qui surviennent dans le cours de la colique métallique, doivent être combattus par les rubéfians ou les vésicans aux extrémités inférieures, sans changer rien au traitement principal, qui doit au contraire être suivi scrupuleusement. Il en est de même des cas fort rares dans lesquels on voit se développer une partie des symptômes des fièvres nerveuses et putrides : j'ai constamment vu ces symptômes se dissiper pendant le cours du traitement empirique.

Les moyens propres à préserver de la colique de plomb les ouvriers qui sont exposés à la contracter, sont d'une application assez difficile. Dans quelques fabriques, dans celles de blanc de céruse particulièrement, on ne permet pas aux mêmes ouvriers de travailler plus d'un mois, et on les oblige ensuite à un intervalle de repos : cette précaution a paru avoir des résultats assez heureux. La libre circulation de l'air dans les ateliers, et l'établissement de fourneaux d'appel seraient peut-être propres à prévenir cette terrible affection. On doit recommander encore aux ouvriers de ne point dormir et de ne pas prendre leur repas dans le lieu où ils travaillent. Des peines sévères et une surveillance active sont indispensables pour prévenir la sophistication des vins, et surtout l'addition dangereuse des sels de plomb dans ces boissons.

La cause spécifique, les symptômes et le traitement de la maladie qui nous occupe, sont, comme on vient de le voir, bien connus; mais on ignore sur quel système le plomb porte son action, si c'est sur la membrane muqueuse ou musculeuse des intestins, ou sur les nerfs. Les expériences chimiques faites sur les matières rendues par le vomissement ou par les selles, n'ont montré dans ces matières aucune parcelle du métal qui produit la maladie.

Colique de cuivre. Les ouvriers qui travaillent le cuivre sont quelquefois atteints d'une affection qui offre beaucoup d'analogie avec celle qui vient d'être décrite. Elle attaque spécialement les lapidaires, les monteurs en cuivre, les serruriers, les chaudronniers; on l'a aussi observée chez des personnes qui avaient pris des alimens conservés dans des vases mal étamés. Ses symptômes sont en partie les mêmes, avec cette différence qu'elle est accompagnée de dévoiement au lieu de constipation. On la traite par les mêmes moyens, mais il est probable qu'on pourrait dans beaucoup de cas s'abstenir des purgatifs.

COLIQUE DE MISERERE. Nom populaire de l'iléus ou passion iliaque. Les angoisses qui accompagnent cette maladie lui ont fait donner cette dénomination singulière.

COLIQUE NÉPHRÉTIQUE, *colica nephretica.* Douleurs aiguës produites par la présence de calculs dans les reins ou dans les uretères.

COLIQUE NERVEUSE, *colica nervosa.* On donne ce nom aux douleurs vives qui ont leur siége dans l'abdomen, et qui, n'étant liées à aucune autre affection manifeste, sont considérées comme le résultat d'un trouble primitif de la sensibilité.

Quelques médecins mettent en doute l'existence des coliques idiopathiques: l'observation attentive des malades prouve en effet, que, dans la plupart des cas, les douleurs du ventre sont le symptôme d'une autre maladie; mais l'observation montre aussi des cas assez nombreux, dans lesquels il survient des douleurs abdominales, qui ne sont accompagnées d'aucun des symptômes qui caractériseraient une phlegmasie ou toute autre lésion de tissu. Dans ces cas, la douleur est le seul phénomène qui tourmente le malade, qui frappe le médecin, et contre lequel les secours de l'art doivent être dirigés.

La *colique nerveuse* paraît avoir son siége dans les intestins,

elle survient quelquefois sans cause connue, mais souvent elle est
produite par une émotion vive de plaisir ou de peine, par une
forte contention d'esprit; ailleurs elle succède à l'impression du
froid, à la suppression d'une évacuation accoutumée, etc. Les
personnes douées d'un tempérament nerveux, celles qui mènent
une vie sédentaire, y sont plus particulièrement exposées.

L'invasion en est ordinairement soudaine; elle a lieu par une
douleur vive, qui se fait sentir dans un ou dans plusieurs points
de l'abdomen, et qui offre presque toujours des exacerbations,
et une certaine mobilité. Cette douleur que la pression n'augmente pas ordinairement, et qu'elle adoucit quelquefois, est
accompagnée de contractions spasmodiques des parois abdominales, de borborygmes, de constipation et d'anxiété générale.
La pâleur de la face, une altération considérable de la physionomie
qui augmente encore au moment des paroxysmes, l'abattement,
l'inquiétude physique et morale, la petitesse et quelquefois
l'inégalité du pouls, les sueurs froides et même les défaillances,
sont les principaux phénomènes qui accompagnent la douleur.
Dans les momens où celle-ci augmente, elle est souvent assez intense pour arracher des gémissemens ou même des cris aux
hommes les plus courageux.

La durée de cette affection est ordinairement courte; elle
cesse le plus souvent dans l'espace d'une à quelques heures; sa
terminaison est toujours heureuse. Toutefois les secours de l'art
ne sont pas inutiles; l'expérience a montré en effet que, dans
un grand nombre de cas, l'emploi de moyens convenables dissi-
pait, comme par enchantement, des douleurs qui, selon toute
apparence, se seraient prolongées encore pendant un certain
temps. Parmi ces moyens, ceux dont les effets sont plus marqués,
sont les antispasmodiques et les narcotiques qu'on administre
ordinairement en potion. On préfère les premiers lorsqu'on peut
croire que l'estomac et la portion voisine des intestins contiennent
des substances alimentaires; on préfère les seconds lorsqu'on
est sûr que le malade est à jeun; dans quelques cas on les prescrit combinés ensemble. Souvent leur emploi est immédiatement
suivi de la cessation complète des douleurs. Si le mal se prolonge,
on leur associe des boissons légèrement aromatiques, telles que
l'infusion de fleurs de tilleul, de feuilles d'oranger et de thé, les
lavemens émolliens, les fomentations et les cataplasmes mucilagineux sur le ventre, l'immersion dans un demi bain ou dans un

bain entier. La suppression d'une hémorrhagie habituelle, une constitution pléthorique devraient faire craindre que la douleur n'appelât l'inflammation vers les parties affectées, et indique-raient les évacuations sanguines. Si la colique se reproduisait fré-quemment chez le même individu, comme cela n'est pas rare, il faudrait s'attacher à connaître et à éloigner la cause qui la ra-mène. Si cette cause restait inconnue, on aurait recours aux moyens qui conviennent dans les autres affections nerveuses, et spécialement dans l'hypocondrie, *voyez* ce mot.

COLIQUE DES PEINTRES, on a donné ce nom à la colique mé-tallique parce qu'elle attaque fréquemment les individus de cette profession.

COLIQUE DE PLOMB OU DES PLOMBIERS, *voyez* COLIQUE MÉ-TALLIQUE.

COLIQUE DE POITOU, *colica pictonum*, c'est une variété de la colique végétale, *voyez* ce mot.

COLIQUE SATURNINE, *colica saturnina*, c'est la colique de plomb, *voyez* COLIQUE MÉTALLIQUE.

COLIQUE STERCORALE, *colica stercorea*, douleurs de ventre produites par l'accumulation des matières fécales dans les intestins.

COLIQUE UTÉRINE, *colica uterina*, douleurs qui ont leur siége dans l'utérus, quelle que soit la cause qui les produise.

COLIQUE VÉGÉTALE. On a donné ce nom à une maladie qui offre beaucoup d'analogie avec la colique de plomb, et qui s'est montrée épidémiquement dans plusieurs lieux, et spécialement dans le Poitou, dans le Devonshire, à Madrid et à Amsterdam, sous des formes à peu près semblables. Elle a paru produite par l'usage de fruits acerbes, de vins nouveaux, peut-être sophistiqués avec la litharge. L'impression de l'air froid et humide a été aussi dans quelques cas considérée comme la cause déterminante de cette maladie qui a régné particulièrement en automne, et parmi les personnes peu aisées.

Elle a débuté le plus souvent par une douleur soudaine qui s'est fait sentir avec une violence extrême dans plusieurs points du ventre, et qui s'est étendue quelquefois aux épaules, aux mamelles, à toute la poitrine, aux membres supérieurs et infé-rieurs; une constipation opiniâtre accompagnait la douleur, mais le ventre, au lieu d'être rétracté comme dans la colique de plomb, était distendu à un degré tel qu'il semblait menacer de se rompre. Les nausées, l'enduit verdâtre de la langue, la fétidité de l'haleine, les vomissemens de matières vertes, l'agitation continuelle ont aussi accompagné la colique végétale qui, dans les cas où elle n'a pas été traitée convenablement, a été communément suivie d'un affaiblissement progressif, puis de la paralysie incomplète des pieds et des mains, rarement de la cécité. Cette espèce de colique abandonnée à elle-même s'est quelquefois terminée heureusement par des évacuations spontanées, mais le plus ordinairement le ventre n'a cessé d'être douloureux que lorsque la résolution des extrémités a commencé. Quelques malades sont morts épuisés par les douleurs qui se sont prolongées en se portant alternativement sur les membres et sur l'abdomen.

Les moyens de traitement qu'on a opposés à cette affection se rapprochent beaucoup de ceux qu'on prescrit contre la colique de plomb. Dans tous les lieux où elle s'est montrée, on a été conduit par les essais autant que par le raisonnement, à lui opposer les narcotiques et les purgatifs et souvent les vomitifs. On a conseillé, comme moyens préservatifs, l'abstinence des fruits acerbes et des vins nouveaux, l'attention à éviter les vicissitudes atmosphériques. La paralysie des membres inférieurs s'est quelquefois dissipée spontanément, ailleurs elle a cédé aux bains minéraux sulfureux et autres, tandis que celle qui succède à la colique de plomb résiste aux mêmes moyens et à la plupart de ceux qu'on lui oppose.

COLIQUE VENTEUSE , *voyez* COLIQUE FLATULENTE.

COLIQUE VERMINEUSE, douleurs attribuées à la présence des vers dans les intestins, *voyez* VERS.　　　　　(CHOMEL.)

COLITE, s. f. C'est le nom qu'on a donné, dans ces derniers temps, à l'inflammation du colon ; mais cette inflammation, se confondant ordinairement avec celle du cœcum et du rectum, sera décrite avec celles-ci aux articles DYSENTERIE et ENTÉRITE.

COLLAPSUS, de *collabor*, je tombe; dans l'acception commune ce mot exprime un affaiblissement, une *chute* extrême et prompte des facultés cérébrales, et particulièrement de l'action musculaire, et est souvent synonyme d'*adynamie*, de *prostration*. Cependant ces derniers s'appliquent plutôt à l'affaiblissement qui se manifeste plus ou moins lentement, en quelques jours ou plus, par exemple, et le premier à celui qui survient promptement, subitement. Ainsi, on dit qu'il y a collapsus, et non pas adynamie ou prostration, à la suite d'une hémorrhagie considérable, d'une commotion du cerveau très-forte, ou d'un accès de fureur. Cullen, qui le premier a employé le mot collapsus, lui donnait un sens différent. Il s'en servait pour désigner tout état où le cerveau n'est plus assez excitable pour remplir ses fonctions, ou ne l'est plus autant que dans l'état ordinaire. Ainsi pendant le sommeil parfait il y a collapsus du cerveau; pendant la veille si cet organe éprouve une tendance au sommeil, à la somnolence, ou est pris de cette paresse intellectuelle pendant laquelle on n'a aucune idée, il y a commencement de collapsus. Cullen appelait *excitement* l'état contraire au collapsus. Et de même qu'il y a différens degrés d'excitement et de collapsus, il y a aussi inégalité d'excitement et de collapsus dans les divers points du cerveau; c'est ce qui cause les rêves, le délire, dans lesquels on observe de fausses perceptions, de fausses associations d'idées, de faux jugemens, et des émotions qui n'ont aucun rapport avec les objets qui les ont produites. « Il faut que l'excitement soit complet et égal dans chaque partie du cerveau, pour que l'exercice convenable de nos fonctions intellectuelles ait lieu. » Si dans le sommeil, le collapsus n'est pas complet et égal, si quelque partie du cerveau est dans un état d'excitement, il y a rêve, fausses perceptions, fausses associations d'idées. La folie, le délire, consistent dans une inégalité d'excitement et de collapsus du cerveau. (GEORGET.)

COLLATÉRAL, adj., *collateralis*, de *cum*, avec, et *latus*, côté, qui appartient au côté. On donne ce nom à des vaisseaux artériels et veineux situés aux deux côtés du bras. Il y a une artère collatérale externe, une ou deux artères collatérales internes du bras et des veines correspondantes. Toutes sont des branches de l'artère et de la veine brachiales ou humérales. (*Voyez* HUMÉRAL.) On appelle encore *vaisseaux collatéraux* ou *artères et veines collatérales des doigts et des orteils* les rameaux des arcades palmaires et de l'arcade plantaire, qui marchent le long des parties latérales des doigts et des orteils. Enfin on entend en général par *branches collatérales* toutes les branches artérielles ou veineuses qui suivent à peu près la marche du tronc auquel elles appartiennent; et on nomme *circulation collatérale* celle qui se fait par ces branches et par leurs anastomoses les unes avec les autres, quand le vaisseau principal vient à être oblitéré. (A. BÉCLARD.)

COLLE DE POISSON. *Voyez* ICHTYOCOLLE.

COLLET, s. m., dimin. de *col*; ce mot n'est usité que pour indiquer le rétrécissement léger qui est entre la couronne et la racine des dents : on le nomme *le collet de la dent*. On dit aussi *le collet* ou *le col du sac*, dans les hernies. *Voyez* col.

COLLIQUATIF, adj., *colliquativus*, de *colliquescere* se résoudre en liquide. On désigne ainsi divers flux qui produisent l'épuisement rapide des malades. *Voyez* colliquation, diarrhée, flux, sueur, etc.

COLLIQUATION, s. f., *colliquatio*, *fusio*, σύντηξις; les anciens ont donné à ce mot deux acceptions différentes. Ils s'en servaient pour exprimer la diminution de consistance, de viscosité, la liquéfaction des humeurs animales et particulièrement du sang; c'est dans ce sens qu'ils reconnaissaient des fièvres colliquatives, πυρετοι συντήκοντες. D'autrefois, et c'est l'acception que les modernes ont seule adoptée, ils désignaient par cette expression la consomption ou phthisie qui provient d'évacuations de matières excrémentitielles. Ils pensaient que toutes les parties tant solides que liquides du corps éprouvaient une véritable fonte, se transformaient en la matière excrétée.

La colliquation a été le sujet d'un grand nombre d'hypothèses. Naguère encore on l'attribuait à la dissolution des humeurs, qui fournissaient par cette décomposition tous les sédimens contenus dans les matières sécrétées; comme si ces matières n'étaient pas créées par l'action spéciale des organes sécréteurs. Suivant la nature supposée de cette prétendue dissolution des humeurs, on distingua des colliquations putride ou non putride, acide, alcalescente, muriatique, etc.

La colliquation peut être déterminée par l'augmentation de toutes les sécrétions qui s'opèrent naturellement ou accidentellement dans l'économie animale; telles sont les sécrétions muqueuses du conduit digestif, des bronches, celles de la sueur, de la salive, de l'urine, du sperme, enfin du pus. En général l'évacuation de ces matières, pour produire la colliquation, doit être excessive. Ce caractère néanmoins n'est que relatif d'abord à la nature de la matière excrétée, puis à l'état du sujet. Certaines personnes, qui ont éprouvé par une cause quelconque une altération dans leurs principales fonctions, dont la constitution est détériorée, comme l'on dit, seront promptement épuisées par des évacuations qui n'auraient qu'une légère influence sur d'autres.

Toutes les évacuations des matières sécrétées dans l'économie animale peuvent, comme nous l'avons dit, devenir colliquatives.

Mais les selles et les sueurs prennent ce caractère beaucoup plus fréquemment que les autres, et méritent ce nom peut-être mieux encore que celles-ci. En effet il est très-rare qu'elles ne s'y joignent pas, lorsque l'affection générale produite par les évacuations d'une autre nature doit avoir une issue fatale. Presque constamment par leur présence elles augmentent rapidement l'épuisement causé primitivement par ces dernières, et accélèrent la mort. Les selles et les sueurs colliquatives se montrent plus souvent aussi que les évacuations d'un autre genre à la fin des affections chroniques et des maladies aiguës qui ont porté une atteinte profonde à toutes les fonctions ; elles hâtent ou déterminent entièrement la terminaison funeste de ces maladies.

Ce n'est pas ici le lieu de discuter quelles sont les causes prochaines et éloignées qui donnent lieu à ces sécrétions et excrétions colliquatives, de quelle nature est la lésion des organes qui fournissent aux évacuations dont la colliquation est la conséquence. Il nous suffira de remarquer que ces évacuations et l'épuisement général ont une telle coïncidence, qu'il n'est guère permis de douter qu'il n'existe entre ces deux phénomènes un rapport nécessaire. La lésion de l'organe sécréteur, quelle qu'elle soit, peut bien, surtout dans quelques cas particuliers, influer sur l'altération générale des fonctions. Mais certainement on doit surtout en accuser les évacuations de matières, dont la sécrétion n'est pas en rapport avec les besoins de l'économie et n'est faite qu'aux dépens de matériaux qui devaient servir à la nutrition. Cette cause d'épuisement devient bien évidente, lorsque la colliquation est déterminée par une diarrhée : les alimens n'étant plus élaborés par les organes digestifs ne fournissent plus d'élémens réparateurs. Et s'il est vrai que la graisse est tenue en réserve pour servir à la nutrition, lorsqu'il ne vient pas de matériaux du dehors, l'opinion des anciens, qui croyaient voir dans la colliquation une fonte des solides et liquides du corps, n'est pas dénuée de toute espèce de fondement. *Voyez*, pour tout ce qui se rattache à la colliquation, les articles où il sera parlé des divers *flux*, et les mots FIÈVRE HECTIQUE, PHTHISIE.

(RAIGE DELORME.)

COLLISION, s. f., *collisus*, choc, froissement, synonyme de contusion. Quelques auteurs ont employé ce mot pour désigner spécialement la contusion des os.

(R. DEL.)

COLLUTOIRE, s. m., *collutorium*. Médicament destiné à être porté dans la bouche et à agir sur les gencives et les parois des joues. Les collutoires sont ordinairement moins liquides que les gargarismes; ils sont dirigés sur le siége du mal, à l'aide de pinceaux de charpie ou avec une éponge. On distingue des collutoires simplement astringens, comme les solutions de sulfate de zinc ou de cuivre, ou très-acides et presque caustiques, qu'on prépare avec les acides nitrique ou hydrochlorique et le miel rosat. D'autres sont presque insipides, tels que le protochlorure de mercure et le miel. Ces collutoires sont employés dans les maladies de la bouche et des gencives, principalement dans la stomacace et la gangrène des parois de la bouche. (GUERSENT.)

COLLYRE, s. m., *collyrium*, κολλύριον, de κόλλα, colle et de ουρά, queue, ou de κωλύω, j'empêche, et de ρίω, je coule. Les anciens entendaient par collyre un médicament de forme allongée ou cylindrique propre à être introduit dans différentes cavités comme une espèce de trochisque. Maintenant l'acception que l'on donne à ce mot a complétement changé. Le nom de collyre s'applique seulement aux substances médicamenteuses qu'on met en contact avec les yeux.

Des collyres en général. — Les substances médicamenteuses qu'on emploie comme collyre sont très-nombreuses. Dans plusieurs anciens formulaires et particulièrement dans celui de Gaubius, on réunit sous cette dénomination presque tous les moyens thérapeutiques connus qu'on peut appliquer aux yeux. Dans la plupart des ouvrages modernes, on a beaucoup circonscrit le sens qu'on attache à cette expression. On a renvoyé aux articles des cérats, des onguens, des linimens; des fumigations, des cataplasmes, l'histoire de toutes les substances qu'on emploie sous ces formes différentes pour les yeux comme pour les autres parties du corps. On a seulement réservé le nom de collyre pour les substances sèches ou liquides ou gazeuses, qu'on applique sur les yeux.

Les substances sèches ou pulvérulentes sont ordinairement des oxydes ou des sels métalliques, alcalins ou terreux, porphyrisés, ou du sucre en poudre. On insuffle ces poudres dans l'œil à l'aide d'une carte ou d'un chalumeau. Les liquides peuvent être introduits soit en couvrant les yeux de compresses imbibées du liquide, dont on veut faire usage, soit en le portant sur le bord des paupières à l'aide d'un petit vase connu sous le nom d'œillère, soit en versant le liquide lentement, ou enfin en l'instillant goutte à goutte avec un tuyau de plume, un chalumeau ou un linge imbibé, et écartant doucement les paupières avec les doigts lorsque le malade est couché sur le dos, la tête étendue sur un oreiller. Les collyres liquides sont employées tièdes, ou froids, suivant le but qu'on se propose d'adoucir, de calmer ou de fortifier l'œil. On les prépare en général avec des décoctions ou des infusions mucilagineuses, astringentes, aromatiques, des eaux distillées. On y ajoute souvent des solutions salines, des teintures alcoholiques.

Les vapeurs qu'on dirige vers les yeux et qui sont alors considérées comme une sorte de collyre, sont ou aqueuses et plus ou moins relâchantes, ou spiritueuses, ou résineuses et plus ou moins excitantes. En général la forme sèche ou liquide ou gazeuse des collyres n'influe que secondairement sur les effets de ces moyens thérapeutiques. Leurs propriétés dépendent principalement de la différence de propriétés immédiates des substances qui entrent dans leur composition et qu'on peut rapporter à plusieurs classes de médications.

Les collyres sont, quoiqu'en disent quelques praticiens, de la plus grande importance dans les maladies des yeux, et peuvent être très-utiles lorsqu'ils sont sagement administrés, parce qu'ils ont une action directe et immédiate sur le siège du mal ; mais par la même raison ils deviennent très-dangereux, lorsqu'on irrite les yeux par des applications excitantes, données intempestivement ou administrées sans soin. On ne doit en général se servir que de linge très-doux ou d'une éponge fine qu'on fera d'abord passer légèrement sur le bord des paupières, pour décoller les cils et favoriser l'écoulement du pus qui séjourne sous les paupières. Cette précaution est surtout de la plus grande importance dans les blépharo-blennorrhées, où le pus s'accumule souvent en grande quantité, ramollit la lame de la cornée et détermine par sa présence ces ulcérations si funestes qui sont la cause ordinaire des staphylômes. On écartera ensuite doucement les paupières et on instillera goutte à goutte le collyre, de manière à laver la surface de la conjonctive. Les linges ou les éponges doivent être souvent renouvelés et tenus avec la plus grande propreté. Les collyres eux-mêmes doivent être aussi changés très-fréquemment, afin qu'ils ne s'altèrent jamais. L'administration des collyres doit toujours être confiée à une personne intelligente et attentive. La réussite de ce moyen dépend beaucoup plus qu'on ne le pense ordinairement de la manière dont il est employé.

Des collyres en particulier. — On peut admettre cinq espèces particulières de collyre par rapport à leurs propriétés immédiates : des collyres relâchans ou émolliens, astringens, excitans, irritans et narcotiques.

Collyres émolliens. — L'eau tiède, les décoctions mucilagineuses de racine de guimauve, de graine de lin, de psyllium, les infusions mucilagineuses de toutes les feuilles et les fleurs émollientes, la dissolution du mucilage qui entre dans le pepin de coing, le lait, l'eau de veau, le frai de grenouille, le blanc d'œuf, sont ordinairement les substances relâchantes dont on fait le plus fréquemment usage. Ces moyens doivent toujours être employés tièdes, ou presque tièdes, ou en vapeurs. Ils conviennent particulièrement dans les ophthalmies très-aiguës et douloureuses, dans les blépharophthalmies et blépharo-blennorrhées, dans les contusions portées sur l'œil et dans les blessures de ces organes délicats. Dans tous ces cas, ils diminuent la douleur, la chaleur et l'irritation. Ils deviennent inutiles et quelquefois même nuisibles dans la dernière période de toutes les ophthalmies aiguës, quand l'irritation a cessé, et même dans les ophthalmies chroniques sans irritation, parce qu'ils augmenteraient le relâchement des vaisseaux de la conjonctive et prolongeraient la maladie.

Collyres astringens. — Six ou huit grains de sulfate de zinc, de cuivre, d'alun, ou d'acétate de plomb dans quatre onces d'eau de roses ou de plantain composent ordinairement les collyres astringens. On les emploie souvent avec succès dans la dernière période des ophthalmies aiguës ou dans les ophthalmies chroniques, lorsque les exacerbations aiguës dont elles se composent sont momentanément suspendues. Ces collyres sont utiles pour resserrer le système capillaire de la conjonctive, faciliter la résorption des fluides épanchés dans la cornée, et la cicatrisation de ces petites ulcérations en forme de facettes, qu'on remarque à la surface de cette partie; ils diminuent aussi le flux palpébral lorsqu'il se prolonge très-long-temps et sans douleur. Il est presque inutile de dire que ces moyens seraient nuisibles dans la première période des ophthalmies très-aiguës et douloureuses.

Collyres excitans. — Les infusions aromatiques de mélilot, de fleurs de sureau, de camomille, de thym, de marjolaine et de toutes les labiées; les décoctions très-légères de racine de valériane auxquelles on ajoute du vin ou quelques gouttes d'alcohol camphré ou quelques grains de muriate d'ammoniaque; la vapeur des eaux spiritueuses, celle du baume de Fioraventi étendu sur la paume de la main, sont des moyens excitans dont l'emploi est souvent utile dans la faiblesse des organes de la vue qui succède à de longues et graves ophthalmies, et dans certaines névroses de l'œil, particulièrement dans l'amaurose commençante. Dans les mêmes circonstances on retire aussi de très-bons avantages des fumigations résineuses d'encens et de benjoin réduits en vapeur sur des charbons ardens, et dirigées vers la surface de la conjonctive à l'aide d'un entonnoir de papier ou de métal.

Collyres irritans. — C'est dans cette division qu'il faut placer tous les collyres pulvérulens, comme les oxydes de zinc, de bismuth, le protochlorure de mercure, le sulfate d'alumine potassé, le muriate d'ammoniaque, le sucre en poudre, et même le nitrate d'argent, quoiqu'on l'applique en masse. Les collyres secs ou pulvérulens agissent d'autant mieux qu'ils sont réduits en poudre impalpable et bien porphyrisés. Toutes ces substances mises en contact avec la conjonctive, causent une douleur plus ou moins vive, qui s'étend à tout le globe de l'œil et détermine bientôt une excrétion très-abondante de larmes et une injection plus ou moins étendue de tout le tissu vasculaire de la conjonctive; mais la partie qui a été en contact avec le nitrate d'argent reste blanche jusqu'à ce que les larmes aient dissous la portion de sel qui adhère à la membrane. Quoique nous rapprochions ici toutes ces substances pour éviter de descendre dans de trop grands détails, et quoiqu'elles présentent en effet quelques analogies quant à leur manière d'agir sur la conjonctive, il y a néanmoins de très-grandes différences entre les modes d'irritation qu'elles provoquent. Ainsi le protochlorure de mercure et l'oxyde de bismuth, qui produisent de très-bons effets dans certaines ophthalmies, ne causent presque aucune douleur, tandis que celle que détermine le nitrate d'argent est beaucoup plus vive. Tous ces collyres secs augmentent fortement l'action de la conjonctive, sollicitent la résorption des fluides épanchés entre les lames de la cornée auxquels sont dues les différentes espèces de taies. Ils accélèrent aussi la terminaison de certaines ophthalmies aiguës ou chroniques, et hâtent la cicatrisation des pustules qui se développent dans le tissu même de la conjonctive. J'ai surtout employé avec beaucoup de succès le nitrate d'argent sur ces pustules.

Le fiel de bœuf et de plusieurs autres animaux, le foie et la laite des poissons appartiennent à la section des collyres irritans, et agissent d'une manière d'autant plus remarquable qu'ils sont dans un degré plus avancé de décomposition et dégagent plus d'ammoniaque. La fiente des oiseaux et des animaux en général est dans le même cas.

C'est aussi à cette même division des collyres irritans qu'il faut rapporter tous les collyres liquides les plus énergiques. L'eau céleste qui n'est qu'une solution de sulfate de cuivre précipitée par l'ammoniaque, le collyre d'Helvétius formé avec un gros de pierre divine pour quatre onces d'eau. Le prétendu collyre, dit de Lanfranc, qui se compose d'une solution de sulfure d'arsenic jaune et d'oxyde vert de cuivre dans le vin blanc et les eaux distillées de rose et de plantain; mais cette solution vénéneuse et dont l'action escarrotique est assez prononcée est trop irritante pour les yeux : on ne l'emploie que rarement pour détruire les fongosités indolentes de la conjonctive, et encore on est souvent obligé d'affaiblir son action en l'étendant dans un véhicule mucilagineux. On emploie plutôt le collyre de Lanfranc comme escarrotique sur les ulcères fongueux et atoniques des autres parties du corps.

L'action secondaire résolutive de tous les collyres liquides irritans que nous venons d'indiquer, ainsi que celle de plusieurs autres qui sont consignés dans différentes pharmacopées, est souvent très-remarquable dans certaines opacités presque complètes de la cornée. On en a vu aussi de bons effets dans quelques cataractes commençantes; mais ils doivent être en général administrés avec une grande prudence, à cause de leur énergie; et si ces moyens, prodigués avec témérité par l'ignorance et le charlatanisme, ont quelquefois provoqué des guérisons merveilleuses, qui ont fait crier au miracle, il est certain aussi que, dans beaucoup d'autres cas, ils ont au contraire augmenté l'irritation et l'inflammation, et déterminé par suite des opacités incurables de la cornée et une cécité complète. La réussite de tous ces moyens dépend des circonstances favorables à leur application; circonstances que l'homme instruit seul peut bien saisir, mais qui peuvent aussi s'offrir par hasard à l'empirique le plus ignorant.

Collyres narcotiques.—L'eau fraîchement distillée de laitue, les décoctions de toutes les plantes narcotiques, principalement celles de belladone, de jusquiame, de pavot, les infusions de fleurs de coquelicot fournissent des collyres narcotiques très-simples qui sont fréquemment employés dans les ophthalmies douloureuses. La décoction de belladone par la propriété qu'elle a de relâcher la pupille d'une manière très-prononcée, a été employée pour préparer à l'opération de la cataracte. On a aussi, à l'aide de ce moyen, simulé l'amaurose. Les extraits de jusquiame, de belladone, de laitue vireuse, de pavot, et l'opium offrent encore au médecin des moyens plus énergiques et plus certains de calmer les douleurs souvent si aiguës, et même d'arrêter les progrès de l'inflammation dans différentes ophthalmies et blépharophthalmies simples ou compliquées de virus syphilitiques ou autres, quand d'ailleurs l'inflammation a été suffisamment combattue par les saignées générales et locales, convenablement administrées. Il est souvent nécessaire de porter la dose de ces extraits calmans à un ou plusieurs grains par once de véhicule. Dans beaucoup de cas même, on obtient encore de meilleurs effets en instillant dans les yeux le laudanum de Sydenham à la dose de huit ou dix gouttes.

Les différens collyres que nous avons seulement indiqués dans cet article, peuvent être mélangés et combinés de différentes manières, suivant les cas et le but que se propose le médecin. Les narcotiques peuvent être associés avec les astringens, quand on cherche à diminuer l'irritation trop vive que les premiers pourraient produire. Les relâchans et les narcotiques réunis tendent à déterminer un effet sédatif plus marqué. Mais ces modifications, qui peuvent être variées à l'infini, ne sont point de nature à être soumises à des règles constantes. (GUERSENT.)

COLOMBO ou COLUMBO, *radix columbæ*, s. m. C'est la racine du ménisperme à feuilles palmées (*menispermum palmatum*, Lamk), plante sarmenteuse, qui croît à Ceylan, aux environs de la ville de Columbo et dans d'autres parties des Indes orientales. On la trouve dans le commerce en morceaux plus ou moins épais, d'un jaune verdâtre intérieurement, où elle présente plusieurs lignes circulaires; son écorce est d'un brun verdâtre, épaisse et rugueuse. Son odeur est légèrement aromatique et un peu nauséabonde; sa saveur, un peu mucilagineuse, est d'un extrême amertume. M. Planche a retiré de cette racine,

1° environ le tiers de son poids d'amidon; 2° un principe jaune très-amer, non précipitable par les sels métalliques; 3° une matière animale très-abondante; 4° un peu d'huile volatile; 5° quelques sels et du ligneux.

Le colombo est un médicament tonique qui, par son mode d'action, se rapproche beaucoup du simarouba. Il semble concentrer plus spécialement son action tonique sur l'estomac, sans agir d'une manière marquée sur les autres organes; et presque tous les auteurs s'accordent à le considérer comme un excellent stomachique, qui convient surtout dans l'asthénie des organes de la digestion. On a aussi beaucoup vanté son usage dans les diarrhées chroniques et la dysenterie. Mais il ne peut produire quelque effet avantageux dans ces deux affections, qu'après que tous les symptômes d'inflammation ont disparu et que la maladie semble dépendre de l'état de faiblesse où se trouve le malade. Hors de ces cas ce médicament, beaucoup trop exalté, serait plus nuisible qu'efficace. La grande quantité d'amidon qu'il renferme masque en quelque sorte la grande activité du principe amer, et rend son action tonique moins puissante. On a ordinairement recours à la décoction d'une demi-once de cette racine dans deux livres d'eau, lorsque l'on veut combattre la diarrhée chronique. Par ce mode de préparation on obtient, outre le principe amer, tout l'amidon renfermé dans la racine de colombo. L'infusion faite à froid, ou plutôt la macération, s'emploie plus fréquemment comme stomachique; elle ne contient point de fécule, mais seulement le principe amer et la matière azotée. La poudre de colombo s'administre assez souvent à la dose d'un scrupule, dont on fait des bols ou un électuaire, en l'incorporant dans un sirop quelconque.   (A. RICHARD.)

COLON, s. m., *colon*, du grec κῶλον; seconde portion du gros intestin. *Voyez* INTESTIN.

COLONNE, s. f., *columna*. On applique ce nom, en anatomie, à des objets très-différens, et qui n'ont de commun qu'une forme approchant plus ou moins de celle du cylindre. Ainsi la série des vertèbres ou l'épine est appelée *colonne vertébrale*, les faisceaux charnus du cœur sont appelés *colonnes charnues*, et par comparaison avec ces dernières, les vessies qui ont des faisceaux musculaires très-prononcés, sont dites *vessies à colonnes*.   (A. BÉCLARD.)

COLOPHONE, s. f., *colophonia*. Matière résineuse, sèche,

friable, de couleur jaune dorée, plus ou moins transparente, dénommée ainsi à cause de Colophon, ville d'Ionie, d'où on la tirait
autrefois. Elle est le résidu clarifié de la distillation de la térébenthine, soumise à cette opération pour en extraire l'huile essentielle. La colophone participe aux propriétés des résines. Elle
n'est plus guère employée aujourd'hui en médecine. Jadis on l'administrait à l'intérieur dans le traitement des écoulemens chroniques. Réduite en poudre impalpable, on en saupoudrait les
bourdonnets et les plumaceaux de charpie, qu'on appliquait sur
la surface des grandes plaies, pour prévenir l'hémorrhagie. Elle
fait partie de plusieurs compositions pharmaceutiques, particulièrement de l'onguent et de l'emplâtre styrax.

COLOQUINTE, *fructus colocynthidis*, s. f. Espèce du genre
des concombres, et que les botanistes appellent *cucumis colocyn-
this*. On la trouve en Orient, en Égypte et dans les îles de la
Grèce. Ses tiges sont grêles et grimpantes, s'élevant au moyen
des vrilles qui partent de l'aisselle des feuilles; celles-ci sont al-
ternes, pétiolées, divisées en lobes profonds et sinueux, armées,
ainsi que la tige, de petites aspérités. Les fleurs sont jaunes, so-
litaires, pédonculées et monoïques. Les fruits sont globuleux,
jaunâtres, de la grosseur d'une orange. Ils renferment dans une
enveloppe dure et cassante une sorte de pulpe sèche, blanchâtre,
remplie de graines planes et allongées. C'est cette partie intérieure du fruit qui seule est employée. La plus estimée nous est
apportée d'Alep; elle est blanche, spongieuse, légère, presque
inodore, d'une saveur excessivement amère et âcre. Elle contient de la résine, un principe amer et nauséeux, du mucilage et
de l'albumine.

La coloquinte est un des purgatifs drastiques les plus violens.
La dose la plus faible, telle que deux ou quatre grains, suffit
souvent pour occasioner une abondante purgation, accompagnée de coliques, quelquefois de vomissemens, d'épreintes,
et, en un mot, de tous les signes qui caractérisent le premier
degré de l'inflammation des organes de la digestion. A une dose
plus élevée, elle peut alors donner lieu à des accidens graves et
finir, comme toutes les substances très-irritantes, par une inflammation de l'estomac et des intestins, et enfin par la mort.
Aussi la coloquinte est-elle placée parmi les poisons âcres.
(*Voyez* POISON.) Un remède d'une si grande énergie ne doit

être employé que dans des circonstances graves, où l'usage des autres médicamens du même ordre ne peut produire des effets aussi prompts et aussi avantageux. Ainsi, on y a quelquefois recours dans certains cas de congestion cérébrale, pour produire une dérivation puissante et appeler vers là partie inférieure du canal digestif, le sang porté en trop grande abondance dans les vaisseaux cérébraux. C'est par un mécanisme analogue que la coloquinte a quelquefois été utile dans l'inflammation aiguë du tissu pulmonaire. Mais, nous le répétons, le médecin ne saurait mettre trop de prudence dans l'administration de ce remède dangereux, dont l'histoire appartient plutôt à la toxicologie qu'à l'étude des médicamens. (A. RICHARD.)

COLOSTRATION, *colostratio*, s. f. Pline pensant, d'après Aristote, que le colostrum se coagule et acquiert la dureté de la pierre, si on ne le mêle avec de l'eau, dit qu'il est mortel pour les petits des ânesses, de goûter cette nourriture épaisse dans les deux jours qui suivent le part, et que l'on appelle ce genre de mal *colostration*. Quelques auteurs ont aussi employé ce mot pour désigner des maladies des nouveau-nés, qu'ils attribuaient à l'usage du colostrum. (DÉSORMEAUX.)

COLOSTRUM, COLOSTRE, s. m. *colostrum*, *colostra*. C'est ainsi qu'on appelle le premier lait qui est sécrété dans les mamelles après l'accouchement. Il présente des propriétés fort remarquables; mais son histoire est si étroitement liée à celle du lait qu'il ne m'a pas paru convenable de l'en séparer. *Voyez* LAIT, LACTATION, ALLAITEMENT. (DÉSORMEAUX.)

COMA, *coma*. Degré d'assoupissement dans lequel le malade est susceptible d'être rappelé à la connaissance, mais sans pouvoir la conserver dès qu'il cesse d'être excité. Le coma est *léger* ou *profond*. Dans le premier cas, il se rapproche de la *somnolence*, et dans le second, il est voisin du *carus*. Il y a un *coma vigil* et un *coma somnolentum*. Dans l'un, le malade chuchote, rêvasse, s'agite, ou délire; et dans l'autre, il reste tranquille comme s'il dormait. Le coma est ordinairement un effet de la compression du cerveau produite par une congestion sanguine, un épanchement de sang, de pus ou de sérosité dans l'intérieur du crâne. Si la compression augmente, la perte de connaissance est telle que le malade est à peine sensible aux diverses espèces d'excitation, et qu'il y devient ensuite entièrement insensible. Il y a *carus*, *léthargie, apoplexie, délire intense.* (*Voyez* ces mots.) Mais observons que toutes ces expressions n'indiquent que la forme symptomatique, et non la nature organique des affections du cerveau. M. Pinel a cependant fait un ordre de *névroses cérébrales comateuses*, dans lequel il a compris l'apoplexie, la catalepsie et l'épilepsie; mais une division qui ne repose que sur l'existence d'un symptôme, n'a point une base bien solide. Dans les affections aiguës du cerveau ou des autres organes, le séméiologiste doit considérer le coma comme un signe qui annonce que par suite d'irritation et d'inflammation, la congestion cérébrale survenue est assez considérable; ce signe précède souvent le développement d'un délire violent, de convulsions générales. Arrivées à ce degré, les maladies du cerveau se terminent fréquemment par la mort. Peut-être un traitement rationnel les rendrait-il moins souvent funestes?   (GEORGET.)

COMBUSTION HUMAINE SPONTANÉE, s. f., *combustio,* de *comburere,* brûler. On nomme ainsi la combustion ou l'incinération du corps humain dont la cause est cachée, mais qu'on a cru dépendre d'un état particulier de l'organisme.

Lorsqu'on songe à la quantité considérable de combustibles nécessaire pour réduire en cendre le corps humain, la difficulté qu'éprouvaient les anciens pour rendre par l'incinération les derniers devoirs à leurs proches et à leurs amis; lorsqu'on pense que, dans les exécutions publiques, on avait beaucoup de peine à consumer le corps des criminels, qu'il fallait employer des cordes entières de bois, et aider encore l'action de ces grands bûchers par le dépècement des corps qu'on voulait incinérer, on se prête difficilement à l'idée d'incendie de l'homme vivant sans la participation de combustibles, et surtout sans la présence de corps en ignition. Les Grecs et les Romains brûlaient le corps des morts; nous avons tous lu le beau récit d'Homère des funérailles de Patrocle, celui si touchant de Virgile sur la mort de Didon. Les poëtes et les historiens nous apprennent qu'on choisissait, pour former le bûcher, les bois les plus combustibles par la grande quantité de matières résineuses qu'ils contiennent; ainsi le pin, l'if, le mélèse, le frêne étaient employés à cet usage. Il fallait une telle quantité de ces bois que tout le monde ne pouvait pas obtenir les honneurs de l'incinération. D'après Cicéron et Suétone, c'était une ignominie pour une famille, lorsque le corps du défunt n'était pas entièrement consumé. Cette difficulté pour produire une combustion parfaite, dut rendre l'incinération de plus en plus rare; Montfaucon nous dit qu'on nomma souvent les urnes funéraires *ossaria*, parcequ'elles renfermaient moins des cendres que des os à demi brûlés.

Les premiers observateurs de ce phénomène de combustion spontanée durent paraître bien peu dignes de foi, et lorsque les faits se multiplièrent, on n'eut d'autre ressource que d'attribuer à une cause miraculeuse ce que l'esprit humain ne pouvait comprendre ni expliquer. J'avoue qu'il est dans beaucoup de récits de combustion spontanée, des circonstances si extraordinaires, qu'on conçoit aisément pourquoi le vulgaire et même tous les hommes, lorsque les sciences physiques étaient encore peu avancées, ont attribué à des causes surnaturelles ce que leurs sens leur montraient, mais que leur esprit ne pouvait concevoir. M. Lair dit avec raison qu'il est dans l'histoire naturelle, comme dans l'histoire civile, des faits présentés aux méditations de l'observateur, qui, appuyés par les témoignages les plus convaincans, paraissent au premier aspect dépourvus de vraisemblance.

Les nombreuses observations que l'on possède de combustion humaine, et les historiens qui nous les ont transmises, ne permettent pas de porter l'incrédulité ou le scepticisme jusqu'à nier l'existence de ce phénomène. Il nous suffira de nommer Le Cat, Vicq-d'Azyr, MM. Lair, Kopp de Hanau en Wétéravie, Dupuytren et Marc, pour ne plus conserver de doute sur la réalité des combustions humaines.

Ces médecins ne sont cependant pas tous du même avis sur la nature de ce phénomène, ou sur son mode de production : MM. Lair, Vicq-d'Azyr, Dupuytren croient à la combustion humaine lorsque les individus ont présenté certaines circonstances de leur organisation favorables à l'entretien de la combustion, mais ils veulent qu'il y ait eu contact entre le corps animal et une matière en ignition. Le Cat, MM. Kopp et Marc croient que la présence du feu n'est pas nécessaire, et que la combustion peut être déterminée par des causes intérieures, propres à l'individu et sans aucune participation des agens extérieurs.

Il est un point sur lequel tout le monde est d'accord, c'est celui des causes prédisposantes de ces incendies, et qui tiennent à l'état des solides et des humeurs des personnes qui sont les victimes de ces combustions.

D'après l'examen des faits connus et publiés, on sait que les personnes qui ont été consumées plus ou moins complétement dans ces combustions, étaient depuis long-temps livrées à l'ivrognerie, et qu'elles faisaient surtout un abus de liqueurs spiritueuses; que cette combustion est arrivée le plus souvent sur des femmes très-âgées, et dont le corps était chargé de beaucoup de graisse.

Dans ces combustions, le corps animal n'a jamais été trouvé complétement incinéré; il est resté quelques parties à moitié brûlées ou torréfiées, tandis que les autres étaient entièrement consumées, réduites en cendre, et ne laissaient après elle, pour tout résidu, qu'un peu de matière grasse, fétide, une suie puante et pénétrante, enfin un charbon léger, onctueux et odorant. Les parties non consumées étaient les extrémités du corps, les doigts, les orteils, les pieds ou les mains, quelques pièces de la colonne vertébrale ou des portions du crâne.

Le feu le plus souvent ne prend pas aux corps combustibles de la chambre, tels que les meubles en bois, le lit, etc., ou, s'ils sont endommagés, leur combustion est partielle, incomplète. C'est surtout les vêtemens dont la personne est couverte au moment de l'accident, qui sont brûlés. Une suie épaisse, grasse, très-noire, fétide et abondante recouvre les murs et les meubles. Lorsqu'on est arrivé assez tôt pour trouver le corps animal en ignition, on a vu une flamme peu vive, bleuâtre, et dans plusieurs circonstances, l'eau au lieu de l'éteindre, n'a fait que lui donner plus d'activité.

Voilà les points les plus connus et les moins contestés de l'histoire des combustions humaines; il en est un sur lequel les opinions sont partagées : je veux parler de la présence d'un corps en ignition. Dans presque tous les exemples cités par le Cat, dans presque tous ceux que M. Lair a rassemblés, ainsi que dans ceux qui sont plus récens, et qu'on trouve dans les journaux de médecine, il est fait mention d'une lampe, d'une bougie ou d'une chandelle allumées dont se servait la personne; ou bien elle fumait une pipe, ou elle était assise auprès du feu; ce qui fait concevoir le mode de transmission de la flamme, et comment le corps animal a pu entrer en ignition.

Dans son cours d'anatomie pathologique, M. le professeur Dupuytren, considérant les combustions humaines comme un sixième degré ou la sixième variété de ses brûlures, rapporte l'observation d'une vieille femme qui abusait, depuis plusieurs années, du vin et des liqueurs alcoholiques. Cette femme rentra un soir chez elle, se plaça sur une chaufferette, fut asphyxiée par la vapeur du charbon, et tomba de manière qu'un de ses membres restât appuyé sur la chaufferette. La peau fut brûlée dans quelques points, et entièrement détruite dans d'autres. La graisse, dont le tissu adipeux était surchargé, se fondit et vint alimenter la combustion, qui se propagea de proche en proche à toutes les parties. Les vêtemens de cette femme, les rideaux de son lit furent atteints par la flamme et consumés. Le plancher était recouvert d'une couche huileuse, jaunâtre, fétide, de quelques lignes d'épaisseur, et mêlée à des débris du corps. M. Dupuytren croit qu'ici le feu a d'abord pris aux vêtemens, puis a brûlé tout le corps dont les systèmes organiques, et surtout le tissu adipeux, étaient pénétrés d'alcohol, et conséquemment dans des conditions favorables à la combustion. Il n'y a dans ce fait, comme peut-être dans tous les autres, que l'incinération totale du corps qui soit très-remarquable, car la cause est toute naturelle, et tient à la présence et au contact du feu.

L'expérience m'a appris bien souvent, dans nos amphithéâtres, que tous les cadavres, mis au feu pour les détruire, ne brûlent pas avec la même promptitude. Les sujets maigres, musculeux, jeunes, demandent beaucoup de combustibles pour être incinérés, tandis que les sujets gras brûlent rapidement et avec l'aide d'une très-petite quantité de bois ou de tout autre combustible.

Si presque toutes les observations de combustion humaine ont pour sujet de vieilles femmes, c'est que, dans le sexe féminin, les systèmes organiques se chargent, à un certain âge, beaucoup plus abondamment que dans l'homme, d'huile animale ou de graisse, et nous ajouterons que, si l'ivrognerie est moins commune chez les femmes que chez les hommes, lorsqu'elles s'y livrent, c'est avec un excès et une continuité que l'homme présente rarement.

Le Cat, MM. Kopp, Marc, etc., croient qu'il n'est pas nécessaire d'exiger la présence d'un corps en ignition dans la production des *combustions spontanées*. Ils citent à l'appui de leur sentiment les incendies spontanés par lesquels des amas de charbon de terre, de fumier de cheval, de foin et autres végétaux frais et humides peuvent être consumés. Les sulfures métalliques, les ballots de laine, de coton, les fourrures, les vieilles hardes et beaucoup d'autres substances animales ou végétales entassées peuvent spontanément prendre feu. Une flamme ne s'élève-t-elle pas subitement dans les mélanges des acides nitrique et sulfurique avec les huiles, etc., etc. C'est par tous ces faits empruntés à la physique et à la chimie, que MM. Kopp et Marc étaient leur opinion. Le Cat cite beaucoup d'observations consignées dans les auteurs, et d'après lesquelles il admet qu'on peut faire sortir du feu de tous les corps, et produire chez eux des *incendies spontanés*. Suivant lui, les animaux sont remplis de matières combustibles qui s'enflamment ou d'elles-mêmes, ou par les causes occasionelles les plus légères. Pierre de Castre fait mention d'un phénomène que beaucoup de personnes ont dû observer, c'est qu'il est des individus chez lesquels des frictions sur les bras ou les jambes font sortir des étincelles. Daniel Horstius parle d'un goutteux qui, après des accès violens de sa maladie, rendait, par le frottement, ses jambes resplendissantes de lumière. Le docteur Sempson, dans son *Traité de la fermentation*, cite une femme qui, en se peignant, faisait sortir des étincelles de ses cheveux. Cardon parle d'un carme qui faisait jaillir des étincelles de sa tête, par le simple frottement qu'il produisait en jetant son capuce sur ses épaules.

L'étincelle électrique d'une part, et l'imbibition de tous les tissus organiques par des liqueurs spiritueuses très-inflammables d'autre part, enfin la présence de beaucoup de graisse dans ce tissu adipeux, sont les trois circonstances que des médecins ont considérées comme suffisantes pour provoquer, recevoir et entretenir la combustion du corps humain.

En bonne physiologie, il n'est guère possible d'admettre qu'une substance ingérée dans l'estomac et soumise pour son assimilation à l'action des viscères-digestifs, puisse se retrouver dans les humeurs animales, et dans les liqueurs sécrétées, avec toutes ses propriétés. Il n'y a qu'un aliment suivant Hippocrate, c'est-à-dire que le chyle est toujours identique, quelque soit l'espèce de substance alimentaire. Il faut cependant que le chyle ne soit pas toujours le même, puisque nous retrouvons dans les humeurs sécrétées et quelquefois dans tous nos tissus, certains principes odorans, colorans ou autres, qui appartenaient aux substances introduites dans le canal digestif. L'opinion d'Hippocrate sur l'identité du chyle, quelle que soit la nature de la matière alimentaire, les idées de beaucoup de physiologistes sur l'éla-

boration des alimens par l'appareil de la digestion, semblent impliquer contradiction avec les expériences qui démontrent la présence
de certaines substances ou de quelques-unes de leurs propriétés
dans l'urine ou dans le sang, quoiqu'elles aient été soumises à
tous les agens et à tous les procédés de l'assimilation. Les observations de MM. Tiedemann et Gmelin ne laissent pas de doutes
à cet égard.

Peut-être cette contradiction est-elle plus apparente que réelle.
Si le chyle reste le même, c'est que les vaisseaux chylifères
n'ont que la propriété d'absorber cette liqueur constamment homogène et identique, tandis que les veines se chargent des substances qui, mêlées aux alimens, se retrouvent dans quelques-
unes des humeurs sécrétées. Qui n'a reconnu souvent par l'odorat
les substances qui avaient été ingérées dans l'estomac? Les personnes qui prennent du soufre, du musc, de l'ail, du camphre,
de l'éther, etc., ont une perspiration cutanée, chargée de l'odeur propre à chacune de ces substances. J'ai fait l'ouverture du
corps de plusieurs suppliciés, j'ai reconnu dans tous les tissus
une odeur vineuse ou alcoholique dépendante des boissons prises
par ces individus avant d'aller à l'échafaud. Bijou le Polyphage,
ouvrier du jardin du roi, avait fait la gageure de boire en peu
d'instans une grande quantité de vin et d'eau-de-vie, ce qu'il
exécuta, mais il perdit la vie par cet excès. MM. Cuvier et Duméril firent l'ouverture de son corps, et furent frappés de l'odeur
vineuse et alcoholique qu'il répandait de toutes parts. L'estomac
n'élabore donc pas toutes les substances qu'on lui confie, puisqu'elles arrivent dans les tissus de nos organes avec leurs propriétés. Voilà, je crois, ce qui porte à regarder comme probable
la présence de l'alcohol dans le tissu cellulaire et adipeux des personnes qui sont victimes des combustions dont nous parlons.
Nous avons vu déjà que ces personnes étaient très-chargées de
graisse, et l'expérience nous a appris que les sujets très-gras
brûlent avec facilité et promptitude; il ne faut que la cause déterminante de la combustion. Le plus souvent, et j'avoue que
je suis porté à croire qu'il en est toujours ainsi, cette cause est dans
la présence d'un corps en ignition. Une bougie, une lampe allumées, un peu de braise dans une chaufferette ou dans le foyer,
une pipe dont se sert la personne, etc., voilà ce que l'on trouve
dans presque toutes les histoires de *combustion humaine*. Presque
tous les exemples de combustion ont eu lieu en hiver, et cela

parce que suivant quelques médecins, dans cette saison, l'état idio-
électrique est plus prononcé ; ou n'est-ce pas plutôt parce qu'on
se trouve plus souvent et plus facilement en rapport avec un corps
en ignition? Lorsque ces corps en ignition n'existaient pas, le Cat,
MM. Kopp et Marc croyent pouvoir y suppléer en admettant un
état idio-électrique chez le sujet. Ils croient aussi au développement de gaz inflammables dans le corps humain, et à leur
accumulation dans le tissu cellulaire ; le corps animal rendu
éminemment combustible n'a plus besoin, pour entrer en combustion, que de l'intervention d'une cause occasionelle qui est
l'étincelle électrique. Ils disent que les substances inflammables
accumulées dans le corps des victimes de combustions spontanées, devaient même par leur nature augmenter l'état électrique.
L'échauffement aura également pu contribuer à l'expulsion de
l'étincelle ; et c'est ainsi que la proximité du feu ou d'une chandelle allumée aura dans certains cas aidé les combustions humaines. D'autres fois cet effet aura été produit par un exercice
violent, ou par toute autre cause propre à solliciter l'étincelle
électrique qui, ainsi développée, parcourt avec une extrême
vitesse le corps imprégné en quelque sorte d'une matière inflam-
mable ; et celle-ci, en s'enflammant sur tous les points, ne peut
plus être domptée par les parties aqueuses : aussi la combustion
a-t-elle eu lieu dans le plus grand nombre de cas, avec une rapidité telle que les victimes n'ont pas eu le temps d'appeler du
secours. Cette explication est sans doute ingénieuse, mais n'est-elle
pas plus spécieuse que solide? Paraîtra-elle suffisante aux esprits
qui ne se contentent pas de suppositions, et que des faits bien
constatés peuvent seuls satisfaire ? Reconnaissons qu'un nouvel
examen de ce phénomène est nécessaire, qu'il exige pour être bien
connu, et bien apprécié, les lumières de la chimie et de la physique modernes. Cependant quelle que soit la cause occasionelle
des *combustions humaines*, le médecin légiste doit tenir grand
compte de ce genre d'incendie ou d'incinération ; et éclairer les
tribunaux, afin de prévenir les erreurs et d'éviter de voir l'inno-
cence frappée d'un glaive qui ne doit atteindre que le crime.

(BRESCHET.)

COMESTIBLE, adj. et subst. m.; *edulis, edulium*. En général
on désigne par ce mot tout aliment solide. Nous étendrons momentanément l'acception dans laquelle il est ordinairement pris ;
et nous réunirons dans cet article les considérations d'hygiène

publique communes à tous les genres d'alimens, aux condimens et aux boissons.

Les alimens et les boissons sont les premiers besoins de l'homme. Par l'usage journalier qu'il en fait, il est sans cesse exposé aux effets salutaires ou fâcheux qui résultent de leurs bonnes ou mauvaises qualités. L'influence qu'ils ont sur la constitution physique des peuples, sur les maladies qui sévissent sur eux, ne saurait être mise en doute. Aussi les législateurs de tous les temps, convaincus que la santé publique forme une des principales bases de la prospérité d'un état, n'ont pas seulement préparé les moyens de se procurer les alimens avec abondance et facilité; ils ont encore cherché à prévenir les inconvéniens que, d'après des observations plus ou moins justes, ils attribuaient à leur usage dans certaines circonstances. Quelques-uns même d'entre eux, pour assurer l'observation de leurs lois hygiéniques, leur ont imprimé le sceau de la religion.

Il n'entre pas dans les attributions des gouvernemens de diriger les détails de la vie domestique, de commander des précautions dont l'oubli sera préjudiciable à la santé. Ils ne peuvent que répandre les connaissances qui éclaireront les individus de toutes les classes sur les dangers auxquels les exposent leurs préjugés ou leur imprudence. Mais il est du devoir de ceux sous la sauve-garde desquels reposent la sûreté et les intérêts publics des citoyens, de présider en quelque sorte à la préparation de tout ce qui doit servir à l'alimentation générale, de surveiller la vente des comestibles, de réprimer la cupidité qui porte à employer des moyens frauduleux ou nuisibles pour donner à des substances alimentaires l'apparence de qualités qu'elles n'ont pas, enfin d'arrêter le débit de toutes celles qui peuvent porter atteinte à la santé par leur nature ou par les altérations qu'elles ont subies.

C'est d'après ces considérations qu'un grand nombre de lois et de règlemens ont été portés sur ce sujet. Nous n'en rappellerons ici que les dispositions les plus générales.

Les officiers de police surveillent la salubrité et la sanité des comestibles exposés en vente..... Ceux trouvés gâtés, corrompus ou nuisibles sont confisqués ou détruits. Les vendeurs encourent une amende de police municipale....., En cas de récidive, ils sont traduits à la police correctionnelle. (*Lois* des 24 août 1790, 22 juillet 1791 et 3 brumaire an 4.) — Les vendeurs et débitans de boissons falsifiées sont punis d'une amende de six à dix francs, et en outre, s'il y a lieu, d'un emprisonnement de trois jours, et de cinq, en cas de récidive. Ces boissons seront répandues. (*Cod. pén.*, art. 475, 476, 477 et 478.) Quiconque aura vendu ou débité des boissons falsifiées, contenant des mixtions nuisibles à la santé, sera puni d'un emprisonnement de six jours à deux ans, et d'une amende de seize francs à cinq cents francs. Seront saisies et confisquées les boissons falsifiées. (*Idem*, art. 318.)

Les comestibles, sans être ni altérés ni falsifiés, sont, dans quelques cas, dépourvus des qualités qu'ils doivent posséder: ils peuvent avoir primitivement des propriétés délétères; ou bien, après avoir été doués des qualités requises, ils éprouvent une altération quelconque, résultat de leur décomposition naturelle, ou provenant de négligence dans leur conservation et d'usages pernicieux dans leur préparation. Enfin, ils peuvent être falsifiés, avec plus ou moins de danger pour la santé, dans le but de rendre leur aspect plus agréable, de masquer ou de corriger leurs mauvaises qualités, ou dans l'intention d'augmenter leur poids ou leur volume. Tels sont les cas principaux qui appellent la surveillance de l'autorité, et pour lesquels les médecins peuvent être consultés. Nous allons passer en revue, aussi succinctement que possible, les divers genres de comestibles sous les rapports qui viennent d'être indiqués. Dans un sujet qui embrasse tant de détails, nous ne devons présenter que ce qu'il y a de plus général et de plus important. Quant aux altérations et sophistications des diverses substances, il en sera traité à la plupart des articles qui concernent chacune d'elles. Nous n'avons qu'à appeler l'attention sur ces altérations et sophistications, et sur les effets dangereux qu'elles produisent.

Des ALIMENS : *substances tirées du règne animal. La viande de boucherie* est, parmi celles-ci, la plus importante à considérer; parce qu'elle forme dans nos climats la nourriture la plus habituelle. Sa qualité dépend d'abord de l'état de santé des bestiaux qui la fournissent. Ces animaux sont sujets à un grand nombre de maladies qui, non-seulement ôtent à leur chair les qualités qu'elle doit avoir pour être propre à la nourriture, mais encore lui impriment des propriétés presque délétères par l'altération particulière dont elle est le siége, ou par la décomposition qui s'en empare promptement après la mort. Les bestiaux qu'on a fatigués par des marches forcées, ou qui ont éprouvé toutes les angoisses de la crainte ou de la douleur, à cause des traitemens cruels que leur ont fait souffrir leurs conducteurs, se trouvent quelquefois dans ce cas. D'autres maladies présentent encore plus de danger; ce sont celles qui, comme le charbon, peuvent être transmises par contagion aux autres animaux et aux hommes qui les approchent. S'il n'est pas avéré que les viandes fournies par les bestiaux atteints d'affections de cette nature communiquent le mal lui-même à ceux qui en font usage, elles doivent sans nul doute être considérées comme éminemment malfaisantes. Les exemples que l'on cite pour prouver l'innocuité de semblables viandes, fussent-ils plus nombreux encore, ne sauraient faire dédaigner les mesures destinées à préserver de leurs inconvéniens, qu'attestent un grand nombre d'exemples contraires. Enfin, il est quelques affections qui, provenant d'un accident, ou qui n'ayant pas ou n'ayant que très-peu d'influence sur toute l'économie de l'animal, ne suffisent pas pour le faire rejeter comme impropre à la nourriture. Il en est de même de certains vices organiques, tels que les adhérences des poumons à la plèvre, etc. « Toutefois, dit M. Marc, cette indulgence doit moins concerner les bouchers et charcutiers que les particuliers qui abattent des bestiaux pour leur propre consommation. Quoiqu'il fût trop sévère de confisquer, à l'exemple des Juifs, la chair d'animaux destinée à être vendue publiquement, pour quelques légers vices d'organisation, imperceptibles pendant la vie, on doit néanmoins obliger les débitans de viandes à bien s'assurer dans leurs achats, sur l'animal vivant, s'il ne manifeste aucun signe de maladie qui puisse les exposer à encourir la confiscation. Quant aux particuliers, lorsqu'ils remarquent qu'une maladie se manifeste sur un de leurs bestiaux, ils se décident souvent à le tuer, afin de tirer au moins parti de sa chair. Dans ce cas, lorsqu'après une inspection légale de l'animal, on a accordé à son propriétaire la permission de l'abattre, il faut veiller à ce qu'il n'en vende, ni n'en cède au public, pas même aux indigens, que la nécessité ne rend que trop souvent insensibles aux motifs qui intéressent de près leur santé. On doit en outre tenir note des personnes qui ont mangé de l'animal malade, et observer s'il se manifeste chez elles quelques symptômes de maladie, afin d'interdire à l'avenir, d'une manière absolue, la chair des animaux qui se trouveraient dans le même état.» Nous reviendrons sur cet objet à l'article ÉPIZOOTIE.

L'âge des bestiaux doit être pris en considération : trop vieux, ils ne fournissent qu'une chair coriace, réfractaire à l'action des organes digestifs, et par conséquent fournissant peu de matériaux à la nutrition; trop jeunes, ils abondent en gélatine qui, sous un volume considérable, ne contient que peu de substance réparatrice, et qui d'ailleurs est d'une digestion difficile. C'est pourquoi il est défendu d'exposer, sur les marchés destinés à l'approvisionnement de Paris, des veaux âgés de moins de six semaines.

Des réglemens particuliers assurent l'exécution des diverses mesures de surveillance relatives à l'état physique des bestiaux qui doivent servir à l'approvisionnement de Paris; il n'en peut être vendu que sur des marchés déterminés, et ils ne peuvent être tués que dans les abattoirs généraux établis à cet effet. Ces mesures conviendraient généralement pour toutes les autres villes que la capitale; et dans les communes, il ne devrait être permis aux bouchers et aux particuliers d'abattre un animal que lorsqu'il aurait été préalablement soumis à l'inspection d'un expert.

Mais les précautions que nous venons d'indiquer ne sont que préliminaires; il faut que la surveillance de la police s'étende encore sur les endroits où les viandes sont conservées. Voici les conditions qui furent exigées pour Paris, à une époque où l'on n'avait pas encore le dessein de rassembler les étaux de boucherie dans des marchés publics : un étal de boucherie doit avoir au moins deux mètres et demi de haut sur trois mètres et demi de large, et quatre mètres de profondeur. L'air doit y circuler transversalement, et la propreté doit y régner; il n'y a dans l'étal ni âtre, ni cheminée, ni fourneau. Toute chambre à coucher doit en être separée par des murs sans communication directe... La fermeture d'un étal sur la rue ne doit être composée, même la nuit, que d'une grille à barreaux de fer, pour faciliter la circulation de l'air extérieur. (*Instruction du préfet de police,* du 15 nivôse an XI.) En général les bouchers sont tenus de ne débiter la viande que le lendemain du jour où l'animal a été tué. La viande trop fraîche est dure, indigeste et difficile à ramollir par la cuisson. Mais une surveillance plus active doit être exercée pour empêcher la vente de celle qui a éprouvé un commencement de pu-

tréfaction. L'aspect et l'odeur de la viande gâtée suffisent seuls
pour faire reconnaître l'altération qu'elle a subie. On doit être
cependant en garde contre l'apparence de fraîcheur qu'on lui
aurait donnée en la·couvrant d'une couche de sang.

J.-P. Frank, dans son *Traité de police médicale*, indique,
d'après un grand nombre d'observations, l'espace de temps pendant lequel plusieurs espèces de viandes crues peuvent se conserver à l'air libre : suivant cet auteur, les chairs de bœuf et de porc
se conservent trois jours en été, et six en hiver; celle de mouton,
deux jours dans la première saison, et trois dans la deuxième; et
les viandes de veau et d'agneau, deux jours dans le premier cas,
et quatre dans le second. Mais, comme le fait observer M. Marc,
ces données peuvent recevoir des modifications infinies des divers degrés de température et d'électricité atmosphériques,
ainsi que de plusieurs autres circonstances. Il nous semble que
ces expériences, pour être applicables à tous les climats et à toutes
les époques de l'année, auraient dû être faites dans des conditions comparatives que l'on pût apprécier d'une manière positive. Ainsi l'état de l'atmosphère aurait dû être déterminé à l'aide
du thermomètre, du baromètre et de l'hygromètre.

La *volaille* et le *gibier* doivent être l'objet de la même surveillance. Quel que soit le goût qui porte beaucoup de personnes
à manger le gibier dans un commencement de décomposition
putride, la chair des animaux sauvages ne doit pas être mise
en vente lorsqu'elle a éprouvé cette altération. En général elle
se conserve plus long-temps que la chair des autres animaux.
Les épizooties, quoique plus rarement, peuvent sévir sur eux
comme sur les derniers : leur usage doit par conséquent être
également proscrit, lorsqu'on sait qu'il règne quelque maladie
qui pourrait rendre leur chair malfaisante.

Le *lait*, ce premier aliment de l'homme, et dont il fait un
usage salutaire dans tous les âges de la vie, peut lui devenir
funeste, lorsque la négligence ou la mauvaise foi lui ont fait
éprouver diverses altérations. La santé des animaux qui fournissent le lait, la nourriture qu'on leur donne, sont les premiers objets à considérer. Une pâture malsaine ou peu abondante, la plupart des maladies, ont une influence incontestable
sur les qualités du lait. Frank rapporte un fait qui, s'il était
authentique, et qu'il eût été bien observé, serait propre à inspirer la terreur, et à augmenter la surveillance exercée sur ceux

qui se livrent au commerce du lait. Une vache fut mordue par un chien enragé ; treize individus, qui faisaient tous les jours usage du lait de cette vache, furent atteints de la rage à diverses époques ; deux seulement échappèrent à la mort.

C'est principalement sur l'état de santé des vaches que l'on entretient dans les grandes villes, que la police devrait diriger son attention. Ces animaux sont renfermés dans des espaces très-étroits, peu aérés et encombrés ou entourés de fumier ; ils ne se livrent à aucun exercice. Leur constitution physique est nécessairement altérée par ces causes ; ils ne fournissent qu'un lait très-abondant et séreux. Un grand nombre succombent aux maladies qui leur surviennent par le concours de ces circonstances ; et la plupart de ceux que l'on ouvre après la mort présentent des tubercules dans les poumons.

Indépendamment de ces altérations en quelque sorte naturelles, le lait peut en éprouver plusieurs autres qui proviennent de l'imprudence ou de la cupidité de ceux qui le vendent : il peut acquérir des propriétés vénéneuses, lorsqu'il a séjourné dans des vases de plomb ou de cuivre. Les accidens que l'on attribua à cette cause, et qu'on exagéra certainement, déterminèrent l'autorité à interdire l'usage des vases faits avec ce dernier métal, dont se servaient communément les laitières de Paris. Dans plusieurs pays, le lait est reçu et séjourne même dans des vases de cuivre, sans qu'on y observe les accidens dont on les accuse ; néanmoins on ne peut blâmer la prudence qui les fait rejeter.

Souvent le lait est étendu d'eau dans diverses proportions, et pour lui donner un aspect agréable, ou pour lui rendre la densité qu'il a perdue par l'addition de l'eau, on y délaie de la farine de froment ou de l'amidon en poudre. Cette falsification n'est pas directement dangereuse comme celle qui a lieu par l'oxyde de zinc, dans le même but, et par la potasse et la chaux employées, dit-on, par les laitières de Vienne, pour garantir le lait de la coagulation. Elle doit cependant être réprimée sévèrement, non-seulement comme fraude, mais encore parce qu'elle fait perdre au lait ses propriétés salutaires, qu'il devient indigeste, et peut avoir des inconvéniens dans des cas où l'on a compté sur ses bons effets.

Le *beurre* récemment préparé, ou celui qui a été fondu ou salé, acquiert facilement des propriétés vénéneuses, lorsqu'il est conservé ou qu'il a séjourné dans des vases de plomb ou de cuivre. Cette considération doit faire surveiller particulièrement les personnes qui tiennent, dans les grandes villes, cette branche considérable de commerce. Le beurre très-ancien peut produire par son extrême âcreté des accidens graves. La vente doit en être prohibée. On cherche souvent à cacher cette altération plus ou moins avancée, en recouvrant le beurre rance d'une couche de beurre d'une qualité supérieure. Souvent aussi, pour donner à cette substance une teinte jaune qui rende son aspect plus agréable, on la colore au moyen du safran, du curcuma, de la carotte, des fleurs jaunes de renoncules, qui sont vénéneuses, etc. Quelquefois, dans le dessein d'augmenter le poids du beurre, on y mêle diverses substances, les unes innocentes, d'autres qui sont plus ou moins préjudiciables à la santé; telles sont des pommes de terre broyées, qui se déposent lorsqu'on le fait fondre; du suif, que l'odeur qu'il communique au beurre fait reconnaître facilement; de la craie, du sable et d'autres matières analogues, pesantes. Ces matières donnent au beurre un aspect granuleux, le font craquer sous les dents, et se déposent lorsqu'on le fait bouillir avec dix parties d'eau.   •

Le *poisson*, formant un des alimens les plus abondans, doit être soumis, dans le débit qui s'en fait, à l'inspection la plus exacte : il se corrompt en général plus promptement que les autres animaux; il est alors d'un goût désagréable, et son usage, qui peut porter à la santé les atteintes les plus graves, doit être sévèrement proscrit. Les maladies qui règnent quelquefois parmi les poissons sont susceptibles de donner à leur chair des propriétés malfaisantes; et, quoique diverses expériences aient prouvé que le poisson que l'on a fait périr avec la coque du Levant ne contracte pas les qualités vénéneuses qu'on lui supposait; quoiqu'il en soit probablement de même à l'égard de celui que l'on prend au milieu des rivières, où l'on a fait rouir le chanvre et le lin, il n'en est pas moins utile de défendre la pêche dans les eaux imprégnées de substances capables d'altérer la santé des poissons, et à plus forte raison d'interdire la vente de ceux qu'on a empoisonnés pour les prendre plus aisément, ou que l'on trouve sur les rivages pendant les grandes chaleurs de l'été. La police qui est exercée à Paris relativement à ce genre de comestible, pourrait servir de règle pour toutes les villes où il s'en fait une grande consommation en raison de la population.

Des commissaires aux marchés y constatent journellement, au moment de l'arrivée, la qualité du poisson de mer et d'eau douce. La vente en gros de cette denrée ne peut se faire qu'à certaines heures et que dans certains lieux. Mais, comme le fait justement observer M. Marc, une partie des avantages que doivent produire ces mesures est détruite par la permission accordée aux détaillans de colporter le poisson dans les maisons des habitans. Il n'est pas rare de voir offrir à vil prix du poisson de mer qui a été gardé pendant plusieurs jours, et dont l'odeur infecte, ainsi que la couleur livide, indiquent la putréfaction commencée. L'indigent, séduit par l'appât du bon marché, n'y regarde pas de si près, et sa santé se trouve compromise. D'autres fois, ajoute M. Marc, la cupidité des revendeuses les porte à masquer la mauvaise qualité du poisson par des ruses qu'on ne saurait trop réprimer. Ainsi, par exemple, dans le temps du maquereau, elles teignent les ouïes de ce poisson avec du sang de bœuf, afin de lui donner l'aspect de fraîcheur qu'il a perdu.

Les *huîtres* et les *moules*, ainsi que d'autres animaux appartenant à différentes classes, et que l'on a coutume de ranger avec les poissons dans la même catégorie, doivent être l'objet d'une inspection non moins sévère que les derniers. L'usage des huîtres et des moules a, pendant l'été, des inconvéniens qui, dans les lieux éloignés de la mer, devraient en faire interdire la vente pendant une grande partie de cette saison. La chair de ces animaux entre facilement en putréfaction par la chaleur de la saison, et de plus elle acquiert, à cette époque qui est celle du frai, des propriétés qui la rendent insalubre. Quelquefois même les accidens qu'ont produits les moules ont été ceux d'un véritable empoisonnement. Les huîtres peuvent aussi, à cause de certaines falsifications, donner lieu à des accidens non moins graves. Frank rapporte, d'après Zückert, qu'en Hollande quelques personnes emploient le vert-de-gris pour teindre les huîtres, et les faire passer pour des huîtres vertes, qui sont très-recherchées.

Il est un grand nombre de *préparations* que l'on fait subir aux alimens, soit pour leur donner des qualités qui flattent le goût, soit pour les conserver. C'est ainsi qu'on les expose à la fumée, qu'on les imprègne de sel, et qu'on les fait macérer dans le vinaigre. La première attention doit se porter sur les matières que l'on soumet à ces diverses préparations. Souvent on y a recours pour masquer les mauvaises qualités de ces matières, ou les altérations qu'elles ont déjà éprouvées. La même police, qui veille à la santé des bestiaux d'où l'on tire la viande de boucherie, doit présider aux choix de ceux qui servent aux opérations du charcutier, comme au choix des poissons qui sont destinés à être fumés, salés ou marinés ; elle doit même veiller à ces opérations dans les endroits où elles se font en grand. Cette surveillance ne sera pas inutile pour s'assurer que les vases ou instrumens dont on se sert ne communiquent pas aux comestibles des qualités vénéneuses, et que les préparations seront faites comme il convient. On sait que les substances que l'on soumet à l'action de la fumée peuvent devenir très-insalubres, lorsqu'elles y ont été exposées trop long-temps. C'est ainsi que dernièrement on a appelé l'attention sur les effets fâcheux que produisent dans le Wurtemberg deux espèces de boudins fumés, dont l'usage est très-répandu. M. Kerner, qui a publié des observations sur les empoisonnemens qu'occasionnent ces préparations, attribue leurs propriétés vénéneuses à un commencement de décomposition qu'elles ont éprouvé pendant le temps qu'on les laisse exposées à l'action de la fumée. On voit quelle importance on doit attacher à la préparation et à la conservation des comestibles qui doivent former la nourriture d'un grand nombre d'individus. Les mêmes réflexions peuvent s'appliquer aux différentes espèces de fromages : le goût âcre qui le fait rechercher provient d'un premier degré de putréfaction ; et lorsque la fermentation putride s'en est emparée entièrement, on les voit débiter à vil prix aux indigens.

Substances tirées du règne végétal. — On doit, sans contredit, placer au premier rang les graines céréales; elles fournissent un aliment que l'habitude a rendu tellement nécessaire à la plupart des peuples, que les fleaux de toute espèce viennent fondre sur eux lorsque ce moyen de subsistance leur est enlevé. C'est à une autre science que la médecine qu'il appartient de donner les moyens d'étendre et de perfectionner la culture des blés, ainsi que d'en conserver les produits ; c'est à l'administration supérieure à pourvoir à l'approvisionnement des grains propres à faire le pain. Mais nous devons indiquer les conditions générales qui assurent les bonnes qualités de cet aliment; tels sont la maturité des grains et leur pureté. La maturité des grains influe sur la qualité du pain ; on ne doit donc les recueillir que lorsqu'ils ont atteint ce degré; mais souvent dans des années de disette, on devance le temps de la moisson, ou bien cette maturité serait vainement attendue dans des années qui y sont contraires. C'est pour obvier à cet inconvénient, que l'on expose pendant quelque temps les grains à une chaleur médiocre, comme celle d'un four, après qu'on en a retiré le pain. Les graines céréales sont quelquefois mélangées à celles de quelques végétaux, qui croissent avec les blés, et qui les unes ont des propriétés nuisibles, et les autres communiquent au pain une saveur et une odeur désagréables. D'autrefois un grand nombre de ces graines sont attaquées de plusieurs sortes d'affections morbides comme l'ergot, la nielle, la rouille, qui les font dégénérer en une substance susceptible de déterminer les accidens les plus graves, et de véritables empoisonnemens, lorsque le pain la contient dans une grande proportion. (*Voyez* ERGOTISME, FROMENT, ORGE, SEIGLE, etc.) Ces considérations doivent engager à inspecter sous ce rapport la vente des grains dans les pays connus pour produire des blés de mauvaise nature, ou dans les années qui amènent accidentellement ces inconvéniens.

La farine, indépendamment des mauvaises qualités que lui transmettent les grains, est sujette à un grand nombre d'altérations et de sophistications. Elle peut être altérée par l'humidité, attaquée par des insectes qui en détruisent les parties les plus nutritives; elle peut être mêlée accidentellement ou volontairement avec du sable provenant du détritus de meules trop friables ou nouvellement repiquées, avec du plâtre, de la craie, de la céruse, de l'alun, etc., et surtout avec de la farine de vesce et de haricot. Ces artifices ont pour but d'augmenter le poids ou le volume du pain, de le rendre plus blanc. Il a été parlé dans l'article aliment de quelques unes de ces différentes falsifications qui, à l'exception des deux dernières, doivent être faites très-rarement à dessein. On obviera à ces inconvéniens en exerçant une inspection sur les meuniers et les boulangers, lorsqu'on a le droit de soupçonner leur probité. Il est difficile de les prévenir tous.

Le pain peut, par conséquent, contenir les matières qui sont unies aux grains et à la farine; il participe également aux altérations que ces substances ont éprouvées. Plusieurs de ces falsifications ne peuvent être découvertes que par l'influence qu'elles ont sur la santé. La chimie fournit les moyens d'en reconnaître quelques-unes; c'est à cette science qu'il faut alors s'adresser;

(*Voyez* ALIMENT, PAIN, etc.) La confection du pain mérite la surveillance de la police autant que l'exactitude du poids, puisqu'elle influe extrêmement sur la qualité de cet aliment. Enfin la vente du pain, lorsqu'il est détérioré, doit être prohibée comme celle de tous les autres comestibles.

Les autres substances alimentaires que produit le règne végétal ne pourraient donner lieu qu'à des considérations peu importantes. Nous ne nous y arrêterons pas. Leur défaut de maturité et leurs altérations spontanées sont facilement reconnues et les font rejeter : toutefois nous devons faire observer que quelques végétaux employés comme assaisonnemens ou comme alimens, peuvent, à cause de leur ressemblance avec des plantes vénéneuses, donner lieu à des méprises funestes. Ainsi l'on a quelquefois confondu la ciguë avec le cerfeuil ou le persil, la racine de jusquiame avec celles du panais, de la chicorée. De semblables substitutions sont assez rares, parce qu'on ne peut guère les supposer l'effet de la cupidité; elles méritent cependant d'être un des objets de l'inspection qui s'exerce sur les marchés consacrés aux plantes potagères. Mais les méprises les plus fréquentes sont causées par l'usage des champignons.

L'immense famille des *champignons* renferme tant d'espèces vénéneuses à côté de celles qui peuvent être mangées sans danger; un grand nombre de ces espèces se confondent tellement sous des apparences semblables, que les exemples d'empoisonnemens occasionés par ces productions végétales se renouvellent trop souvent malgré la publicité qui leur est donnée. Il est reconnu qu'il n'existe aucun caractère général susceptible de faire distinguer les champignons comestibles des champignons vénéneux. La réunion des caractères botaniques peut seule faire parvenir à cette connaissance. Ces considérations ont fait prendre, pour Paris, des mesures qui devraient être imitées en tous lieux : un endroit déterminé est affecté à la vente en gros des champignons. Il est défendu, sous peine d'amendes, d'exposer et de vendre aucun champignon suspect, et des champignons de bonne qualité qui auraient été gardés d'un jour à l'autre. Les champignons doivent être visités et examinés avec soin avant l'ouverture du marché. Les seuls champignons achetés au marché destiné à la vente en gros, peuvent être vendus en détail, dans le même jour, sur tous les marchés aux fruits et aux légumes; enfin il est défendu de vendre des champignons sur la voie publique, d'en colporter dans les maisons des particuliers. Quelque exact que soit l'examen des champignons exposés en vente, il est difficile de croire que, dans une aussi grande quantité, quelques-uns ne puissent se soustraire à l'inspection; et si, comme on l'a remarqué, l'on n'entend parler dans la capitale d'aucun accident déterminé par ce genre de comestibles, c'est plutôt encore parce qu'il n'y est vendu que des champignons cultivés sur des couches. Il serait donc convenable qu'en quelque lieu que ce soit, la vente de toute autre espèce de champignons fût prohibée; on préviendrait par là une partie des événemens fâcheux qui sont observés fréquemment dans les provinces. Il n'est pas moins utile d'éclairer les habitans de chaque pays sur la nature des champignons qu'on y rencontre, sur les apparences trompeuses qu'ils présentent, enfin sur les moyens de combattre promptement les empoisonnemens qui sont résultés de leur imprudent usage.

Des condimens. L'*huile*, qui est souvent employée à l'assaisonnement des alimens, surtout dans quelques contrées, est sujette à s'altérer d'autant plus promptement qu'elle contient encore quelques parties aqueuses ou mucilagineuses des fruits d'où elle est tirée. Plusieurs moyens dangereux sont mis en usage pour corriger la rancidité de l'huile; tel est celui qui consiste à dissoudre dans cette substance des oxydes de plomb qui la rendent claire, et lui enlèvent son odeur désagréable, mais qui lui communiquent des propriétés extrêmement nuisibles. Les mêmes moyens sont quelquefois employés afin de corriger l'âcreté de quelques huiles, et de les vendre sous le nom d'huiles de qualité supérieure, ou du moins de les mélanger à celles-ci. Toute huile qui a une saveur trop douceâtre doit être suspecte; il est probable qu'elle a éprouvé quelque sophistication par des préparations de plomb. L'huile peut contenir accidentellement divers oxydes métalliques, lorsqu'elle est restée en contact avec des méteaux. Cette considération doit faire tenir à ce que les marchands ne se servent pas pour conserver l'huile, de vaisseaux faits en plomb ou en cuivre.

Le *sel* commun, de quelque manière qu'il ait été obtenu, offre peu de modifications dans sa composition : seulement la préparation de cette substance demande les mêmes précautions que beaucoup d'autres, relativement aux vases qui servent à l'opération de l'évaporation. Les vases de fer devraient être préférés à ceux qui sont faits en plomb, dont on se sert trop communément, et surtout à ceux de cuivre, métal qui se dissout très-facilement dans le sel.

Les *épices* peuvent être altérées ou entièrement décomposées par l'humidité, et dans ce cas, elles ont perdu les propriétés qui les font rechercher; mais elles sont encore sujettes à quelques sophistications. On a, dit-on, fabriqué de fausses noix-muscades composées d'un peu de raclure de vraie noix-muscade, de gomme arabique et de farine brunie. D'autres, pour blanchir le poivre et en augmenter le poids, recouvrent le poivre noir privé de son écorce, d'une couche de pâte faite avec de l'amidon et de l'oxyde blanc de plomb. Cette sophistication et d'autres analogues peuvent occasionner de graves accidens.

Le *vinaigre* peut être sophistiqué de plusieurs manières : 1° par des substances âcres, telles que le poivre, la moutarde, les racines d'arum, de garou, etc., qu'on y fait macérer pendant quelque temps, afin de lui donner de la force lorsqu'il est trop faible; 2° par l'addition d'acides minéraux, tels que les acides sulfurique, hydrochlorique et nitrique, dans le but d'augmenter son acidité: cette dernière sophistication est si commune et peut avoir de tels inconvéniens qu'elle a été l'objet d'un règlement spécial; 3° par du sulfate de cuivre ou de zinc, dont on fait quelquefois usage pour le clarifier : ces trois espèces de fraude sont facilement reconnues. (*Voyez* l'article VINAIGRE.) Il n'en est pas toujours de même de celle qui consiste à mélanger du vinaigre de vin avec celui de cidre; mais ce mélange ne présente aucun danger. Enfin le vinaigre dissolvant avec une grande facilité les oxydes de cuivre, de plomb, de laiton, on conçoit de quelle importance il est d'interdire l'usage des vases faits avec ces métaux.

DES BOISSONS. — L'*eau* est la plus commune comme la plus nécessaire des boissons. Aussi les hommes, lorsque des considérations majeures ne leur ont pas imposé pas la nécessité d'agir autrement, n'ont-ils en général fondé leurs habitations que dans les lieux qui fournissaient à leurs besoins des eaux pures et abondantes. C'est sur les bords des fleuves et des rivières qu'ils se sont principalement établis. Furent-ils privés de ces ressources, ils se sont efforcés d'y suppléer par divers moyens; ils ont creusé des citernes pour conserver les eaux pluviales; ils ont cherché à la surface et dans les profondeurs de la terre des sources qui entretinssent leurs fontaines et leurs puits. Des aquéducs bâtis à grands frais ont transporté les eaux à des distances considérables; des tuyaux les ont conduites dans tous les points des cités populeuses, et ont fait oublier l'éloignement des réservoirs où il eut fallu péniblement les aller puiser.

Les eaux fournies par les rivières, les citernes, les fontaines, les puits, ont des qualités différentes qui font varier leur salubrité et qui les rendent plus ou moins propres aux usages de la vie domestique. (*Voyez* l'article EAU.) Sans doute le choix n'en est pas indifférent, mais souvent il n'est pas donné de choisir. Le devoir de l'administration supérieure d'une ville, d'une commune, d'un endroit quelconque, est donc de faire jouir ses habitans de l'eau la plus potable que le lieu puisse offrir; mais quel que soit son degré de pureté, elle doit veiller à ce que cette boisson ne soit pas altérée par des circonstances accidentelles et qu'il est possible d'éviter; elle doit chercher à prévenir et corriger les altérations qui sont dues à des causes naturelles, enfin interdire l'usage des eaux qui, par leur nature, peuvent porter atteinte à la santé.

Les tuyaux conducteurs de l'eau peuvent, suivant la matière dont ils sont composés, lui communiquer des propriétés délétères. Ils sont en général faits en bois, en terre de poterie, en plomb ou en fer. Les tuyaux en bois pourrissent promptement et communiquent à l'eau une saveur désagréable; il s'y forme des végétations qui en altèrent la pureté. Cependant, dans beaucoup de pays, on se sert de conduits en bois, sans en éprouver tous les inconvéniens qu'on leur attribue: le bois doit être choisi parmi ceux qui présentent le plus de dureté, comme le hêtre, le chêne. Une macération préalable le dépouille de ses parties extractives, le rend plus compact et moins sujet à s'altérer. Les conduits de terre cuite, connue sous le nom de grès, seraient préférables, si leur fragilité n'exposait pas à de nombreux inconvéniens. Quant aux conduits de plomb, ils doivent être généralement proscrits, quoiqu'on ait peut-être exagéré les dangers qui résultent de leur usage. En effet, l'eau qui coule dans ces conduits, n'étant pas exposée à l'air, et ne contenant le plus souvent qu'une petite quantité de matières salines, ne peut que difficilement dissoudre des parcelles de plomb ou l'oxyder. D'ailleurs il se fait sur la surface interne de ces conduits un dépôt de substance terreuse qui s'interpose entre l'eau et le métal et soustrait ce dernier à toute altération. M. Marc, qui a plu-

sieurs fois examiné des tuyaux de plomb qui depuis un grand
nombre d'années avaient servi à charrier l'eau dans Paris, ne
s'est point aperçu que leurs parois internes fussent oxydées, et
il n'a non plus entendu parler d'accidens qu'on pût attribuer à
l'oxydation de ces tuyaux dont on fait un grand usage dans la
capitale. Toutefois, comme l'on cite plusieurs exemples d'empoisonnemens, dans divers lieux, par l'usage de semblables conduits,
la prudence prescrit de les remplacer par des conduits faits avec
une matière non suspecte. Le fer sera donc celle que l'on choi-
sira pour les fabriquer. Les oxydes et sels de fer, en supposant
qu'il s'en formât, ne sauraient altérer la salubrité de l'eau. Ils y
seraient contenus dans une trop légère proportion pour en redouter les effets.

Diverses substances que l'on jette dans les rivières, ou que
l'on y fait séjourner, peuvent rendre leurs eaux très-insalubres;
c'est pourquoi il conviendrait que l'on empêchât de construire
sur le rivage, au-dessus des lieux auxquels ces rivières doivent
fournir de l'eau, des ateliers de corroyeurs et de teinturiers, des
tueries, des égouts, des fonderies de métaux. Remer, dans son
Traité de police judiciaire pharmaco-chimique, rapporte, d'après
Hartleben, que des couleurs vénéneuses de teinturiers et d'im-
primeurs sur toile avaient empoisonné l'eau au point que les poissons y périrent et que les particuliers qui en firent usage furent
empoisonnés. Frank, au sujet des altérations de l'eau par des matières étrangères, cite l'exemple d'une petite ville du duché de
Brunswick dans laquelle il règne tous les ans, à l'automne, une
épidémie terrible de dysenterie qui moissonne beaucoup d'individus. A la même époque, on rouit une grande quantité de chanvre
dans une petite rivière qui fournit à la ville l'eau potable et l'eau
pour les brasseries; cette opération du chanvre répand une odeur
très-fétide dans toute la ville. La bière faite avec cette eau a une
saveur amère, putride, et donne ordinairement la dysenterie.

Lorsque l'eau est fournie par un fleuve, une rivière, on
devra veiller à ce qu'elle ne soit pas prise trop près des bords,
non-seulement à cause du voisinage d'un fond bourbeux, mais
encore parce que les immondices séjournent ordinairement vers
les rivages.

Les réservoirs publics, soit puits, fontaines ou bassins d'où
partent les tuyaux conducteurs, seront débarassés de temps en
temps des matières qui s'y sont déposées, des plantes aquatiques

malfaisantes qui y croissent quelquefois. On les garantira des infiltrations qui altèreraient la pureté de l'eau, soit en les creusant à une profondeur suffisante, soit en les entourant d'une certaine quantité de sable pur, et celui-ci d'une espèce de digue en terre argileuse, comme le font les Vénitiens pour empêcher l'eau de la mer de s'infiltrer à travers les parois de leurs citernes.

Souvent les eaux fournies par les grands fleuves, sont constamment troubles, soit à cause de la nature des terrains sur lesquels ils coulent, soit à cause des immondices qu'on y jette en grande quantité; quelquefois même, après de longues pluies ou de violens orages qui les ont fait déborder, elles sont entièrement bourbeuses. Le seul moyen de les rendre potables est de les purifier par divers procédés. (*Voyez* EAU, ÉPURATION.) Dans les villes qui, comme Paris, font principalement usage de l'eau des fleuves qui les traversent, il serait utile que l'eau qu'on y distribue, ne fut tirée que de réservoirs où elle aurait été purifiée.

Enfin, les eaux, en traversant des terrains où des substances pyriteuses, animales et végétales, ont donné lieu à la formation de quelques sels ou de matières solubles, se chargent de ces substances. Lorsqu'elles en contiennent une certaine quantité, elles acquièrent des propriétés médicamenteuses. On leur a donné le nom d'eaux minérales. Leur usage ne serait pas sans inconvénient, quelquefois même sans danger. On dit même que certaines sources fournissent des eaux imprégnées de substances tellement délétères, qu'il n'est pas rare de trouver empoisonnés des animaux qui étaient venus s'y désaltérer. Il est donc nécessaire de connaître la nature des eaux qui se rencontrent dans chaque pays, non-seulement afin d'interdire à ses habitans une boisson malfaisante, mais encore afin de tirer des propriétés mêmes qui les rendent insalubres, un autre genre d'utilité, en les faisant servir au traitement de diverses maladies.

Les *boissons fermentées* sont devenues, par l'habitude, des besoins de première nécessité pour la plupart des peuples. Le vin, le cidre, et la bière, dont on fait particulièrent usage dans nos climats, sont sujets à des altérations et sophistications qui peuvent, suivant leur nature, et en raison de l'énorme consommation qui s'en fait, porter des atteintes plus ou moins profondes à la santé publique.

Le *vin* est la boisson qui est la plus exposée aux falsifications, à cause des qualités qui la font rechercher plus que toutes les antres, et la font vendre généralement à un prix plus élevé. Les qualités du vin dépendent d'abord des terroirs dans lesquels croît la vigne, de la maturité du raisin et des opérations nécessaires pour le convertir en vin. L'administration supérieure ne peut avoir d'influence que sur les deux prémières conditions, en interdisant la culture des vignes dans les pays qui n'y sont pas propres, et en fixant pour chaque endroit l'époque des vendanges. Quant à la préparation du vin, il n'est pas possible de la diriger chez chacun des propriétaires où elle a lieu, on ne peut que répandre les instructions qui feront connaître les meilleurs procédés pour obtenir un vin de bonne qualité. C'est donc seulement dans les magasins des marchands de vin que la police doit exercer une surveillance d'autant plus active que les règlemens les plus sévères n'ont pu prévenir jusqu'ici les falsifications que leur cupidité les porte à employer. Parmi ces falsifications, les .unes ne sont pas nuisibles à la santé et ne peuvent être considérées que comme fraude, telle est l'addition de l'eau; les autres sont nuisibles à des degrés divers. Celles qui consistent à ajouter de l'eau-de-vie pour donner plus de force au vin et s'opposer à sa décomposition, à augmenter la couleur de quelques vins, à l'aide de matières colorantes telles que les bois d'Inde et de Fernambouc, les baies d'hyèble, de troëne, etc., ou à fabriquer le vin de toutes pièces, en faisant des mélanges d'eau, d'eau-de-vie, de crême de tartre et de ces substances colorantes; toutes ces falsifications doivent être réprimées. Ces vins factices déterminent l'ivresse avec une grande facilité; ils troublent la digestion, et ont une influence réelle, quoique lente, sur la santé. Enfin, il est des sophistications qui communiquent aux vins des propriétés délétères; telles sont celles dans lesquelles on emploie le soufre en trop grande quantité; la potasse et la chaux dans le dessein d'arrêter la fermentation acide du vin et de saturer l'acide acétique qu'il contient en excès; l'alun pour exalter la couleur de certains vins et leur donner un goût astringent propre à quelques espèces recherchées; des préparations de plomb pour leur enlever la saveur acerbe qui les caractérise. Le danger qui accompagne l'usage de vins contenant quelques-unes de ces préparations de plomb a fait justement défendre aux marchands de revêtir leurs comptoirs avec ce métal. La chimie fait aisément reconnaître la plupart de ces manœuvres. *Voyez* VIN.

Le *cidre* peut être le sujet de sophistications analogues à celles que nous avons indiquées pour le vin. Souvent, pour lui donner une couleur plus foncée et le faire paraître plus fort, on y ajoute diverses matières colorantes, telles que les fleurs de coquelicot, les baies d'hyèble, de sureau, de la cochenille, des merises séchées au four, etc. Cette altération n'a pas de graves inconvéniens. L'addition de l'eau-de-vie a les mêmes résultats que pour le vin. Mais quelques autres altérations peuvent être réellement dangereuses, comme lorsque, dans le but de saturer l'acide acétique que contient le cidre et de corriger sa saveur désagréable, on y ajoute soit de la chaux, de la craie ou des cendres, soit quelques préparations de plomb. Les oxydes et sels de plomb peuvent aussi se rencontrer accidentellement dans le cidre, lorsque le pressoir sur lequel les pommes ont été écrasées ou ont séjourné est revêtu de plomb dans plusieurs parties, ou lorsque le jus exprimé a été recueilli dans de grandes auges en pierre composées de pièces dans l'interstice desquelles on a coulé du plomb.

La *bière*, fabriquée en grand dans des endroits particuliers, peut facilement et doit être soumise, dans tous les détails de sa préparation, à la surveillance de la police sanitaire, afin que cette boisson, dont on fait un usage presque exclusif dans certaines contrées, ne soit livrée pour la consommation qu'avec les qualités qu'elle doit avoir. Les qualités de l'eau, des substances végétales qui servent à préparer la bière, influent sur celles de la boisson qui en provient. Les opérations relatives à la germination et à la torréfaction du grain n'ont pas une moindre influence. On doit surtout veiller à ce que, dans le dessein de rendre la bière plus forte, plus enivrante, on n'y ajoute pas quelques substances âcres et narcotiques, comme on le fait dans la préparation de certaines espèces de bière. La bière, très-sujette à la fermentation acide, peut être altérée par les manœuvres employées pour arrêter ou corriger les effets de cette fermentation. Les moyens dont on se sert sont à peu près les mêmes que pour le vin et le cidre. On les découvre par des procédés analogues.

Les *liqueurs spiritueuses*, quoique n'étant pas d'un usage aussi général que les boissons précédentes et surtout n'étant consommées qu'en petite quantité, peuvent encore devenir dangereuses par certaines altérations qu'elles éprouvent accidentellement ou qu'on leur fait subir à dessein. Les différentes espèces d'eau-de-vie contiennent quelquefois des oxydes ou sels de cuivre, ce qui provient de ce que du vert-de-gris se forme dans le réfrigérant, lorsqu'il est composé de cuivre, et est dissous par l'eau-de-vie dans laquelle il existe une certaine quantité d'acide acétique. Le même inconvénient n'a pas lieu dans le corps même de l'alambic, qui est fait ordinairement du même métal, à cause de la température élevée qui y règne. On doit par conséquent veiller à ce qu'on observe la plus grande propreté dans les tuyaux réfrigérans, ou mieux encore prescrire un métal moins suspect que le cuivre pour les fabriquer, tel que l'airain pur, ou l'alliage métallique insoluble par l'acide contenu dans le vin, employé par Joubert. Les mêmes considérations s'appliquent aux tuyaux réfrigérans faits en plomb et à l'étamage de ces tuyaux. Une falsification assez commune des eaux-de-vie est celle qui consiste à y ajouter des substances âcres et narcotiques, comme le poivre, le poivre long, le stramonium, etc., dans le dessein de leur donner plus de goût et de les rendre plus enivrantes. On a aussi, dit-on, cherché à leur donner une saveur en même temps douceâtre et astringente par l'addition de l'alun. Toutes ces sophistications peuvent aussi bien que la liqueur par elle-même, influer sur la santé des individus appartenant ordinairement aux basses classes de la société, qui font un usage excessif de ces sortes d'eaux-de-vie. Elles doivent donc être prévenues et réprimées.

(RAIGE DELORME.)

COMMÉMORATIF, adj., *commemorativus*, synonyme de *anamnestique*, *voyez* ce mot.

COMMINUTIF, adj., *comminutus*, de *comminuere* briser. On a nommé fracture comminutive celle dans laquelle les os ont été écrasés et réduits en un plus ou moins grand nombre de fragmens. *Voyez* FRACTURE.

COMMISSURE, s. f., du mot latin *commissura*, union, jonction; partie qui sert à unir. On appelle *commissure des paupières, des lèvres, des grandes lèvres de la vulve*, les angles qui les unissent à leurs deux extrémités. Dans le cerveau, les parties médianes qui servent à unir ses deux hémisphères, comme le corps calleux, la voûte à trois pilliers, celles qui remplissent le même usage dans le cervelet, reçoivent en général le nom de *commissures*, surtout depuis que les recherches de Reil et de M. Gall ont montré l'analogie qui existe entre ces diverses parties, quant à leurs fonctions. Cependant les anatomistes ont particulièrement appliqué cette dénomination aux commissures an-

térieure et postérieure et à la commissure des couches optiques.
Voyez ENCÉPHALE.   (A. BÉCLARD.)

COMMOTION, *commotio*, de *commovere*, remuer, ébranler ;
ébranlement communiqué à un organe par une force extérieure
qui le meut avec violence. La *commotion* agit différemment de
la *contusion*, et les effets de l'une ne sont pas semblables à ceux
de l'autre. L'action de la première, sur les parties molles, est
ordinairement indirecte, transmise par des os primitivement et
violemment percutés ; c'est un mouvement qui ébranle à peu
près uniformément toute la masse d'un organe peu résistant,
d'où résultent des changemens souvent peu perceptibles dans les
rapports de ses molécules. Les effets de la contusion sont
apparens ; c'est une espèce de *broycment* de la partie frappée,
ordinairement plus marqué au lieu d'action de la cause vulné-
rante. Toutes nos parties sont susceptibles d'éprouver les effets de
la commotion ; mais le cerveau, et après lui le cordon rachidien et
le foie, en sont affectés de la manière la plus remarquable. La
commotion d'un membre n'est cependant pas rare à la suite des
plaies d'armes à feu, surtout lorsque les os ont été fracassés.
Voyez PLAIES D'ARMES A FEU.

La commotion du cerveau est ordinairement produite par
une chute, un coup sur le crâne, par une chute sur les pieds,
les genoux ou les fesses. L'ébranlement du cerveau, causé par
un coup reçu sur la tête, est d'autant plus considérable que
le crâne résiste davantage ; si la boîte osseuse est brisée, le
mouvement se perd en grande partie à l'endroit fracturé, et la
commotion de l'organe est moins forte. La chute sur les
pieds ou les genoux communique un mouvement plus ou
moins violent au cerveau, suivant que l'individu tient roides ou
qu'il fléchit les articulations du pied, du genou, de la hanche et du
rachis, lorsqu'il vient à toucher le sol. L'on attribue généralement à la commotion cérébrale les phénomènes nerveux généraux qui se manifestent si souvent à la suite des coups de feu ;
mais il faut nécessairement tenir compte ici de la frayeur, de la
crainte et de l'étonnement que doivent faire naître les événemens
d'un combat, ainsi que de l'état moral pénible d'un blessé, frappé
des dangers de sa situation. Quelqu'un m'a assuré que lorsqu'on
rompt, d'un coup de marteau, sur une enclume, la chaîne qui unit
deux à deux par le cou les condamnés conduits au bagne, il en
résulte souvent des accidens cérébraux très-graves, et quelquefois une espèce de folie.

Si la commotion du cerveau n'a pas été forte, il n'en résulte que des désordres peu intenses et passagers. Le blessé éprouve des étourdissemens, de l'étonnement, une faiblesse musculaire ; il voit des bluettes lumineuses; mais le plus souvent il ne perd pas connoissance, ou bien l'usage de ses sens lui revient aussitôt; il en est quitte pour de la céphalalgie et un léger affaissement des fonctions cérébrales, qui ne durent ordinairement pas long-temps. Lorsque la commotion a été plus forte, sans être d'une violence extrême, le malade voit des *bluettes lumineuses*, puis perd connaissance, chancelle et tombe ; quelquefois il est pris de faibles mouvemens convulsifs : la respiration et la circulation continuent de s'exécuter ; quelquefois il s'écoule du sang par le nez, la bouche, les yeux, les oreilles. S'il n'y a pas eu de rupture des vaisseaux cérébraux ou meningiens, et par conséquent s'il ne se fait pas d'épanchement de sang, le blessé recouvre peu à peu connaissance, après un laps de temps qui varie depuis quelques minutes jusqu'à plusieurs heures. Enfin les ébranlemens violens du cerveau causent une mort prompte, quelquefois subite; la respiration s'embarrasse, se ralentit, devient inégale, stertoreuse, puis cesse, ou bien même cette fonction est abolie sur-le-champ ; l'action du cœur offre une pareille succession de phénomènes : dans ces cas l'urine et les matières fécales sont ordinairement rendues involontairement.

La commotion cérébrale n'étant qu'une cause, quel est son mode d'action sur la substance du cerveau, et quels changemens sont produits dans l'organisation de ce viscère, par la secousse qu'elle lui imprime? Desault croit que l'effet primitif de la commotion consiste dans une espèce de *contusion*, d'*irritation générale* du cerveau, occasionée par la secousse imprimée à toutes ses parties à la fois. Des auteurs admettent, dans des cas, une diminution ou la perte du ressort des fibres cérébrales, sans altération apparente, et dans d'autres, une altération sensible de la substance du cerveau et des meninges, avec rupture des vaisseaux de ces parties. Mais cette diminution ou cette perte du ressort des fibres cérébrales n'est qu'un effet dont la cause doit être cherchée dans un changement de rapports entre les molécules de ces fibres : ce changement est le principe de tous les accidens de la secousse cérébrale; seulement tantôt il est inappréciable aux sens, et d'autres fois il présente des traces manifestes de la violence qui l'a produit, il laisse voir des déchirures, et par suite des épanchemens sanguins. Est-il

convenable de se servir du mot *contusion* pour exprimer la
nature des désordres de la substance du cerveau qui résultent
d'une commotion? On pense généralement, d'après un fait observé
par Littre, que dans les commotions violentes le cerveau diminue
de volume par l'affaissement de ses diverses parties. Desault croit
au contraire que la commotion donne lieu à un engorgement de
l'organe, et que la pression exercée par un liquide épanché dans
le crâne, est la seule cause capable de diminuer le volume du
cerveau. Suivant ce chirurgien célèbre, l'existence d'épanchemens
de sang, et la manière dont on a fait les ouvertures, en ont imposé sur ce point.

Les suites de la commotion du cerveau varient suivant plusieurs
circonstances. Si l'ébranlement a été léger, si l'organe n'a éprouvé
que de faibles oscillations, le trouble de ses fonctions est peu
intense et passager. Si au contraire le cerveau a été violemment
ébranlé, la respiration cessant de s'exercer, du sang noir est distribué à toute l'économie, et n'y entretient plus la vie; le cœur
lui-même est bientôt privé de son action, et la mort est générale. Enfin lorsque la commotion a été violente, mais sans l'être
assez pour détruire aussi promptement la vie, deux sortes d'accidens sont à craindre, savoir, un épanchement de sang, s'il y a
eu rupture des vaisseaux cérébraux ou meningiens, et une encéphalite, souvent avec complication de désordres du côté du
foie et de l'estomac.

Si les vaisseaux rompus sont assez nombreux et d'un certain
volume, l'épanchement se forme promptement, et ses effets se
confondent d'abord avec ceux de la commotion; on ne peut les
en distinguer qu'au bout d'un certain temps. Ceux de la commotion ne durent que quelques instans, ou seulement quelques heures, et ceux de l'épanchement persistent jusqu'à ce que
le sang soit résorbé ou évacué. Dans les cas ordinaires ce liquide n'est versé qu'avec lenteur; le malade revient à lui-même,
et n'a point un côté du corps paralysé; mais bientôt, le sang
continuant à sortir de ses vaisseaux, il survient de la somnolence,
de la faiblesse dans un côté du corps, puis un carus profond, et
une perte complète du sentiment et du mouvement dans ce
même côté, quelquefois avec des convulsions dans le côté opposé. En général on doit rapporter les accidens primitifs à l'é-
branlement du cerveau, et les accidens consécutifs de quelques
heures à l'épanchement du sang; les premiers diminuent progressivement, et les seconds au contraire vont toujours en augmen-

tant. (*Voyez* ÉPANCHEMENT.) L'inflammation du cerveau survient rarement avant le quatrième, le cinquième ou le sixième jour; quelquefois même le malade recouvre une santé plus ou moins parfaite, et ce n'est que plusieurs mois après que se manifeste cette affection grave. (*Voyez* ENCÉPHALITE.) Tous les praticiens ont remarqué la liaison qui existe entre le cerveau malade et le foie. La jaunisse, les affections dites bilieuses, l'inflammation et par suite les abscès, ont surtout été observés fréquemment à la suite des commotions, des contusions, des plaies et des inflammations du cerveau. On a beaucoup cherché à expliquer ce fait. Desault, et avec lui le plus grand nombre des auteurs, s'en rend compte en admettant l'existence d'un rapport sympathique, inconnu, entre le foie et le cerveau. Bertrandi et Pouteau l'ont attribué à un dérangement dans la circulation; le premier suppose que par suite de l'accélération du cours du sang dans le cerveau, ce fluide, revenant avec plus d'impétuosité par la veine cave supérieure, produit un choc sur la colonne de la veine cave inférieure, et un reflux dans le foie; le second croit que ce reflux est occasioné par la gêne de la circulation cérébrale. Enfin plusieurs praticiens ont pensé que la commotion communiquée au foie dans les chutes qui ont ébranlé le cerveau, devait être considérée comme une cause de ces affections hépatiques. M. Richerand a même nié qu'il y eût, dans ce cas, aucune espèce d'influence sympathique du cerveau sur le foie, et attribué uniquement à l'ébranlement simultané de ces deux organes, les rapports que l'on observe entre leurs maladies. Mais lorsqu'on a vu un accès de colère, une frayeur vive, produire une jaunisse subite; lorsque des encéphalites provenant de causes physiologiques ont été suivies, du côté du foie, des mêmes accidens que celles qui ont été occasionées par une chute sur la tête, ce serait se refuser à l'évidence que de ne point adopter l'opinion de Desault : ce qui n'empêche point de tenir compte, dans certains cas, de l'ébranlement qui aurait suivi une commotion générale. Les affections gastriques , comme celles du foie, compliquent fréquemment les plaies, les contusions, les inflammations du cerveau.

Les ébranlemens du cerveau ont quelquefois été suivis, après le retour à la santé, de désordres divers dans l'exercice des fonctions de cet organe, tels qu'une faiblesse ou une perte de mémoire, un affaiblissement de l'intelligence, des attaques d'apoplexie, etc. L'on a dit aussi que des aliénés avaient recouvré l'usage de la raison, après s'être fracassé la tête par une chute sur cette partie. Ces derniers exemples sont tellement rares, et peut-être si peu authentiques, que jamais aucun médecin observateur n'a songé à ranger la commotion du cerveau parmi les moyens curatifs de la folie.

Les commotions du cordon rachidien sont rarement produites sans que le cerveau ait reçu un pareil ébranlement; et dans ce cas, il est difficile de savoir si les phénomènes dont la production se rattache immédiatement au premier de ces organes, ne dépendent pas de la lésion cérébrale. Mais si, à la suite d'un coup ou d'une chute sur la colonne vertébrale, l'on observe la paralysie de la vessie et du rectum, ainsi que des muscles dont les nerfs naissent au-dessous de l'endroit affecté, sans désordres cérébraux graves, il n'est pas douteux que la cause de ces phénomènes de paralysie ne soit dans le cordon rachidien. Ici, comme pour le cerveau, la commotion étant une cause de maladie, et non une maladie, peut produire diverses affections qu'il n'est pas convenable de décrire dans cet article. *Voyez* MOELLE ÉPINIÈRE (maladies de la.)

Le foie, après le cerveau, est l'organe le plus exposé, par son poids, son volume, sa texture et sa position, aux effets de la commotion. Lorsqu'il a ainsi été violemment ébranlé, il est affaissé, moins consistant; il offre à sa surface ou dans son intérieur, des déchirures en plus ou moins grand nombre, et d'une étendue diverse. Cette contusion de la substance du foie peut être suivie d'*hémorrhagie*, d'*épanchemens bilieux*, de *jaunisse*, d'*hépatite*, etc. *Voyez* ces mots.

Les indications qui se présentent à remplir dans la commotion du cerveau, sont de remédier aux accidens primitifs, de prévenir l'épanchement de sang, l'inflammation de cet organe et des autres viscères. Si la commotion a été légère, l'inspiration de vapeurs excitantes, telles que le vinaigre, l'éther, des eaux spiritueuses, l'acide sulfureux que l'on produit en brûlant des allumettes souffrées, des frictions sèches ou aromatiques, l'ingestion dans l'estomac d'un verre d'eau froide simple, ou rendue légèrement stimulante par l'addition de quelques gouttes de vinaigre, d'alcohol ou d'une eau spiritueuse, suffisent ordinairement pour rappeler le malade à la connaissance, calmer les envies de vomir, et faire disparaître l'espèce de stupeur qui persiste souvent encore après que les sens ont recouvré l'usage de leurs facultés. Mais dès que l'ébranlement du cerveau a été assez considérable pour inspirer des craintes sérieuses, l'on n'hésite point à conseiller sur-le-champ l'emploi de saignées générales et locales, plus ou moins abondantes, renouvelées plusieurs fois dans les vingt-quatre heures, si l'individu est fort, s'il se manifeste des signes de congestion cérébrale. On ne devrait pas négliger de pousser de l'air dans les poumons, si les muscles inspirateurs cessaient de remplir cet office, surtout si le cœur conservait son action. Un second moyen, non moins généralement employé que la saignée, et dans lequel Desault avait une très-grande confiance, c'est l'émétique pris en lavage, et simplement comme purgatif. On espère, en provoquant une excitation gastro-intestinale, produire un effet révulsif avantageux, et par-là diminuer la congestion cérébrale ou la prévenir. Cependant on conseille en même temps d'éviter que le remède ne détermine le vomissement; car les efforts dont s'accompagne cet acte, tendent à produire un engorgement sanguin des vaisseaux cérébraux et méningiens. L'on a aussi mis en usage les affusions et les applications froides sur la tête. Enfin, presque tous les chirurgiens prétendent qu'il faut *réveiller* l'action *engourdie* du cerveau, qui ne dépend pas d'un épanchement de sang, par l'application d'un vésicatoire qui couvre toute la tête. Mais cet *engourdissement* n'étant qu'un effet, c'est sa cause qu'il faut combattre pour le faire cesser. Or, si cette cause est une contusion de la substance cérébrale, d'où résulte une irritation et un afflux sanguin, il est peut-être douteux qu'un stimulant si énergique, si étendu et si voisin du siége du mal, puisse en cette circonstace être suivi d'un résultat avantageux. Le docteur Gondret a rappelé à la vie, au moyen d'un courant électrique dirigé du nez, des yeux et des oreilles, au rachis, deux lapins qu'il avait violemment frappés sur l'occiput avec le bord externe de la main, et qui ne donnaient de signes d'existence qu'une respiration lente et convulsive. Le docteur Magendie, en répétant l'expérience, a obtenu les mêmes résultats; ce médecin a aussi rétabli, par le même moyen, l'exercice des fonctions chez des animaux asphyxiés par la submersion. (*Journ. de physiol. expériment.* octobre 1821.)   (GEORGET.)

COMMUNICANT, adj., *communicans*; qui communique. On pourrait donner ce nom à tous les vaisseaux anastomotiques; mais il a été consacré par l'usage pour désigner une branche de la carotide interne qui communique avec la cérébrale postérieure du tronc basilaire, et aussi un rameau de communication qui existe entre les deux artères du corps calleux. Ce rameau est appelé *artère communicante antérieure*, et le premier *communicante postérieure, communicante de Willis* ou simplement *communicante.* (*Voyez* CAROTIDE.) Il y a quelquefois deux artères communicantes antérieures, entièrement séparées ou en partie confondues; on voit aussi, dans des cas rares à la vérité, les artères du corps calleux s'unir en un tronc commun qui produit plus loin leur partie antérieure, de sorte qu'il n'y pas de rameau communicant entre elles, leur mode d'anastomose étant le même que celui des artères vertébrales.

La communicante postérieure est quelquefois double, un rameau semblable à celui qui porte ce nom et seulement plus petit, étant fourni par la cérébrale moyenne, branche de la carotide interne.   (A. BÉCLARD.)

COMPACT (substance ou tissu) des os. On nomme ainsi la partie la plus serrée des os, celle qui ne présente point d'aréoles à l'œil nu, par opposition à celle dite *spongieuse. Voyez* os.

COMPLEXION, s. f., *complexio;* réunion d'attributs extérieurs qui semblent caractériser l'état de santé particulier à chaque individu. *Voyez* TEMPÉRAMENT.   (ROSTAN.)

COMPLEXUS (muscles). Ils sont ainsi nommés du mot latin *complexus*, pris dans le sens de complexe ou compliqué, et se trouvent à la partie postérieure du cou. On en distingue de chaque côté un grand, qui a d'abord seul porté ce nom, et un petit : le premier est encore appelé, d'après ses insertions, *trachélo-occipital*, et le second *trachélo-mastoïdien.* Tous deux se fixent, en effet, aux apophyses transverses ou *trachéliennes* des vertèbres cervicales, d'où ils s'étendent, l'un à l'occipital, l'autre à l'apophyse mastoïde du temporal.

Le muscle grand complexus se prolonge inférieurement en pointe à la partie supérieure du dos; il est plus large au cou et assez épais. Toutes ses fibres s'attachent, les unes au-dessus des autres, aux apophyses transverses des quatre ou cinq premières vertèbres dorsales et aux apophyses transverses et articulaires des cinq ou six dernières cervicales, en formant de petits faisceaux tendineux et charnus, qui ne se confondent qu'à une certaine distance de leur insertion. Ces faisceaux s'insèrent, à leur autre extrémité, par des fibres aponévrotiques assez courtes, au-dessous de la moitié interne de la ligne courbe supérieure de l'occipital. Il resulte de là que les fibres de ce muscle sont obliques et très-écartées en bas de celles du muscle du côté opposé , dont elles se rapprochent supérieurement. Ces fibres sont interrompues par deux intersections, l'une tendineuse et l'autre aponévrotique. La première n'occupe que le bord interne, ce qui a fait regarder la portion charnue à laquelle elle appartient comme un muscle particulier, par Albinus et d'autres anatomistes qui l'appellent le *digastrique du cou*. L'intersection aponévrotique est plus étendue, irrégulière, se prolonge, en passant au-dessus du tendon, dans la portion charnue interne, et a été comparée pour sa forme à un V. Au reste, beaucoup de fibres passent devant ces intersections sans s'y arrêter.

Le petit complexus semble une languette charnue, couchée sur le bord externe du grand complexus. Il s'écarte pourtant de celui-ci en haut, où il est accolé à la face interne du splénius. Il se fixe aux apophyses transverses des quatre dernières vertèbres du cou, de la même manière que le grand complexus, et s'attache, d'autre part, à la surface mastoïdienne du temporal par un petit tendon aplati. Ses fibres charnues sont dirigés verticalement et interrompues par une ou plusieurs intersections ; elles s'implantent sur les deux faces du tendon supérieur, de manière à le cacher entièrement. Ce muscle se prolonge quelquefois au dos, comme le grand complexus.

Les deux muscles complexus sont souvent en partie confondus, par leurs tendons inférieurs, soit entre eux, soit avec les autres muscles qui s'insèrent au même endroit, comme le transversaire, le long dorsal. Quelquefois même des languettes charnues les unissent à ces derniers.

Leurs usages doivent les faire ranger parmi les muscles extenseurs de la tête, qu'ils renversent en arrière et de leur côté, s'ils agissent isolément ; et directement en arrière, s'ils se contractent avec ceux du côté opposé. Le petit complexus est plus propre à incliner la tête latéralement qu'à la porter en arrière ; le grand peut, surtout par ses fibres externes, qui sont plus obliques, lui faire éprouver un mouvement de rotation qui dirige la face du côté opposé au sien. Dans ces divers mouvemens, ces muscles agissent à la fois sur la tête et sur les vertèbres cervicales. (A. B.)

COMPLICATION, s. f., *complicatio*. Ce mot, dans son acception la plus étendue, exprime la réunion de plusieurs choses différentes, dont il importe de déterminer la nature. En pathologie, on entend par complication le concours ou l'existence simultanée

de plusieurs maladies qui exercent réciproquement quelque influence l'une sur l'autre. La coexistence de plusieurs affections complétement indépendantes, telles que seraient la cataracte, un calcul
dans la vessie, une plaie, ne saurait constituer une complication.
Quelques médecins ont proposé de restreindre davantage encore le
sens de ce mot, et de ne l'appliquer qu'aux maladies qui existent
simultanément dans un même organe, et qui produisent concurremment le trouble de la même fonction; mais leur opinion
n'a point fait autorité.

Parmi les auteurs, les uns ont vu partout des complications,
et jusque dans les affections les plus légères; les autres ont refusé presque entièrement d'en admettre. Il importe d'établir quelques principes auxquels on puisse se rattacher dans une matière
qui, sans être d'une très-grande importance, n'est pas non plus
sans intérêt.

1° Le *développement simultané ou l'extension consécutive
d'une même maladie*, d'une phlegmasie, par exemple, ou d'une
lésion organique *dans des parties continues ou contiguës*, ne
peut jamais être considéré comme établissant des complications.
L'inflammation simultanée de la plèvre, du parenchyme des
poumons et de la membrane bronchique ne saurait être regardée
comme constituant trois maladies; c'est manifestement une seule
affection s'étendant à des tissus différens. De même, en chirurgie,
ne doit-on pas considérer comme *complication* la plaie des té-
guméns qui recouvrent un os fracturé. L'affection cancéreuse
de l'extrémité pylorique de l'estomac est encore une maladie
simple, lorsque la dégénérescence s'est étendue aux glandes lymphatiques de l'épiploon, à cette membrane elle-même, au pancréas ou au foie.

2° *L'existence simultanée de lésions semblables dans des organes plus ou moins éloignés* ne constitue pas une complication
quand une même cause les a produites toutes. La dégénérescence
tuberculeuse ou cancéreuse de plusieurs organes tout-à-fait indépendans est une maladie simple, parce qu'une même cause, tout
inconnue qu'elle est, qu'on la nomme prédisposition ou diathèse,
a donné lieu à toutes ces lésions.

3° *Lorsque, sous l'influence bien certaine d'une cause unique, il
survient dans des parties diverses, des lésions différentes* les unes
des autres, leur existence simultanée ne constitue pas des complications. Je citerai, comme exemples, l'angine qui accompagne
quelques varioles, le gonflement des glandes lymphatiques du

cou dans la teigne, la présence d'ulcères, d'excroissances, d'exostoses, de hubons chez les individus infectés de syphilis.

4° *Lorsque, dans le cours d'une maladie, il en survient une autre qui en est la conséquence nécessaire, cette dernière ne doit pas être considérée comme complication.* Telle est la péritonite, qui résulte de la perforation des intestins ou de l'estomac, et plus rarement la pleurésie qui succède à l'ulcération, en dehors, d'un tubercule pulmonaire placé sous la plèvre.

5° Enfin, *les phénomènes généraux qui accompagnent l'affection de tel ou tel organe ne doivent pas constituer une complication :* il n'y a alors qu'une seule affection dans laquelle la disposition générale du sujet imprime à la maladie locale une modification particulière, telle est la pneumonie bilieuse ou adynamique.

En conséquence, on ne doit voir de complication que là où il y a plusieurs affections bien distinctes, soit par leurs causes et par les moyens thérapeutiques qu'elles réclament, soit par leur siége et par la lésion anatomique qui les constituent ; encore faut-il, comme nous l'avons vu, qu'elles ne soient pas entièrement indépendantes l'une de l'autre.

Le nombre des maladies qui peuvent exister à la fois chez le même individu, et se compliquer entre elles, n'est pas limité. Toutefois il est rare qu'il y en ait plus de deux : on rencontre bien quelques individus atteints de cinq ou six maladies différentes, mais presque toujours la plupart d'entre elles paraissent avoir une marche indépendante.

Les causes qui produisent les complications sont très-variées : tantôt chaque maladie est due à une cause spécifique, comme dans la complication de deux fièvres éruptives; tantôt une même cause occasionelle provoque le développement de deux affections distinctes : l'impression du froid, par exemple, peut donner lieu chez le même individu, à un rhumatisme et à un catarrhe pulmonaire. Les complications ne sont pas également fréquentes dans toutes les conditions; elles sont plus communes dans l'âge mûr que dans l'enfance, et chez les habitans des villes que chez ceux des campagnes.

L'influence qu'exercent les unes sur les autres les maladies compliquées, est le point le plus important de leur histoire. Quelquefois la maladie qui survient diminue ou augmente l'intensité de la première; ailleurs elle en suspend presque immédiatement les symptômes, soit d'une manière temporaire, soit définitivement. On voit, dans quelques cas, une affection aiguë juger ainsi une maladie chronique contre laquelle toutes les ressources de l'art avaient échoué. Le développement de la rougeole a quelquefois suspendu la variole commençante, et celle-ci a repris son cours quand l'autre a eu terminé le sien. Une phlegmasie interne qui survient chez un blessé modifie presque constamment la marche de la plaie extérieure et la nature du fluide qu'elle exhale; l'érysipèle qui survient dans un membre œdémateux détermine presque toujours la suppuration du tissu cellulaire et la gangrène des tégumens. Ailleurs la maladie qui survient n'a presque aucune influence sur celle qui l'a précédée; mais celle-ci en a beaucoup sur l'autre. C'est ce qu'on observe, par exemple, dans les plaies et les fractures que des causes accidentelles déterminent chez les individus atteints du scorbut : l'affection scorbutique n'en éprouve aucun changement bien marqué, mais la fracture ne se consolide pas, et la plaie prend l'aspect propre aux ulcères scorbutiques.

Quant au traitement des complications, il n'offre qu'un très-petit nombre de points généraux. Si les affections coexistantes fournissent des indications semblables, la conduite à tenir n'est pas incertaine. Si les indications sont différentes ou opposées, le médecin a besoin de toute sa prudence et d'un tact exercé pour satisfaire aux indications les plus urgentes, en se renfermant dans de telles limites, que les moyens qu'il emploie pour combattre la maladie la plus grave, ne soient pas nuisibles à celle qui l'est moins, ou que du moins les inconvéniens légers qu'ils peuvent avoir, soient compensés par des avantages beaucoup plus grands. (CHOMEL)

COMPOSÉ, adj., *compositus ;* qui est formé de plusieurs parties. Ainsi on appelle médicament composé, ou simplement composé, pris alors substantivement, celui qui est formé d'un plus ou moins grand nombre de substances médicamenteuses. Cette locution s'applique surtout aux préparations officinales. *Voyez* MÉDICAMENT.

COMPOSITION, s. f., *compositio,* action de composer. Cette expression désigne également et l'opération par laquelle on prépare un médicament composé, et ce composé lui-même. Ainsi l'on dit : telles ou telles substances servent à la composition de ce médicament; de même que cette composition est formée d'un grand nombre de substances. *Voyez* MÉDICAMENT. (H. DELC.)

COMPRESSE, s. f., *penicillum, fascia ;* morceau de linge plié en plusieurs doubles, ordinairement plus long que large.

On plie quelquefois les compresses en *carré*, en *triangle*. On les échancre par leurs angles, de manière à ce qu'elles représentent une *croix de Malte*. On peut leur donner beaucoup d'épaisseur sur l'un de leurs bords, et les laisser très-minces sur l'autre : ce sont les *compresses graduées simples*; ou bien on les plie de manière à ce qu'elles forment une espèce de prisme triangulaire; on les nomme alors *compresses graduées doubles*, etc.

Les compresses sont nécessaires dans les pansemens pour contenir la charpie, préserver les plaies du contact de l'air, égaliser la surface des membres, repousser les muscles dans les intervalles osseux, etc. On doit les renouveler à chaque pansement, lorsqu'elles sont salies par le pus ou par le sang, et les faire lessiver avant de les employer de nouveau. *Voyez* PANSEMENT.

(MARJOLIN.)

COMPRESSIF, adj. *compressivus, comprimens ;* qui sert à comprimer. *Voyez* BANDAGE, COMPRESSION.

COMPRESSION, s. f., *compressio.* Ce moyen de thérapeutique chirurgicale convient dans beaucoup de cas et peut être appliqué suivant différens modes que je vais succinctement passer en revue, en indiquant les effets principaux de chacun d'eux et les indications qu'ils peuvent remplir.

Compression circulaire sur une surface étendue. — Ses effets les plus remarquables, lorsqu'elle est modérée et continuée longtemps, sont de seconder l'action de la contractilité de tissu des parties sur lesquelles elle est exercée; de faciliter la circulation de la lymphe et du sang veineux; de ramener à un moindre volume les parties comprimées; de prévenir ou au moins de modérer les engorgemens œdémateux, les infiltrations sanguines; de favoriser la résorption des fluides épanchés; de maintenir les muscles dans leur position naturelle, et de s'opposer aux effets qui pourraint résulter de leurs contractions irrégulières ou trop violentes, etc. Cette compression, lorsqu'elle est trop forte ou continuée pendant trop long-temps, peut produire, suivant la nature des maladies, tantôt une sorte d'étranglement des parties comprimées, d'autres fois leur atrophie, une sorte de paralysie ou bien des ankyloses incomplètes.

On exerce cette compression avec des appareils adaptés à la forme et à la situation des parties malades. Les principaux de ces appareils sont le bandage roulé, les ceintures larges, les bas

lacés en peau de chien ou en coutil, les bandelettes agglutina-
tives, les suspensoires, etc.

On emploie ce mode de compression dans le traitement des
plaies ou des ruptures transversales des tendons, des muscles;
dans celui des fractures, des entorses, des contusions et même
des brûlures récentes. Les observations rapportées par J.-L. Petit, Desault, etc., prouvent son efficacité dans le traitement des
hernies volumineuses et anciennes, des renversemens d'intestin,
des paraphimosis. On y a recours avec avantage chez les individus affectés d'œdème ou de varices des membres, d'hydropisies articulaires, d'ulcères calleux ou variqueux. On en obtient
de bons effets à la suite de l'accouchement, de l'opération de la
paracenthèse, après l'ouverture des grands dépôts par infiltration ou par épanchement, pour prévenir le croupissement du pus.

Il est souvent utile d'imbiber avec des liqueurs sédatives,
astringentes ou aromatiques, les appareils qui servent à comprimer de cette manière.

*Compression circulaire sur toute la longueur d'un membre,
avec application d'une compresse épaisse et étroite sur le trajet
de l'artère principale.*—Elle est indiquée pour modérer le cours
du sang dans la cavité de ce vaisseau, et on l'a employée avantageusement dans le traitement des anévrysmes et des plaies artérielles. *Voyez* ces mots.

Compression circulaire sur une surface étroite. — Elle donne
lieu presque instantanément à une douleur locale assez vive et
bientôt après à un sentiment de torpeur, d'engourdissement dans
la partie inférieure du membre comprimé. Le cours de tous les
fluides circulatoires y est supendu; cette portion du membre se
tuméfie, prend une teinte rougeâtre livide, se refroidit. Cette
compression ne tarderait pas à occasioner la gangrène. Les cols
trop serrés produisent en partie ce genre de compression, et
peuvent occasioner la suffocation, la stase du sang dans les
vaisseaux de la tête et même l'apoplexie.

On ne se sert de cette compression que dans un petit nombre
de cas, et pendant un temps de peu de durée, notamment pour
suspendre complétement le cours du sang pendant une opération, lorsque le sujet est très-faible; pour empêcher l'absorption d'un virus ou d'un venin, immédiatement après son inoculation. On réussit quelquefois avec ce moyen à prévenir ou à
arrêter les crampes, et à s'opposer au développement d'un accès

épileptique lorsqu'il est précédé d'un sentiment. de froid, de tressaillement ou de douleur qui se fait d'abord sentir dans un membre. (*Voyez* épilepsie.) Toute espèce de lien ou de lac peut servir pour exécuter cette compression, et on la rend plus forte en se servant d'un garot.

Compression latérale, médiate et circonscrite, sur le trajet d'une artère, d'un canal excréteur. — Elle n'agit avec force que sur un point ou sur deux points opposés de la surface d'un membre ou du tronc. Les moyens compressifs étant appliqués convenablement, la circulation est interceptée dans la portion du vaisseau comprimée, et reste libre dans les vaisseaux collatéraux. On comprime ainsi avec les différentes espèces de tourniquet, avec le garot garni. d'une pelote, soit momentanément, pour suspendre le cours du sang dans l'artère principale pendant la durée d'une opération, pour arrêter une hémorrhagie traumatique, soit d'une manière continue pour guérir un anévrysme, une tumeur fongueuse sanguine, quelques fistules salivaires. Ce mode de compression est douloureux. Pour qu'il soit efficace, il faut que le vaisseau comprimé soit appuyé immédiatement ou presque immédiatement sur un os. Quelques sujets ne peuvent le supporter long-temps. Appliqué sans précautions, il peut occasioner des escarres gangréneuses.

Compression latérale immédiate sur les vaisseaux. — Elle change la forme de ces vaisseaux, les aplatit, y intercepte le cours du sang, et finit par donner lieu au bout de quelques jours à leur oblitération jusqu'à l'origine des premières branches collatérales. On exerce cette compression avec des fragmens d'agaric, des bourdonnets de charpie, de petits coussins ou cylindres aplatis, assujettis par des ligatures larges, des instrumens connus sous le nom de presse-artère. Ce mode de compression a des avantages contrebalancés par plusieurs inconvéniens. *Voyez* ANÉVRYSME, LIGATURE, PLAIES ARTÉRIELLES, TAMPONNEMENT.

Compression sur l'orifice des vaisseaux coupés en travers. — Elle s'oppose à l'issue du sang, mais sans changer la forme des artères et des veines divisées. Elle doit donc être beaucoup moins efficace que la compression latérale immédiate. Elle serait presque toujours insuffisante pour arrêter une hémorrhagie résultant de la section d'une grosse artère; elle ne réussit même pas toujours, lorsqu'il ne s'agit que de comprimer plusieurs artères d'un médiocre calibre, qui ne sont pas soutenues sur un plan résistant. On se sert, pour faire cette compression, de morceaux d'agaric, de bourdonnets de charpie, saupoudrés de gomme arabique, de colophane. On n'emploie plus le tourniquet, que J. L. Petit imagina pour comprimer l'orifice de l'artère crurale sur le marquis de Rothelin, qui, à la suite de l'amputation de la cuisse, avait éprouvé plusieurs hémorrhagies consécutives.

Desault a fait servir la compression à la cure des engorgemens squirrheux du rectum. On a déjà essayé, soit en Angleterre, soit en France, d'appliquer le même moyen à la curation des engorgemens squirrheux du tissu cellulaire, des ganglions lymphatiques, des glandes. Le petit nombre de succès que l'on a obtenus peut engager à faire de nouveaux essais, mais avec les précautions convenables pour ne pas donner lieu à l'excoriation de la peau, à son adhérence aux parties engorgées, à l'irritation, et par suite à la dégénérescence des parties engorgées.

On sait que Desault avait employé avec succès la compression pour guérir certains anus contre nature. Il avait encore beaucoup laissé à perfectionner dans le traitement de cette maladie. M. Dupuytren a rempli cette tâche; et c'est encore à la compression qu'il a eu recours; il la fait servir d'abord à frapper de mort une portion de la cloison qui résulte de l'adossement des deux bouts de l'instestin; ce qui produit une large communication entre eux, et un passage facile des matières chymeuses ou fécales du bout supérieur dans le bout inférieur. Ce premier résultat obtenu, un autre mode de compression devient utile pour accélérer l'occlusion de l'ouverture extérieure. *Voyez* ANUS CONTRE NATURE.

Des détails plus étendus nous feraient sortir des bornes que nous nous sommes prescrites; on les retrouvera d'ailleurs dans l'histoire des maladies auxquelles la compression est applicable. Nous ne pouvons cependant nous empêcher de signaler, parmi les ouvrages dans lesquels on a traité le plus judicieusement et avec le plus d'étendue de ce moyen thérapeutique, ceux de Callisen, Lombard et de MM. Boyer, Roux, ainsi que la *thèse* de M. Jadioux, soutenue à la faculté de médecine de Paris, en 1811.   (MARJOLIN.)

CONARIUM, s. m., *conarium*; nom que l'on donne, d'après M. Chaussier, à la glande pinéale, du mot grec καινάριον, qui signifie petit cône, et que Galien a aussi employé pour désigner cette glande. (A. BÉCLARD.)

CONCENTRATION, s. f., *concentratio*; action par laquelle les molécules d'un corps se rapprochent d'un centre commun ou s'y réunissent. En physique, on dit que les rayons solaires sont concentrés, lorsqu'on les a rassemblés au foyer d'un miroir ardent. En chimie, on opère la concentration d'une dissolusion quelconque, lorsque par l'évaporation on prive les corps dissous d'une partie de l'eau avec laquelle ils sont mis. Les médecins ont emprunté à ces deux sciences le mot *concentration*, et l'ont employé dans un sens métaphorique. L'action organique leur a-t-elle paru augmentée dans un endroit, tandis qu'elle était diminuée dans tous les autres; ils ont dit qu'il y avait concentration de la vie, des forces, des propriétés vitales, de la sensibilité, etc., en faisant dé ces idées abstraites autant de principes matériels, existans en quelque sorte dans une proportion déterminée dans l'économie animale, et qui, pour s'accumuler sur certains points, devaient nécessairement abandonner les autres. Ces manières de parler, qu'on a d'abord adoptées comme l'expression d'un fait, ont bientôt passé pour l'explication même de ce fait; elles ont induit en erreur, parce qu'elles ont fait oublier les rapports qui règnent entre les différens organes et l'influence plus ou moins directe qu'ils ont les uns sur les autres. On emploie aussi le mot concentration pour désigner le peu de développement des battemens artériels. *Voyez* POULS. (RAIGE DELORME.)

CONCENTRÉ, adj. On désigne ainsi le pouls, lorsque l'artère paraît peu développée sous le doigt qui la touche. *Voyez* POULS.

CONCEPTION, s. f., *conceptio*; action organique, effet de la copulation, et par laquelle il se forme un nouvel être dans les organes générateurs des femelles des animaux vivipares. *Voyez* GÉNÉRATION.

CONCOMBRE, *cucumis*, s. m., genre de plantes appartenant à la famille naturelle des Cucurbitacées et à la monœcie symphysandrie, dont les caractères consistent en un calice à cinq dents, adhèrent par sa base avec l'ovaire infère dans les fleurs femelles; en une corolle campanulée à cinq lobes; dans les fleurs mâles, les étamines sont très-courtes; dans les fleurs femelles, on trouve trois filamens stériles: le fruit est charnu, arrondi ou allongé,

indéhiscent, contenant un, grand nombre de graines oblongues
comprimées, amincies sur les bords.,

Le concombre commun, *cucumis sativus*, L,, est une plante
annuelle, originaire d'Orient, dont la tige est couchée, rude, rameuse, les feuilles lobées et à angles droits. Le fruit mûr est allongé et comme cylindrique, lisse et blanchâtre. Sa pulpe est essentiellement aqueuse, un peu fade. Ces fruits, dont on fait
une assez grande consommation,comme alimens, contiennent
très-peu de matière nutritive. On doit les considérer plutôt comme
rafraîchissans que comme propres à soutenir les forces, et à
fournir à nos organes des matériaux alibiles pour réparer leurs
pertes. Aussi les concombres conviennent-ils plutôt aux, individus forts et pléthoriques, ou d'un tempérament bilieux, qu'à
ceux chez lesquels prédomine le système lymphatique.

On prépare avec la pulpe de concombre et l'axonge, une pommade très-employée comme *cosmétique*. Les dames en font surtout un grand usage, parce qu'elle a, dit-on, l'avantage d'assou-
plir la peau, de la rendre plus fine et d'en faire disparaître les
petites efflorescences furfuracées qui se montrent fréquemment
dans différentes parties du corps.

Les jeunes fruits du concombre récoltés, lorsqu'ils sont encore petits et verts portent le nom de *cornichons*; on les fait
confire au vinaigre, et on les emploie comme assaisonnement dans
les sauces et les ragoûts.

La *coloquinte* et le *melon*, dont on a traité à ces deux mots,
sont deux espèces de concombre.   (A. RICHARD.)

CONCOMITANT, adj., *concomitans*; qui accompagne. On
donne ce nom aux symptômes d'une maladie qui en accompagnent d'autres plus importans. *Voyez* SYMPTÔME.

CONCRÉTION, s. f., *concrétio*, *concrementum*; corps étrangers inorganiques, dépôt de matière osseuse, salino-terreuse,
tophacée, qu'on rencontre dans l'épaisseur des tissus, surtout
après des inflammations chroniques ou des suppurations. Dans
beaucoup de cas, les concrétions cartilagineuses ou osseuses sont
le résultat d'un travail de cicatrisation, et elles se forment dans
les espaces ou foyers qu'un liquide a d'abord occupé. Les concrétions expectorées par quelques phthisiques paraissent dépendre
d'un travail qui s'est opéré dans certains tubercules et par lequel
la nature voulait s'opposer à la destruction du tissu pulmonaire.
C'est par la production de concrétions d'apparence cartilagi-

neuse ou osseuse, mais où l'on n'aperçoit cependant aucune trace d'une véritable organisation, que certaines guérisons de phthisie du poumon, du foie, etc., ont été produites.

(G. BRESCHET.)

CONDIMENT, s. m., *condimentum.* Synonyme d'assaisonnement. *Voyez* ce mot.

CONDUCTEUR, s. m., *conductor.* En physique, on appelle ainsi les corps qui ont la propriété de transmettre facilement le calorique et l'électricité; en chirurgie, on donne le nom de conducteurs à deux instrumens qu'on employait autrefois dans l'opération de la taille par le grand appareil. Ils consistent en deux sondes d'acier droites, terminées chacune par une sorte de croix qui leur sert de manche. Tout le long de l'instrument règne une vive arête destinée à diriger l'introduction des tenettes dans la vessie. A l'extrémité de l'une de ces sondes, que l'on appelle conducteur mâle, existe une languette arrondie; l'autre, nommée conducteur femelle, se termine par une échancrure. Ces instrumens, ainsi que la méthode de faire l'opération de la taille à laquelle ils appartenaient, ne sont plus en usage aujourd'hui. *Voyez* LITHOTOMIE.

CONDUIT, s. m., *ductus.* Ce mot a la même signification que CANAL, quoique l'usage l'ait consacré dans certains cas où l'on s'en sert de préférence à ce dernier. Exemples: *conduit auditif, vidien, ptérygo-palatin, conduits nourriciers. Voyez* ces mots.

CONDYLE, s. m., *condylus,* du grec κόνδυλος, qui signifie proprement le nœud ou l'espèce de saillie osseuse que présentent les articulations des doigts, fléchies; éminence articulaire, dont la surface est allongée dans un sens, et rétrécie dans l'autre : tels sont les condyles de l'occipital, de la mâchoire inférieure, du fémur, etc. Ce mot n'a pas toujours eu, en anatomie, une signification précise. Galien, qui paraît entendre par *condyle* une tête osseuse, légèrement aplatie, emploie cette dénomination dans des sens différens, et, de nos jours, plusieurs anatomistes ont donné ce nom à des parties articulaires très-dissemblables, comme à la petite tête du cubitus, à l'extrémité supérieure du radius, à l'angle antérieur de l'omoplate, aux deux moitiés de l'extrémité supérieure du tibia, ou même à des saillies non articulaires, telles que les tubérosités externe et interne de l'humérus.

CONDYLIEN ou CONDYLOÏDIEN, adj., *condyloïdeus,* qui appartient aux condyles. Ces épithètes ne s'appliquent communé-

ment qu'aux trous et aux enfoncemens qui avoisinent les condyles de l'occipital. *Voyez* OCCIPITAL (OS.)   (A. BÉCLARD.)

CONDYLOME, s. m., *condyloma*, de κόνδυλος; nœud, join-
ture, articulation des doigts; excroissance charnue, douloureuse,
à laquelle on a cru trouver une analogie de forme avec les éminences osseuses que représentent les extrémités des phalanges
quand la main est fermée. Cette tumeur est occasionée par le
virus syphilitique, et consiste dans un gonflement plus ou moins
inflammatoire d'un des plis de l'anus ou des parties génitales externes, avec induration du tissu cellulaire sous-cutané. On en voit
aussi quelquefois au périnée et à la région supérieure et interne
des cuisses. Tantôt le condylôme est de figure ronde avec un pédicule tant soit peu resserré; d'autrefois sa base est plus large,
très-oblongue, et son corps est aplati sur les côtés, par suite
de la pression que les fesses exercent sur lui. *Voyez* EXCROISSANCE.
                                                (LAGNEAU.)

CONFECTION, s. f., *confectio*, de *conficere* achever; nom
donné à plusieurs espèces d'électuaires très-composés et qui
jouissent de propriétés fort différentes. Les anciens attachaient
une grande idée de perfection aux confections, qu'ils regardaient
comme des moyens pharmaceutiques précieux et réunissant
un grand nombre de propriétés. Le temps a fait justice de toutes
ces opinions, qui reposaient sur des espérances chimériques ou
sur des observations mal faites; on a presque généralement renoncé à ces préparations polypharmaques.

Six ou sept électuaires sont désignés sous le nom générique
de confection; on trouve parmi ces préparations indigestes des
moyens excitans, astringens, narcotiques et purgatifs. La confection de rhue de la pharmacopée de Londres est un opiat fortement excitant à la dose d'un demi-gros à un gros à cause des
feuilles du rhue, des baies de laurier et des semences de carvi qui
en font la base. Celle d'anacarde de Mésué ou d'Hoffmann,
est à peu près aussi énergique et également incendiaire à la même
dose; elle contient, outre les anacardes, du girofle, des baies de
laurier, du poivre long. La confection d'alkermès du même
Mésué et celle d'hyacinthe sont moins irritantes que les précédentes. L'hyacinthe dans l'une, les perles du Levant dans l'autre,
sont également insignifiantes : les autres substances qui entrent
dans leur composition sont ou des absorbans ou des excitans. La
confection d'hyacinthe contient cependant une assez grande proportion de safran, ce qui l'a fait désigner dans le nouveau codex,

sous le nom de confection de safran. Elle agit comme excitant, calmant et absorbant ; aussi est-elle utile dans les aigreurs, les débilités d'estomac, et le flux diarrhéique sans inflammation. On la donne à la dose d'un scrupule à un gros. La confection alkermès est plus excitante que la confection de safran, et n'est pas calmante comme elle : on la donne à la même dose que la confection de safran, mais elle est maintenant peu usitée. La confection japonaise, réformée d'Édimbourg, contient des astringens actifs, comme le cachou, le kino, des excitans comme la canelle, et de l'opium à la dose d'un grain environ pour trois gros de cet électuaire. C'est un moyen astringent et calmant, très-analogue au diascordium, et qui produit à peu près les mêmes effets à la dose d'un à deux scrupules. La confection hamech, ainsi désignée d'après le nom d'un médecin arabe, est un électuaire beaucoup plus susceptible de fermentation que les précédens, à cause des pulpes de pruneaux, de raisin et de mirobolans qu'il contient. C'est un purgatif extracto-résineux assez énergique à la dose de un à six gros. Chaque gros contient à peu près un quart de grain d'extrait de coloquinte et un demi-grain de diagrède. On a renoncé entièrement à ce purgatif drastique.

(GUERSENT.)

CONFORMATION, s., f., *conformatio*. On désigne ainsi l'arrangement, la disposition naturelle des parties. La conformation du corps humain est régulière, lorsque toutes ses parties se présentent suivant le nombre et les proportions que la nature leur a assignés ; elle est irrégulière dans le cas contraire. Ces dérangemens organiques, originels ou acquis, constituent les vices de conformation ou déviations organiques. (*Voyez* ce dernier mot.) En chirurgie, on se sert quelquefois du mot *conformation* comme synonyme de *coaptation*. (RAIGE DELORME.)

CONFORTANT, adj., *confortans*, de *confortare*, fortifier. Cette expression est employée comme épithète pour indiquer la propriété de certaines substances alimentaires ou médicamenteuses qui raniment promptement les forces épuisées. Tous les analeptiques, la plupart des excitans, surtout des excitans diffusibles, tels que les liqueurs alcoholiques et plusieurs toniques, sont des confortans. *Voyez* ces mots. (GUERSENT.)

CONGÉNÈRE, adj., *congener*, de même genre. On dit que des muscles sont congénères, quand leur contraction produit le même mouvement. (A. B.)

CONGÉNIAL, ou mieux CONGÉNITAL, adj., *cognatus*, con-

genitus, qui est *engendré avec*. On nomme ainsi les maladies que l'enfant apporte en naissant; on les appelle aussi *maladies innées*. Plusieurs de ces maladies sont en même temps héréditaires; mais, beaucoup d'entre elles ne le sont pas; quelques-unes ne peuvent même pas l'être : telles sont l'hydrocéphale et l'hydrorachis, avec écartement des os du crâne et divers vices de conformation qui entraînent presque inévitablement la mort plus ou moins prompte des sujets. (CHOMEL.)

CONGESTION, s.f., *congestio*. Ce mot n'a pas une acception bien déterminée; il exprime l'afflux et l'accumulation d'un liquide, du sang en particulier, dans un organe. Quelques auteurs distinguent la *congestion* de la *fluxion*, en ce que celle-ci serait plus prompte; mais cette distinction arbitraire n'est pas généralement admise. Les congestions peuvent être rapportées à la *pléthore locale* (*Voyez* FLUXION et PLÉTHORE.) Ce mot est aussi quelquefois joint au mot abcès; *abcès par congestion* : il a dans ce cas une acception particulière. *Voy.* ABCÈS. (CHOMEL.)

CONGLOBÉES (glandes), *glandulæ conglobatæ*. On appelle ainsi les glandes LYMPHATIQUES, à cause de leur forme arrondie.

CONGLOMÉRÉES (glandes), *glandulæ conglomeratæ*; c'est le nom que l'on donne aux glandes proprement dites, ou à celles pourvues d'un conduit excréteur à cause de l'amas de grains ou de vaisseaux qu'elles représentent. (A. BÉCLARD.)

CONGRÈS, s. m., *congressus*. Ce mot, considéré comme synonyme de coït, s'appliquait particulièrement à cet acte; lorsqu'il était ordonné par les tribunaux, dans les demandes de nullité de mariage, pour constater l'impuissance des époux. Ils étaient condamnés à remplir devant des experts une fonction à laquelle doivent présider le désir et le mystère. Cette épreuve, que son incertitude et son immoralité n'auraient jamais dû faire adopter, ne fut proscrite que vers la fin du 17e siècle. Un exemple mémorable donna lieu à la décision qui en prononça l'abolition : Le marquis de Langey, qui avait succombé à l'épreuve du congrès, et dont le mariage fut annulé, eut sept enfans dans une nouvelle union qu'il contracta malgré l'arrêt absurde qui déclarait son impuissance. (RAIGE DELORME.)

CONIFÈRES, s. f., *coniferæ*. Les Conifères constituent, dans la série des ordres naturels, l'une des familles les plus distinctes du règne végétal, soit qu'on les étudie sous le rapport de leur organisation intérieure, soit qu'on les considère par l'ensemble de leurs caractères extérieurs. Placée par M. de Jussieu à la fin de la quinzième et dernière classe de sa méthode, c'est-à-dire parmi les Dicotylédones diclines, la famille des Conifères se distingue surtout par la forme du fruit, qui, dans la majeure partie des genres, est un cône; de là le nom de *Conifères*. Tous les végétaux qui s'y trouvent réunis sont ordinairement des arbres résineux, dont les feuilles, souvent roides et persistantes, ornent en tout temps leurs cimes élevées, et leur ont fait donner le nom d'*arbres verts*. C'est à cette famille qu'appartiennent les pins, les sapins, les cèdres, les genévriers, les cyprès, les ifs et plusieurs autres végétaux intéressans.

Le tronc et surtout la partie intérieure de l'écorce, dans la plupart des Conifères, contient une grande quantité de matière résineuse liquide, qui s'épaissit ou se concrète dès qu'elle est exposée à l'air. Ainsi c'est en pratiquant des entailles plus ou moins profondes au tronc du sapin (*abies taxifolia*), que l'on retire la térébenthine de Strasbourg. C'est par des procédés analogues que l'on obtient, 1° la térébenthine du pin (*pinus maritima*), connue sous le nom de térébenthine de Bordeaux ; 2° la térébenthine de Venise ou du mélèze (*larix europœa*); 3° la térébenthine du Canada, ou faux baume de Giléad, qui est fournie dans l'Amérique septentrionale par le sapin baumier (*abies balsamea*). On compte encore, parmi les produits résineux de la famille des Conifères, la sandaraque, que l'on croit être généralement retirée du *thuya quadrivalvis* de M. Desfontaines.

Tous les organes, dans les Conifères, sont imprégnés de suc résineux ou d'huile volatile, et possèdent une odeur aromatique très-prononcée, une saveur chaude et âcre, qui sont les indices de leurs propriétés stimulantes : c'est ce que démontrent évidemment les feuilles de la sabine et de plusieurs autres espèces de genévriers ; les bourgeons des sapins, que l'on fait souvent macérer dans la bierre ; les petites baies du genévrier commun, Les graines, dont l'amande est blanche, charnue et amilacée, contiennent une assez grande quantité d'huile fixe, et lorsqu'elles sont entièrement privées du principe résineux, elle sont d'une saveur douce et agréable ; telles sont celles du pin pignon (*pinus pinea*), connues sous le nom de *pignon doux*, et celles du pin cimbro. (A. RICHARD.)

CONJONCTIVE, s. f., *conjunctiva*, de *conjungere*, unir ; membrane qui revêt l'intérieur des paupières, comme la peau à l'extérieur, et se prolonge en outre sur le devant de l'œil, qu'elle tapisse également, de manière à unir ces parties. Elle appartient à l'ordre des membranes muqueuses, et se continue avec la membrane pituitaire par les points lacrymaux. Sa disposition l'a fait diviser en deux portions : l'une, qui appartient aux paupières, est la *conjonctive palpébrable*; l'autre, qui est propre à l'œil, prend le nom de *conjonctive oculaire*. La conjonctive entre essentiellement dans la composition des PAUPIÈRES. *Voyez* ce mot. (A. BÉCLARD.)

CONJUGAISON (trous de) des vertèbres, ou simplement TROUS DE CONJUGAISON; trous intervertébraux formés par la réunion des échancrures pratiquées sur les parties latérales des vertèbres. Ils transmettent au dehors du canal vertébral les nerfs fournis par la moelle de l'épine. *Voyez* VERTÈBRES. (A. B.)

CONOIDE, adj., *conoideus*, de κῶνος, cône, et εἶδος, forme; qui ressemble à un cône : épithète souvent appliquée aux organes, dans les descriptions anatomiques.

CONOIDE (ligament); c'est le nom d'un ligament qui fixe la clavicule à l'apophyse coracoïde de l'omoplate. *Voyez* ÉPAULE (articulation de l').

CONOIDES (dents); dents canines. (A. B.)

CONQUASSANT, adj., de *conquassare* ébranler, briser. On se sert quelquefois de ce terme, récemment introduit dans le langage médical et peu usité, pour désigner les douleurs violentes et particulièrement les douleurs de l'enfantement parvenues à leur dernier degré d'intensité. (R. DEL.)

CONQUE, s. f., *concha*, κόγχη; on donne ce nom à l'enfoncement considérable que présente, dans son milieu, le pavillon de l'oreille, et dans lequel se voit le commencement du conduit auditif. *Voyez* OREILLE. (A. B.)

CONSÉCUTIFS (phénomènes). On désigne sous ce nom divers troubles des fonctions, qui persistent ou qui surviennent après la terminaison de quelques maladies. Ils se confondent quelquefois avec les phénomènes de la convalescence; mais ils en diffèrent, soit par une intensité plus grande, soit parce qu'ils portent le plus souvent sur une seule fonction, tandis que la convalescence est marquée par la langueur générale.

Parmi les phénomènes consécutifs, les uns ont commencé avec la maladie, les autres sont survenus pendant son cours ou à son déclin; d'autres ne se montrent qu'après sa terminaison définitive : telle est l'enflure œdémateuse des membres inférieurs, si commune dans la convalescence.

Parmi les phénomènes consécutifs, les uns portent sur les organes mêmes qui ont été le siége spécial de la maladie : telle est la roideur des membres qui ont été atteints d'un rhumatisme ou d'un érysipèle ; telle est la toux qui persiste après les inflammations de poitrine, ou la difficulté des digestions à la suite des inflammations de l'estomac ou des intestins. Dans d'autres cas, et surtout à la suite des maladies aiguës, les phénomènes consécutifs frappent presque indistinctement sur toutes les fonctions.

Les plus ordinaires sont un amaigrissement progressif, ou une obésité qui survient rapidement, une faiblesse extraordinaire, un tremblement général ou partiel, un affaiblissement notable de la vue ou de l'ouïe, l'insomnie qui semble dépendre de ce que la maladie a rompu l'habitude du sommeil, l'inappétence ou la constipation, la toux, la fréquence du pouls, les sueurs excessives ou un flux d'urine très-abondant.

Les phénomènes consécutifs qu'on observe à la suite des maladies périodiques affectent quelquefois la même marche ; ils se reproduisent aux jours et aux heures où l'accès lui-même aurait eu lieu ; c'est ce qu'on voit fréquemment après les fièvres intermittentes.

Le temps pendant lequel persistent ces phénomènes n'a rien de fixe ; ils disparaissent le plus ordinairement dans l'espace de quelques semaines. Quelquefois une rechute a lieu, et le sort du sujet peut être de nouveau compromis. (CHOMEL.)

CONSENSUS, s. m. Mot latin conservé en français pour exprimer cette relation établie entre toutes les parties du corps, et qu'on désigne plus communément par le nom de *sympathie*. *Voyez* ce mot.

CONSERVE, s. f., *conserva*, de *conservare* préserver. Préparation pharmaceutique, molle, de la consistance à peu près des électuaires, mais qui en diffère en ce qu'elle contient de deux à quatre parties de sucre sur deux à quatre de pulpe de racine, de fleurs ou de fruits.

Quelques conserves, comme celles qu'on prépare avec les feuilles du cochléaria, et toutes les plantes de la famille des Crucifères en général, ne peuvent être faites qu'avec des plantes fraîches, parce que leur principe actif est très-volatil, et se dissipe en partie par la dessiccation ; mais, à l'exception de celles-ci, presque toutes les autres, comme celles de racine d'aunée, d'ache, de feuilles d'absinthe, etc., doivent être composées avec des substances sèches, pulvérisées et unies avec deux tiers de sucre et un peu de mucilage de gomme adragant, de manière à donner au mélange la consistance de tablettes. Les conserves préparées à l'aide de la décoction des plantes mêmes unies au suc, et par la cuite du sucre, s'altèrent et se décomposent facilement. Les principes muqueux et sucrés fermentent, réagissent les uns sur les autres; il s'en dégage de l'acide carbonique, une odeur vineuse, le sucre se candit, et l'extrait isolé se couvre de moisissure.

Les conserves le plus généralement employées sont celles qu'on prépare avec les fruits de la rose, désignées sous le nom de cynorrhodon, ou avec les pétales des roses rouges. Ces deux conserves sont astringentes, et on en fait usage avec quelques succès dans les diarrhées avec atonie du canal intestinal, et dans les hémorrhagies passives des membranes muqueuses des organes de la respiration et de la digestion. (GUERSENT.)

CONSERVES, s. f. pl., *conspicilla*; espèce de lunettes auxquelles on a attribué fort gratuitement la propriété de conserver la vue. *Voyez* LUMIÈRE. (ROSTAN.)

CONSOLIDANT, adj. *consolidans*. On nommait ainsi des médicamens toniques ou astringens que l'on croyait propres à hâter le travail de la cicatrisation, et à affermir la cicatrice. Cette expression n'est plus en usage, aujourd'hui que les idées qui l'avaient fait adopter ont été réformées. (R. DEL.)

CONSOMMÉ, s. m., bouillon dans lequel les parties nutritives sont extrêmement rapprochées, soit au moyen d'une longue ébullition, soit par une plus grande proportion de substances animales. Ce bouillon est plus réparateur que le bouillon ordinaire. Il est très-convenable dans les convalescences des maladies, et à la suite de pertes occasionées par des évacuations ou des travaux excessifs. (ROSTAN.)

CONSOMPTIF, adj. pris subtant., *medicamentum carnes exedens*. On donne ce nom aux caustiques les plus faibles. *Voyez* CATHÉRÉTIQUE. (MARJOLIN.)

CONSOMPTION, s. f., *consumptio*, *tabes*, φθίσις; état morbide général, caractérisé par la diminution lente et progressive de l'embonpoint et des forces musculaires, accompagnée le plus souvent de symptômes fébriles plus ou moins prononcés. Lorsque ces derniers symptômes sont manifestes, l'affection est désignée sous le nom dé fièvre hectique (*Voyez* HECTIQUE), de fièvre de consomption, quoique ce ne soit ni la fièvre, ni la consomption qui constituent l'altération primitive et principale. Comme le mot *consomption* est synonyme de phthisie, et est employé concurremment avec ce dernier, suivant que l'usage a appliqué l'un ou l'autre au dépérissement général de l'économie, déterminé par la lésion de tel ou de tel organe, c'est à l'article PHTHISIE que nous présenterons les considérations qui leur sont communes. *Voyez* PHTHISIE. (BALGE DELORME.)

CONSOUDE, s. f., *symphytum*. Ce genre de plantes, qui fait partie de la famille des Borraginées et de la pentandrie monogynie, a pour caractères distinctifs: un calice à cinq divisions profondes et dressées; une corolle monopétale, régulière, tubuleuse, un peu renflée dans la partie supérieure, qui offre cinq petites dents réfléchies, et à sa partie interne cinq appendices lancéolés, étroits, glanduleux, rapprochés en cône, et cachant entièrement les étamines. Le fruit est lisse et quadrilobé. Une seule espèce est employée en médecine; c'est la GRANDE CONSOUDE, *consolida major*, ou *symphytum officinale*, L., plante vivace, que l'on trouve communément en France dans les prés humides, sur le bords des étangs et des ruisseaux, et que l'on reconnaît à sa tige haute de deux à trois pieds, charnue, ailée par le prolongement des feuilles qui sont grandes, un peu rudes au toucher, décurrentes sur la tige, et à ses fleurs blanches ou quelquefois rougeâtres, formant des épis recourbés à la partie supérieure des rameaux. La racine est la seule partie de la plante dont on fasse usage. Elle est cylindrique, très-allongée, noire en dehors, blanche en dedans. Sa saveur est douce et très-mucilagineuse; sa décoction est épaisse et visqueuse, et contient une petite quantité d'un principe légèrement astringent. C'est une substance essentiellement mucilagineuse et émolliente, et non un médicament astringent, ainsi que le pensaient généralement les anciens. L'usage que l'on en fait, et les succès qu'on en obtient dans le traitement de certaines hémorrhagies, dépendent évidemment de ses propriétés émollientes et relâchantes, et non de son action styptique; aussi ce médicament est-il surtout recommandable dans les diverses hémorrhagies accompagnées de symptômes d'irritation et de fièvre, plutôt que dans celles qui ont lieu par suite d'une faiblesse locale ou générale, et contre lesquelles l'emploi des substances astringentes est plus directement indiqué. Le principe astringent est en si petite quantité, il est tellement enveloppé et neutralisé par le mucilage, que son action est tout-à-fait nulle dans la racine de grande consoude. C'est encore pour le même motif que ce médicament est souvent administré avec avantage dans la dysenterie, et qu'il calme l'irritation dont le gros intestin est le siége dans cette maladie.

Outre la décoction, dont on fait principalement usage, on prescrit encore quelquefois le *sirop* simple de grande consoude; qui jouit des mêmes propriétés. Quant au sirop *composé* de grande consoude, comme il entre dans sa composition des substances astringentes et toniques, son action est tout-à-fait différente, et l'on ne doit y avoir recours que dans le cas où l'on a l'intention de faire usage d'une préparation astringente et tonique. (A. RICHARD.)

CONSTIPATION, s. f.; *constipatio*, de *constipare*, resserrer; état d'un individu qui ne va que rarement et difficilement à la selle. La constipation comme le dévoiement est, jusqu'à un certain point, relative à l'habitude. Tel sujet peut être constipé, bien qu'il aille à la selle une fois tous les jours; tel autre être relâché, bien qu'il n'ait qu'une évacuation tous les trois à quatre jours, si le premier en avait habituellement deux ou trois en vingt-quatre heures, et si le second n'en avait qu'une en huit jours.

La constipation est dans beaucoup de cas une disposition naturelle, qui ne peut nullement être considérée comme l'indice d'une maladie. On rencontre beaucoup de gens qui n'ont de selle que tous les huit à dix jours et qui jouissent d'une santé parfaite; on cite quelques cas dans lesquels la rareté des excrétions alvines était portée beaucoup plus loin, sans produire aucun dérangement. Il en est tout autrement de la constipation accidentelle; celle-ci, presque toujours, quand elle dépasse certaines limites, est l'indice ou devient la cause de quelque trouble dans les fonctions.

La constipation est souvent liée à la constitution, et le genre de vie le plus propre à la dissiper n'a pas toujours la puissance de la diminuer. Le tempérament lymphatique y est moins sujet que les autres, sans néanmoins en être à l'abri. La vie sédentaire, un âge avancé, l'usage d'alimens échauffans, de vins généreux, de liqueurs alcoholiques, de médicamens âcres, narcotiques ou astringens, ou une diète sévère sont les principales causes qui la préparent ou la provoquent. Dans beaucoup de cas, la constipation est l'effet ou le symptôme de diverses maladies aiguës ou chroniques, et particulièrement de celles qui apportent un obstacle, soit à l'entrée des matières alimentaires dans les intestins, comme le rétrécissement du pylore, soit à l'expulsion de celles qui y sont contenues, comme le cancer intestinal.

La constipation entraîne avec elle d'autres phénomènes particuliers qui en sont la conséquence presque inévitable. Tels sont l'inappétence, l'augmentation progressive dans le volume du ventre, qui devient dur, tendu, et qui rend à la percussion un son clair dans quelques endroits, obscur dans d'autres, les borborygmes, les douleurs lombaires, qui n'augmentent ni dans la flexion, ni dans l'extension du tronc, et quelquefois un sentiment de pesanteur qui porte vers l'anus. L'exploration attentive du ventre conduit quelquefois à reconnaître au travers de ses parois les masses de *fœces* contenues dans les intestins, et souvent l'introduction du doigt dans le rectum y fait constater leur accumulation; dans quelques cas alors, la sortie des vents est elle-même empêchée. Tous ces phénomènes disparaissent quand la constipation a cédé, et se reproduisent avec elle. Quand la constipation est habituelle, elle donne lieu à d'autres effets plus éloignés, et spécialement à la stase du sang dans les vaisseaux du rectum, de la vessie et de l'utérus, aux hémorrhoïdes, aux pertes utérines, aux flueurs blanches, à l'hémorrhagie et au catarrhe de la vessie.

Les moyens à opposer à la constipation varient selon qu'elle est accidentelle ou habituelle. Dans le premier cas, on la dissipe facilement à l'aide de lavemens simples ou préparés avec l'infusion des herbes émollientes, ou de quelques plantes laxatives, telles que la mercuriale ou le séné. Si ces moyens sont insuffisans, on a recours à l'emploi d'une potion purgative préparée avec la manne, les sels neutres ou même avec les purgatifs drastiques, tels que le jalap, la scammonée, la gomme gutte. Quelquefois les frictions sur l'abdomen, les fumigations aqueuses dirigées vers l'anus, l'application d'un corps très-froid, de la glace par exemple, sur la plante des pieds ou sur le ventre, ont surmonté une constipation qui avait résisté aux moyens ordinaires. Toutes les fois que la constipation n'est pas due à un obstacle mécanique au passage des matières, il est toujours facile d'en triompher, en mesurant l'énergie des remèdes à l'intensité du mal. Lorsque la constipation est habituelle, les mêmes moyens peuvent la faire cesser, mais elle se reproduit bientôt; et il faut ou bien en continuer presque indéfiniment l'usage, ou remonter à la source du mal et l'attaquer, s'il est possible, dans les causes qui le produisent. On remplit cette dernière indication par l'exercice à pied, l'usage d'alimens doux et acidules, des végétaux herbacés, des fruits de la saison, des boissons rafraîchissantes, telles que le lait pur ou coupé, le petit-lait, la décoction de pruneaux, l'eau de veau, le bouillon aux herbes, la limonade de crême de tartre, etc. Ces moyens employés avec persévérance préviennent souvent la constipation, et ont constamment au moins l'avantage de la diminuer. Il est quelques sujets chez lesquels la bière, le café au lait, la fumée de tabac, donnent presque immédiatement lieu à l'évacuation des matières fécales; il serait inutile de recourir chez eux à d'autres moyens. Si les soins de régime sont insuffisans, on peut y joindre l'usage modéré des pilules purgatives de jalap ou d'aloës, prises le matin à jeun ou immédiatement avant le repas.

Si la constipation avait donné lieu, comme cela n'est pas très-rare chez les vieillards, à l'accumulation de *fœces* volumineuses et endurcies dans le rectum, cette accumulation devenant elle-même une cause qui entretient la constipation, il faudrait faire l'extraction de ces matières avec les doigts ou avec une curette. L'impossibilité d'injecter un liquide dans le rectum, et quelquefois même d'y introduire une canule, fait soupçonner cette occlusion accidentelle, et conduit à y porter le doigt, ce qui ne laisse aucun doute sur la cause du mal et sur le moyen de le dissiper.   (CHOMEL.)

CONSTITUTION, s. f., *constitutio*, de *stare*, être debout, et de *cum*, avec. Ce mot exprime la manière d'être des diverses parties qui composent un tout. D'après ce sens étymologique, on doit entendre, en hygiène, par *constitution* l'assemblage des divers organes, leur manière d'être à l'égard les uns des autres, et l'état d'organisation générale qui résulte de leurs dispositions particulières et respectives.

Une organisation parfaite serait celle où tous les viscères, tous les systèmes, tous les appareils, également développés et doués d'une égale énergie, rempliraient avec aisance et activité les fonctions qui leur sont dévolues. Mais l'économie animale est tellement compliquée, qu'il est fort douteux qu'une pareille constitution se soit jamais rencontrée. C'est sans doute une chimère semblable à celle du tempérament tempéré des anciens, avec cette différence cependant que cette dernière était fondée sur l'équilibre de prétendues humeurs qui n'existaient que dans leur imagination, et que l'existence des organes, des systèmes et des appareils ne saurait être révoquée en doute. Le défaut d'équilibre dans le développement et la force des diverses parties qui nous composent établit donc la différence des *constitutions*, ainsi que le défaut d'équilibre dans les humeurs supposées établissait la diversité des *tempéramens*. On sent, par cette seule comparaison, combien cette dernière expression est vicieuse ; elle rappelle à elle seule toutes les dégoûtantes hypothèses des siècles passés. Cependant, comme elle n'est pas encore bannie des écoles, c'est à cette expression que nous renvoyons le lecteur pour les détails qui appartiennent aux constitutions. Nous devons nous borner ici à quelques idées générales et sommaires.

Il est indubitable que la prédominance d'un organe, d'un système ou d'un appareil, ne doive imprimer à l'organisation entière une physionomie particulière. Les nombreuses et intimes corrélations qui unissent tous nos organes font qu'ils exercent les uns sur les autres une multitude d'actions et de réactions. L'un ne peut être augmenté, diminué, troublé dans ses fonctions, sans que tous ne participent plus ou moins à l'augmentation, à la diminution, à la perversion d'action qu'il éprouve. C'est sans doute dans ces connexions qu'est renfermé le secret des sympathies. Faire connaître quels sont les phénomènes qui surviennent dans l'organisme lorsqu'un viscère vient à prédominer, tel est le but qu'on doit se proposer, et que nous nous efforcerons d'atteindre, en décrivant les diverses espèces de constitutions. Mais, comme chacune de nos parties peut prédominer, et que ce serait vouloir entrer dans des détails infinis ; comme elles n'exercent pas toutes une influence aussi considérable les unes que les autres, nous bornerons notre examen à la prédominance des principaux appareils. Nous décrirons les phénomènes que nous croyons dépendre de la prédominance des appareils de la vie dite organique, et celle des appareils de la vie dite de relation ; nous ferons voir que ces organes s'influencent réciproquement; nous ferons voir que le cerveau étant un viscère tout comme les autres, il est influencé dans ses fonctions (le caractère et l'intelligence), comme tous les autres, par l'activité plus ou moins grande de la circulation ou de la digestion , par les substances alimentaires , et par l'air qu'on respire : importantes vérités établies par Cabanis , et que certains esprits germaniques s'efforcent en vain de détruire; que par conséquent l'intelligence, le caractère, les passions ; varient, selon que tel ou tel appareil organique prédomine, etc. Nous ferons voir aussi quelles modifications se manifestent dans les viscères de la vie nutritive, lorsque l'encéphale usurpe une supériorité disproportionnée, etc. Nous ferons voir encore que les diverses prédominances organiques se manifestent à nos sens par des signes aussi peu équivoques que ceux qui caractérisent les maladies; que l'homme extérieur est, comme on l'a dit, l'image de l'homme intérieur, et que certains caractères de physionomie accompagnent presque constamment telle ou telle prédominance organique. Nous démontrerons, je l'espère, que l'individu qui a les yeux rouges, les cheveux, les cils, les sourcils blancs, la peau rosée, l'albinos enfin, diffère de celui dont la peau est brune, les cheveux et la barbe noirs, non-seulement par ses attributs extérieurs, mais aussi par son cerveau; et qu'on trouve parmi nous des nuances sans nombre, tout aussi incontestables, quoique moins tranchées. Nous examinerons ensuite ce qu'on doit entendre par force et par faiblesse de la constitution, et nous décrirons la constitution caractérisée par l'atonie des divers appareils; après quoi nous établirons les règles d'hygiène convenables à chacune des diverses constitutions. *Voyez* TEMPÉRAMENT.

On donne le nom de *constitution atmosphérique* à certains états de l'air plus ou moins persistans. L'air est-il long-temps chaud, sec, humide, froid, etc., on dit que la constitution atmosphérique est chaude, sèche, humide ou froide. Varie-t-elle incessamment, on dit que la constitution atmosphérique est incertaine, variable, etc. Mais comme, sous ces différentes conditions de l'air, il se manifeste ordinairement des maladies nombreuses, et qui toutes présentent une physionomie de famille, on a cru avec raison trouver des rapports entre ces maladies et ces divers états de l'atmosphère, et l'on a décrit ces phénomènes sous le nom de *constitution médicale*. Une constitution médicale comprend donc un laps de temps plus ou moins long, pendant lequel l'atmosphère présente des qualités particulières, et les maladies un caractère général. Comme ces maladies sont ordinairement épidémiques, en parlant des causes qui engendrent ces épidémies, on entrera dans les détails convenables sur les constitutions médicales. *Voyez* ÉPIDÉMIE.   (ROSTAN.)

CONSTITUTIONNEL, adj.; qui tient à la constitution. On donne spécialement cette épithète à certaines maladies qui, après avoir attaqué quelques organes, finissent par affecter la constitution tout entière; *syphilis constitutionnelle.* On emploie aussi ce mot par opposition au mot *accidentel*, à peu près dans le même sens que *spontané.* Ainsi on distingue quelques maladies, telles que l'épilepsie, les dartres, en *accidentelles* et en *constitutionnnelles.* Quelques médecins ont aussi employé ce dernier mot pour désigner les maladies qui dépendent de la constitution de l'air; mais il est peu usité dans ce dernier sens

(CHOMEL.)

CONSTRICTEUR, adj., *constrictor*, de *constringere*, resserrer; cette épithète s'applique aux muscles qui resserrent ou rétrécissent des ouvertures ou des cavités naturelles, comme l'anus, le vagin, le pharynx, la glotte, etc. : elle sert à dénommer plusieurs de ces muscles.

CONSTRICTEUR (muscle) de l'anus. Il est plus ordinairement désigné sous le nom de *sphincter. Voyez* ce mot.

CONSTRICTEUR (muscle) des lèvres. *V.* ORBICULAIRE (muscle) des lèvres.

CONSTRICTEUR (muscle) du vagin ou de la vulve, *musculus constrictor cunni*, périnéo-clitorien, Ch. Il est formé de deux portions qui embrassent de chaque côté l'orifice du vagin, et que l'on peut considérer comme deux muscles qui correspondent aux bulbo-caverneux de l'homme. Chacun d'eux est un petit faisceau charnu, assez mince, surtout dans les femmes dont le vagin est très-dilaté; ce faisceau, situé au-dessus des lèvres de la vulve, paraît s'implanter, en arrière, au tissu propre du vagin, et naît en partie du sphincter de l'anus et quelquefois de la tubérosité de l'ischion; il se fixe en avant au clitoris par une mince aponévrose. Ce muscle resserre l'orifice du vagin.

CONSTRICTEURS (muscles) du pharynx. Ils sont au nombre de trois de chaque côté, un supérieur, un moyen et un inférieur.

On doit moins les regarder comme des faisceaux distincts que
comme une couche musculaire, propre au pharynx, et dans laquelle on remarque plusieurs plans. Ils font partie constituante
de cet organe, de même que les tuniques musculaires de l'œsophage, de l'estomac, de la vessie, etc., et appartiennent à ces
viscères. C'est pourquoi nous renvoyons à PHARYNX pour leur
description.

CONSTRICTION, s. f., *constrictio*, resserrement. On désigne
par cette expression le resserrement spasmodique de la peau,
ainsi que des cavités et des conduits dont les parois sont formées
par des muscles ou par un tissu simplement contractile : telle est
la constriction du larynx, du pharynx, de l'œsophage, des intestins, de l'urètre, etc. *Voyez* SPASME.   (R. DÉL.)

CONSULTATION, s. f., *consultatio*, *deliberatio*. On donne
en général à cette expression deux acceptions un peu différentes :
elle désigne également, et la délibération qui a lieu sur un objet
quelconque, relatif à la médecine, pour lequel un, ou plusieurs
hommes de l'art réunis sont consultés, et le résultat écrit et motivé de cette délibération. La forme et le sujet de la délibération
font distinguer plusieurs espèces de consultations que nous devons examiner successivement.

Le médecin attend-il à des époques fixes, chez lui ou dans un
endroit disposé à cet effet, les malades qui viennent réclamer ses
avis? on dit qu'il fait une *consultation particulière* ou *publique*,
suivant que ceux qui y sont admis reconnaissent par une rétri-
bution quelconque, ou reçoivent gratuitement les conseils qu'ils
ont demandés. A ces consultations ne se présentent ordinairement que des malades atteints d'affections chroniques ou d'affections aiguës légères. Le médecin, d'après un examen plus ou
moins approfondi, indique de vive voix le genre de maladie de
celui qui le consulte, et trace sur le papier le régime et le traitement à suivre, sans développer les motifs qui déterminent son
jugement. Nous ne nous arrêterons pas sur les consultations particulières, établies seulement pour la commodité des malades et
des médecins. Quant aux consultations publiques, instituées en
faveur de la classe indigente de la société, elles sont une des
ressources les plus utiles dans les infirmités qui viennent l'as-
siéger au milieu de ses travaux. Elles sont communément faites
par des médecins distingués parmi leurs confrères. Par-là le
pauvre peut, comme le riche, profiter des conseils d'un homme

que son habileté a rendu célèbre, et qu'il n'oserait ou ne pourrait aborder ailleurs. Ces consultations sont assez multipliées
dans les grandes villes. Il est peu d'hôpitaux où les médecins et
chirurgiens ne donnent, à certaines heures, des conseils gratuits
à toutes les personnes qui s'y présentent. Dans quelques-uns,
ces consultations forment même une des parties les plus ins-
tructives de l'enseignement clinique. Un grand nombre de maladies de tous les genres, de tous les degrés, passant successivement sous les yeux des élèves, ils apprennent à former avec
rapidité le diagnostic, à modifier les moyens curatifs d'après les
diverses conditions sociales, à apprécier ce que le genre de vie,
les professions, les habitations, toutes circonstances inévi-
tables, peuvent leur ôter ou leur laisser d'efficacité. On a prétendu que les consultations publiques ne pouvaient être que de
peu d'utilité, parce que les personnes auxquelles elles étaient
consacrées avaient rarement la faculté de suivre les avis qu'elles
recevaient. Cette objection avait peut-être quelque valeur,
lorsque la thérapeutique était surchargée de remèdes aussi inutiles que dispendieux. En supposant même qu'on ne retirât pas
de ces institutions tous les résultats qu'on pourrait en attendre,
elles offriraient encore assez d'avantages pour qu'on dût y ap-
plaudir. D'ailleurs les individus qui se présentent aux consultations publiques ne sont pas toujours dénués de toute ressource;
et, quand ces consultations ne sont pas elles-mêmes une des manœuvres du charlatanisme, ce sont autant de victimes qu'elles
soustraient à ses honteuses spéculations.

Dans quelques cas, la difficulté du diagnostic d'une maladie,
l'imminence du danger où se trouve le malade, la nécessité de
recourir à des moyens extrêmes, engagent un médecin prudent
à solliciter l'appel d'un ou de plusieurs de ses confrères plus ou
moins renommés pour conférer sur l'état de la personne livrée
à ses soins, à demander, en un mot, une *consultation*. D'autres fois, la confiance dans le médecin ordinaire, ébranlée par
la durée, par les progrès alarmans de la maladie, ou par d'autres
motifs plus ou moins fondés, ou bien encore le seul désir de
procurer au malade tous les secours dont on puisse disposer, portent ses parens à réunir autour de son lit plusieurs hommes de
l'art, dans l'espérance de voir naître de leur concours de nouvelles lumières. Souvent aussi ces consultations, outre l'avantage qu'elles offrent au médecin traitant de l'éclairer ou de le

soutenir dans des circonstances difficiles, sont un moyen politique, à l'aide duquel il cherche à mettre à couvert sa responsabilité. Naturellement portés à juger d'après l'événement, les
hommes sont d'autant plus prompts à condamner un médecin,
que, pour apprécier sa conduite, ils sont plus incompétens, et
que l'intérêt ou l'attachement leur rendent cet événement plus
sensible. Le projet d'une consultation ayant été arrêté, le nombre
et le choix des médecins qui doivent la former sont déterminés,
soit par le malade ou sa famille qui appellent ceux que la voix
publique ou une confiance particulière leur a désignés, soit par
le médecin traitant lui-même, qui en a été fait l'arbitre. Au jour
et à l'heure convenus entre eux, et ordinairement fixés par le
plus âgé, ils se réunissent chez le malade. Avant de passer dans
sa chambre, le médecin traitant fait l'exposé de la maladie, des
moyens qui ont été mis en usage, des effets qui en sont résultés.
Les consultans se rendent ensuite auprès du malade, l'examinent,
font toutes les recherches et les questions nécessaires pour établir
le diagnostic et le pronostic de l'affection; ils s'assurent, de cette
manière, de la vérité du récit qui leur a été fait, ou modifient
leurs idées d'après ce qu'ils y découvrent d'inexact et d'incomplet. De retour dans le premier lieu de leur réunion, chacun,
prenant la parole dans un ordre contraire à l'ancienneté d'âge,
expose son opinion sur la maladie, sur le traitement qu'il convient d'adopter. La discussion terminée, les consultans reviennent
auprès du malade. Le plus âgé indique, suivant les circonstances, entièrement ou en partie seulement, le résulat de leur
délibération, et les espérances qu'ils ont fondées sur la guérison. Un des médecins rédige l'ordonnance ou la consultation,
qu'ils signent tous immédiatement après. Mais le plus souvent
les consultations ne se font pas avec cette solemnité : un seul consultant est appelé par le malade ou le médecin ordinaire; et,
n'observant de toutes les formalités décrites ci-dessus que celles
que prescrivent les circonstances, ils se concertent sur le traitement qui doit être suivi.

Nous avons supposé jusqu'à présent une unanimité d'opinion
que l'on n'observe pas constamment. Quelle sera la conduite du
médecin ordinaire, lorsque son opinion sera opposée à celle
de ses confrères ? Dans les cas où l'adoption de l'avis du plus
grand nombre ne peut, en supposant que cet avis soit mauvais,
causer un préjudice notable au malade, il nous semble qu'on doit

y déférer, sauf à arrêter l'exécution du traitement adopté, si l'expérience fait reconnaître ses inconvéniens, ou si, après un certain temps, il n'a pas produit l'effet qu'on en attendait, et empêche ainsi l'emploi des remèdes utiles. Mais, lorsqu'il s'agit de ces moyens extrêmes, qui, faussement appliqués, compromettraient la vie du malade, ou l'exposeraient au sacrifice inutile d'une partie de lui-même, comme dans certaines opérations, le médecin traitant doit peser l'autorité de ceux dont il ne partage pas l'opinion. Il accédera à cette opinion s'il puise dans leur habileté reconnue, dans leur expérience consommée, des motifs qui puissent rassurer sa conscience. Qui ne consentirait à pratiquer, contre son propre avis, une opération reconnue nécessaire à l'unanimité par des chirurgiens tels que des Dubois, des Boyer? Dans toute autre circonstance, le médecin traitant doit se refuser à devenir, en quelque sorte, l'instrument de manœuvres qu'il juge dangereuses pour la personne qui s'est confiée à ses soins. Sans manquer aux égards dus à ses confrères, il déclarera son opposition, et demandera une nouvelle consultation, formée en entier ou en partie de nouveaux consultans.

Les mêmes considérations d'honneur et de probité doivent diriger la conduite du médecin consultant. Si, par délicatesse, il doit s'abstenir de désapprouver hautement ce qui a été fait jusqu'à son arrivée, son devoir lui prescrit aussi de s'opposer avec énergie à toute méthode de traitement qui lui semblerait pernicieuse.

L'utilité de ces sortes de consultations ne peut être révoquée en doute, surtout lorsqu'elles sont formées par des médecins dont les droits à la confiance publique sont avoués par leurs confrères. La difficulté d'en rassembler un certain nombre qui offrent ces garanties, particulièrement dans les villes peu populeuses, où règne trop souvent entre les médecins une rivalité condamnable, a fait considérer les consultations plutôt comme funestes qu'avantageuses aux malades. Elles ont quelquefois donné lieu à des dissensions ridicules, qui ont fourni aux détracteurs de la médecine l'occasion de lancer des traits satiriques contre cette science. Mais ces traits n'ont atteint que les médecins que leur vaine présomption ou leurs viles passions rendent, dans tous les temps, ridicules ou odieux.

Les mêmes motifs qui portent à rassembler plusieurs médecins renommés autour d'un malade engagent à consulter par écrit ceux que leur réputation a fait honorablement connaître dans des lieux éloignés. Ce n'est ordinairement que pour des maladies chroniques qu'on réclame de semblables conseils. Ils pourraient devenir dangereux dans les affections aiguës dont la rapidité de la marche fait souvent changer les indications avec la même promptitude. La *consultation écrite* se compose ou d'après une relation de la maladie, faite par le médecin ordinaire, et qu'on nomme *mémoire à consulter*, ou d'après l'examen même du malade qui présente avec lui cette relation. Pour que le médecin consultant puisse fonder un jugement positif sur le caractère de la maladie et sur le traitement à lui opposer, il faut que le mémoire à consulter soit un exposé fidèle des phénomènes morbides qui la constituent, et de toutes les circonstances qui peuvent avoir de l'influence sur l'idée qu'on doit s'en former. On doit décrire avec exactitude tout ce qui s'est passé et tout ce qui existe, en s'abstenant de mettre son opinion à la place des faits; enfin on appliquera au mémoire à consulter les règles que l'on suit dans la rédaction des observations particulières de maladies. (*Voyez* OBSERVATION.) L'exposé de la maladie paraît-il insuffisant au médecin consultant pour asseoir son jugement? il y suppléera en partie, lorsque le malade lui-même s'est présenté à son examen. Dans le cas contraire, il ne pourra répondre qu'après avoir adressé les questions nécessaires, soit au médecin particulier, soit au malade ou à ses parens, et avoir obtenu des renseignemens sans lesquels son opinion ne reposerait que sur des idées extrêmement vagues.

Ces consultations sont communément formées de trois parties distinctes : dans la première, le médecin consultant fait un résumé de la maladie, d'après le mémoire qui lui a été envoyé ou d'après l'inspection du malade; dans la deuxième, il expose son opinion raisonnée sur la nature, sur le siége de la maladie, sur la durée et l'issue probable qu'elle aura. Il doit s'exprimer ici d'une manière vague sur le diagnostic et le pronostic, lorsque le jugement qu'il porte est susceptible d'alarmer le malade; il se réservera de l'énoncer dans toute sa rigueur dans un écrit particulier, remis secrètement à la famille ou au médecin ordinaire; enfin la troisième partie contient l'exposé des indications curatives et des moyens particuliers, propres à les remplir, que le médecin traitant sera chargé de modifier selon les effets qu'il en observera. Dans ces consultations, comme dans les précédentes, le médecin accordera ce qu'il doit à la vérité et aux convenances : les mêmes considérations lui font une loi de concilier les droits sacrés de l'humanité et les égards dus à ses confrères. Il mettra d'autant plus de circonspection à censurer leur conduite, qu'éloigné du malade, ou n'ayant pas observé par lui-même tous les phénomènes d'une longue maladie, il peut plus facilement tomber dans l'erreur. Ces consultations peuvent être d'une grande utilité, lorsqu'elles sont basées sur une relation bien faite de la maladie, ou sur l'inspection même du malade. Trop souvent le défaut de documens nécessaires leur ôte toute la valeur qu'elles pourraient avoir. Composées d'après les principes d'une saine théorie et les résultats d'une expérience éclairée, ces consultations deviendraient, par leur publicité, d'un prix inestimable ; elles donneraient, en quelque sorte, le secret de la sagacité qui caractérisait d'illustres médecins dans le diagnostic des maladies, et celui des succès qui les suivaient dans leur pratique. Tels ne sont pas les recueils de consultations dont nous possédons un grand nombre : leurs auteurs, parmi lesquels on compte principalement Fernel, Baillou, Hoffmann, Boerhaave, Bouvart, Fouquet, Lorry, Lamure et Barthès, se sont généralement plus occupés du soin de faire briller une vaine érudition, ou de développer leurs systèmes favoris, que d'appuyer leur thérapeutique sur des principes qui puissent servir de règles dans tous les temps.

Il est une autre espèce de consultation écrite, qui diffère de la précédente par le sujet qui y est traité ; c'est celle que l'on a nommée *consultation médico-légale*. Dans les causes portées devant les tribunaux civils et criminels, dans lesquelles l'intervention de la médecine a été nécessaire pour établir les bases de la procédure et de la décision juridiques, souvent les magistrats, plus souvent encore les parties intéressées consultent quelques sociétés médicales ou quelques médecins, dans le but de s'assurer de la justesse des conséquences tirées de l'examen médico-légal et insérées dans le rapport des experts. Il serait difficile de tracer les règles générales de ces sortes de consultations. Elles doivent varier suivant les cas particuliers pour lesquels on les réclame. Il est cependant quelques considérations que l'on peut appliquer à la plupart des cas. C'est ordinairement sur les pièces de la procédure qui concernent la visite et les recherches des experts, que se font les consultations médico-légales. On y discute chacun des faits observés par les médecins que la loi a chargés de les constater; on apprécie le degré de confiance qu'on doit leur accorder d'après les caractères qui leur sont assignés dans le rapport, d'après la concordance ou les contradictions qui existent entre eux; enfin l'on examine si les inductions qui ont été tirées de ces faits sont justes, rigoureuses, conformes à ce que l'observation et l'expérience ont démontré. En général les auteurs de consultations médico-légales, quand ils ne peuvent avoir une connaissance parfaite du fond de l'affaire, devraient se borner à la discussion du rapport. Mais fréquemment ce rapport est incomplet ou inexact. On entreprend alors, surtout lorsque la consultation est rédigée sur la demande des parties intéressées, de suppléer aux circonstances qui manquent ou que l'on suppose inexactes, par une relation des faits plus ou moins fidèle, et toujours puisée à une source suspecte. Trop souvent des irrégularités dans les rapports en médecine légale ont fourni l'occasion de plaider la cause du crime, d'employer, pour le disculper, toutes les ressources de l'argutie la plus subtile. Dans un grand nombre de consultations médico-légales, on voit leurs auteurs chercher à éluder les preuves les moins douteuses d'un assassinat, d'un infanticide, d'un empoisonnement, à l'aide de suppositions plus invraisemblables les unes que les autres, de citations tronquées, ou de faits altérés pour leur donner une prétendue similitude avec le cas en discussion. Les inductions tout opposées que ces auteurs ont tirées, sont la plupart du temps aussi fausses que celles qu'ils voulaient combattre, et leur zèle inconsidéré pouvait nuire à la cause qu'ils défendaient. Un délit peut avoir été commis, quoiqu'on n'ait pas les preuves suffisantes pour affirmer son existence. Il est donc du devoir des médecins consultés dans ces cas de montrer seulement la possibilité d'admettre des suppositions contraires, et d'indiquer la somme de probabilités qu'elles ont pour être admises. Si l'on a pu quelquefois accuser la médecine d'accorder une sorte de protection aux criminels, certaines consultations médico-légales, il faut l'avouer, par l'exagération de leurs auteurs, par les discussions auxquelles elles ont donné lieu, ont été utiles en faisant mieux sentir l'importance de mettre l'exactitude la plus scrupuleuse dans les recherches médico-légales, de ne déduire que de faits bien constatés et suffisans des conséquences d'où dépendent la fortune, l'honneur et la vie des citoyens.

(RAIGE DELORME.)

CONTAGIEUX, adj., *contagiosus*, de *contingere*, toucher; qui se transmet par contagion.

CONTAGION, s. f., *contagio*, *contages*, *contagium* (même étymol.); ἀπόῤῥοια, ἀπόκρισις, Jusqu'à ce jour on a généralement appelé contagion, la transmission d'une maladie d'un individu à un autre, par le moyen du contact médiat ou immédiat. Nous croyons devoir donner à ce mot une signification moins restreinte, et nous admettons la contagion pour toute maladie dans laquelle le corps du sujet qui en est affecté produit un principe susceptible de communiquer même le mal à un individu sain, quelles que puissent être d'ailleurs l'origine primitive de ce principe, les conditions qui rendent son imprégnation plus ou moins facile, les voies par où elle a lieu, et la manière dont elle s'effectue.

Il semble d'après cela qu'il devrait être aisé de déterminer par l'expérience les cas de communications morbides, et par conséquent de reconnaître avec exactitude la contagion partout où elle existe. Malheureusement la science est encore bien loin d'une perfection à laquelle on ne parviendra pas sans de grands efforts. En effet, une foule de circonstances étrangères aux maladies elles-mêmes augmentent ou diminuent, cachent ou simulent la propriété contagieuse de telle sorte que, jusqu'à présent, il a souvent été impossible de toujours la reconnaître d'une manière précise. De là, l'opposition qui règne entre les médecins, les uns croyant à une contagion flagrante, dans les mêmes cas où d'autres n'en reconnaissent aucune trace. Une telle divergence d'opinion sur un sujet aussi important mérite sans doute la plus grande attention; c'est pourquoi je vais examiner les choses d'un peu haut.

Les anciens n'entendaient assurément pas la contagion à notre manière, et il est vraiment impossible de déterminer le sens précis des mots de leurs langues, que nous regardons comme pouvant exprimer nos idées, sur ce point de pathologie. Aussi, certains médecins, qui prennent apparemment les interprétations arbitraires pour des démonstrations sans réplique, n'ont-ils pas manqué d'y avoir recours, pour en conclure que la doctrine de la contagion, inconnue aux premiers observateurs ou même directement combattue par eux, était une invention moderne, tout-à-fait dépourvue de fondement. Cependant, si au lieu de s'attacher si fort aux mots on s'arrête davantage aux choses, on reconnaîtra évidemment, dans les séquestrations imposées par

Moïse aux lépreux et aux personnes atteintes de la gonorrhée, l'idée première à laquelle nous avons donnée toute l'extension possible, en créant nos lazarets. Au surplus, nous avons incontestablement, sur les peuples des premiers âges, le triste privilége de connaître des maladies contagieuses dont ils étaient exempts, et nous avons dû puiser dans leur étude des faits qu'ils ne pouvaient pas soupçonner. Par exemple, l'introduction en Europe, au mois de décembre 714, de la variole décrite pour la première fois par Aaron d'Alexandrie, en 622, ne pouvait manquer de produire une sorte de révolution médicale. Cette circonstance a au moins autant contribué que les maladies dont l'île de Majorque se trouvait fréquemment atteinte, à cause de son commerce, ou plutôt par la nature de son sol, à y faire établir un lazaret dès l'année 1471. Par conséquent, lorsque, une cinquantaine d'années plus tard, Fracastor, à qui la propagation de la syphilis fournissait un renfort d'argumens, établit le système de la contagion, tel à peu près qu'on l'admet de nos jours, il dut trouver les esprits déjà disposés à le recevoir. A tout prendre, il valait bien celui qui attribuait les maladies épidémiques à la conjonction de certains astres, ou à des causes tout aussi chimériques. Il n'en rencontra pas moins de vigoureux antagonistes, entre autres J.-B. Montanus, Valériola, Facio, etc. Malgré cela, il s'établit après avoir éprouvé des modifications qu'il importe fort peu d'exposer avec détail : c'est bien assez de faire connaître le système dans son état actuel.

Suivant l'opinion empruntée à Fracastor, un virus spécifique est l'unique cause des maladies pestilentielles. Il sort par une sorte d'exhalation, du corps des malades, ne se répand qu'à une très-petite distance dans l'air, qui au delà garde toute sa pureté, s'attache à certains corps appelés *contumaces* (dans les lazarets), lesquels sont susceptibles de le conserver intact, trente ans ou plus, et conséquemment de permettre son transport à des distances illimitées; ainsi des brins de paille, quelques morceaux de corde, des mouches, une toile d'araignée doivent suffire pour *contagier* des villes entières. D'autres corps au contraire, ce sont les non contumaces, n'ont aucune affinité pour lui. Mais, une absurdité révoltante de ce système, est de compter pour rien, dans la propagation du mal, la disette de vivres, l'encombrement, les égoûts sales, les cloaques, l'accumulation des matières putrescibles, les altérations de l'air, etc., et d'établir que, pour conserver sa santé au milieu de pareilles circonstances, il suffit d'éviter avec soin tout contact médiat ou immédiat. A la vérité, quelques *contagionistes* ont songé à l'air. Alors ils l'ont supposé renfermer un venin ou plutôt un monstre dévorant, à qui il fallait nécessairement une proie. Ils ont proposé, pour assouvir sa rage, d'amonceler dans les villes contagiées, des ordures de toute espèce, des cadavres d'animaux, etc., à l'imitation de ceux qui, autrefois, pansaient les cancers avec un morceau de veau frais. Et qu'on ne dise pas que des mesures aussi insensées ne seraient de nos jours, adoptées par personne, lorsque le célèbre Fourcroy, non content de les approuver, a prétendu encore en expliquer les avantages par certaines affinités chimiques.

C'est encore sur le système de Fracastor que repose notre police sanitaire. C'est lui qui préside aux purifications, aux quarantaines, aux cordons, en un mot à toutes les mesures de salubrité publique. Toutefois ses nombreux partisans, il convient d'en avertir, l'ont reçu dans les écoles, sans le moindre examen, comme une véritable religion, au-dessus de toute controverse. Aussi, ceux que les circonstances ont mis à même de l'apprécier, n'ont-ils pas tardé à en reconnaître les vices nombreux, et à modifier leurs premières opinions. L'introduction du typhus à Paris, à la suite de l'armée en 1814, a surtout beaucoup contribué à éclairer les esprits. Ils sont maintenant disposés à recevoir des idées qu'ils auraient avant cela rejetées avec dédain. La même remarque est applicable à tous les pays où l'on a observé dans ces derniers temps des épidémies graves. En Espagne, l'utilité des mesures sanitaires actuellement en vigueur parmi nous, est regardée comme fort problématique. Aux états unis d'Amérique, l'autorité s'est formellement prononcée contre. Enfin des auteurs recommandables, anglais et français, appellent de tout leur pouvoir les réformes urgentes dont notre police médicale a le plus grand besoin. Nous ne craignons pas de le prédire, l'édifice fantastique de l'ancienne contagion, sapé de tous côtés, ne peut tarder à s'écrouler. L'instant approche où les résultats d'une saine expérience, discutés avec impartialité, appréciés sans prévention, seront irrévocablement substitués à des chimères enfantées par l'ignorance, admises par l'aveugle crédulité et entretenues par la crainte (*timor fecit deos*). En attendant que la médecine possède, sur ce point de doctrine, un système entièrement renouvelé, d'accord avec l'exacte observation des faits, je vais exposer ici les idées principales que je crois propres à lui servir de base.

Envisagées par rapport à la contagion, les maladies se divisent naturellement en deux genres. Les unes ont un germe susceptible de se reproduire et de se multiplier à la manière des êtres organisés; chez les autres, ce germe n'existe pas du tout, ou bien, si on le retrouve, il est faible, il a besoin pour se perpétuer, d'une foule de conditions accessoires sans lesquelles il ne tarde pas à s'anéantir. Sur cette distinction repose la plupart des vues médicales d'une application réellement utile, dans un bon système de contagion. C'est afin de les bien établir que nous allons présenter quelques considérations générales sur les maladies contagieuses, divisées comme il vient d'être dit.

Maladies contagieuses par germe.—Les principales affections de ce genre sont : la gale, la syphilis, la rage, la variole, le cowpox, la rougeole et la scarlatine. Toutes, excepté la syphilis et la gale, sont susceptibles de se développer spontanément. Ces deux maladies elles-mêmes n'ont pas toujours fait exception, car les premiers hommes ne les avaient assurément pas, et il a bien fallu qu'elles se soient développées, à une époque quelconque, sans germe préexistant. On voit par-là combien M. Nacquart a été peu fondé à faire de l'absence de spontanéité dans le développement, un des caractères distinctifs des maladies contagieuses. Bien loin de là, c'est à la propriété contraire qu'il faut en grande partie attribuer leur propagation, notamment celle de la variole, malgré tous les moyens employés jusqu'ici pour s'y opposer, et l'impossibilité où l'on serait véritablement encore de s'en préserver, sans la vaccination.

Trois au moins de ces affections, savoir, la variole, la rougeole et la scarlatine peuvent avoir l'air pour véhicule. C'est dire assez qu'en général les contagionistes ont eu tort de ne pas regarder ce fluide comme moyen de communication. Quand ils ont rejeté son influence, ils étaient préoccupés de l'idée du contact; ils ignoraient les étroites limites de l'absorption cutanée, et méconnaissaient en même temps les véritables fonctions du poumon. Assurément, lorsqu'au moyen de l'air, un principe nuisible est porté jusque dans les dernières ramifications des bronches, il y a là plus que du contact, puisque c'est presque une véritable pénétration.

Bien que quelques-unes des maladies contagieuses se trouvent, par la vigueur de leur germe, tellement indépendantes du cours des saisons, qu'elles puissent se propager en tout temps, sans aucune circonstance adjuvante, comme on l'observe à l'égard de la syphilis, de la vaccine, de la variole inoculée, l'influence des saisons est cependant déjà très-forte sur la petite-vérole abandonnée à elle-même. Elle est encore bien plus marquée, sur la rougeole et la scarlatine, et peut être même portée à ce point qu'il serait impossible d'entretenir ces deux maladies, d'un bout de l'année à l'autre, au moyen de l'inoculation. Enfin elles paraissent, outre cela, avoir de commun avec la variole, de n'attaquer en général qu'une fois en la vie, ce qui prouve qu'une disposition individuelle, particulière, est indispensable à leur développement. Ce fait est appuyé par un autre qui, à ma connaissance, n'a pas encore été signalé; le voici. La rougeole et peut-être même la scarlatine, au moins comme nous les observons en Europe, paraissent inconnues dans les Antilles. Cela rend les Créoles susceptibles de contracter ces maladies en France; mais, chose remarquable, ils n'en sont jamais atteints avant dix-huit mois ou deux ans de séjour, c'est-à-dire avant que leur constitution modifiée par le climat, ne les ait rendus aptes à gagner une maladie pour laquelle ils n'avaient, jusque-là, aucune disposition.

Si maintenant nous cherchons à déterminer la valeur des caractères que viennent de nous offrir les maladies contagieuses, savoir : 1° le développement spontané; 2° la communication au moyen de l'air ; 3° l'influence des saisons sur leur production; 4° la nécessité des dispositions individuelles, il nous faudra convenir que, malgré l'importance plus ou moins grande attachée par les auteurs à la plupart d'entre eux, aucun n'appartient à toutes ces maladies, et ne peut servir à les distinguer essentiellement. Nous devons donc tâcher de découvrir une propriété générale, commune à toutes. Or elle existe dans la production d'un liquide particulier appelé virus, qui possède incontestablement la faculté contagieuse, dont la plus petite quantité renferme toutes les conditions nécessaires au développement de la maladie, et suffit pour la reproduire toujours absolument la même. Pour la rage, ce sont les glandes buccales et salivaires qui la préparent, ou bien la muqueuse des bronches,

suivant M. Troliet. La syphilis, la variole, le vaccin ont également un liquide virulent dont personne n'est autorisé à nier
l'existence. Mais il est déjà moins facile de reconnaître le virus
de la rougeole et de la scarlatine; cependant on inocule, à ce
qu'il paraît, assez facilement la première de ces maladies; et le
renouvellement général de l'épiderme, son décollement par
plaques souvent très-grandes dans la seconde, annoncent que
le réseau muqueux a été le siége d'un travail morbide. Tout calculé néanmoins, cette existence peu manifeste du principe contagieux, et surtout la grande influence que les constitutions
atmosphériques exercent sur la rougeole et la scarlatine, rapprochent beaucoup ces maladies de celles qui vont à présent
nous occuper, et dans lesquelles, pour admettre un germe, on
est obligé de s'en rapporter uniquement aux effets qu'il semble
raisonnable de lui attribuer.

*Maladies contagieuses sans germe, ou dont le germe se
détruit facilement.* — Ce sont les affections appelées autrefois
pestilentielles, et désignées de nos jours sous le nom générique
de typhus, ou maladies typhoïdes. Elles ont cela de remarquable que, malgré leur gravité ordinairement très-grande,
elles présentent, en plus ou moins grand nombre, des cas d'une
véritable bénignité. C'est assez dire que leur durée, leur marche, leurs symptômes regardés comme caratéristiques, offrent
une foule de variétés, comme on peut en acquérir la preuve,
non-seulement en comparant une épidémie à l'autre, mais encore par la simple comparaison entre elles des maladies d'une
même épidémie. La constance de cette loi prouve évidemment,
ce me semble, que le principe contagieux des typhus, susceptible de varier dans sa composition intime, ne conserve pas
l'inaltérable identité de celui des maladies à germe permanent.
On en doit aussi tirer la conséquence qu'il agit en raison de sa
quantité, de sa dose, et que cette condition contribue au moins
autant que les dispositions individuelles à produire les innom-
brables variétés dont nous parlons. Quant à la propriété de
n'attaquer qu'une fois dans la vie, ce prétendu caractère des maladies pestilentielles est presque généralement reconnu à présent
pour une supposition démentie par les faits les mieux avérés.

Mais une chose constante dans tous les typhus, c'est l'influence que les causes extérieures, comme les saisons, la nature

des alimens, les qualités de l'air atmosphérique, l'encombrement, etc., exercent sur eux. Elle est telle, qu'on les voit toujours commencer, s'accroître et finir avec elles. La première
des maladies typhoïdes que je vais passer en revue, la peste
d'Orient elle-même ne fait pas exception , car la fameuse épidémie de Marseille, que l'on donne toujours comme un exemple
de l'extrême activité du virus pestilentiel, n'a pas assurément
exercé tous ses ravages par la contagion seule. En effet, durant le fort de la maladie, on a vu, amoncelés dans les rues,
plusieurs milliers de cadavres humains, presque autant de cadavres d'animaux et des quantités énormes de matelas , de
hardes de toute espèce, souillés d'immondices et d'excrémens.
Certes, si cet incroyable oubli de toute police publique n'a pas
été l'unique cause de l'extrême exaspération du mal, il y a, sans
contredit, contribué beaucoup. D'ailleurs il faudrait, pour lever tout doute relativement à l'activité du virus *typhique*,
abandonné à ses propres forces, avoir bien démontré que la
maladie aurait été introduite à Marseille par voie d'importation. Mais la chose est loin d'être constatée, puisque, suivant
Didier, il y avait déjà des pestiférés dans la ville, près de six
semaines avant l'arrivée du navire du capitaine Chataud. Voilà
donc l'importation - mère, celle à laquelle les contagionistes se
rattachent toujours comme à leur ancre de salut, rendue au
moins incertaine. J'en prends occasion de dire qu'il en est de
même de toutes les autres, dont la fausseté n'est pas évidemment
démontrée.

Puisqu'il existe une telle obscurité sur l'origine de la peste
de Marseille, le seul moyen propre à décider la question est
d'étudier la maladie analogue, dans les lieux où elle règne ha-
tuellement. Or les expériences les moins constestables montrent
que son virus est loin d'avoir l'activité qu'on lui suppose. A
la vérité, si l'on veut s'en rapporter à quelques faits épars, il
paraîtrait susceptible d'inoculation. Toutefois, quand on n'emploie
pas ce moyen énergique de propager le mal, les rapports ordinaires
de la vie privée deviennent ordinairement insuffisans pour le répandre. Ainsi M. Puguet a remarqué que, malgré les nombreuses communications des habitans des lieux circonvoisins avec
ceux de Damiette, la peste n'en restait pas moins confinée dans
cette ville. Si, n'ayant aucun égard pour un fait aussi important,

il n'a pas craint d'assurer ensuite qu'elle s'entretient en Égypte, depuis et avant les Pharaons, par une filiation de germes non interrompue; d'autres médecins d'une grande autorité, lui-même après eux, en constatant la constante coïncidence de son apparition avec le desséchement des canaux du Nil, ne permettent pas de douter que ce n'en soit là la principale cause.

La seconde affection pestilentielle est le typhus des hôpitaux, des prisons ou des camps. Quant à ce qui le concerne, on a malheureusement eu, dans ces derniers temps, de trop fréquentes occasions de l'observer. Il en est au moins résulté cet avantage qu'il ne reste plus d'incertitude sur ses véritables causes productrices. Personne à présent, ne le croit enfanté par un germe contagieux inaltérable, qui resterait assoupi durant la paix, pour se réveiller aussitôt qu'une armée en campagne se trouve dans les conditions propres à le faire éclore. On ne le voit effectivement jamais paraître sans un concours de causes actives, faciles à apprécier; et depuis le typhus qui affligea principalement l'aile droite de l'armée des Grecs, campée pendant les chaleurs de l'été sur les bords marécageux du Scamandre, jusqu'au typhus de Paris et de Mayence, par suite de la retraite de la grande armée, il n'y en a pas un seul dont l'origine et la propagation ne soient expliquées d'une manière satisfaisante par l'action de ces mêmes causes. Dès lors il devient pour le moins superflu d'avoir recours à d'autres.

Faut-il compter pour une troisième variété, le typhus produit par la disette jointe à l'usage des mauvais alimens, comme celui qui désole actuellement, un des cinq cantons affamés de l'Irlande ? (*Journal de Paris*, 5 mai 1822.) Un auteur recommandable, qui a beaucoup éclairé l'histoire des maladies épidémiques, le docteur Ch. Maclean, est de cet avis; de plus il assure que ce typhus a des caractères pathologiques propres. Nous nous bornons à rapporter ici son opinion, sans prononcer sur une question que le temps et l'observation peuvent seules résoudre d'une manière satisfaisante.

Enfin il y a une quatrième affection pestilentielle, qu'il m'a paru convenable d'appeler *typhus-amhril*. (*Voyez* ce mot.) C'est une maladie particulière à certains endroits des zones tempérées, qu'on a jusqu'à ce jour généralement confondue avec la fièvre-jaune des Antilles. Elle est bien plus sous la dépendance des causes locales que le typhus des hôpitaux; elle ne paraît que dans des saisons déterminées; elle reste confinée dans les lieux toujours malsains qui la voient naître, et si, dans ces mêmes endroits, il est permis d'admettre qu'il s'exhale du corps des malades des émanations susceptibles d'altérer la santé de ceux qui les respirent, on doit convenir en même temps que, hors de ces centres d'infection, elles perdent leur activité, au point de ne pouvoir plus nuire. Cette maladie ne suit pas les réfugiés des villes comme le typhus nosocomial suit les armées; enfin on ne voit pas les hardes à l'usage des malades s'imprégner d'un miasme virulent, capable de transmettre le mal, comme cela arrive fréquemment dans le typhus des hôpitaux. Tous les faits observés depuis trente ans confirment cette manière de voir. Ils nous portent à conclure que, si le typhus-amaril jouit de la propriété contagieuse, c'est dans un foyer d'infection très-circonscrit, et tellement énergique par lui-même, que, déduction faite de sa puissance d'action, la part de la contagion devient, sinon tout-à-fait nulle, au moins assez faible, et véritablement impossible à déterminer exactement.

L'étude du typhus-amaril, en nous montrant un grand nombre d'individus soumis à l'influence des mêmes causes morbifères, nous explique comment ils peuvent tomber successivement malades en plus ou moins grand nombre, sans prendre leurs maladies les uns des autres. C'est pour n'avoir pas fait une réflexion si simple, c'est pour s'être laissé aller sans réserve à toutes les conséquences d'un système erroné, qu'un grand nombre de médecins ont admis une contagion très-active là, où évidemment il n'en existait d'aucune espèce. Ainsi, à l'imitation de Th. de Veiga, quelques hommes d'une foi robuste, ont déclaré les fièvres intermittentes contagieuses. D'autres ont cru et croient encore à la contagion de la fièvre jaune des Antilles, qui, pour le dire en passant, ne dépend pas plus de cette cause que de l'infection, mais bien d'une influence de climat, beaucoup plus étendue et à laquelle il ne se joint rien de miasmatique. Nous en avons la preuve dans le privilége d'être exempt de la fièvre jaune, qui distingue les acclimatés. Jos. de Gastelbondo, médecin de Carthagène des Indes, où il avait exercé pendant quarante ans, a le premier, à ma connaissance, senti toute l'importance de ce fait qui, même à présent, n'est pas encore apprécié à sa juste valeur, et il en a conclu avec juste raison, dès l'année 1753, que la fièvre jaune n'est pas contagieuse. A cet égard nous ferons observer qu'aucune autre maladie épidémique n'offrait autant de données propres à lever toutes les incertitudes. Rien d'étonnant donc que la doctrine de la non-contagion soit partie des Antilles, et y trouve un appui inébranlable.

Telles sont les considérations sommaires que nous avons cru devoir présenter sur le système de la contagion, envisagé dans son ensemble. Elles montrent que le doute règne à peu près uniquement sur les maladies contagieuses à germe facilement destructible, et plutôt encore sur les affections que l'on se croit faussement autorisé à comprendre dans ce genre. La chose s'explique aisément, lorsque l'on vient à s'assurer que ce même genre de maladies, d'un côté, se rapproche des contagieuses essentielles par la peste, et de l'autre, se confond par le typhus-amaril avec les affections qui dépendent, non d'un principe contagieux, mais d'une influence miasmatique, ou seulement des qualités générales du climat. De là résulte l'indispensable nécessité de commencer, avant tout, par bien déterminer le genre et l'espèce de la maladie sur la nature contagieuse de laquelle on est appelé à prononcer; et, pour ne citer qu'un exemple assurément très-propre à ne laisser aucun doute sur l'importance de ce précepte; si l'on avait reconnu d'abord l'extrême différence qui existe entre la fièvre jaune des Antilles et le typhus-amaril, on n'eût jamais songé à regarder la première de ces maladies comme la source de la seconde. Un seul fait bien constaté aurait rendu inutiles des centaines de volumes pour et contre l'importation, et eût en même temps fixé le gouvernement sur le choix des meilleures mesures sanitaires. Mais des réflexions générales ne suffisent pas pour résoudre toutes les difficultés qui pourraient s'élever sur les maladies contagieuses ou réputées telles. L'éclaircissement de pareilles questions exige nécessairement des détails étendus. Aussi entre-t-il dans le plan de ce Dictionnaire de traiter à fond tous les cas particuliers, susceptibles de les faire naître. C'est là le seul moyen d'établir sur des bases solides un système de contagion conforme à la vérité, en rapport avec les progrès de la science; et qui, nous osons l'espérer, confirmera l'exactitude des propositions générales contenues dans cet article. (ROCHOUX.)

CONTAGION, s. f. (hygiène publique). On pourrait composer des volumes sur la contagion considérée sous le rapport de l'hygiène publique, sans épuiser ce sujet et en même temps sans beaucoup l'éclairer; car tant que nos idées sur la nature des principes contagieux, sur les causes qui les produisent, sur leurs divers modes de transmission, etc., ne seront pas mieux assises; tant que nous ne serons pas parvenus à déterminer rigoureusement quelles sont les maladies constamment contagieuses, quelles sont celles qui peuvent le devenir dans certaines circonstances, enfin quelles sont celles qui, bien qu'épidémiques ne se transmettent jamais par contagion, nous resterons toujours dans la même incertitude sur le choix spécial des mesures les plus propres à arrêter la propagation des diverses maladies contagieuses. Cependant, outre quelques cas où l'existence d'un principe contagieux est incontestable, comme par exemple dans la variole, dans la maladie vénérienne, et contre lesquels l'hygiène publique peut établir un système précis et en quelque sorte spécial de préservation, il existe des faits généraux sur lesquels il est permis d'établir une doctrine générale des mesures propres à prévenir ou du moins à entraver la contagion.

En considérant particulièrement sous ces deux derniers rapports la tâche délicate que nous avons à remplir, nous nous imposerons d'être concis et nous nous abstiendrons de toute discussion scientifique sur des points de doctrine qui ne seraient pas encore éclaircis. Quel doit être en effet notre but, si ce n'est d'appliquer à l'hygiène publique la doctrine des maladies contagieuses. Nous devons donc prendre celle-ci dans l'état où elle est aujourd'hui, distinguer son côté douteux de son côté certain, et fonder sur cette distinction une série de principes généraux, positifs et le plus en harmonie avec les intérêts de la société.

Rigoureusement parlant, les maladies contagieuses sont celles qui peuvent se transmettre par le contact immédiat ou médiat d'un individu à un autre, et se propager ainsi indéfiniment. Dans quelques cas, ces maladies n'affligent communément qu'une seule fois le même individu: telle est la petite vérole. Dans d'autres cas leurs atteintes peuvent se réitérer chez le même individu: telle est la maladie vénérienne. On a aussi considéré comme faisant partie des maladies contagieuses, celles qui se propagent par les émanations des malades, ou par leur atmosphère ambiante; mais dans ces derniers temps surtout on a cru devoir distinguer ces maladies de celles qui sont transmissibles par le contact, c'est-à-dire établir une différence entre la *contagion et l'infection*. Cette distinction peut sans doute être réelle dans beaucoup de cas ; mais elle ne l'est pas constamment, parce qu'il est des maladies qui peuvent se propager à la fois par contagion et par infection ; nous offrirons encore pour exemple la variole. D'ailleurs les recherches et les observations faites jusqu'à ce jour ne permettent pas encore d'établir avec certitude une ligne de démarcation applicable à tous les cas, c'est-à-dire de préciser quelles sont les maladies qui ne se transmettent que par le contact seulement, et quelles sont celles qui ne se répandent que par infection.

On ne peut donc en hygiène publique, admettre de différence entre la contagion et l'infection qu'abstractivement. Dans l'application, au contraire, cette distinction deviendra nécessairement nulle toutes les fois que des données spéciales n'auront pas établi, plus clair que le jour, le mode véritable et exclusif de propagation. Confirmons par des exemples ce qui vient d'être dit : la maladie vénérienne est bien certainement transmissible par le contact immédiat, et même sous certaines conditions par le contact médiat ; jamais elle ne peut se propager d'une autre manière. Des mesures sanitaires fondées sur la différence entre la contagion et l'infection sont donc aujourd'hui ici parfaitement applicables à cette maladie. Elles ne pouvaient pas encore l'être à l'époque où l'on regardait la syphilis comme communicable par le contact et par l'atmosphère du malade. Ainsi, l'arrêt du parlement de Paris du 6 mars 1497, qui ordonne aux vénériens, sous peine de mort, de quitter la ville dans les vingt-quatre heures par une porte qui leur fut assignée, serait aujourd'hui à la fois nuisible et ridicule ; il n'était que nuisible dans des temps où il ne régnait que de l'incertitude sur le mode de propagation du virus vénérien, et où on lui supposait des voies de transmission qu'il n'avait pas. De nos jours il existe parmi les médecins de grandes contestations sur le mode de propagation du typhus et de la fièvre jaune. Ces maladies sont regardées par les uns comme contagieuses par contact et par infection ; d'autres n'en admettent la propagation que par infection ; d'autres enfin, excluant même l'infection, les rangent au nombre des épidémies résultant des altérations générales de l'atmosphère. Or, si dans cet état peu satisfaisant de la science on s'avisait de transporter dans le domaine de l'hygiène publique les opinions souvent trop exclusives de tel ou tel parti, à quelles conséquences graves une pareille conduite ne pourrait-elle pas donner lieu ? comment un médecin chargé de fournir les bases d'un règlement ou d'une loi sanitaire oserait-il par exemple considérer dans tous les cas la fièvre jaune comme non contagieuse par contact, et seulement comme transmissible par infection; comment à plus forte raison se déciderait-il à la ranger constamment parmi les maladies seulement épidémiques, sans être contagieuses ni par contact ni par infection? sera-t-il assez certain de son opinion pour en accepter toute la responsabilité? Nous ne le pensons pas.

Ces considérations nous conduisent naturellement à des principes généraux qui doivent servir de bases au médecin appelé pour statuer sur une contagion et sur les moyens d'en prévenir ou d'en entraver les progrès. Le premier de ces principes, c'est que *toutes les maladies contagieuses peuvent devenir épidémiques ou épizootiques; mais que toutes les maladies épidémiques ou épizootiques ne sont pas toujours contagieuses.*

Ce principe, si on ne l'examine pas de près, peut paraître manquer de justesse; car, dira-t-on, comment par exemple classer la rage au nombre des épidémies ou des épizooties. Cependant, si nous entendons ici, ainsi que nous devons le faire, par maladies épidémiques celles qui attaquent un grand nombre d'individus à la fois, on concevra que la rage puisse devenir épizootique et épidémique dans un endroit ou l'absence de mesures convenables de police sur les chiens errans facilitera la multiplication et la communication du virus rabique. Il ne paraîtra pas moins paradoxal au premier abord d'assigner à la maladie vénérienne une place parmi les affections épidémiques, et cela par la raison qu'on est habitué à ne voir dans ces dernières que des affections aiguës et qui ne paraissent qu'à certaines époques. Mais, en sacrifiant au sens véritable qu'on doit attacher à l'épithète épidémique le sens usurpé par l'habitude, on conçoit que la maladie vénérienne devient une épidémie et même une épidémie stationnaire dans les grandes villes où les mesures de police relatives à la débauche ne sont pas conçues et exécutées de manière à établir une surveillance active sur la prostitution.

Nous arrivons à un autre principe non moins important; *c'est le devoir de ne jamais perdre de vue qu'une même maladie épidémique peut dans un temps ou dans un lieu n'être pas contagieuse et le devenir dans un autre temps ou dans un autre lieu.*

Cette vérité implique la nécessité de bannir tout système exclusif et qui ne serait pas établi sur des faits constans, sur des faits d'une certitude mathématique, attendu que de pareils systèmes peuvent, il est vrai, faire briller la dialectique de ceux qui les soutiennent; mais qu'en application ils ne deviendraient que plus dangereux, si des conséquences d'ailleurs justes partaient d'une base qui, même sans être fausse, dans tous les cas pourrait cependant l'être dans certains d'entre eux et pour ainsi dire par exception. Si l'espace auquel nous sommes bornés par le plan de cet ouvrage ne nous imposait pas une extrême brièveté, relativement à la richesse de notre sujet, nous étayerions notre opinion d'un bon nombre d'exemples; mais il suffira de rappeler ici les discussions qui ont lieu aujourd'hui à l'égard de la contagion et de la non contagion de la fièvre jaune, discussions qui conduiraient bientôt à des résultats plus conformes à la vérité et à l'intérêt social, si chaque parti ne cherchait pas à torturer ou à proscrire les faits pour mettre leur ensemble en harmonie avec des doctrines trop exclusives. Nous citerons encore comme exemples le typhus, la dysenterie, et même, selon quelques observateurs, certaines épidémies de fièvres intermittentes.

Un troisième principe est celui-ci : *Toutes les mesures sanitaires généralement applicables aux épidémies le sont aussi aux maladies contagieuses, lesquelles exigent en outre des mesures particulières qui doivent être modifiées suivant le mode de transmission et de propagation de chacune de ces maladies.* La première partie de ce principe est une conséquence nécessaire de l'action qu'exercent sur les contagions les agens extérieurs qu'on a nommés aussi *les six choses non naturelles.* En effet une épidémie contagieuse placée sous l'influence défavorable de ces agens, sévira avec beaucoup plus de fureur que si cette influence était favorable. Une atmosphère pure, des alimens salubres, des vêtemens convenables, la propreté, l'éloignement des affections morales, sédatives ou trop excitantes, etc., deviendront autant de sources de salut dans une épidémie contagieuse; elles simplifieront la forme des maladies, les rendront plus bénignes, affaibliront l'énergie du principe contagieux et entraveront sa propagation. On peut, entre autres, s'en convaincre aisément par les différences que l'on remarque dans la marche et l'intensité du typhus contagieux dans les hôpitaux bien tenus et dans ceux qui ne jouissent pas de cet avantage. La seconde partie du principe que nous venons d'établir n'a pas besoin de commentaire, et, pour nous borner à un seul exemple, on conçoit que les mesures spéciales propres à arrêter les progrès de la variole ne peuvent pas s'appliquer à la peste.

Un quatrième et dernier principe général que nous croyons devoir établir, est que *dans le doute sur la propriété contagieuse d'une maladie on doit, en hygiène publique, se déclarer de préférence pour la réalité de la contagion.* Nous apprécions aussi bien que tout autre les entraves qu'une pareille croyance peut opposer aux rapports sociaux et surtout aux relations commerciales, combien son application est onéreuse pour les peuples qu'elle frappe directement et indirectement; mais si on balance les conséquences qui peuvent résulter de l'exécution de ce principe dans les cas où l'on se serait trompé sur la réalité d'une contagion, avec celles qui naîtraient d'une fausse sécurité, on ne doit pas hésiter, lorsque l'absence de tout germe contagieux ne serait pas évidemment démontrée, à se conduire comme s'il existait.

Toutefois les précautions qu'on croira devoir prendre devront toujours être fondées sur les particularités bien reconnues du mode de transmission de la maladie suspectée d'être contagieuse, et ne devront jamais être portées au delà de ce que réclame la stricte nécessité. Ainsi, pour en donner un exemple, s'il était démontré qu'une maladie bien que contagieuse ou soupçonnée telle ne pût se propager que sous un concours particulier de conditions locales, il serait inutile de soumettre à des mesures de rigueur les lieux où ces conditions n'existeraient pas. Ainsi, s'il était rigoureusement démontré que la fièvre jaune ne s'étend pas au delà du 46ᵉ degré de latitude, il deviendrait inutile et par conséquent nuisible de soumettre les habitans des régions qui dépassent ce degré, à des mesures qui seraient applicables aux régions plus rapprochées de l'équateur.

Des principes généraux qui précèdent nous arrivons maintenant à des considérations plus spéciales fondées sur eux, c'est-à-dire à l'exposition des principales mesures applicables à toutes les maladies contagieuses ou présumées telles.

Des moyens généraux qui tendent à assainir l'air et à s'opposer à la propagation des contagions par ce véhicule. — Que l'on considère ou non comme contagieuse une maladie régnante, on restera toujours convaincu de l'utilité des mesures relatives à

ce. qu'en hygiène on appelle *les choses qui nous environnent*
(*circumfusa*), et qui tendent surtout à maintenir autant que
possible la salubrité de l'atmosphère, ou du moins à affaiblir
les causes de son insalubrité. Ce sujet doit être ici considéré
sous le rapport de l'atmosphère générale et sous celui de l'atmosphère spéciale.

De l'atmosphère générale. — Lorsque dans un lieu, dans un
district plus ou moins étendu, une épidémie contagieuse ou non
contagieuse se manifeste, on doit avant tout examiner si l'atmosphère générale, c'est-à-dire si l'atmosphère extérieure, répandue
sur tout le lieu, n'est pas altérée par des causes d'insalubrité dépendantes des effluves du sol, ainsi que cela peut avoir lieu par
l'effet d'inondations, par le voisinage de marais, d'égoûts ou généralement de tout autre vaste foyer de décomposition végétale
et animale. On doit surtout examiner dans cette recherche quels
sont les vents dominans, et s'ils amènent les effluves vers les
points où se trouve le plus grand nombre de malades, afin de
remédier à ces causes, soit en tarissant directement les sources
d'insalubrité, soit en éloignant les malades des lieux qui y sont
le plus exposés. *Voyez* le mot ÉPIDÉMIE.

De l'atmosphère spéciale. — Nous entendons par atmosphère
spéciale celle qui est le produit de la maladie même, celle qui
entoure les malades, et qui a été altérée par leurs émanations. Les
mesures d'hygiène publique doivent tendre à empêcher autant
que possible cette altération; et, si elle existe, à la corriger par
les moyens principaux qui suivent : éviter la réunion d'un trop
grand nombre de malades dans un même lieu ; les placer dans des
salles bien aérées et ventilées, dans lesquelles on maintiendra la
plus grande propreté, et que l'on soumettra une fois par jour à des
fumigations guytoniennes; examiner en général l'état des habitations et s'opposer à tout ce qui peut y porter obstacle au renouvellement de l'air. On éloignera surtout avec soin les produits des excrétions, les vêtemens et linges salis, etc. Attendu
qu'il est impossible de surveiller l'exécution de ces mesures dans
les habitations particulières comme dans les établissemens publics, on devra au moins en faire sentir toute l'importance en répandant dans le public des instructions claires et précises. Enfin
on obligera les habitans à faire des fumigations dans les appar-
temens où des malades auront séjourné, et même, si la maladie
a été très-contagieuse, à blanchir les murs à la chaux. Dans cette

même intention, et particulièrement lorsque la maladie régnante enlevera un grand nombre de victimes, on devra diriger une attention active sur les inhumations. On pourra au besoin y procéder après un délai beaucoup plus court que celui qui est prescrit par les règlemens ou par les lois, interdire l'exposition des corps devant les maisons ou dans les églises; on pourra transporter les corps dans des tombereaux couverts, construits à cet effet. Le lieu de la sépulture sera suffisamment éloigné des habitations, et les fosses, surtout les fosses communes, devront être très-profondes. On conçoit que l'extension et la sévérité de ces mesures, sur lesquelles nous donnerons quelques détails au mot *inhumation*, devront être en rapport avec le degré d'énergie de la maladie régnante, et notamment de la contagion.

De divers autres moyens généraux d'assainissement. — Ces moyens consistent à maintenir l'influence la moins défavorable de divers autres agens extérieurs. Ainsi, la doctrine hygiénique des choses qui s'appliquent à la surface du corps (*applicata*), devra être ici sévèrement observée. Il faudra par exemple recommander la plus grande propreté, l'usage fréquent de bains ou d'ablutions. Les vêtemens devront être conformes à l'état de la saison, et s'il s'agit de contagion, surtout de contagion médiate, il faudra autant que possible proscrire ceux qui sont les plus mauvais conducteurs de calorique, tels que les vêtemens de laine, parce qu'il est d'expérience qu'ils sont les plus aptes à receler les principes contagieux et à les propager ensuite. Cette proscription des vêtemens de laine concernera notamment les personnes que leurs fonctions obligeront de communiquer avec les contagiés.

La doctrine hygiénique relative aux alimens et boissons (*ingesta*), ne mérite pas moins d'attention. Le médecin s'appliquera surtout à rechercher, non-seulement quelle a pu être l'influence des alimens et des boissons sur la production ainsi que sur l'entretien de la maladie régnante; mais encore quelle est dans telles ou telles circonstances le régime alimentaire qui convient le mieux à la santé publique. Ainsi, pour donner un exemple, on a vu des dysenteries épidémiques d'abord, puis épidémiques et contagieuses, résulter de la mauvaise qualité de certains fruits, des eaux, etc. Il faut donc dans de semblables cas avertir le public par des instructions populaires, et le garantir du danger, soit par des prohibitions positives, soit, lorsqu'il s'agit d'objets dont on ne peut se passer, par des correctifs dont l'expérience a démontré l'efficacité. Les dimensions de cet ouvrage nous obligent, ici comme dans ce qui va suivre, de nous borner à une indication très-sommaire; car si nous hasardions d'entrer dans des détails, leur abondance nous conduirait bientôt fort au delà des bornes que nous nous sommes imposées.

L'hygiène relative aux choses qui doivent être excrétées et à celles qui doivent être retenues (*excreta* et *retenta*), présente une application bien importante à la salubrité publique en temps de contagion. Qu'une maladie soit contagieuse ou non, les médecins, quelle que puisse être leur opinion à cet égard, seront toujours d'accord sur la nécessité d'éloigner, ainsi que nous l'avons dit plus haut, les produits des excrétions animales, de manière à ce que leurs émanations ne puissent frapper nos organes. Ici nous nous arrêterons un instant à l'importance qu'on doit attacher à la situation et à la construction convenables des latrines. Cette importance ne saurait être assez appréciée dans les hôpitaux, les prisons, les vaisseaux, les camps et autres lieux où il existe une réunion nombreuse d'hommes. A cet égard on peut établir comme principe général que moins les produits des évacuations abdominales séjourneront dans des lieux où leurs émanations pourront êtres perçues, et moins celles-ci deviendront dangereuses. Il faut donc éviter, autant que cela est praticable, que les malades ne satisfassent certains besoins ailleurs que sur des latrines auxquelles il est d'ailleurs facile d'ôter toute insalubrité en raréfiant l'air intérieur du cloaque, au moyen de la chaleur, et en y appelant ainsi l'air extérieur à travers les ouvertures des lunettes. Ce procédé qui est principalement dû à M. Darcet, membre du conseil de salubrité de la ville de Paris, mérite sans contredit la préférence sur tout autre. Lorsque les localités ne permettent pas d'établir des latrines, comme par exemple dans les camps, il faudra au moins que les fosses destinées à recevoir les urines et les matières fécales soient souvent recouvertes de terre.

L'hygiène publique relative aux exercices (*acta*) peut offrir d'utiles applications au sujet qui nous occupe. Ici se présente avant tout l'influence que certaines professions peuvent exercer sur la formation et l'entretien des épidémies en général et des épidémies contagieuses en particulier. Cette influence exige une attention sérieuse de la part des médecins, afin de déterminer, s'il est possible, les professions les plus et les moins exposées a la maladie régnánte. Ainsi, pour nous borner à l'exemple qui se présente d'abord à notre esprit, plusieurs observateurs croient avoir remarqué que les porteurs d'huile sont généralement garantis de la peste, et si l'on doit ajouter foi aux expériences fondées sur ce fait, il en résulterait que les onctions d'huile seraient un des meilleurs préservatifs de la contagion pestilentielle. On doit également chercher à découvrir l'influence de divers exercices étrangers aux professions, celle du repos, du sommeil et des veilles pour fonder sur ces données des instructions populaires.

Enfin, l'hygiène publique relative aux impressions morales (*percepta*) fournit ici également des vues utiles. Il n'est que trop démontré à quel point les affections morales tristes, et notamment la terreur, disposent les corps à recevoir l'action des principes contagieux, et combien elles exaspèrent le caractère des maladies en général. Il est donc très-essentiel en temps d'épidémie, et surtout d'épidémie contagieuse, d'affaiblir par tous les moyens possibles les craintes du public, de proscrire en conséquence les cérémonies et les usages qui peuvent faire naître des idées tristes ou les nourrir, comme par exemple l'usage d'exposer les morts devant les maisons, ou de les porter à l'église, etc. Il faut au contraire favoriser les moyens de distraction. Ainsi, une très-ancienne ordonnance de police prescrit aux habitans d'un petit endroit près de Bâle, mais dont nous avons oublié le nom, de se réunir en temps d'épidémie plusieurs fois par semaine, et de se livrer en plein air à l'exercice de la danse. On conçoit que les mesures de ce genre à proposer par les médecins aux autorités, devront être raisonnées et modifiées selon le degré d'intensité du mal, la facilité plus ou moins grande avec laquelle la contagion se répand, selon les mœurs et les habitudes nationales, enfin selon une infinité de circonstances locales dont l'appréciation étant uniquement l'ouvrage du génie ne saurait être tracée d'avance par des dogmes.

Des moyens de prévenir la propagation des principes contagieux. — Ces moyens tendent essentiellement à isoler les contagiés de ceux qui ne le sont pas, et d'étendre même dans beaucoup de cas cet isolement sur les divers objets provenant du lieu où la contagion existe, et que l'on suppose pouvoir la propager médiatement.

Outre quelques mesures spéciales entièrement soumises aux
conditions et au mode de contagion de certaines maladies, et
dont il sera question lorsque nous parlerons de ces maladies,
voici en quoi consistent jusqu'à présent les précautions généralement applicables au plus grand nombre d'entre elles.

De l'isolement des malades dans le lieu même de la contagion.
—Lorsqu'une maladie contagieuse se déclare, il est nécessaire
d'isoler, autant que les lois et la liberté individuelle le permettent, les contagiés de la population saine. C'est ce principe reconnu depuis long-temps qui a donné lieu à la formation des
lazarets, des léproseries, en un mot des établissemens qui, suffisamment éloignés des habitations, sont destinés à recevoir des
individus atteints d'une maladie dont on redoute la propagation
contagieuse. C'est surtout dès le début d'une épidémie avec contagion qu'il est utile d'exécuter la mesure dont il s'agit, parce
qu'alors il est possible d'étouffer le fléau dans sa naissance. Mais
quelque parti que l'on prenne, soit qu'on isole les malades dans
leurs habitations, soit qu'on les force à se laisser séquestrer dans
un établissement destiné à cet effet, les mesures de ce genre devraient s'exécuter avec le moins de publicité possible, afin de ne
pas répandre la terreur parmi le reste des habitans. Nous excep-
terions néanmoins de cette disposition les cas où la propagation
de la contagion serait due à la résistance offerte par les contagiés
ou par ceux dont ils dépendent, à l'exécution de mesures pré-
servatives que l'autorité aurait prescrites. Ainsi, pour appuyer
notre opinion d'un exemple, nous voudrions que les variolés
fussent non-seulement isolés rigoureusement; mais encore qu'on
procédât à cet isolement avec une sorte d'apparat, afin de frapper vivement les esprits et de déterminer ici par la crainte ce
qu'on n'aurait pu obtenir de la persuasion.

De l'isolement des populations contagiées. —Lorsqu'une
maladie contagieuse se manifeste au milieu d'une population,
que la contagion sévit sur un grand nombre d'individus, qu'elle
est de nature à ne pas dépendre seulement des localités, et à
pouvoir être transmise médiatement d'individus sains à d'autres
individus ; lorsque ces conditions, disons-nous, sont démontrées, ou même lorsqu'elles ont pour elles une forte probabilité, il est naturel que les populations saines se garantissent d'un
semblable fléau, en rompant toute communication avec le lieu
où existe la contagion, ou du moins en s'assurant que les hom-

mes, les animaux et en général les produits venant de ce lieu,
ne portent pas en eux de germe contagieux. A cet effet, on a
mis en usage divers moyens, desquelles il nous reste à dire quelques mots.

Des cordons sanitaires et de la quarantaine. — On entend
par cordon sanitaire une ligne de surveillance établie entre le
lieu où existe la contagion et le lieu le plus voisin dans lequel
la contagion n'a pas encore pénétré. Ce cordon a plus ou moins
d'étendue, suivant celle du théâtre de la contagion. Quelquefois
aussi les cordons sanitaires s'établissent sur les frontières qui séparent deux états dépendans de gouvernemens différens, quoiqu'il
existe entre le lieu contagié et les frontières une distance plus
ou moins considérable exempte de contagion. Dans quelques cas,
et lorsque la contagion est endémique, c'est-à-dire lorsqu'elle
est sujette à reparaître à certaines époques dans le même pays,
le cordon sanitaire est permanent. C'est, par exemple, ce qui a lieu
sur les frontières des provinces appartenant à l'Autriche et de la
Turquie, afin de garantir les premières de la peste. Presque toujours les cordons sanitaires sont formés par des troupes réglées,
et tout y est soumis à un régime militaire, lequel offre le plus de
garantie pour la stricte exécution des mesures dont le but est
d'empêcher la contagion de se propager de la région contagiée
à celle qui ne l'est pas. Ces mesures consistent principalement
à empêcher les hommes, les animaux et les productions venant
du pays contagié de passer dans celui qui ne l'est pas, sans
avoir préalablement séjourné, pendant un certain espace de temps,
dans un lieu exactement isolé, où l'on puisse s'assurer de l'état
sanitaire des hommes et des animaux, comme aussi *désinfecter*
les marchandises, lettres, etc., venant du pays contagié, c'est-à-
dire les soumettre à des opérations propres à détruire le principe contagieux qu'elles pourraient receler. Ce qui a lieu dans
l'intérieur des terres par des cordons sanitaires s'exécute sur
les côtes au moyen de vaisseaux qui sont en surveillance dans
les rades des ports, et de lazarets isolés dans lesquels on observe, pendant le temps nécessaire, les équipages des navires
venant des lieux contagiés ou seulement suspectés de l'être, et
l'on soumet les chargemens des navires, comme aussi les effets
des équipages aux opérations dont il a été question plus haut.
Ces opérations, ainsi que les moyens qu'on emploie pour s'assurer de la santé des hommes et des animaux, en les observant

pendant un espace de temps qui ne dépasse pas ordinairement quarante jours, comportent plusieurs détails dont il sera parlé au mot *quarantaine.*

Des diverses maladies contagieuses en particulier. — Pour terminer cet article, il nous reste encore à examiner en particulier les diverses maladies qui occupent avec plus ou moins de droit une place parmi les affections contagieuses.

De la maladie vénérienne. — Cette maladie occupe un premier rang parmi les affections contagieuses; car, outre que depuis plus de trois siècles elle n'a cessé de sévir chez presque tous les peuples, sa transmission par le contact est des mieux démontrée. Il suffit que le virus vénérien soit porté sur une partie quelconque du corps humain, dénuée d'épiderme ou recouverte d'un épiderme très-mince, pour que la contagion ait lieu. Elle s'opère néanmoins presque toujours par le coït. L'un des meilleurs moyens de diminuer la fréquence des maladies vénériennes est d'exercer une police active sur les prostituées, et de séquestrer celles qui sont atteintes de la maladie vénérienne. Sous ce point de vue, les maisons de prostitution offrent au moins l'avantage de faciliter la surveillance. L'espace auquel nous sommes restreints nous empêche d'entrer dans les divers détails auxquels ce sujet prête; il suffira ici de l'avoir indiqué. Nous devons toutefois ajouter que les institutions de la capitale peuvent servir de modèle en ce genre, puisqu'on est parvenu à ne plus compter aujourd'hui qu'une femme publique malade sur cinquante-une. Si de semblables institutions existaient dans toutes les villes, et si en même temps les chefs militaires, les capitaines de marine militaire et marchande soumettaient les soldats et les matelots à des visites, lors des changemens de garnisons et des débarquemens, afin de séquestrer et de mettre en traitement les vérolés, il ne serait peut-être pas impossible d'éteindre peu à peu la maladie vénériene. Il est encore une autre source de propagation de cette maladie, qui mérite une certaine attention; c'est sa transmission des enfans à leurs nourrices, et dans un petit nombre de cas, de celles-ci à leurs nourrissons. Il est beaucoup moins difficile de prévenir ce dernier accident que le premier, et il suffit à cet effet, outre les renseignemens à prendre sur la moralité des nourrices, de visiter avec soin au moins leurs lèvres, l'intérieur de leur bouche et leurs mamelons. Quant au second inconvénient, on avait proposé, pour y remédier, de soumettre les enfans-trouvés à une sorte de quarantaine avant de les laisser emmener par leurs nourrices. Frank veut que cette quarantaine soit de six semaines pour tous sans exception, et de six mois pour ceux qui présentent des symptômes suspects, jusqu'à ce que ces symptômes aient disparu. Mais il est aisé de concevoir combien l'exécution de ce projet doit être difficile. Selon nous, le moyen le plus efficace serait de nommer par district un médecin spécialement chargé d'examiner les enfans en nourrice. Il ferait une inspection toutes les six semaines ou tous les trois mois, pour connaître les enfans chez lesquels des symptômes vénériens se seraient déclarés, et leur donner, ainsi qu'aux nourrices, les soins nécessaires. On a proposé en outre, pour prévenir la transmission du virus vénérien de l'enfant à sa nourrice, une espèce de tir-lait à mamelon, au moyen duquel l'enfant sucerait par ce mamelon artificiel le lait au fur et à mesure que la nourrice en ferait l'extraction par un tube dont l'instrument est muni. Cet appareil très-ingénieux, et dont le professeur Wurzer à Marbourg est l'inventeur (*Voyez* son *Essai sur l'éducation physique*), peut en effet être employé avec succès pendant les six semaines de l'allaitement, et garantirait ainsi les nourrices de la contagion syphilitique.

De la rage. — La rage se communique par la morsure d'un animal enragé. De nouvelles expériences mettent hors de doute qu'elle peut aussi être transmise par inoculation. L'espèce canine étant celle chez laquelle cette maladie se produit plus communément, une bonne police doit veiller à ce que le nombre de chiens inutiles soit diminué, et que ceux qui servent à divers usages domestiques n'errent pas dans les rues sans être muselés. A cet effet, on a proposé diverses mesures dont le plus grand nombre a été exécuté avec succès. Une des meilleurs est, sans contredit, d'établir un impôt sur les chiens, de distinguer par des colliers numérotés ceux qui ont été enregistrés, et d'abattre indistinctement les autres. L'ordonnance d'Erfurt, et surtout celle de Bâle sont d'excellens modèles à suivre pour ce qui concerne la police des chiens, et les mesures à prendre contre la rage. On peut aisément s'en convaincre en consultant le *Journal universel des sciences médicales*, où nous avons rendu compte des principales dispositions de l'ordonnance de Bâle. La police doit en outre faire connaître par des avis la conduite à tenir

lorsqu'un homme ou un animal a été mordu par un chien enragé ; recommander, lorsque la rage n'est pas très-évidemment
déclarée chez ce dernier, de ne pas le tuer, et de le tenir en-
fermé et attaché pour le surveiller jusqu'à ce qu'on ait acquis la
conviction de la réalité de la maladie. La police doit d'ailleurs
sévir contre tout individu qui, se vantant de posséder des remèdes contre la rage, inspirerait une fausse sécurité, et em-
pêcherait de recourir à temps au seul moyen efficace, la cautérisation ; enfin elle doit veiller à ce que les animaux morts de
la rage soient profondément enterrés, et que les objets qui ont
servi à leur usage soient détruits par le feu. De semblables précautions doivent aussi être prise à l'égard des effets qui auront
pu être atteints de la bave des personnes qui ont eu le malheur
de succomber à cette terrible maladie.

Des affections cutanées, chroniques, contagieuses. — La *gale*
est une maladie contagieuse, très-commune dans les établissemens où se trouve une grande réunion d'hommes, comme, par
exemple, dans les prisons, les navires, les casernes, certains
ateliers, etc. Les meilleurs moyens de prévenir ou d'arrêter
cette maladie consistent en une grande propreté et en l'usage
fréquent de bains. Lorsque le mal est déclaré, il faut de suite
séparer des autres les individus qui en sont atteints, et les soumettre à des bains de vapeurs sulfureuses, ou à des bains hydro-
sulfurés, lesquels détruisent en très-peu de jours la propriété
contagieuse de l'affection psorique qu'ils combattent en outre
efficacement. Les vêtemens et linges des malades doivent être
également exposés à des vapeurs sulfureuses.

La lèpre. — Dans les 12ᵉ, 13ᵉ et 14ᵉ siècles, cette maladie,
à peu près inconnue de nos jours, était répandue sur presque
toute l'Europe. On la considérait comme éminemment contagieuse, puisque les lépreux étaient un objet d'effroi pour tout
le monde, et que l'on exécutait avec une extrême sévérité envers eux la loi mosaïque, qui ordonnait de les séquestrer de la
société. En supposant que la lèpre, qui se présente encore parfois aujourd'hui, soit tout-à-fait la même que celle d'autrefois,
elle n'est certainement pas contagieuse comme elle l'était alors.
Peut-être aussi nos ancêtres s'étaient-ils trompés sur son degré
de contagion. Le *radesyge* ou la lèpre du nord, qui règne notamment dans la partie septentrionale de la Norwège, est une
maladie sur la nature et la contagion de laquelle les médecins

ne sont pas encore bien d'accord, puisque les uns la considèrent comme une maladie *sui generis*, tandis que les autres la regardent comme une affection syphilitique dégénérée. Dans l'une et dans l'autre supposition, que sa contagion soit démontrée ou non, il convient, dans le doute, d'isoler les individus atteints de cette maladie.

De la phthisie. — Dans les pays méridionaux, tels que l'Italie, l'Espagne et le Portugal, la phthisie, si on en juge par les précautions que l'on prend après le décès d'un phthisique, est regardée comme éminemment contagieuse. Les vêtemens, le linge, les lits, qui ont servi au malade, sont détruits par le feu, et la chambre qu'il a habitée est blanchie à la chaux. Les partisans de la contagion phthisique approuvent ces mesures, surtout dans les régions méridionales, où, selon eux, la phthisie est beaucoup plus contagieuse que dans les pays septentrionaux. Ils croient d'ailleurs que, dans ces derniers, la phthisie sans être généralement contagieuse, peut quelquefois et sous des conditions encore inconnues, le devenir. Ils citent, à l'appui de leur opinion, un bon nombre d'exemples, dont quelques-uns, s'ils ont été bien observés, ne laisseraient pas d'être concluans. Sans chercher à défendre ou à infirmer leur opinion, nous croyons pouvoir établir, d'après les observations même des partisans de la contagion, que, si la phthisie est devenue parfois contagieuse, ce n'a été que dans son dernier stade, et à l'époque des sueurs colliquatives : or, sans attribuer à celle-ci un principe précisément contagieux, et qui se conserverait dans les objets qui en auraient été imprégnés, on peut du moins suspecter la salubrité de ces mêmes objets; et, bien qu'on ne s'astreigne pas aux précautions extrêmes dont il a été fait mention plus haut, une bonne police sanitaire devrait au moins empêcher que le linge de corps, les draps, les matelas des phthisiques, et autres effets semblables, fussent mis en vente, ou employés, sans avoir été préalablement passés à la lessive.

Des affections contagieuses diguës. De la variole. — Aucune maladie contagieuse n'a exercé autant de ravages sur l'espèce humaine que la variole; mais aussi il n'en est aucune, dans l'état actuel des choses, dont il soit plus facile d'arrêter les progrès. L'extirpation complète de ce fléau cesse même d'être un problème, depuis la découverte de la vaccine; mais, pour arriver à ce résultat, il faudrait une unité de volonté chez tous les gouvernemens ; il faudrait des lois positives, qui ordonnassent de séquestrer les variolés dans les lazarets, de punir même ceux qui refuseraient le bienfait du nouveau mode d'inoculation, dont les progrès devraient être encouragés par tous les moyens qui sont au pouvoir de l'autorité ; il faudrait que des écrits populaires, qui auraient pour but de combattre les préjugés qui existent contre la vaccine, fussent répandus dans les les villes et les villages ; que, dans ces derniers, ils fussent même lus au prône ou aux veillées ; il faudrait enfin que l'inoculation de la petite-vérole fût absolument interdite sous les peines les plus sévères. Tant que les gouvernemens ne voudront pas se réunir pour l'exécution énergique de ces moyens ; tant qu'on se bornera à des demi-mesures, la vaccine pourra bien diminuer le nombre des victimes de la variole, mais celle-ci n'en continuera pas moins à occasioner des pertes sensibles à la société.

De la scarlatine.—Nous faisons une mention spéciale de cette fièvre exanthématique, parce que depuis quelques années on lui oppose un préservatif qui, si l'on en croit les nombreuses observations qui ont été faites sur différens points de l'Allemagne, garantirait aussi sûrement de cette maladie, que la vaccine garantit de la petite-vérole. Ce préservatif, dont on doit la découverte au docteur Hahnemann, paraît, au premier abord, tellement insignifiant, qu'il excite plutôt le sourire que l'attention. Cependant depuis quelque temps, ainsi que nous venons de le dire, les faits se multiplient tellement en sa faveur, qu'il mérite d'être pris bien sérieusement en considération, et de faire l'objet d'expériences officielles. Il consiste en la dissolution de deux à trois grains d'extrait de belladone dans à peu près une livre d'eau, dont, pendant l'épidémie, on fait prendre tous les jours d'une à trois cuillerées aux enfans, ou adultes qui n'ont pas encore eu la maladie.

Du typhus et de la fièvre jaune. — Nous réunissons ici ces deux maladies, parce que toutes deux ont entre elles quelque analogie sous le rapport de leur formation et de leur mode de propagation. L'une et l'autre sont d'ailleurs devenues un sujet de graves contestations relatives à la réalité de leur propagation par un principe contagieux ; et ces contestations, surtout à l'égard de la fièvre jaune, loin encore d'être terminées, n'ont pas beaucoup avancé la science, parce qu'on y a porté un esprit d'exclusion, et peut-être aussi des considérations politiques et commerciales bien funestes à la recherche de la vérité. Nous ne pouvons ici mettre en avant notre opinion sur ce qui concerne la fièvre jaune, que nous n'avons jamais eu l'occasion d'observer; mais, quant au typhus, nous pensons que, sous les conditions requises, il peut devenir contagieux par contact immédiat et médiat.

Au reste, dans l'état actuel de la science relativement aux deux maladies dont il s'agit, nous croyons devoir renvoyer aux principes généraux et aux mesures générales dont il a été parlé plus haut.

De la peste.—Les mesures générales, applicables aux épidémies contagieuses, doivent, lorsqu'il s'agit de la peste, être exécutées dans toute leur rigueur. On doit surtout éviter tout ce qui peut favoriser le contact entre les pestiférés et la portion saine de la population. En conséquence, il sera indispensable de former promptement des établissemens isolés, et dans lesquels on devra placer les pestiférés, sans distinction de rang ni de fortune, afin d'arrêter à temps les communications entre les individus malades et ceux qui ne le sont pas. Les lits, les vêtemens, le linge et en général les effets des pestiférés guéris ou morts, ne doivent être employés qu'après avoir été passés à une forte lessive, avoir été soumis à des fumigations guytonniennes, et exposés pendant long-temps à l'air : ou bien on doit détruire ces divers objets par le feu, lorsque les opérations dont il vient d'être parlé ne sont pas exécutables. On avait imaginé d'inoculer la peste, afin de diminuer sa malignité; mais, outre que cette méthode n'a pas répondu à ce qu'on en attendait, elle est d'autant moins admissible, que la peste peut atteindre plusieurs fois le même individu. La proposition d'allumer, en temps de peste, à l'exemple d'Hippocrate, de grands feux sur les places publiques, ne peut être aujourd'hui considérée comme un moyen de purifier l'air en le décomposant; il peut seulement en ébranler la colonne, et lui imprimer quelque mouvement; mais, comme il est impossible d'établir dans l'air libre un appel considérable, ce moyen est si insignifiant et en même temps si passager, qu'il ne peut entrer en aucune considération.

Des épizooties contagieuses. — Les considérations générales auxquelles nous nous sommes livré au commencement de cet article s'appliquent, à peu de modifications près, aux épizooties contagieuses, et, sous beaucoup de rapports même, cette application est plus facile que s'il s'agissait de l'espèce humaine. Ainsi, par exemple, pour ce qui concerne l'isolement des contagiés, il est beaucoup moins difficile d'empêcher l'entrée des bestiaux contagiés d'un pays dans un autre que celle des hommes. On a d'ailleurs, dans une épizootie, la ressource de pouvoir abattre promptement les animaux malades, et de détruire aisément leurs cadavres, comme aussi les objets qui leur ont servi. Les épizooties contagieuses comportent plusieurs détails qui doivent trouver leur place au mot ÉPIZOOTIE.   (MARC.)

CONTEMPLATION, s. f. Contempler un objet, c'est le considérer avec toute l'activité de ses sens ou toute la force de son esprit, de manière à ne pouvoir s'occuper que de lui seul. Lorsque la contemplation est portée jusqu'à devenir involontaire, elle rentre dans l'état morbide qu'on nomme *extase*. (*Voyez* ce mot.) On a plus particulièrement appelé *contemplatifs* les individus adonnés à la contemplation des choses religieuses. (GEORGET.)

CONTENTIF, adj. On désigne ainsi les bandages qui servent à retenir les médicamens, les compresses et autres pièces d'appareil sur les parties malades, ou à maintenir les parties réduites après une fracture ou une luxation. *Voyez* BANDAGE.

CONTINENCE, s. f., *continentia*, abstinence des plaisirs de l'amour. *Voyez* COÏT, PASSION, etc.   (ROSTAN.)

CONTINENT, adj., *continens*. En médecine, on donne à cette épithète une acception bien différente de celle qu'elle a dans le langage ordinaire. On l'a employée pour désigner le caractère de certaines causes morbifiques et celui de certaines fièvres. Une cause continente paraît exprimer, pour les auteurs qui se sont servi de cette dénomination, ce que l'on entend par cause prochaine. (*Voyez* CAUSE.) La fièvre continente est une espèce de fièvre continue, entièrement exempte de paroxysmes et d'exacerbations, et dont les symptômes persistent avec une sorte d'uniformité jusqu'à la fin de la maladie. Cette circonstance est rare, et ne se rencontre guère que dans la fièvre inflammatoire, mais surtout dans l'éphémère qui n'en est qu'une variété. *Voyez* FIÈVRE.   (COUTANCEAU.)

CONTINU, adj., *continuus*, qui n'est interrompu dans aucune de ses parties ; on appelle fièvres continues celles qui n'ont point de paroxysmes proprement dits ; elles sont, sous ce rapport, opposées aux fièvres intermittentes. Néanmoins les fièvres continues sont sujettes à offrir des exacerbations, c'est-à-dire que leurs symptômes augmentent et diminuent alternativement. Elles composent la plus grande partie des fièvres qu'on appelle essentielles, et ont été divisées par les nosologistes en plusieurs ordres, suivant la nature de leurs symptômes. *V.* FIÈVRE. (COUTANCEAU.)

CONTONDANT, adj., *contundens,* nom sous lequel on désigne les corps vulnérans, ronds et obtus, qui agissent sur les parties qu'ils choquent en les meurtrissant, les broyant et les déchirant sans les couper ni les piquer. Ils produisent les contusions et les plaies contuses. *Voyez* ce mot. (R. DEL.)

CONTORSION, mouvement de torsion ordinairement produit dans une partie par un état convulsif des muscles qui la meuvent; les yeux, la bouche, le tronc, les membres se *contournent* en divers sens dans la plupart des affections convulsives. La contorsion peut aussi provenir de la paralysie de certains muscles qui fait que les antagonistes de ces derniers agissent seuls; dans l'hémiplégie, la bouche est déviée du côté sain. (GEORGET.)

CONTRACTILE, adj. m. et f., *irritabilis.* Qui se contracte ou qui jouit de la contraction. Ce mot est pris aujourd'hui dans ce sens général, et non dans l'acception beaucoup moins étendue que sembleraient lui devoir consacrer les travaux d'Haller et de son école sur les *parties irritables et sensibles.* Suivant cette dernière en effet, les organes contractiles seraient à proprement parler les organes irritables, ou ceux-là seuls qui jouissent de la contractilité organique sensible; mais les distinctions de la contractilité, ci-après admises, suffiront sans doute pour établir les différences qui séparent l'ordre particulier des parties irritables, de la classe entière des organes contractiles, à laquelle ils appartiennent. Ainsi, tandis que les premières sont plus ou moins limitées, propres à quelques structures données, les seconds ont-ils paru s'étendre sans distinction à toutes les parties vivantes.

Il suit de cette manière de voir que depuis le cœur et les muscles soumis à l'influence cérébrale et qu'ébranlent si manifestement les stimulans ou la volonté, jusqu'aux derniers capillaires et à la fibre élémentaire des organes, dont les mouvemens sont inappréciables, l'état contractile existerait comme un phénomène universel ou commun à toutes les parties, et dans lesquelles il ne varierait dès lors que par son degré. Mais cette

opinion est-elle bien fondée, et doit-on regarder comme incontestable que tous les organes, tous les tissus de l'économie
soient indistinctement contractiles? Nous ne le pensons pas, et
nos doutes se fondent à cet égard, sur l'extrême difficulté ou
même l'impossibilité de concevoir le moindre mouvement partiel au milieu de ces tissus de l'économie, essentiellement durs
et consistans, dont les parties, intimement liées et serrées entre
elles, ne laissent aucun espace. Tels nous paraissent être, en
particulier dans les animaux, les os, les cartilages, les fibro-
cartilages, et même certaines dépendances du tissu fibreux,
comme les ligamens, les capsules articulaires, les tendons des
muscles, etc. Aussi pensons-nous qu'on peut au moins douter
que ces parties soient vraiment contractiles. Remarquons, du
reste, que c'est uniquement pour s'expliquer le mouvement de
composition et de décomposition nutritive de l'ensemble des
organes qu'on a été conduit par la seule force du raisonnement
à admettre, contre toute sorte de vraisemblance, la contractilité
de ces tissus. Mais si l'on envisage que la mobilité ou la circulation réelle de la matière nutritive dans le sein même des organes, n'est encore qu'une hypothèse, et que l'assimilation nutritive, étrangère à la force motrice, rentre dans les phénomènes
d'attraction qui ressortent de l'affinité vitale, on pensera peut-
être devoir refuser l'ordre de mouvement qui nous occupe, aux
parties dures, consistantes et si remarquables par leur densité,
que nous venons d'indiquer.

(RULLIER.)

CONTRACTILITÉ, s. f., force ou faculté vitale, produisant
la contraction, c'est-à-dire l'ordre de mouvement par resserrement
qu'on observe dans les parties solides des corps organisés vivans.
La contractilité qui est, pour ainsi dire, la seule force motrice
que les physiologistes aient examinée avec une attention spéciale,
n'est toutefois que l'un des deux modes, sous lequel se montre
la *motilité* ou la cause universelle des mouvemens organiques.
Plusieurs de ceux-ci, qui s'exercent, en effet, par extension,
érection ou dilatation, étrangers à la contractilité, dépendent
de cette autre modification de la force motrice désignée sous les
noms d'*expansibilité*, d'*érectilité*, ou de *dilatabilité*.

La contractilité, ainsi nommée depuis Bichat, d'après le phénomène de contraction qui s'y rattache, s'étend ou s'applique,
comme cause, à la plupart des faits attribués, avant cet auteur,
à l'*irritabilité*, au *ton* ou *tonicité*, au *vis insita* ou *vis innata*;

mais on peut penser que seule elle suffit à la coordination systématique des différentes sortes de mouvemens par contraction observés durant la vie, en même temps qu'elle en offre comme le principe, ou du moins la raison commune.

C'est en appliquant l'observation, l'expérience et le raisonnement à l'étude des mouvememens très-variés de contraction, que les physiologistes ont été naturellement conduits à distinguer, dans la force qui nous occupe, autant de modifications analogues à ces diverses sortes de mouvemens. Ils ont, en conséquence, divisé la contractilité, et imprimé des dénominations particulières à chacun de ses principaux modes et à chacune de leurs distinctions secondaires. Voici quelles sont les espèces et les variétés de cette force, communément admises.

1°. *Contractilité cérébrale.* — C'est celle qui se rattache essentiellement dans les animaux pourvus de cerveau, à l'influence que cet organe exerce par les nerfs sur le plus grand nombre des muscles : nommée *contractilité animale* par Bichat, *contractilité volontaire* par d'autres, *vis nervosa in musculos* par quelques-uns, elle doit, suivant nous, conserver le nom que nous lui donnons, parce que seul il se concilie avec l'ensemble des phénomènes attribués à cette force, ce qui n'a lieu pour aucune des autres dénominations. Une foule d'animaux, en effet, n'en jouissent évidemment pas; son exercice, dans ceux qui l'ont en partage, non-seulement n'est pas toujours volontaire, mais encore se manifeste contre la volonté; enfin, par rapport aux muscles, les relations de la contractilité avec le cerveau lui-même peuvent paraître, quoique médiates, plus nécessaires ou plus importantes que celles qui les lient avec les simples prolongemens de cet organe.

Une grand nombre de phénomènes se rattachent à l'exercice de la contractilité cérébrale; tels sont tous les mouvemens volontaires propres à assurer la station et la locomotion, ceux qui servent à la préhension, à la mastication et à la déglutition des alimens; ceux des parois abdominales qui concourent à l'expulsion des *fèces* et de l'urine; ceux qui établissent le mécanisme de la respiration, qui servent au rapprochement des sexes, et ceux qui, chez la femme, aident à l'accouchement. La voix, la parole, le geste, sont encore dans ses immédiates attributions. L'absence de la contractilité cérébrale constitue particulièrement la *paralysie*; son exaltation produit le *spasme* et la *convulsion*. *Voyez* ces mots.

2° La *contractilité organique*, ainsi nommée, parce qu'elle est la force ou la propriété active qui pénètre ou anime tout ce qui tient à l'organisme. Cette force se montre d'ailleurs (quant aux animaux pourvus de système nerveux), plus ou moins indépendante du cerveau, et ses phénomènes dérivent surtout de l'excitation immédiate des organes eux-mêmes, aussitôt qu'ils reçoivent l'influence de quelque *stimulus*. Mais les phénomènes qui tiennent à l'exercice de la contractilité organique, tantôt manifestes et apparens, d'autres fois obscurs ou latens, ont motivé la division secondaire de cette force en deux espèces, savoir, la contractilité organique sensible, et la contractilité organique insensible.

A. La *contractilité organique sensible* est la force de resserrement inhérente aux organes et plus particulièrement à certains muscles, qui les rend propres à se contracter d'une manière apparente ou manifeste. L'exercice de cette force est communément regardé comme essentiellement subordonné à la seule application des divers excitans naturels ou artificiels aux parties dans lesquelles elle se manifeste. Le froid qui fronce la peau, les désirs vénériens qui resserrent le scrotum, les alimens qui parcourent le canal alimentaire depuis l'estomac jusqu'à l'anus, le sang qui arrive au cœur, l'urine qui distend la vessie, le fœtus qui remplit la cavité de l'utérus, à une époque donnée de la grossesse, etc., etc., sont autant de conditions propres à en déterminer respectivement l'exercice dans chacun de ces organes. Cette force, dont les effets sont plus marqués et plus sensibles dans les muscles, et notamment dans ceux qui sont placés hors de l'influence ordinaire du cerveau (muscles organiques), n'est pas spéciale à ces organes. Elle paraît, en effet, animer encore la peau, le tissu cellulaire, les canaux ainsi que les réservoirs de quelques sécrétions, étrangers à la structure des muscles. Cette force correspond, principalement du moins, à l'*irritabilité* hallérienne, faculté mixte, sensitive et motrice, dont l'histoire nous occupera plus tard. *Voyez* IRRITABILITÉ.

La contractilité organique sensible, que manifestent sur les animaux vivans une foule d'excitans appliqués à leurs organes, et notamment à leurs différens muscles, offre encore de phénomène remarquable et particulier de persister après la mort, et de donner lieu à des contractions plus ou moins prononcées, fortes et durables, suivant une foule de circonstances qui tiennent, d'une part, à l'organisation de l'animal, aux tissus et aux parties artificiellement stimulés, et de l'autre à l'espèce, à la succession et à la variété apportées dans les différens excitans mis en usage.

C'est ici le lieu de faire remarquer que la force qui nous occupe, propriété essentiellement active, et qui s'éteint avec la vie des organes et la chaleur qui la caractérise, demeure étrangère, comme cause, à plusieurs mouvemens de contraction qui lui ont été faussement attribués ; tels sont, en particulier, ceux de resserrement des artères, préalablement distendues par le sang lorsqu'on vient à donner issue à ce dernier, et qui tiennent à l'*élasticité* des parois de ces vaisseaux ; ceux qui maintiennent écartées les lèvres d'une plaie ; ceux de crispation, de resserrement et de raccornissement que les acides concentrés et une forte chaleur impriment à la plupart des tissus organisés, etc., etc.; mais ces mouvemens divers, qui dépendent de l'arrangement physique des parties, et sont le résultat des combinaisons chimiques auxquelles elles obéissent, se montrent encore les mêmes sur le cadavre. On peut observer d'ailleurs, pour les derniers en particulier, qu'ils ne se manifestent durant la vie des animaux, qu'après que celle-ci se trouve réellement éteinte par la gangrène ou la mortification des tissus qui en sont le siége.

B. La *contractilité organique insensible*. — Le *ton*, la *tonicité*, la contractilité *fibrillaire*, *latente* ou *cachée*, noms divers par lesquels on la désigne. Cette force, du même ordre que la précédente, n'en diffère, comme son nom l'indique, que par l'obscurité des phénomènes auxquels elle préside. Rien, en effet, ne la décèle à nos moyens d'investigation, et elle se dérobe à l'intuition la plus exacte. Son admission repose donc sur le raisonnement. Seule, la contractilité organique insensible peut rendre compte, en effet, de la progression réelle et incontestable des fluides dont les colonnes les plus déliées sont livrées à l'action des vaisseaux nommés capillaires, et à celle de quelques canaux excréteurs. On a vu, au mot CIRCULATION, quelles étaient les véritables bornes de l'action du cœur : elle s'arrête partout au système des vaisseaux capillaires. Or le trajet évident du sang, des fluides absorbés, des larmes, de l'urine, du sperme, du lait et généralement de tous les fluides soumis à l'action des capillaires sanguins et de ceux qui servent à l'absorption et à la sécrétion, ne pouvant s'expliquer qu'à l'aide de la contractilité insensible des parois de ces vaisseaux, l'adoption de celle-ci acquiert toute la force d'une vérité démontrée. La contractilité organique insensible est d'ailleurs encore, dans les animaux dépourvus de cœur, et dans le règne végétal, la seule force impulsive, capable d'imprimer aux fluides les mouvemens divers auxquels ceux-ci obéissent, et qui sont indispensables à l'entretien de la vie. Tels sont les attributs caractéristiques de la tonicité, le mouvement en quelque sorte moléculaire des fluides dans les vaisseaux capillaires, dans les lymphatiques et dans les canaux d'excrétion.

En rappelant ici que Bichat a non-seulement placé sous l'influence de cette force ces phénomènes de mouvemens ou de progression, mais encore qu'il y a rattaché tous ceux d'*altération* ou de combinaison vitale qui constituent les sécrétions, l'absorption, la nutrition et la calorification, nous ferons remarquer que ce physiologiste lui a donné une extension abusive. Jamais, en effet, le simple mouvement imprimé par la contractilité fibrillaire aux fluides, ne saurait y produire un changement de nature, et toutes les fonctions qui consistent nécessairement dans ce même changement, indépendantes de cette cause, n'y peuvent trouver leur fondement; celui-ci nous est fourni par l'affinité vitale, force dont nous avons déjà donné le caractère et à laquelle nous renvoyons. La contractilité latente, étendue aux vaisseaux capillaires, à la cellulosité et comme à la fibre élémentaire des organes, est ainsi la force la plus universelle de l'économie. Partout son exaltation constitue l'*éréthisme*; son défaut, le *relâchement* et l'*atonie*.

Tels sont les deux modes de la contractilité organique, réunis au fond et qui ne paraissent différer entre eux que par la structure particulière des parties qu'ils animent. Celle-ci paraît seule donner lieu à la différence de leurs phénomènes. Barthez, comparant sous ce point de vue l'irritabilité avec la contractilité fibrillaire, dit avec raison que l'irritabilité est à cette dernière comme dans le cadran d'une horloge, par exemple, l'aiguille qui marque les heures et qu'on n'aperçoit pas marcher est à celle des minutes, dont l'œil suit tous les mouvemens successifs. L'une et l'autre modifications de la contractilité organique ont d'ailleurs le caractère commun que les phénomènes qui s'y rattachent, généralement soustraits à l'influence nécessaire des nerfs et du cerveau, et indépendans de la volonté, sont le produit des causes stimulantes diverses, immédiatement appliquées aux organes. Une chose encore digne de remarque, c'est la spécialité dans la cause d'excitation naturelle ou artificielle, qui devient dans les deux modes de contractilité la condition du développement des phénomènes qui s'y rattachent. C'est ainsi que le sang, les alimens et l'urine, par exemple, mettent respectivement en jeu la contractilité du cœur, de l'estomac et de la vessie; tandis que la bile, la salive et le sperme déterminent chacun isolément celle des canaux destinés à assurer leur trajet.

Il résulte de tout ce que nous avons dit jusqu'ici qu'il existe deux genres de contractilités, la contractilité cérébrale ou animale, et la contractilité organique, et que cette dernière se subdivise elle-même en contractilité organique sensible et en contractilité fibrillaire ou insensible. Nous ne parlerons pas ici de la *contractilité de tissu*, encore admise par Bichat, car les phénomènes de constriction ou de resserrement qu'y rapporte ce physiologiste, étrangers à la vie des tissus, ne sont autres que ceux qui dérivent de l'élasticité, force physique suffisamment connue, et qu'il est inutile de représenter par une dénomination nouvelle.

Remarquons, en terminant cet article, que toutes ces distinctions de la contractilité, résultant de l'analyse rigoureuse des diverses espèces de mouvemens de contraction de l'économie, sont très-propres à donner au langage physiologique, la précision la plus désirable, et dont le défaut de division méthodique et complète des forces de la vie l'avait sans doute privé jusque dans ces derniers temps. Il importe toutefois de ne pas attacher à la distinction particulière de la contractilité cérébrale et organique un sens tellement rigoureux que ces dénominations entraînent nécessairement l'idée de deux forces motrices entièrement indépendantes l'une de l'autre. La contractilité cérébrale se rapprocherait, en effet, de l'irritabilité, s'il était permis de considérer, ainsi que le prétendent quelques-uns, la volonté ou l'influx cérébral irradiant du cerveau, comme le *stimulus* particulier propre à en déterminer l'exercice. On sait d'autre part que les expériences de Le Gallois sur le principe des mouvemens du cœur ont incontestablement prouvé, au moins pour certains animaux dans quelques conditions particulières, que la contractilité du cœur elle-même était contre le sentiment d'Haller, placée sous l'influence nécessaire du prolongement rachidien du cerveau. De nouvelles données pourraient donc confirmer peut-être un jour l'unité de la force contractile. Cependant, jusque-là, conservons comme utile, mais sans y attacher un sens par trop absolu, une division fondée sur des différences importantes et caractéristiques. On verra d'ailleurs au mot force, auquel nous renvoyons, tout ce que l'histoire complète de la contractilité, envisagée comme principale force motrice de l'économie, peut encore laisser à désirer.　　　　　　　　　　　　　　　　　　　　(RULLIER.)

CONTRACTION, s. f., *contractio*, συσολη; mot qui désigne l'ordre de mouvement par lequel les parties organisées se meuvent en se resserrant, ou en revenant sur elles-mêmes. C'est, à proprement parler, la *contractilité* mise en action : or, l'examen que nous venons de faire de cette dernière pouvant nous dispenser d'entrer dans le détail des différences de la contraction, qui toutes sont exactement subordonnées aux divisions et aux subdivisions de la contractilité, nous nous bornerons à renvoyer à celle-ci. *Voyez* CONTRACTILITÉ.　　　　　　　(RULLIER.)

CONTRACTURE, état de contraction et de roideur convulsive des muscles des membres. C'est le plus haut degré des convulsions. On a quelquefois confondu la contracture dans les affections apoplectiformes du cerveau, avec la paralysie; mais dans celle-ci les membres sont flexibles, et les muscles d'une consistance ordinaire, tandis que dans l'autre les membres sont roides, inflexibles, et les muscles ordinairement durs, résistans au toucher. La contracture est souvent un symptôme de *l'encéphalite*. *Voyez* ce mot.　　　　　　　　　　　　(GEORGET.)

CONTRA-YERVA, *radix contra-yervæ*, s. m. On désigne sous ce nom d'origine espagnole, et qui signifie contre-poison, la racine de plusieurs espèces du genre Dorstenie de la famille des Urticées, et surtout celles du *dorstenia contra-yerva*, et *Dorst. Houstoni*, qui croissent au Mexique et dans d'autres contrées du Nouveau-Monde. Le genre dorstenie est très-voisin des figuiers, dont il se distingue surtout par son involucre qui est plane, et porte les fleurs sur sa face supérieure, au lieu d'être pyriforme et fermé, comme dans les figuiers. Cette racine, dont on a long-temps ignoré l'origine, est irrégulièrement renflée, tuberculeuse, couverte d'écailles dans sa partie supérieure, et de fibriles grêles dans sa partie inférieure qui se termine en pointe allongée : sa couleur est brune extérieurement, blanchâtre dans son intérieur. Son odeur est assez aromatique; sa saveur, d'abord assez faiblement amère, acquiert bientôt une âcreté assez marquée. Elle contient une grande quantité de mucilage, et sa décoction est épaisse et très-visqueuse.

On fait bien rarement usage aujourd'hui de la racine de contra-yerva qui a joui jadis d'une grande réputation, surtout dans les possessions espagnoles du Nouveau-Monde. Son nom de contre-venin ou contre-poison indique la propriété principale qu'on lui attribuait, celle de neutraliser les venins ou les miasmes délétères. C'est d'après cette idée que plusieurs auteurs avaient recommmandé cette racine dans la peste et les fièvres malignes, à une époque où ces maladies étaient considérées comme le résultat de l'action des miasmes ou d'autres venins subtils. Ce que l'on peut dire de plus positif et de moins sujet à contestation, c'est que le contra-yerva est un médicament stimulant, dont l'emploi peut être avantageux dans toutes les circonstances où il est utile de développer les différens phénomènes de la médication excitante. Geoffroy remarque que cette racine accélère la circulation du sang, augmente l'action de l'estomac, favorise les fonctions de la peau, en un mot provoque tous les effets de la médication excitante. Il pense qu'elle peut être avantageuse dans les maladies éruptives, pour en favoriser le développement lorsque l'éruption est lente ou suspendue par quelque cause débilitante.

Mais, nous le répétons, on a bien rarement aujourd'hui recours à cette substance, peut-être trop vantée par les anciens, et trop négligée par les modernes. En poudre, on l'administre à la dose d'un demi gros à un et même deux gros, que l'on peut faire prendre sous forme de bols, en l'incorporant dans un sirop. L'infusion se prépare avec deux gros de la racine pour une livre d'eau; cette préparation doit être faite à vaisseau clos. Quant au sirop et à la teinture alcoholique de contra-yerva, ils sont encore moins employés que ses autres préparations.

(A. RICHARD.)

CONTRE-COUP, s. m. On appelle ainsi l'ébranlement qu'éprouvent certaines parties du corps, à l'occasion d'un choc reçu dans un endroit plus ou moins éloigné; et par extension, on a donné aux effets mêmes de cet ébranlement le nom de contre-coup. C'est dans ce dernier sens que cette expression est employée quand on parle de contre-coup au crâne (*contra-fractura, contra-fissura,*) pour désigner les fractures qui s'opèrent à cette partie dans un lieu autre que celui qui est le siége de la percus-

sion. Nous devons considérer ici le contre-coup dans toute l'é-
tendue de l'acception que nous lui avons d'abord donnée. Ses
effets peuvent être observés dans toutes les régions et dans tous
les tissus du corps humain.

Des parties très-différentes sous le rapport de la densité, de l'é-
lasticité et de la force de cohésion, composent le corps de
l'homme. Il n'est pas possible de calculer d'une manière précise
les effets que la percussion doit y déterminer; mais on peut les
indiquer approximativement, suivant les circonstances qui favorisent en arrêtent la transmission du choc. Les contre-coups
sont dus à cette transmission ; ils résultent de percussions qu'é-
prouvent quelques parties du corps frappées par un corps contondant mis en mouvement, ou dirigées avec plus ou moins de
vitesse contre un corps semblable en repos. Les os, à cause de leur
peu de flexibilité, peuvent seuls transmettre à une certaine distance l'ébranlement que produit la percussion. Leurs connexions
plus ou moins intimes permettent au choc de se communiquer
d'une extrémité du squelette à l'autre, quelle que soit la perte qu'il
éprouve dans son trajet par quelques dispositions particulières.
Si l'impulsion n'est pas assez considérable pour détruire la cohésion de la partie de l'os qui est immédiatement soumise au choc,
elle se communique aux parties contiguës qui cèdent ou résistent
successivement, suivant que leur force de cohésion est inférieure
ou supérieure à l'effort auquel elles sont soumises. C'est ce que
l'on observe surtout dans les percussions du crâne, du bassin. Les
parties molles transmettent peu de mouvement. Leurs lésions par
contre-coup proviennent de l'ébranlement communiqué par les
os avec lesquels elles sont en contact. Il est pour ces mêmes parties
molles une autre cause de contre-coup qui agit particulièrement
sur les viscères contenus dans les cavités osseuses ou fixés par des
liens plus ou moins flexibles. Lorsque le corps a été mis en mouvement, toutes ses parties internes et externes tendent à continuer
le même mouvement. Un obstacle arrête-t-il presqu'instantanément une partie extérieure du corps, et par suite tout le squelette ? Les viscères exercent alors sur leurs attaches ou sur les
parties du corps qu'elles rencontrent, une pression égale à toute
leur quantité de mouvement; de là, la déchirure, la contusion,
la commotion de ces viscères. Si l'on excepte le crâne et l'organe
qu'il contient, il est rare que les autres parties du corps éprouvent des contre-coups par une autre cause que par la chûte du

corps. Nous devons donc nous attacher principalement à ce cas ; c'est à l'article PLAIE DE TÊTE que sera décrit le mécanisme des contre-coups par une percussion directe du crâne.

Dans les diverses chutes, certains os se trouvent pressés entre deux puissances qui tendent à rapprocher leurs extrémités l'une de l'autre, ou à changer les rapports qui existent entre l'une d'elles et les parties avec lesquelles elle est articulée. Ces deux puissances sont, d'une part, le sol, et de l'autre, l'effort qui résulte du poids du corps et de la vitesse qu'il a acquise dans sa chute. Les os se brisent ou se déplacent lorsque l'effort est assez considérable pour vaincre les résistances que les parties opposent dans l'état naturel aux fractures et aux luxations, ou quand ce même effort, n'ayant qu'une intensité médiocre, est favorisé par des circonstances qui diminuent la résistance des os ou de leurs moyens d'articulations, telles que certaines positions, certaines maladies. (*Voyez* les articles FRACTURE et LUXATION pour le mécanisme de chacune d'elles.) Mais, lorsque la chute n'a pas occasioné de fracture ni de luxation, ou lorsque ces lésions sont produites par un effort très-considérable, une partie de l'ébranlement se communique aux divers organes qui sont en rapport avec le système osseux, et qui éprouvent les mêmes lésions que celles qu'on observerait s'ils avaient été atteints directement par des corps contondans, ou exposés à des tractions mécaniques.

Toutes les parties du corps humain sont disposées de la manière la plus avantageuse pour remplir leurs fonctions, et en même temps pour amortir les chocs auxquels elles sont le plus exposées. Dans la chute sur les pieds, le choc tend à se communiquer de ces parties jusqu'au crâne ; mais une partie de l'impulsion est absorbée par les mouvemens multipliés que permettent au tarse ses nombreuses articulations, par la compression qu'éprouvent les cartilages des surfaces articulaires, et la substance fibreuse intermédiaire aux diverses pièces de la colonne vertébrale. Les mouvemens que l'effort tend à imprimer aux différentes parties du corps, en surmontant les contractions des muscles qui président aux mouvemens opposés, la disposition des os du bassin qui, pouvant exécuter quelques mouvemens partiels ou de totalité, décompose l'impulsion qui lui est communiquée ; toutes ces circonstances doivent nécessairement diminuer d'une manière notable les effets de la percussion. Malgré ces précautions, la direction du choc, quoi-

que médiocre, ou son intensité, sont quelquefois telles, qu'elles
éludent l'influence des agens destinés à le modérer. Dans ce cas,
il se transmet au crâne et à l'encéphale. La texture délicate de
ce dernier organe l'expose à en ressentir tous les effets, et l'on
observe l'un des degrés de la commotion cérébrale. (*Voyez ce
mot.*) La chute sur les talons, sur les genoux, sur les fesses,
surtout si les parties du corps sont maintenues avec énergie
dans l'extension, occasionera une commotion d'autant plus
forte, que le choc éprouvera moins de perte dans sa transmission par le moindre nombre des conditions propres à diminuer
la somme de mouvement communiqué.

Les organes intermédiaires aux membres inférieurs et à la
cavité du crâne peuvent, dans la même circonstance, éprouver
les effets des contre-coups. Les surfaces articulaires et les tissus
qui forment les moyens d'union des os, recevant l'impulsion
du choc, sont exposés à des contusions et à des distensions
qui sont fréquemment l'origine des affections désignées sous le
nom de tumeurs blanches. C'est à cette cause qu'on doit attribuer la plupart des luxations spontanées du fémur, la lésion
de même nature de l'articulation sacro-iliaque, la carie de quelques vertèbres, particulièrement des dernières vertèbres lombaires, et de la base du sacrum, quelquefois même la commotion
de la moelle épinière.

Les organes renfermés dans la cavité de la poitrine sont moins
exposés aux contre-coups que le cerveau qui, par sa texture,
est sensible au moindre choc, et auquel la percussion est transmise plus directement. Ils y sont aussi, comme le remarque
David dans son excellent *Mémoire sur les Contre-coups*, moins
exposés que les viscères contenus dans le bassin, parce que la
poitrine a la faculté de se mouvoir encore en bas, lorsque le mouvement du bassin est déjà arrêté; et, l'on peut ajouter, parce que
ces organes, d'ailleurs mous et résistans, recontrent, dans leur
impulsion en bas, un plan flexible, formé par le diaphragme,
peu susceptible de réagir sur eux. Cependant on observe quelquefois des hémoptysies à la suite de la chute sur les pieds : elles
peuvent provenir d'un contre-coup; mais on doit bien plus
souvent les attribuer à la compression des poumons opérée,
à l'instant de la chute, par la contraction des muscles qui président aux efforts.

la maladie et de ses diverses complications , de l'idiosyncrasie du sujet et des circonstances dans lesquelles il est placé. Il arrive fréquemment que les complications variées des maladies forcent le praticien à ne pas s'arrêter à une première indication , et qu'une maladie repousse un moyen qui serait très-convenable pour celle avec laquelle elle se trouve combinée. L'étude des contre-indications, si importante dans l'application des moyens thérapeutiques, repose donc d'abord essentiellement sur la connaissance exacte des maladies : un embarras gastrique , une fièvre bilieuse bien prononcée peut survenir chez un phthisique à un degré déjà très-avancé de la maladie. Le vomitif, qui serait convenable pour cette maladie accessoire, est cependant contre-indiqué par la lésion grave des poumons. Une péritonite chez une femme affectée d'un cancer à l'utérus, devra éloigner de l'application des sangsues à l'anus ou à la vulve, dans la crainte de déterminer quelque hémorrhagie nouvelle ou d'augmenter au moins l'afflux du sang vers les parties malades, et d'occasioner des accidens ou des douleurs plus aiguës. La constitution individuelle se refuse quelquefois à des médications qui sont évidemment indiquées par l'état du malade. L'éther est un des moyens les plus utiles dans beaucoup de névroses de l'estomac et des organes abdominaux ; mais l'odeur seule de cette substance suffit souvent pour déterminer des convulsions chez plusieurs femmes. Ces exemples , qu'il serait facile de multiplier à l'infini, suffisent sans doute pour motiver l'importance que le praticien doit attacher en général aux contre-indications.   (GUERSENT.)

CONTRE-INDIQUANT, adj. *Voyez* CONTRE-INDICATION.

CONTRE-OUVERTURE, s. f. On nomme ainsi une incision que l'on pratique dans des points plus ou moins éloignés de l'ouverture d'une plaie, soit pour favoriser l'écoulement du pus , soit pour extraire des corps étrangers. *Voyez* ABCÈS, FISTULE, PLAIE.

CONTRE-POISON, s. m. On doit désigner ainsi tout corps susceptible de décomposer les poisons ou de se combiner avec eux à une température égale ou inférieure à celle de l'estomac , de telle manière que le nouveau produit formé n'exerce aucune action délétère sur l'économie animale. Les contre-poisons doivent pouvoir être pris à grande dose sans danger; leur action doit être prompte et indépendante de la présence des sucs muqueux , bilieux , etc. , que l'estomac peut contenir.

Pour affirmer qu'un réactif chimique est le contre-poison d'une substance vénéneuse, il ne suffit pas de s'assurer que les animaux empoisonnés, auxquels on a fait prendre ce réactif, se rétablissent ou vivent plus long-temps qu'ils ne l'auraient fait si le contre-poison n'eût pas été administré; en effet le rétablissement de ces animaux ou la diminution des symptômes de l'empoisonnement peuvent dépendre de l'expulsion du poison, sur lequel le réactif chimique n'a exercé aucune influence. Les expériences de ce genre ne sauraient avoir de valeur qu'autant que l'on a empêché le vomissement, et que les réactifs proposés comme contre-poison ont séjourné pendant long-temps dans l'estomac avec la substance vénéneuse; il faut encore prouver que le poison a été transformé en une matière inerte par le réactif chimique. Lorsqu'il est avéré qu'un poison corrosif détermine l'inflammation, l'ulcération d'une ou de plusieurs parties du canal digestif, on doit, sans hésiter, reconnaître comme contre-poison de cette substance, le réactif chimique qui l'empêche de produire tous ces désordres.

Si les auteurs qui ont écrit sur l'empoisonnement s'étaient bien pénétrés de ces vérités, ils n'auraient pas avancé que les acides végétaux étaient les contre-poisons de l'opium et de la plupart des poisons végétaux, le sucre celui du vert-de-gris, l'alcali volatil celui de la morsure des animaux enragés; ils n'auraient pas tardé à reconnaître que ces médicamens ne transformaient point les poisons en une matière inerte, et qu'ils ne pouvaient être considérés que comme des moyens propres à combattre les accidens développés par les poisons. En adoptant la manière de voir de ces praticiens, il faudrait admettre, ce qui est absurde, que la saignée, les sangsues, les bains et les autres médicamens antiphlogistiques, qui jouissent de la propriété de calmer ou de faire disparaître la gastro-entérite produite par les substances vénéneuses irritantes, sont les contre-poisons de ces substances.

L'existence des contre-poisons *est révoquée en doute* par quelques médecins; ils pensent même qu'il *serait dangereux* de les employer si on parvenait à prouver qu'il en existe réellement. Ces assertions nous paraissent dénuées de fondement. En effet, des observations recueillies chez l'homme, et des expériences faites sur les animaux, ont fait voir que les sels solubles de mercure et de cuivre, introduits dans l'estomac, étaient décomposés sur-le-champ par une dissolution d'albumine ou par le gluten, et que le nouveau produit n'exerçait aucune action nuisible sur l'économie animale : or on sait que le liquide albumineux dont nous parlons peut être pris à forte dose sans inconvénient ; donc l'albumine est le contre-poison des sels mercuriels et cuivreux. N'observe-t-on pas des effets analogues lorsqu'on administre du lait étendu d'eau, dans l'empoisonnement par les sels d'étain, de l'infusion de noix de galle dans celui que déterminent les préparations antimoniales solubles, une dissolution aqueuse très-étendue d'un sulfate dans l'empoisonnement par les sels de plomb, de l'eau tenant en dissolution une très-petite quantité de sel commun, dans le cas d'empoisonnement par le nitrate d'argent? Pourra-t-on refuser à la magnésie délayée dans une grande quantité d'eau la propriété de se combiner sur-le-champ avec les acides les plus concentrés, et de les transformer en sels qui n'agissent que comme laxatifs? Les boissons légèrement acidulées n'agiront-elles pas avec la même énergie que la magnésie pour s'opposer aux effets délétères des alcalis concentrés, et ne devra-t-on pas les regarder comme leurs contre-poisons? Les médecins qui ne croient pas à l'existence des contre-poisons infirment les résultats dont nous venons de parler, parce qu'ils ont été fournis par des expériences faites seulement sur des animaux vivans; en effet, suivant eux, la décomposition du poison par le contre-poison a lieu dans l'estomac d'un chien, tandis qu'elle ne se fait pas chez l'homme : c'est comme s'ils disaient que *l'action chimique du poison sur le contre-poison cesse, par cela seul que le mélange s'est opéré dans l'estomac de l'homme :* proposition dont on sentira facilement l'inexactitude, si on réfléchit que l'action des contre-poisons sur les poisons s'exerce dès qu'il y a contact, et qu'elle est par conséquent indépendante du vase dans lequel elle s'opère. Cette assertion est tellement vraie, que le même praticien qui repousse les contre-poisons, n'hésitera pas à administrer de *la magnésie calcinée*, lorsqu'il soupçonnera la présence d'une trop grande quantité d'acide dans l'estomac, acide dont il cherchera à s'emparer, comme s'il agissait dans un vase inerte.

Toutefois nous devons avouer que les contre-poisons, vantés par les anciens, ne doivent pas être regardés comme tels; les bézoards et la plupart des médicamens décorés jadis du titre de contre-poison, n'étaient que des compositions bizarres, incapables d'agir sur les poisons, exerçant quelquefois une action nuisible sur l'économie animale, et n'ayant même pas la propriété de diminuer les accidens déterminés par les poisons. Nous n'accorderons pas plus de confiance aux contre-poisons tant pronés par Navier, médecin de Châlons, tels que le foie de soufre, les divers hépars alcalins, la thériaque, les alcalis, les teintures martiales alcalines, les eaux de Spa, etc. Quelques-unes de ces substances, et le foie de soufre en particulier, décomposent bien les poisons salins métalliques, mais le résultat de cette décomposition est souvent vénéneux, et d'ailleurs le prétendu contre-poison est lui-même un irritant susceptible de déterminer une inflammation assez vive de nos organes, pour qu'il soit impossible d'en conseiller l'emploi. Navier n'aurait pas manqué de sentir toute la vérité de cette proposition, si, au lieu de se borner à faire des mélanges de poison et de foie de soufre dans des vaisseaux chimiques, il eût administré ces mélanges à des animaux vivans : il aurait pu observer alors que, dans beaucoup de circonstances, l'empoisonnement est plus grave que dans le cas où le poison a été administré seul. Il importe d'autant plus de faire connaître l'erreur dans laquelle est tombé le médecin de Châlons, que la plupart des praticiens ont adopté ses idées, et que quelques-uns d'entre eux s'obstinent encore à les mettre en pratique.

L'existence d'un certain nombre de contre-poisons étant mise hors de doute par ce qui vient d'être établi dans les paragraphes précédens, il ne nous sera pas difficile de prouver maintenant *qu'il n'est pas dangereux de les employer à une certaine époque de la maladie*, comme le prétendent les détracteurs des contre-poisons. Lorsqu'il n'y a pas long-temps qu'un poison a été avalé et qu'il se trouve encore dans le canal digestif, le premier soin de l'homme de l'art doit être d'empêcher l'action de la portion de la substance vénéneuse qui n'a pas encore agi. (*Voyez* EMPOISONNEMENT.) Il ne peut parvenir à ce but, qu'en cherchant à évacuer le poison par le haut ou par le bas, ou en le combinant avec un corps qui neutralise ses propriétés vénéneuses, sans aggraver la maladie, et mieux encore en administrant un médicament propre à remplir l'une et l'autre de ces indications. Or, il est généralement admis aujourd'hui que, dans l'empoisonnement par les substances minerales, on doit solliciter les évacuations, en gorgeant les malades de liquides doux et même aqueux, qui distendent l'estomac et le forcent à se contracter, et non pas en employant des évacuans qui pourraient augmenter l'irritation ; donc il est *avantageux* de faire usage des contre-poisons, dont

nous avons constaté l'efficacité, parce qu'ils réunissent les conditions des liquides aqueux, propres à favoriser les évacuations,
et surtout parce qu'ils jouissent de la propriété de transformer
en une matière inerte les substances vénéneuses dont l'expulsion
pourrait être plus ou moins retardée.

Mais, tout en accordant que l'eau albumineuse et laiteuse ne
présentent aucun danger dans leur administration, n'objectera-
t-on pas qu'il n'est guère possible de considérer comme des liquides adoucissans de l'eau tenant en dissolution du sel commun,
du sulfate de soude, de la noix de galle, etc., et qu'au contraire ces
liquides doivent augmenter l'irritation. Cette objection pourrait
être de quelque poids si, au lieu de dissolutions très-affaiblies
de ces substances, on faisait usage de dissolutions concentrées,
mais l'expérience a prouvé toute leur efficacité, lors même qu'elles
étaient assez étendues pour offrir à peine une légère saveur.

Tout en reconnaissant la nécessité de faire usage des contre-
poisons dans la première période de l'empoisonnement produit
par certaines substances minérales, nous avouerons que l'emploi
de ces médicamens pourrait être nuisible plus tard, lorsque le
poison a été entièrement expulsé avec la matière des vomissemens
ou des selles : il ne faut plus alors diriger les moyens contre le
poison, mais bien contre la maladie qu'il a déterminée : c'est
encore la conduite que doit tenir le médecin dans le cas où,
après avoir fait usage d'un contre-poison, le malade éprouve
des accidens développés par la portion de poison qui avait déjà
agi. *Voyez* EMPOISONNEMENT.   (ORFILA.)

CONTRE-STIMULANT, s. m. et adj., *contro-stimulans.* Rasori et ses sectateurs, ne voyant presque toujours que des maladies sthéniques où Brown, leur premier maître, ne reconnaissait
qu'asthénie, et prétendant que la plupart de nos maux sont dus,
soit à un accroissement d'excitabilité, soit à un excès de stimulus,
partirent de cette première hypothèse pour attribuer les effets
remarquables d'un grand nombre de médicamens à une propriété débilitante particulière, agissant sur l'excitabilité d'une
manière opposée au stimulus; et c'est à cette propriété qu'ils ont
assigné le nom de *contro-stimulus.* Les médicamens contre-stimulans sont donc, d'après cette théorie, doués de la propriété
d'affaiblir l'excitement, non pas, comme les saignées et les purgatifs, par la soustraction du stimulus, mais en déprimant l'excitabilité de la fibre par une sorte de propriété spécifique.

Cette considération particulière de thérapeutique, admise par les fauteurs italiens du système de Brown, n'est point fondée sur l'observation des propriétés immédiates d'un certain nombre de médicamens, ni même sur celle d'un genre particulier de médication. Les partisans de cette doctrine n'ont tenu compte que des résultats très-secondaires par rapport à l'état morbide ; ils ont raisonné ainsi : Ces substances réussissent dans des maladies sthéniques; donc elles ne peuvent agir qu'en diminuant le stimulus; donc elles sont contre-stimulantes. D'après cette singulière logique, en passant d'une supposition à une autre, ils ont dû réunir nécessairement des substances médicamenteuses, qui n'ont entre elles aucune espèce de rapport, ni dans leurs propriétés immédiates, ni même dans leurs effets secondaires, par rapport aux phénomènes physiologiques qu'ils peuvent produire. C'est ainsi qu'ils placent, dans les contre-stimulans, des émolliens, comme le lait et la gomme; des astringens, comme l'acétate de plomb ; des toniques énergiques, tels que la gentiane, le simarouba, le fer et même, suivant quelques-uns, le quinquina; mais tous ne sont pas d'accord à cet égard. On trouve aussi, parmi les contre-stimulans, des excitans, comme la térébenthine, la scille, l'arnica; des vomi-purgatifs très-actifs, parmi lesquels on remarque surtout l'émétique, le polygala, l'ipécacuanha; des poisons narcotiques, comme le stramonium, la belladone, la laitue vireuse, etc.; des poisons âcres, tels que l'arsenic, la noix vomique, la fève Saint-Ignace, les cantharides, enfin beaucoup d'autres substances minérales, végétales ou animales, qui n'ont par leur manière d'agir aucune espèce d'analogie entre elles. Cette manière de considérer les effets des médicamens tend essentiellement à rapprocher les substances les plus dissemblables, et à diviser celles qui ont entre elles les plus grands points de contact, et par conséquent à tout confondre. La théorie des contre-stimulans est donc tout aussi nuisible aux progrès de la thérapeutique, que le système de pathologie de Brown et celui de l'École italienne l'ont été jusqu'à ce jour aux progrès de la médecine, en éloignant de la véritable observation des phénomènes physiologiques que produisent les maladies, et de ceux qui sont dus à l'application des substances médicamenteuses sur l'homme sain ou malade.

Cependant, au milieu de ces délires de l'imagination, les partisans de la doctrine des contre-stimulans ont fait, il faut en convenir, quelques expériences qui ne sont point à dédaigner sous le rapport de la thérapeutique. Rasori, en employant l'émétique à grande dose dans la maladie épidémique qui régna à Gênes au commencement de ce siècle, nous a fait connaître le premier un genre particulier de médication, qui peut être employé dans certains cas, et qui mérite au moins d'être mieux étudié qu'on ne l'a fait jusqu'à ce jour en France. Il est constant que cette substance, administrée à la dose de six, huit, dix à douze grains, dans une livre environ de véhicule, partagée en plusieurs prises pendant les vingt-quatre heures, et graduée suivant les âges, ne produit ordinairement ni effet vomitif, ni purgatif; mais qu'elle agit alors spécialement en provoquant les sueurs et les urines, et détermine assez souvent une diminution de la fièvre, la faiblesse et un amaigrissement très-prompt. Ce même sel, administré en bain à beaucoup plus forte dose, produit à peu près les mêmes effets. Les expériences de l'École italienne ont été répétées ici par MM. Kaepler, Laënnec, Récamier, et je puis me citer aussi après ces médecins, quoique je n'aie fait encore, jusqu'à ce jour, qu'un très-petit nombre d'essais. Plusieurs pneumonies, même inflammatoires, plusieurs affections cérébrales cèdent à ce genre de médication. Je n'ai pas encore osé, je l'avoue, l'employer dans les gastro-entérites; nous avons des moyens moins dange reux et beaucoup plus sûrs de combattre ces maladies, et ils me paraissent à tous égards bien préférables.

Il faudra probablement rapprocher de cette manière d'agir de l'émétique celle du proto-chlorure de mercure, des frictions mercurielles, du nitrate d'argent, de l'oxyde de bismuth, de l'oxyde de zinc, et de quelques autres oxydes ou sels métalliques, qui ont une action toute particulière sur l'économie vivante, saine ou malade. La plupart de ces agens provoquent une excitation plus ou moins circonscrite vers les membranes muqueuses du canal intestinal et le système absorbant, et amènent plus ou moins promptement une sorte de débilité générale. Ces prétendus contre-stimulans sont donc au contraire des excitans locaux, spécifiques, dont l'action est bornée à un seul système d'organes, et qui alors agissent comme des dérivatifs par rapport aux autres; mais je n'entrerai pas ici dans de plus grands détails, qui doivent être exposés ailleurs. *Voyez* ÉMÉTIQUE, EXCITANT.

(GUERSENT.)

CONTRE-STIMULISTE ou CONTRO-STIMULISTE; nom donné aux partisans de la doctrine du contre stimulus. *Voyez* ce mot.

CONTRE - STIMULUS (théorie du), ou nouvelle doctrine médicale italienne. L'Italie, qui fut le théâtre de la plus grande gloire de Brown, est aussi le pays où le système de ce réformateur éprouva les premières atteintes. A force de le louer et dé le commenter on découvrit ses côtés faibles, et les critiques commencèrent. Mais ce fut surtout Jean Rasori, qui, vivement touché des malheurs qui suivirent la pratique brownienne pendant l'épidémie de Gênes, renversa l'idole qu'il avait encensée jusqu'alors et voulut se mettre lui-même à sa place. D'abord il s'attacha à prouver contre l'idée principale du brownisme, que tout ce qui nous entoure, non-seulement n'est pas irritant pour le corps humain, mais qu'il existe un grand nombre de substances qui agissent en sens contraire; et cette proposition est tellement fondamentale dans la nouvelle doctrine italienne, que c'est de là qu'elle a tiré son nom.

Il y a vingt ans que la théorie du contre-stimulus fleurit en Italie, et nous en attendons encore une exposition complète. Satisfait d'avoir donné la première impulsion, le professeur Rasori semble avoir renoncé à toute autre gloire. Soit méfiance d'eux-mêmes, soit respect pour leur maître, ses disciples se tiennent dans la même réserve; cependant ils ont si souvent reproduit ses principales idées, ils ont si clairement dévoilé l'esprit de sa doctrine, qu'il nous sera facile d'en faire connaître les principales bases.

L'un des partisans les plus zélés et les plus éclairés de cette doctrine, Jacques Tommasini, embrassant toutes les maladies du même coup d'œil, les divise en *instrumentales* et en *vitales*, suivant qu'elles intéressent nos parties dans leurs propriétés physiques ou dans leurs propriétés vitales. Ordinairement produites par une cause mécanique, les premières permettent de tout expliquer par les lois de la physique. Là, tout est clair, et il est facile de se rendre raison de la manière d'agir de la cause morbifique; on peut assigner d'avance et par le seul secours du raisonnement les symptômes qui se manifesteront, calculer les rapports du mal et du remède, et prévoir à coup sûr les effets de l'un et de l'autre. Quel contraste avec les maladies dynamiques ou vitales! Ici, tout est obscur, et l'observation devance toujours le raisonnement. Quoi qu'il en soit, les maladies vitales consistent dans une lésion de *l'excitabilité*, seule propriété vitale avouée des médecins italiens. Ce n'est pas à dire qu'ils

personnifient l'excitabilité; mais ils la croient tellement inhérente à la fibre animale qu'elle se ressent de ses moindres dérangemens; et, comme la lésion de l'effet est souvent plus sensible que celle de la cause, ils ont cru devoir fonder leur
nomenclature sur le signe le plus apparent.

Les maladies vitales se divisent elles-mêmes en deux grandes
classes, suivant qu'elles dépendent d'un excès ou d'un défaut
de *stimulus*. Sous ce point de vue, la théorie du contre stimulus
ne diffère pas en principe du brownisme, mais elle s'en éloigne
beaucoup dans les applications. Grâces à la faiblesse indirecte,
Brown ramène presque toutes les maladies à l'asthénie. Rasori, de
son côté, traitant la faiblesse indirecte de chimère, il s'ensuit que
la plupart des maladies que l'un regardait comme asthéniques,
l'autre les considère comme des hypersthénies. Ici viennent se
placer non-seulement les phlegmasies, mais encore les fièvres, les
hémorrhagies, les hydropisies, etc. La chronicité n'apporte aucun
changement à la nature des maladies, et l'épuisement de l'excitabilité, prise dans le sens du réformateur écossais, n'est qu'un jeu
de son imagination. Cependant Tommasini ne pense pas qu'une
maladie conserve toujours le même caractère depuis son début
jusqu'à sa fin. Il dit, au contraire, formellement (*Préleçon*, § 9)
que l'économie tombe quelquefois dans un état passager d'asthénie, même pendant le cours d'un véritable état d'excitation,
état auquel il peut devenir urgent d'opposer les stimulans les
plus prompts et les plus énergiques. On se tromperait si l'on
croyait que le professeur de Bologne fait allusion à l'opinion de
ceux qui, pensant que l'inflammation ne s'allume et ne s'entretient dans une partie qu'aux dépens des autres, en concluent
qu'il existe toujours dans le même temps force et faiblesse. Loin
de là, Tommasini considère l'inflammation comme un foyer
d'où l'excitation s'étend de proche en proche à toutes les parties
du corps. *Voyez* son *Traité de l'inflammation et de la fièvre
continue.*

Toutes les maladies, hors les affections *irritatives*, dont nous
parlerons bientôt, sont *diathésiques*. Prise dans le sens de la
nouvelle doctrine italienne, la diathèse n'a rien de commun
avec celle des anciens; elle n'indique pas une disposition particulière du corps à telle ou telle maladie, mais elle s'applique
à toutes les maladies qui survivent à la cause qui leur a donné
naissance. Ainsi le catarrhe vésical est une affection à diathèse,

parce qu'il ne suffit pas, pour son traitement, d'extraire le calcul qui la produit; il reste encore à combattre le catarrhe lui-même par les moyens appropriés. C'est en cela que consiste la principale différence entre les maladies diathésiques et les maladies irritatives. Celles-ci ne dépendent ni d'un excès, ni d'un défaut de ton; aussi ne réclament-elles ni les stimulans ni les contre-stimulans; elles ne sont pas non plus spécifiques à la manière du scorbut, mais elles consistent dans un trouble, dans un désordre superficiel, tellement lié avec la cause productrice qu'il cesse avec elle. A proprement parler, les maladies irritatives ne sont donc point des malaladies, mais bien des lésions fonctionnelles, des phénomènes sympathiques.

Le même individu peut offrir, dans le cours de la même maladie, l'asthénie, l'hypersthénie et les affections irritatives. On lit, à la note 29 de la *Préleçon*, un exemple remarquable de cette complication. Une femme avait avalé par mégarde une demi-once, et peut-être davantage, de sulfate de zinc, au lieu d'une égale quantité d'un sel purgatif. Bientôt après l'ingestion de cette substance, douleurs atroces d'estomac, angoisses, vomissemens, convulsions. Tout autre médecin eût vu sans doute, dans cet état, le début d'une vive inflammation; Tommasini n'y vit qu'un trouble artificiel, ou, ce qui est la même chose, une affection irritative, parce qu'elle aurait cessé avec la cause indiquée, s'il eût été possible de l'expulser. Mais on le tenta vainement : aux symptômes que nous venons de rapporter succédèrent la pâleur du visage, le froid des extrémités, un pouls vacillant, des sueurs froides et des défaillances. A l'aspect de ces nouveaux phénomènes, Tommasini craignant à tout instant de voir périr de faiblesse la malade, se hâta de relever les forces avec quelque mixtion cordiale, la liqueur d'Hoffmann, le vin d'Espagne et autres remèdes semblables. Ces moyens eurent l'effet qu'il en attendait; l'action vitale se ranima, le pouls se releva ; mais la nuit suivante il se manifeste des ardeurs d'estomac insupportables, une fièvre violente, des inquiétudes, chaleur universelle, langue sèche, soif intense, etc. ; Tommasini prononce enfin le nom de gastrite, et se conduit en conséquence. On a, dans cette courte observation, un double exemple de la manière de raisonner des Italiens et des trois genres de maladies qui composent presque tout leur cadre nosologique.

Cependant ils reconnaissent aussi des maladies spécifiques,

.mais le nombre en est infiniment petit. La seule peut-être sur laquelle ils soient tous d'accord est le scorbut. Ce n'est pas, je le sais, ce que dit M. Coster (*Journal universel des sciences médicales*); suivant ce critique, non-seulement les contre-stimulistes reconnaissent plusieurs maladies spécifiques, mais ils admettent plusieurs modes d'irritation ou des irritations de différente nature. S'il en est ainsi, l'on est d'accord, et ce n'est pas la peine de disputer. Toutefois je ne sais comment concilier l'opinion de M. Coster avec le silence de Tommasini. Celui-ci ne dit pas un seul mot des affections spécifiques dans son discours d'ouverture de l'année 1816; et remarquez que le but de ce discours était d'exposer l'état de la nouvelle doctrine italienne. Il parle, en passant, de l'inflammation, et c'est pour dire qu'elle est toujours identique à elle-même. Il parle aussi de la syphilis; mais c'est pour assimiler le virus syphilitique aux autres stimulans. A la vérité, M. Coster déclare avoir principalement rédigé son article d'après les leçons de M. Borda, célèbre professeur de Pavie.

Tommasini garde le même silence à l'égard des médicamens spécifiques; il ne parle que de stimulans et de contre-stimulans. Les premiers sont très peu nombreux; on dirait que les partisans de cette doctrine ont cru qu'ils séduiraient les lecteurs, s'ils parvenaient à leur persuader que le nombre des maladies de contre-stimulus se trouve d'accord avec celui des stimulans créés par la nature. Les seuls médicamens de cette classe, dans la théorie du contre-stimulus, sont l'opium, le musc, le camphre, le phosphore, l'éther, l'ammoniaque, le vin, l'alcohol, l'acide carbonique, le calorique, le fluide électrique et les aromates : tout le reste est contre-stimulant (*Voyez* ce mot.), hors pourtant quelques substances sur lesquelles on n'est pas encore bien d'accord. Le quinquina se trouve dans cette exception. Et qu'on ne croie pas que l'ipécacuanha, la gomme-gutte, l'aloès, la rhubarbe, la rhue, le safran et les autres emménagogues, le fer, l'antimoine, le plomb, le mercure et presque tous les médicamens tirés du règne minéral, ne figurent parmi les contre-stimulans qu'à titre d'évacuans; ils dépriment, ils débilitent directement les forces par une propriété spéciale; et il est si vrai que les évacuations sont considérées ici comme de nulle valeur, que les médecins dont nous parlons s'appliquent à les prévenir, au lieu de les provoquer.

Cependant tous les contre-stimulans n'agissent pas de la même manière : les uns, tels que les émissions sanguines, affaiblissent en enlevant au corps une partie de ses stimulus naturels, et sont appelés pour cette raison contre-stimulans *indirects ;* les autres affaiblissent directement par la seule impression qu'ils exercent sur la fibre; ce sont les contre-stimulans *directs,* les vrais contre-stimulans. Au reste, il n'y a point de différence entre les effets des contre-stimulans directs et ceux des contre-stimulans indirects; les uns et les autres diminuent l'excitabilité, ralentissent la circulation, et tempèrent la chaleur animale. Administrés dans une maladie de stimulus, ils ramènent l'excitabilité à son ton naturel; et, si l'on en continue trop long-temps l'usage, ils jettent l'économie dans un état de contre-stimulus qui réclame à son tour l'emploi des stimulans.

Bien qu'ils aient les mêmes effets, les contre-stimulans directs et les contre-stimulans indirects ne peuvent pas toujours se suppléer. La saignée convient spécialement dans les cas où la diathèse de stimulus dépend d'une trop grande quantité de sang, d'un état pléthorique; mais, lorsqu'elle succède à l'action d'une cause stimulante, sans complication de pléthore, comme c'est le cas le plus ordinaire, les évacuations de sang, en affaiblissant le ton général de l'économie, ne feraient que la rendre plus sensible à l'influence du stimulus. Quoi qu'il en soit de cette explication, les partisans de Rasori prescrivent les contre-stimulans directs chez les individus faibles et pauvres de sang, chez ceux qui sont adonnés aux boissons spiritueuses, dans les phlegmasies chroniques, et généralement dans toutes les circonstances où l'on peut supposer que la maladie n'est pas le résultat de l'abondance du sang. Les contre-stimulans directs eux-mêmes ne conviennent pas également dans tous les cas d'inflammation. Outre qu'ils ne possèdent pas tous cette propriété au même degré, ils ont une propriété *élective,* qui les fait agir sur un organe plutôt que sur un autre; et c'est d'après cette double différence que le praticien se dirige dans l'emploi de ces médicamens. A titre de contre-stimulans, tous les moyens de ce nom conviennent sans doute dans les maladies inflammatoires; mais, comme doués d'une propriété élective, le tartre stibié convient éminemment dans la *gastrite* et dans la péripneumonie, la gomme-gutte dans l'*entérite* et la *dysenterie,* les préparations martiales dans l'inflammation de la matrice, les cantharides dans celle des voies urinaires, etc.

Rien n'égale la confiance des médecins italiens dans les propriétés des médicamens. Persuadés que les maladies du caractère le plus opposé peuvent se manifester sous les mêmes formes, ils ne se croient jamais sûrs de la justesse de leur diagnostic que lorsqu'il est confirmé par le traitement. Toute maladie qui guérit sous l'influence des contre- stimulans est déclarée sthénique, quels que soient d'ailleurs ses symptômes; et le cas est d'autant plus grave, que le malade supporte une plus haute dose de contre-stimulant. M. Bousquet, qui, dans un très-bon article inséré dans les N⁰ˢ d'avril et de juillet de la *Revue médicale*, a donné une juste idée de la doctrine encore peu connue des médecins italiens, observe avec raison qu'ils jugent de la nature du mal sur l'effet des moyens curatifs, et des vertus des médicamens sur la nature des maladies. D'où il suit que, si, par une raison quelconque, une maladie, jugée maintenant asthénique, était reconnue plus tard hypersthénique, les médicamens qui composent son traitement passeraient aussitôt de la classe des stimulans dans celle des contre-stimulans, jusqu'à ce qu'une nouvelle théorie vînt les en retirer. Au reste, toute fautive qu'elle est en elle-même, cette manière de raisonner offre peut-être moins d'inconveniens qu'on ne serait tenté de le croire au premier aspect. Souvent elle ne fait que changer les noms, la théorie des maladies et des agens thérapeutiques; mais, au fond, elle laisse les choses dans leurs rapports naturels. Qu'importe que l'on confonde la syphilis avec les phlegmasies, si l'on proclame le mercure contre-stimulant et doué d'une propriété *élective*, qui le rend indispensable dans cette maladie? La thérapeutique du contre-stimulus a pourtant ses dangers. Par exemple, les éloges que ses partisans donnent à la gomme-gutte dans le traitement de l'entérite, sont tellement contredits par l'idée que nous avons des vertus de ce médicament, qu'il faudrait des faits bien nombreux et bien concluans pour démentir les résultats de notre expérience. *Voy.* STIMULANT et CONTRE-STIMULANT.

La théorie du contre-stimulus, quelque opposée qu'elle paraisse au brownisme dans ses applications, n'est cependant, quand on la considère avec attention, qu'une modification de ce fameux système. Comme lui, elle repose presque uniquement sur l'excitabilité, seule force vitale, lésée en plus ou en moins. Tout ce qui sort de ce cadre tracé par le réformateur écossais a été commandé par les progrès de la science, de manière à ne pouvoir être omis sans perdre entièrement un système, quel qu'il fût. (COUTANCEAU.)

CONTUSION, s. f., *contusio*, est une lésion physique, ordinairement produite par le choc ou la pression d'un corps obtus, lourd, mû avec plus ou moins de vitesse, qui froisse, meurtrit, déchire, écrase les parties soumises à son action, sans occasioner cependant de solution de continuité à la peau. Lorsque la contusion est accompagnée de solution de continuité extérieure, elle prend le nom de *plaie contuse*. Les plaies contuses elles-mêmes se divisent en celles qui sont faites par les corps contondans ordinaires, et en plaies d'armes à feu. *V.* PLAIES.

Les contusions ne sont pas toujours occasionées par des agens extérieurs poussés contre nos corps, ou contre lesquels il va heurter. Nos organes eux-mêmes peuvent se contondre, et même très-dangereusement, lorsqu'ils viennent à presser brusquement les uns sur les autres. C'est par ce mécanisme qu'ont assez souvent lieu les contusions profondes des grandes articulations et celles de plusieurs viscères. Ces contusions ont lieu par contre-coup.

L'intensité et l'étendue des contusions doivent varier suivant la masse, le volume, la forme, la vitesse, la direction des corps contondans, et suivant la texture et la position des tissus sur lesquels ils agissent. Si ces tissus sont souples, extensibles, qu'ils reposent sur d'autres parties molles, épaisses, ils peuvent, quoique ayant été atteints immédiatement et avec violence, n'être que légèrement contus, tandis que les parties subjacentes, moins extensibles, ou appuyées sur des os, sur des cartilages ou sur un plan résistant quelconque, seront contuses à un bien plus haut degré. Aussi arrive-t-il assez souvent que la peau reste intacte ou presque intacte, tandis que les muscles, les vaisseaux et même des viscères sont meurtris, déchirés, frappés d'attrition. Nous ferons observer ici que, chez quelques individus, la texture de la peau et du tissu cellulaire sous-cutané est si délicate, que les pressions les plus légères suffisent pour produire sur elles d'assez grandes ecchymoses. Les corps contondans agissent essentiellement par pression; ils irritent, froissent, rompent, écrasent les fibres des parties molles et des parties dures, et il est facile de concevoir quels doivent être les effets primitifs et secondaires des contusions. Les effets primitifs sont la douleur, la gêne ou l'impossibilité des mouvemens, l'infiltration ou l'épanchement du sang, quelquefois l'infiltration et l'épanchement simultanés de ce fluide ; un gonflement plus ou moins considérable, produit par l'extravasation des fluides circulatoires. Lorsque la contusion est très-violente, qu'elle est portée jusqu'à l'attrition, c'est-à-dire jusqu'à la désorganisation immédiate et profonde des solides, ou lorsqu'elle est accompagnée d'une forte commotion, la douleur est remplacée par un état d'engourdissement, d'insensibilité, de stupeur, qui annonce que la vie est éteinte ou sur le point de s'éteindre dans la partie contuse.

Les phénomènes consécutifs sont l'augmentation du gonflement et de la douleur, produite par l'afflux des humeurs vers la partie contuse ; l'apparition, tantôt prompte, tantôt tardive d'une ecchymose plus ou moins foncée en couleur et plus ou moins étendue ; le développement d'une inflammation, tantôt légère, d'autres fois très-intense ; la résorption du sang infiltré ou épanché, ou bien la formation d'abcès ou de dépôts sanguins ; dans quelques cas, la gangrène des parties contuses. Cette gangrène peut être le résultat immédiat de la contusion, ou bien être la suite de la violence de l'inflammation à laquelle la contusion a donné lieu. Toutes les contusions violentes doivent nécessairement donner lieu à une fièvre traumatique plus ou moins intense.

Examinons maintenant les effets les plus remarquables des contusions sur les différens tissus et sur les différens organes, et notons en même temps quelques phénomènes particuliers qui résultent des rapports anatomiques des parties qui peuvent être soumises à l'action des corps contondans.

La peau, lorsqu'elle n'est atteinte qu'obliquement par ces corps, ou qu'elle recouvre des parties molles épaisses et souples, n'éprouve ordinairement que de légères altérations dans sa texture ; elle en évite de plus graves, soit en glissant sur les parties subjacentes, soit en cédant avec elles. Il n'en est pas de même lorsqu'elle est appuyée sur des tendons, sur des os, et surtout sur leurs crêtes ; elle ne peut manquer alors d'être fortement meurtrie. On doit craindre qu'elle n'ait été désorganisée, lorsqu'immédiatement après l'accident, elle est insensible, mollasse, livide, ou que dans les jours suivans elle conserve la même insensibilité, et qu'elle présente des taches grisâtres ou d'un jaune pâle plus ou moins déprimées. Ces taches correspondent à des escarres qui intéressent toute l'épaisseur ou une partie de l'épaisseur du derme, et dont la chute doit laisser des ulcères plus ou moins étendus.

Dans les régions où la peau est mince et unie aux parties subjacentes par un tissu cellulaire abondant, lâche, dépourvu de graisse, comme aux paupières, les contusions sont promptement suivies d'un gonflement considérable, et de l'apparition d'une ecchymose qui s'étend au loin. Ces contusions sont en général peu douloureuses, et le sang, pouvant s'infiltrer facilement, forme rarement des dépôts.

Si le tissu cellulaire qui unit la peau aux membranes fibreuses ou musculaires placées sur des os, forme une couche dense, serrée, disposition que l'on observe sur le crâne, sur la face interne du tibia, et dans quelques autres régions du corps, on verra paraître, immédiatement après la contusion, tantôt une bosse dure, circonscrite, plus ou moins large; tantôt une bosse molle, dépressible à son centre, et dure à sa circonférence; d'autres fois une tumeur molle, fluctuante dans toute son étendue. Ces différences résultent du volume et du nombre des vaisseaux rompus, et de la rapidité plus ou moins grande de l'extravasation du sang. Les bosses dures dans toute leur étendue sont formées par du sang infiltré et échappé de petits vaisseaux. Celles qui sont molles à leur centre et dures à leur circonférence, et qui en ont quelquefois imposé pour un enfoncement du crâne, contiennent du sang épanché et du sang infiltré; les dernières résultent de la rupture d'une branche artérielle ou d'une veine assez grosse; on les trouve ordinairement sur les régions latérales de la voûte du crâne; elles ne contiennent que du sang épanché. Les bosses par infiltration se terminent presque constamment par résolution, tandis qu'il devient quelquefois nécessaire, lorsque l'on a perdu l'espoir d'obtenir cette terminaison, de donner issue, par une incision, au sang contenu dans celles qui sont formées en tout ou en partie par l'épanchement de ce fluide.

Les contusions profondes des parties charnues, telles que les fesses, les hanches, les cuisses, les lombes, etc., occasionnent, pendant plusieurs jours, une douleur obtuse, une grande gêne dans les mouvemens, sans qu'il paraisse d'ecchymose, et la peau est encore plus long-temps à prendre la teinte noire-violette-marbrée, quand les muscles sont recouverts par de fortes aponévroses d'enveloppe. Le sang alors, en s'infiltrant de proche en proche sous ces aponévroses, va quelquefois produire l'ecchymose extérieure, loin du siége des parties contuses. Ces contusions des régions charnues sont suivies, dans quelques cas, de la formation de tumeurs sanguines très - grosses et d'une consistance inégale. On en voit qui paraissent contenir plusieurs livres de sang, et qui finissent cependant par disparaître. D'autres ne se terminent qu'en partie par résolution, en laissant un foyer sanguin qu'il devient nécessaire d'ouvrir. Enfin, dans le centre de quelques-unes, il reste un noyau dur, circonscrit, formé probablement par de la fibrine, et qui, à la longue, finit par disparaître. Les contusions dont nous parlons deviennent quelquefois la cause éloignée du développement de certaines tumeurs sanguines, fongueuses, d'un caractère très-grave, et dont on ne peut ordinairement obtenir la guérison que par l'extirpation et la cautérisation. *Voyez* TUMEURS ÉRECTILES.

Toutes les fois que les muscles ont été fortement contus, ils restent long-temps avant de recouvrer complétement leur faculté contractile; et c'est avec raison que l'on range leur contusion au nombre des causes des paralysies locales, complètes ou incomplètes. La paralysie est aussi une suite de la contusion des nerfs. Le plexus brachial, le nerf radial dans son trajet le long des bras, le nerf axillaire ou circonflexe de l'humérus, le nerf fémoral à son passage sur le pubis, sont les cordons nerveux qui sont le plus exposés à ce genre de lésion. Quand ces nerfs ont été très-fortement contus, la paralysie est très-longue à se dissiper, et quelquefois elle est incurable.

Les grosses artères sont rarement déchirées dans les contusions ordinaires, mais leurs membranes peuvent être partiellement rompues, ce qui peut donner lieu, au bout de quelque temps, à un anévrysme. Les veines, ayant des parois plus minces, se laissent plus facilement rompre. Aussi arrive-t-il quelquefois qu'un de ces vaisseaux, d'un volume assez considérable et placé sous la peau, se trouve rompu; il se forme alors une très-large ecchymose ou un épanchement de sang, et cependant la contusion peut n'avoir pas été très-violente.

David a réuni, dans un mémoire sur les contre-coups dans les diverses parties du corps, plusieurs observations sur les suites fâcheuses des contusions des grandes articulations : l'engorgement des ligamens, l'inflammation de la membrane synoviale, le gonflement, la destruction des fibro-cartilages et des cartilages

articulaires les luxations symptomatiques, la carie des os suivie de dépôts et de fistules, l'ankylose et quelquefois la mort
des malades, après de longues soufrances, telles sont les suites
possibles de ces contusions, lorsqu'elles sont négligées dans les
premiers temps, et on ne peut pas même toujours les prévenir
par un traitement méthodique, lorsque les blessés ont une disposition scrofuleuse. La contusion de la substance des os, celle
du périoste et de la membrane médullaire, ne méritent pas moins
d'attention ; des douleurs profondes, des exostoses, la carie, la
nécrose, l'ostéo-sarcôme en ont été souvent l'effet.

Les organes parenchymateux et glandulaires, tels que les
mamelles, les testicules, le foie, etc., sont essentiellement prédisposés par leur texture aux engorgemens chroniques, au squirrhe,
au cancer ; et c'est assez souvent une contusion médiocre qui est
la seule cause de cette succession d'accidens. Dans quelques cas
cependant cette canse mécanique serait trop faible par elle-même
pour produire le mal ; mais elle attire et fixe sur la partie blessée
l'action d'une cause interne plus puissante, et dont jusque-là on
n'avait pas peut-être soupçonné l'existence.

Si l'on consulte les recueils d'observations pour rechercher
quéls peuvent être les effets des contusions sur les organes renfermés dans les cavités splanchniques, on voit que les contusions
des parties renfermées dans le crâne peuvent donner lieu instantanément à la mort, et, lorsqu'elles sont moins violentes, à
des épanchemens de sang entre les os et les méninges ou dans
l'épaisseur même du cerveau, à l'inflammation du cerveau et de
ses membranes, à des épanchemens de pus, à des fongus de la
dure-mère, à des céphalalgies opiniâtres, à l'épilepsie, à la perte
d'une ou de plusienrs facultés intellectuelles, à l'extinction dé
la vue, de l'ouïe, etc. On apprend également que les corps contondans, en agissant sur le thorax sans pénétrer dans sa cavité,
peuvent rompre les vaisseaux des poumons, ou bien occasioner
l'inflammation de ces organes, des plèvres, du tissu cellulaire,
du médiastin, du péricarde ; qu'à la suite de blessures du même
genre, quelques individus ont conservé pendant long-temps une
grande difficulté de respirer, de violentes palpitations, et qué
d'autrés ont été affectés d'anévrysme du cœur ou dé l'aorté. Il
existe péu de faits relatifs aux contusions de poitrine aussi remarquables que le suivant. Un porteur d'eau robuste, âgé d'environ 55 ans, fut serré avec violence entre une grille de fer et

le bout du timon d'une voiture. Le timon atteignit la deuxième, la troisième et la quatrième côtes du côté droit, près de leur jonction avec les cartilages, et fractura ces trois côtes en deux endroits. Les fractures antérieures étaient situées près des cartilages; les postérieures avaient leur siége à quatre ou cinq pouces plus en arrière. La peau était restée intacte; cette contusion fut suivie de crachement de sang, d'oppression d'inflammation de la plèvre et du poumon. On parvint à calmer ces accidens par un traitement antiphlogistique très-actif. La convalescence se fit long-temps attendre, et fut elle-même très-longue; mais il reste à cet homme, qui est encore vivant, une large hernie du poumon; elle proémine à travers tout l'intervalle situé entre les fractures antérieures des côtes. On ne peut sentir, à travers la peau et les muscles postérieurs, aucun vestige des fragmens intermédiaires à ces fractures. Il est probable qu'ils auront été peu à peu érodés et absorbés. L'individu qui porte cette hernie est obligé de la contenir avec une large plaque légèrement concave; il jouit d'ailleurs d'une bonne santé.

Les corps contondans qui agissent sur les parois de l'abdomen, peuvent produire dans l'intérieur de cette cavité des lésions tout aussi nombreuses, tout aussi graves, parmi lesquelles nous citerons d'abord la rupture de l'estomac, de l'intestin grêle, de la vessie, de la veine-cave, qui a été plusieurs fois observée. Nous ferons remarquer que ces viscères sont d'autant plus exposés à se rompre quand un corps contondant atteint l'abdomen, qu'ils sont dans un état plus considérable de distension. On a vu, il y a environ 20 ans, à Paris, une femme qui portait depuis plusieurs années, à la région épigastrique, une large ouverture qui communiquait avec l'estomac; cette ouverture s'était formée à la suite de la chute d'une escarre gangreneuse occasionée par une forte contusion. D'autres contusions de l'abdomen ont été suivies de vomissement de sang, de déjections sanguinolentes, de déchirure du foie, de la rate, du mésentère. Chez d'autres sujets, des contusions ont occasioné des hernies volumineuses, la rupture ou l'étranglement d'anciennes hernies. On conçoit qu'à la suite de la rupture d'une portion du conduit digestif ou de quelque vaisseau sanguin considérable, il doit nécessairement se former des épanchemens dans la cavité du péritoine. Dans des cas moins fâcheux, les contusions de l'abdomen ont eu pour résultat l'inflammation aiguë ou chronique du tissu cellulaire extérieur de

cette membrane, et la formation d'abcès plus ou moins volumineux dans ce tissu cellulaire.

Les contusions des organes génitaux intérieurs et extérieurs de la femme peuvent occasioner l'avortement, la métrite. Les contusions du vagin, pendant les accouchemens prolongés et laborieux, ont souvent été suivies de la gangrène de la cloison vésico-vaginale, et de fistules plus ou moins larges et souvent incurables. L'inflammation des testicules, l'hématocèle par infiltration, l'hématocèle par épanchement, la rupture des testicules ; sont les accidens que l'on a particulièrement à redouter lorsque les corps contondans heurtent contre le scrotum.

Diagnostic et pronostic des contusions. — La couleur presque noire qu'offrent quelquefois les parties contuses pourrait en imposer à un médecin peu attentif, et lui faire croire à l'existence de la gangrène; mais il est facile d'éviter cette erreur. Les escarres gangréneuses sont limitées et insensibles; elles offrent la même teinte dans toute leur étendue; les ecchymoses, au contraire, ne sont pas circonscrites, et elles sont bien plus foncées en couleur à leur centre qu'à leur circonférence. On a cherché quelquefois à tromper les médecins, en simulant des contusions, au moyen de teintes communiquées à la peau avec des matières colorantes, noires et jaunes, et en appliquant des ligatures circulaires au-dessus des parties ainsi colorées, afin d'en occasioner l'enflure. Le gonflement ne se présente pas avec les mêmes caractères que lui donne la contusion; et, pour peu que l'on conserve de doute, des lotions sur la peau, ou des onctions, feront bientôt reconnaître la fraude, en enlevant la matière colorante.

Les contusions profondes de la hanche, de l'épaule, du thorax et même de la cuisse, sont quelquefois très-difficiles à distinguer d'une fracture. Lorsqu'après un examen attentif, on ne peut établir avec certitude le diagnostic, il est prudent de se comporter, jusqu'à ce qu'on ait acquis de nouvelles lumières, de manière à prévenir tous les accidens qui pourraient résulter de l'une et de l'autre de ces lésions.

Pour apprécier aussi exactement que possible le degré d'intensité d'une contusion, il faudra toujours tenir compte, 1° des conditions physiques présentées par le corps contondant, de la vitesse du choc, de sa direction, du temps pendant lequel se sera prolongée la pression; 2° de la texture de la partie contuse et de sa situation; 3° des symptômes locaux et généraux survenus depuis l'accident; et ce sera d'après les mêmes données et l'importance des parties blessées, que l'on portera son pronostic, mais toujours avec une sage réserve, parce que ces accidens con-sécutifs deviennent quelquefois beaucoup plus graves que ceux que semblent annoncer les symptômes primitifs.

Traitement. — Les indications curatives de la contusion sont relatives à son degré d'intensité, et à la nature des accidens pri-mitifs et consécutifs auxquels elle donne lieu. Lorsqu'elle inté-resse toute ou presque toute l'épaisseur d'un membre, qu'elle a été portée jusqu'à l'attrition, ce qui ne peut guère avoir lieu sans que les os aient éprouvé en même temps une fracture comminutive, le seul parti rationnel à prendre consiste à amputer sans délai ce membre, pour prévenir le développement des acci-dens consécutifs les plus graves.

D'autres contusions, sans être portées jusqu'à la désorgani-sation immédiate, comme dans le cas précédent, sont cependant assez violentes pour occasioner promptement l'engourdisse-ment, la perte de sensibilité, le refroidissement et la cessation des pulsations artérielles dans un membre. Lamotte, dans son *Traité de Chirurgie*, rapporte quelques cas de ce genre. Il pratiquait alors des scarifications multipliées, et il les lavait avec de l'eau-de-vie, dans laquelle il faisait fondre du sel et de l'onguent Ægyp-tiac; puis il appliquait un cataplasme préparé avec des poudres aromatiques et du vin. Si la sensibilité et la circulation se réta-blissent au bout de quelques jours, on n'a plus à combattre que les accidens résultans de l'infiltration du sang et de l'inflamma-tion. Si, au contraire, la gangrène survient et pénètre profondé-ment, l'amputation devient nécessaire.

Dans les contusions moins violentes des membres et des parois des cavités splanchniques, il faut d'abord chercher à calmer la douleur, à empêcher l'infiltration ultérieure du sang dans le tissu cellulaire, ainsi que l'afflux des humeurs vers la partie blessée, à favoriser la résorption des fluides extravasés, et à prévenir le dé-velopppemnet des accidens inflammatoires. Pour remplir ces pre-mières indications, on a recours à la compression, aux topiques réfrigérans, aux sédatifs, aux astringens ou aux spiritueux se-condés par le repos et la situation convenable de la partie blessée. Les sangsues, les ventouses sèches et scarifiées, la saignée, les pédiluves révulsifs, les topiques rubéfians, vésicans, les lave-mens laxatifs, les remèdes internes, spiritueux ou aromatiques, les boissons délayantes, une diète plus ou moins sévère, sont aussi indiqués dans plusieurs cas, et par différentes circonstances.

Les avantages de la compression dans les contusions peu profondes, surtout lorsqu'il en est résulté des bosses plus ou moins larges et saillantes appuyées sur des os, sont incontestables. Quand les membres sont le siége de la blessure, il faut prendre les précautions convenables pour que la compression ne donne pas lieu à l'engorgement de leur partie inférieure. Ce moyen cesse d'être utile, et deviendrait même nuisible dès que l'engorgement inflammatoire commence à se développer. Quelques chirurgiens recommandent de faire de légères frictions sur les parties contuses, pour disséminer le sang extravasé; la compression procure ce résultat, en même temps qu'elle s'oppose à l'afflux et à la stase des fluides.

L'eau froide, dont on imbibe des compresses, qu'il faut humecter dès qu'elles commencent à s'échauffer, est un des meilleurs topiques pour les contusions récentes. L'eau végéto-minérale, l'eau vinaigrée à laquelle on peut ajouter du sel commun ou d'autres substances salines, telles que l'alun, le sel ammoniac, le nitre, le sulfate de fer, le sulfate de zinc, le tartrate de fer et de potasse, etc., agissent encore avec plus d'énergie. L'eau-de-vie camphrée, les différentes eaux spiritueuses, dites vulnéraires, les infusions de sauge, de romarin ou d'autres plantes aromatiques, quoique agissant d'une manière différente sur les tissus vivans que les sédatifs et les astringens, sont aussi très-recommandables, surtout quand les contusions sont profondes, et qu'on craint de supprimer la transpiration ou de répercuter quelque éruption chronique par les topiques sédatifs ou astringens.

Les sangsues et les ventouses scarifiées conviennent spécialement dans les contusions profondes des membres, des grandes articulations, des parois des cavités splanchniques et des viscères; leur application doit presque toujours être précédée de la saignée chez les sujets sanguins ou d'une constitution robuste. Elles sont plus nuisibles qu'utiles lorsque la contusion intéresse des parties peu charnues, et que la peau en est en quelque sorte le siége principal.

La saignée est le moyen le plus énergique que l'on puisse mettre en usage pour prévenir les suites des fortes contusions extérieures ou intérieures. Le grand âge des blessés ne la contre-indique pas d'une manière absolue; on ne doit s'en abstenir que dans le cas de faiblesse extrême ou de stupeur locale; et, dans ce dernier cas, il peut devenir utile de la pratiquer lorsque la sensibilité se rétablit, et que les symptômes locaux ou généraux annoncent le développement prochain d'une violente inflammation. Il est rare qu'à la suite des contusions qui intéressent les viscères, on ne soit obligé de saigner plusieurs fois. Les remèdes internes spiritueux ou aromatiques, dont on abuse si souvent dans le traitement des contusions, ne peuvent convenir qu'immédiatement après l'accident pour faire cesser le spasme ou la stupeur qui en sont quelquefois la suite. Il faut en rejeter l'emploi dès que le pouls se relève, que la chaleur se rétablit, que les autres symptômes disparaissent, et leur substituer alors les boissons acidulées, les émulsions, les décoctions d'orge, de chiendent, etc.

Les topiques rubéfians, tels que la pulpe de bryone, les cataplasmes sinaipsés, les linimens ammoniacaux, les emplâtres de térébenthine, de poix, etc., sont particulièrement indiqués dans les contusions profondes. Mais ce n'est pas immédiatement après l'accident qu'on peut en obtenir les meilleurs effets. Ils conviennent surtout pour achever de faire résoudre les engorgemens chroniques et pour dissiper les douleurs sourdes qui persistent quelquefois long-temps dans les parties contuses.

Nous avons indiqué les topiques propres à remplir les premières indications des contusions; on doit en continuer l'emploi jusqu'à la fin du traitement, quand il ne survient pas d'inflammation, et que l'on voit chaque jour le gonflement diminuer et la teinte de l'ecchymose devenir moins foncée. Mais, si la partie contuse devient tendue, chaude, douloureuse, il faut passer à l'usage des topiques émolliens. Plus tard, lorsque l'inflammation commence à se dissiper, on associe les aromatiques aux émolliens, et on finit par les employer seuls.

C'est ordinairement pendant la durée de l'inflammation produite par les contusions, que se réunissent dans des foyers, plus ou moins régulièrement limités, le sang fluide et les caillots qui n'ont pu être absorbés. Si on abandonnait ces dépôts à eux-mêmes lorsqu'ils deviennent douloureux, ils désorganiseraient le tissu cellulaire intermusculaire et sous-cutanée, ainsi que la peau, et ils laisseraient des ulcères sanieux, difficiles à guérir. Il faut donc les ouvrir avant que la peau ne soit amincie. On exprime ensuite avec soin le sang qu'ils contiennent et celui qui est infiltré dans leur voisinage, et on panse la plaie avec l'onguent styrax, ou avec un digestif térébenthiné, jusqu'à ce qu'une bonne suppuration se soit établie.

Quand l'inflammation, produite par la contusion, se termine par gangrène, on favorise la séparation des escarres par l'application des topiques relâchans, et après que la gangrène est bornée, on pratique l'amputation du membre si l'on juge sa conservation impossible. Lorsque les contusions ont laissé, soit dans les parois des cavités splanchniques, soit dans les membres, de la faiblesse, du gonflement, de la douleur, de la gêne dans les mouvemens, on conseille, pour dissiper ces symptômes, les bains oléagineux, les bains et les douches d'eaux thermales, l'immersion des parties douloureuses dans le sang de bœuf encore chaud, dans le marc de raisin en fermentation, les fumigations aromatiques, les frictions avec les préparations balsamiques. (MARJOLIN.)

CONVALESCENCE, s. f., *convalescentia*, de *convalescere*, se rétablir. La convalescence est un état intermédiaire à la maladie qui a cessé, et à la santé qui n'existe pas encore. Elle commence lorsque les symptômes qui caractérisaient la maladie ont disparu, et finit à l'époque où l'exercice libre et régulier des fonctions qui constituent la santé est pleinement rétabli.

Le mot convalescence suppose toujours une maladie d'une certaine gravité. Le malaise ou la faiblesse légère qui succède à une indisposition ne mérite pas ce nom.

Les phénomènes de la convalescence varient nécessairement comme ceux de la maladie qui a précédé. Ils offrent néanmoins un certain nombre de points communs dans les affections aiguës et dans les affections chroniques.

Dans ces dernières, la lenteur avec laquelle les fonctions se rétablissent, est le principal caractère de la convalescence. La physionomie conserve long-temps l'empreinte morbide; l'embonpoint et les forces ne reviennent à leur degré primitif qu'après un certain nombre de mois; l'appétit est long-temps languissant, l'estomac et les intestins paresseux; il se passe souvent une année entière avant que la santé soit complétement recouvrée; et chez certains sujets, surtout chez ceux qui sont avancés en âge, l'économie conserve pendant un temps illimité le ressentiment d'un mal qui l'a fortement ébranlée.

Mais les phénomènes qui accompagnent la convalescence des maladies aiguës sont bien plus nombreux et plus remarquables. Un des premiers effets de la cessation de la maladie est un amaigrissement subit de tout le corps; et en particulier de la face, qui devient en même temps plus pâle. Cet amaigrissement et cette pâleur paraissent liés surtout à la diminution du mouvement fébrile, et spécialement de la chaleur, qui, même chez l'homme vivant, détermine une véritable raréfaction des parties solides et liquides; le rétablissement des sécrétions doit aussi entrer pour quelque chose dans ce phénomène. A cette époque aussi, en même temps qu'il éprouve le bien-être que produit la cessation de la douleur ou du malaise, le convalescent a davantage le sentiment de sa faiblesse : ses premiers pas sont chancelans et accompagnés de beaucoup d'efforts. La voix reste aussi quelque temps faible, et ne reprend que peu à peu son ton naturel. Cette faiblesse s'étend aussi aux facultés intellectuelles; l'imagination, la mémoire, le jugement s'exercent à la vérité librement chez le plus grand nombre, mais la contention d'esprit produit une fatigue prompte, détermine des maux de tête ou d'autres accidens. Il est aussi d'observation que l'état de convalescence est accompagné d'une augmentation remarquable dans la susceptibilité nerveuse; les convalescens, bien qu'enclins aux émotions agréables, sont impatiens et irascibles; et les impressions physiques et morales déterminent souvent en eux des secousses qui ne sont point en proportion avec la cause qui les produit.

Les fonctions digestives ne reprennent également que par degrés leur exercice régulier. L'appétit ne revient pas toujours promptement; la langue reste un peu chargée; le vin paraît amer et le pain sans saveur. Toutefois, dans le plus grand nombre des cas, le désir des alimens revient plus vite que la faculté de les digérer; c'est là ce qui rend, dans la convalescence, les indigestions si fréquentes. Le ventre est ordinairement resserré, et les matières fécales rares et fort sèches. La respiration est tranquille dans l'état de repos du corps; mais l'exercice, l'action de parler, déterminent de l'essoufflement. L'accélération du pouls persiste souvent pendant les premiers jours de la convalescence. Mais, quand les autres signes sont bons, la fréquence du pouls n'a rien d'inquiétant; elle ne doit pas empêcher le médecin d'accorder des alimens. La plupart des convalescens ont habituellement froid, même dans les saisons chaudes, soit parce que la chaleur est diminuée en eux, soit parce que le séjour prolongé dans l'appartement et au lit les a rendus plus sensibles à l'impression du froid extérieur. La transpiration cutanée est considérable pendant le sommeil, et la sécrétion de l'urine est également augmentée. La couleur grisâtre des fèces et la rareté des évacuations alvines portent à croire que la sécrétion de la bile est peu abondante dans le commencement de la convalescence.

Un phénomène très-remarquable, mais qui ne se présente pas à beaucoup près chez tous les convalescens, est l'excitation des organes génitaux, à laquelle se rattachent les désirs ardens, les songes lascifs, les pollutions nocturnes. Quelques auteurs rapportent que des vieillards, qui n'avaient pas eu d'éjaculation depuis plusieurs années, en ont eu à la suite de maladies graves.

Chez les femmes, le rétablissement des menstrues n'a souvent lieu que plusieurs mois après la cessation de la maladie.

Dans les deux sexes, la desquammation de l'épiderme et la chute des cheveux sont aussi deux phénomènes qu'on observe fréquemment à la suite des maladies graves, et qui appartiennent encore à l'histoire de la convalescence.

Le temps qui se passe entre la cessation de la maladie et le parfait rétablissement ne peut être déterminé rigoureusement; on ne saurait le mesurer que d'une manière approximative, parce que le passage de l'état de maladie à celui de convalescence, et de ce dernier à l'état de santé, a lieu le plus souvent d'une manière graduée et presque insensible. Du reste un grand nombre de conditions peuvent exercer sur la durée de la convalescence une influence très-marquée. Telles sont, indépendamment du genre et de la durée de la maladie, l'âge et la constitution du sujet, l'habitation, le régime. La convalescence est courte dans l'enfance et la jeunesse; elle devient progressivement plus longue dans l'âge mûr et dans la vieillesse. Le rétablissement est plus prompt chez les individus forts et bien constitués, plus lent chez les personnes faibles et habituellement souffrantes. Toutes choses égales d'ailleurs, la convalescence est plus longue dans les endroits humides, dans les lieux où les maisons sont plus basses que le sol, dans les hopitaux, que dans les conditions opposées. L'usage d'alimens malsains, une diète trop sévère ou l'excès opposé, prolongent la convalescence. Il est aussi d'observation qu'elle est plus courte dans le printemps et l'été que dans l'automne et l'hyver. Enfin, il est bien constaté qu'en général elle est moins longue à la suite des maladies franchement inflammatoires, qu'à la suite de celles qui ont été accompagnées d'une grande prostration des forces. Les évacuations excessives qui ont eu lieu spontanément ou artificiellement dans le cours de la maladie ajoutent aussi à la durée ordinaire de la convalescence.

Le rétablissement parfait de la santé est le terme ordinaire, mais non pas le seul terme de la convalescence; celle-ci peut être interrompue par le retour de la maladie primitive ou par le développement d'une autre affection. Il importe donc que le médecin ne perde pas de vue le convalescent, et qu'il détermine les moyens dont il doit faire usage.

Lorsqu'un malade entre en convalescence, il est généralement utile qu'il continue, pendant un certain temps, l'emploi des remèdes qui l'ont conduit au terme heureux où il est parvenu. Lorsqu'il n'y a pas d'indication spéciale, et que rien d'un autre côté n'y met obstacle, on prescrit quelques amers, tels que l'infusion de chicorée sauvage ou de pissenlit, l'infusion aqueuse ou le vin de quinquina. Les purgatifs, répétés une ou deux fois, ont long temps été en usage dans la convalescence de presque toutes les maladies. Les progrès de la thérapeutique ont fait justice de cette pratique; mais ici, comme dans beaucoup de circonstances, en évitant un abus, beaucoup de médecins se sont jetés dans un autre : on purgeait autrefois sans nécessité beaucoup de convalescens; aujourd'hui on craint ou l'on néglige de purger ceux même qui en ont le plus grand besoin. Mais, si la convalescence réclame dans certains cas l'emploi de quelques remèdes, elle exige toujours le secours des soins hygiéniques. Il convient que le convalescent soit placé dans une chambre vaste, exposée aux rayons du soleil, où l'air soit sec, fréquemment renouvelé, et où la température soit de 14 à 15° (R.) L'habitation à la campagne est toujours utile si le convalescent y trouve du reste les mêmes soins et la même distraction qu'à la ville. Ses vêtemens doivent être un peu plus chauds que ceux dont il fait usage en santé. Il sera bon aussi de lui faire prendre un bain aussitôt que ses forces le lui permettront, et quelquefois même de le répéter. Mais c'est particulièrement sur le choix et la quantité des alimens, que le médecin doit appeler l'attention du convalescent et de ceux qui l'entourent. On lui permet d'abord quelques bouillons, plus tard des laits de poule, de légers potages préparés avec la semouille, la fécule de pomme de terre, le salep, le tapioca, quelques cuillerées de chocolat, des gelées animales ou végétales. A une époque plus avancée, on lui accorde la chair rôtie des jeunes animaux, puis des ani-

maux adultes, des poissons à écailles, les purées, les fruits cuits
ou bien mûrs, un pain léger, dont la quantité sera rigoureusement déterminée et augmentée graduellement. L'eau rougie est
la meilleure boisson ordinaire; il convient d'y joindre, à chaque
repas, un peu de vin généreux, pris pur, à la dose d'un petit
verre. Le mouvement est d'une grande utilité dans la convalescence; mais la faiblesse du sujet oblige à en user avec beaucoup
de mesure. Dans le principe, le convalescent ne peut qu'être
changé de lit, ou placé dans un fauteuil, ou recevoir dans un
siége roulant la faible secousse qu'il communique. Plus tard,
il fait quelques pas dans sa chambre ou dans un jardin, d'abord
avec un soutien, puis sans appui; il peut être placé dans une voiture, se promener quelques momens, plus tard enfin monter à
cheval ou faire des courses d'une certaine longueur. La fatigue
qu'il éprouve, lorsqu'il fait un exercice trop considérable doit
lui servir d'avertissement et de mesure dans cette partie de son
régime. Quant au moral, il faut lui procurer des distractions
douces, variées, suivant son âge, ses goûts, ses habitudes, et
éloigner soigneusement de lui tout ce qui pourrait provoquer
des émotions très-vives, fussent-elles de joie, tout ce qui exi-
gerait une forte méditation, ou un travail d'esprit prolongé.

(CHOMEL.)

CONVERSION, s. f., *conversio, transmutatio*. Les conversions des maladies, ou les changemens d'une maladie en une
autre, ont été l'objet des méditations particulières des anciens
médecins. Mais comme ils n'attachaient le nom de maladie
qu'à des groupes déterminés de symptômes, ils prirent souvent, pour le développement d'une nouvelle affection, un simple changement qui était apporté dans les phénomènes de la maladie par ses progrès ou par son amélioration, par les affections
secondaires qui en étaient la conséquence, ou par les complications qui survenaient pendant son cours, enfin par ses divers
genres de terminaison. Les métastases seules peuvent être regardées comme de véritables conversions, si toutefois encore l'on
peut considérer ainsi le changement de siége, ou de forme de la
maladie; comme lorsqu'à une affection rhumatismale de quelque articulation, à quelques éruptions cutanées, succèdent les
signes de l'irritation de l'un des viscères importans de l'économie,
et réciproquement, ou lorsqu'une phlegmasie est remplacée par
une autre ou par une hémorrhagie, etc. On voit que, dans

cette manière d'envisager la chose, le nombre des conversions
de maladies serait extrêmement restreint; et dans l'acception
ancienne donnée au mot conversion, il diminuera probablement
encore à mesure qu'on connaîtra mieux la nature des diverses
affections et les rapports des altérations organiques qui les constituent. *Voyez* MALADIE, MÉTASTASE, TERMINAISON.

(RAIGE DELORME.)

CONVOLVULACÉES, *convolvulaceæ*, s. f. Famille naturelle
de plantes qui appartient aux Dicotylédones monopétales, dont
la corolle est hypogyne. Le genre liseron (*convolvulus*) forme
le type de cette famille, remarquable par l'uniformité de ses propriétés médicales. Toutes les convolvulacées, dont la racine est
épaisse et charnue renferment, outre la fécule amilacée qui en
forme la base, un principe résineux d'une âcreté violente et qui
communique à ces racines une action purgative des plus intenses.
C'est à ce genre liseron que nous devons plusieurs médicamens
purgatifs très-énergiques et fréquemment employés, tels que le
jalap, la scammonée d'Alep, le turbith et le mechoachan. Cette
propriété purgative existe également dans nos liserons indigènes;
et les racines du liseron des haies, du liseron soldanelle, et en
général de tous ceux dont la racine est épaisse et charnue, ne
jouissent qu'à un degré plus faible des mêmes propriétés que le
jalap. Quand le principe résineux est en très-petite quantité
dans les racines des convolvulacées, l'action purgative disparaît,
et la grande quantité de fécule qu'elles renferment les rend propres à servir à la nourriture de l'homme. C'est ainsi que les pa-
tates ou racines du *convolvulus batatas* sont un aliment aussi
sain qu'agréable. Cependant on peut établir d'une manière générale, que les racines charnues de toutes les convolvulacées sont
âcres et purgatives.   (A. RICHARD.)

CONVULSIF, adj., *convulsivus;* qui tient de la convulsion, qui a
rapport à la convulsion : affection, symptôme convulsifs. On a aussi
donné ce nom à une espèce de fièvre pernicieuse dont les accès
sont principalement marqués par des mouvemens convulsifs.

CONVULSION, *convulsio*, de *convellere*, secouer, ébranler.
Ce mot n'a pas toujours la même acception dans le langage des
pathologistes. Les uns en effet ont admis un état convulsif ou
spasmodique (*spasme* et *convulsion* étant à peu près synonymes)
dans toute espèce de fibres organiques, dans le cerveau, les
canaux excréteurs des glandes, les vaisseaux absorbans, les

bronches, les vésicules pulmonaires, tout aussi bien que dans les organes musculeux. D'autres n'ont vu de convulsions que dans ces derniers; mais ils ont en général restreint la signification de ce mot aux convulsions cloniques, c'est-à-dire aux grands mouvemens convulsifs du tronc et des membres, avec des alternatives de contraction et de relâchement, d'extension et de flexion, appelant d'un nom particulier, seul, ou qualificatif du mot *convulsion*, les autres mouvemens désordonnés de la fibre musculaire. Remarquons d'abord que rien n'est plus hypothétique, et par conséquent plus en opposition avec la méthode actuelle de procéder en médecine, que l'admission d'un état convulsif ou spasmodique des fibres du cerveau, des canaux excréteurs des glandes, des vaisseaux absorbans, des bronches, des vésicules pulmonaires, et de toute autre partie qui ne serait pas pourvue de fibres musculaires. Les progrès de l'anatomie et de la physiologie pathologique ont d'ailleurs mis à même dans beaucoup de cas de rattacher à d'autres causes, à des causes évidentes, les phénomènes que l'on n'avait pu concevoir dans leur production sans imaginer des causes de pure supposition. Nous n'admettrons donc de convulsions que dans les organes à fibres musculaires. Ces organes sont, d'une part, le conduit alimentaire, sans y comprendre la bouche, le pharynx ni le sphincter de l'anus, la vessie indépendamment des appareils musculeux qui donnent la faculté de retenir et de rendre l'urine à volonté, le cœur, et l'utérus pendant la gestation; et d'autre part, le système musculaire qui sert aux mouvemens volontaires, et qui se trouve sous la dépendance immédiate du cerveau, siége de toutes les déterminations de la volonté. L'observation n'a encore rien constaté de positif sur les *lésions musculaires* de l'œsophage, de l'estomac et des intestins; les physiologistes ne sont même pas d'accord sur les causes du vomissement. On parle souvent de *convulsions internes*, de *spasmes du canal digestif*, de *crampe d'estomac;* Cullen dit que le paroxysme hystérique commence par une affection spasmodique du canal alimentaire: mais, il est bien certain que ces assertions ne reposent nullement sur les faits. Les convulsions de la vessie ne sont pas mieux connues. Peut-être l'incontinence d'urine tient-elle, dans quelques cas, à une cause de ce genre ? L'on ne regardera pas comme des convulsions les contractions violentes et répétées de l'utérus pendant le travail de l'enfantement ; ici tout se passe dans l'ordre. Elles auraient ce caractère seulement dans le cas où ; survenant avant le terme de la grossesse, elles provoqueraient l'avortement. Peut-être cet accident reconnaît-il quelquefois une semblable cause ? Le cœur seul, parmi les organes musculeux soustraits à l'influence directe de la puissance volontaire ou du cerveau, présente un véritable état convulsif dans les *palpitations* dites *nerveuses*. (*Voyez* ce mot.) Il ne s'agira, donc dans cet article, que des seules convulsions du système musculaire cérébral. Mais, au lieu de n'appliquer cette expression qu'au mode convulsif clonique, nous nous en servirons pour désigner *toute contraction involontaire des muscles*.

La contraction musculaire ayant pour agens directs les muscles, et pour agens secondaires, mais d'une nécessité absolue, les nerfs, le cordon rachidien et le cerveau, la convulsion peut provenir d'une lésion des muscles, des nerfs, du cordon rachidien ou du cerveau. Les convulsions purement musculaires sont très-rares, toujours bornées à un ou plusieurs muscles, et par là peu importantes à connaître. La *crampe* résultant d'un effort ou d'une fausse position des muscles, le *hoquet* provenant d'une cause locale, le resserrement spasmodique du sphincter de l'anus, sont autant de phénomènes qui pourraient être considérés comme appartenant à ce genre de convulsions. Dès que l'état convulsif existe dans un certain nombre de muscles en même temps, affecte tous ceux d'un membre, ou d'une région étendue, par exemple, il est certain que la cause se trouve ailleurs que dans ces organes. On peut présumer le siége de la lésion dans un nerf, lorsque les muscles, auxquels il se distribue, sont seuls convulsés ; cet accident n'arrive guère qu'à la suite des plaies, des piqûres, des contusions faites aux nerfs. Mais, toutes les fois que les convulsions sont générales, ou qu'elles se manifestent dans une moitié du système musculaire, elles ont leur cause dans le cerveau. Elles peuvent cependant être moins générales et avoir encore leur source dans cet organe ; car, par des anomalies qu'il ne nous est pas encore permis d'expliquer, l'on observe, comme symptômes liés évidemment à une affection cérébrale, des mouvemens convulsifs dans un bras seulement, dans un membre inférieur, dans le bras et la jambe de côtés opposés, dans les muscles du thorax, de la face, des yeux, etc. Ce qui éclaire le diagnostic de l'observateur dans les cas de cette sorte, c'est d'abord le mode d'action des causes de la maladie, puis l'ensemble de ses symptômes caractéristiques. Il n'est pourtant pas toujours facile, dans certaines circonstances, d'arriver au vrai siége du mal, de distinguer les convulsions qui ont leurs causes dans le rachis, de celles qui dépendent d'une lésion du cerveau ; car, outre que ce dernier organe peut donner naissance à des mouvemens convulsifs partiels, il peut aussi ne manifester quelquefois que des désordres intellectuels, comme cela se voit le plus souvent dans la folie, et d'autres fois seulement des désordres musculaires, comme il arrive dans les affections locales d'un hémisphère, sans compression de l'hémisphère opposé, lequel suffit alors à l'exercice de la pensée. Consultez, en pareil cas, le mode d'action des causes, l'étendue et la disposition des désordres musculaires; et, dans le doute, abstenez-vous de prononcer.

Pour nous faire une idée de la nature des convulsions, de leur mode de production, et remonter à leur cause, pour rapprocher enfin le phénomène symptomatique de la lésion qui le détermine, parcourons les divers degrés d'une échelle qui commencerait à l'état de santé, et se terminerait au plus haut point de l'état convulsif, ou même à l'extinction du mouvement musculaire. Nous apercevrons déjà une action musculaire augmentée et légèrement involontaire dans une excitation du cerveau causée par la joie, la colère, une frayeur légère, une irritation de l'amour-propre, l'ennui que provoque le bâillement, l'influence du café et des liqueurs spiritueuses prises avec modération, la fureur maniaque. La sensation vénérienne, lorsqu'elle est très-vive, produit des mouvemens de tout le système musculaire, souvent très-voisins d'un véritable état convulsif; un froid intense provoque un tremblement général, des claquemens de dents ; une douleur vive, une frayeur extrême, une joie immodérée, la contemplation, peuvent être suivies d'une immobilité musculaire qui se rapproche de l'état cataleptique. Le rire, excité par le chatouillement, est un véritable état convulsif. A un premier degré d'irritation cérébrale, nous rapporterons le frissonnement, les pendiculations et les bâillemens qui annoncent un accès fébrile, les pendiculations, les bâillemens, le rire, les *crispations, les agitations, les impatiences* musculaires qui précèdent ordinairement une attaque d'hystérie. A un degré plus intense nous rattacherons les mouvemens insolites de la chorée, le tremblement de la première période d'un accès de fièvre intermittente, les convulsions dites hystériques, la roideur cataleptique; peut-être l'asthme convulsif et la coqueluche doivent-ils être rangés dans cette classe? Les convulsions épileptiques sont plus intenses que celles de l'hystérie et de la catalepsie. Enfin, les convulsions déterminées par l'inflammation du cerveau, sont de l'agitation, des contractions cloniques, de la carphalogie, des soubresauts des tendons, des accès épileptiformes ; puis, si la mort ne survient pas trop tôt, des contractures, une roideur tétanique permanente : enfin, avec la suppuration ou la désorganisation de la substance cérébrale, se manifestent la paralysie, la résolution des membres, sans qu'il reste aucun effet de contraction ni de convulsion. D'après ce que nous venons de dire sur la progression des désordres convulsifs, nous voyons d'abord une simple accélération d'action, une faible inégalité des mouvemens musculaires, tout-à-fait compatibles avec la santé; puis un état de contraction compatible encore avec la santé, se rapprochant davantage des désordres convulsifs; les phénomènes musculaires appartenant au premier degré de l'irritation cérébrale sont à peine des mouvemens convulsifs; ceux mêmes qui signalent la chorée, l'hystérie, ne sont pas toujours entièrement hors du pouvoir de la volonté; dans la catalepsie et l'épilepsie, la puissance volontaire a perdu toute influence. Dans l'encéphalite, les convulsions sont souvent continues, et vont en augmentant d'intensité, depuis de légères agitations jusqu'à la roideur tétanique, si la maladie n'est arrêtée dans sa marche. Ainsi, *accélération*, *augmentation* de l'action des muscles ; *agitation*, *tremblement musculaire*, *clonisme* ou contractions et relâchemens alternatifs; *tonisme* ou état de contraction sans relâchement, telles sont les trois formes générales des mouvemens musculaires soustraits en partie ou tout-à-fait à l'influence de la volonté.

Maintenant passons en revue chaque portion du système musculaire pour en observer le mode d'expression convulsive, et les effets sur les parties qu'elles avoisinent. Si le muscle releveur de la paupière est convulsé, l'œil reste à découvert, le clignotement devient impossible; si c'est l'orbiculaire, les paupières sont au contraire rapprochées. Les convulsions légères des muscles de l'œil causent une espèce de chorée de cet organe qui n'est pas très-rare; plus fortes, elles produisent le strabisme, la fixité du globe de l'œil, la contorsion et le tournoiement de cet organe dans l'orbite. L'iris aussi est susceptible de convulsion; dans ce cas, la pupille est étroite et immobile. Les muscles de la face convulsés produisent certains tics, la mobilité ou la fixité des traits, le rappochement des mâchoires, le grincement, le claquement et quelquefois le brisement des dents, la distorsion de la bouche et des traits, l'éloignement simultané des deux commissures de cette cavité ou *spasme cynique, ris sardonien*. Lorsque tous les muscles du col sont convulsés en même temps, cette partie est dure, et la tête ordinairement penchée en arrière. La convulsion des muscles pharyngiens cause la dysphagie spasmodique, et gêne ou empêche le passage des boissons et des alimens. La convulsion des muscles du larynx est peut-être autant et aussi souvent la cause de l'altération de la voix et de la dyspnée dans le croup spasmodique, que la présence d'une fausse membrane dans le canal aérien. Les serremens de gosier, le sentiment de strangulation, si fréquens dans la chorée, l'hystérie, l'hypocondrie, etc., me paraissent tenir à un état convulsif des muscles de la partie antérieure du col. L'oppression, la dyspnée, les étouffemens, la suffocation, une respiration inégale, et quelquefois la suspension plus ou moins complète de cette fonction, sont, dans beaucoup de cas, le résultat évident de désordres convulsifs des muscles du thorax, comme cela se voit dans l'épilepsie, l'hystérie, le tétanos, l'asthme convulsif, souvent dans la catalepsie, l'encéphalite. L'état convulsif du diaphragme donne lieu au hoquet. Les convulsions des muscles abdominaux produisent, tantôt la rétraction du ventre, tantôt un rire inextinguible, quelquefois un mouvement ondulatoire particulier, qui n'est pas rare dans l'hystérie. Il me paraît que le phénomène de la *boule hystérique* n'est autre chose que l'effet de contractions convulsives des muscles abdominaux, du diaphragme, des muscles du thorax, du col, du larynx et du pharynx. D'après les expériences récentes faites sur le vomissement, il est démontré que cet acte tient au moins autant à un état convulsif des muscles de l'abdomen qu'aux contractions de l'estomac. Il est donc raisonnable d'admettre que certains vomissemens puissent être réellement dûs à une cause *spasmodique, convulsive, nerveuse*, enfin. (*Voyez* VOMISSEMENT.) Nous

avons indiqué le resserrement spasmodique du sphincter de
l'anus, quelquefois encore désigné sous le nom de *fissure*. Les
appareils musculeux qui placent la rétention et l'excrétion de
l'urine sous l'influence de la volonté sont très-probablement
aussi le siége de lésions de ce genre. Les principales formes de
l'expression des convulsions des membres sont les mouvemens
et les gestes de la chorée, le clonisme de l'hystérie, la roideur
cataleptique et tétanique, les contractions à la fois cloniques et.
toniques de l'épilepsie, la carphologie, les contractures, les ré-
tractions des membres.

Cette grande variété de mouvemens convulsifs, qui dépend
de la position même des muscles, de leurs rapports avec les organes, plutôt que de causes différentes, a fourni à la médecine
symptomatique le sujet de nombreuses divisions et sous-divisions
du même phénomène en maladies distinctes. D'après ce que nous
avons dit du mode de production des convulsions, de leur siége
ordinaire, l'on doit facilement concevoir que nous n'attachons
pas une bien grande importance à des distinctions qui ne sont
point fondées sur la nature même du mal. Nous considérons ce
genre de désordres musculaires comme étant presque toujours
le *symptôme* d'affection des nerfs, du cordon rachidien, et plus
souvent du cerveau, et nous pensons que ce sont ces affections
qui doivent être étudiées, classées, divisées en genres et en espèces, et auxquelles il faut appliquer le traitement. Le séméiologiste ne s'arrêtera donc pas aux apparences extérieures, aux
effets de la lésion des nerfs ou du cerveau; il remontera toujours à la vraie source du mal, et le plus souvent il y décou-
vrira une réunion de symptômes qui ne lui laissera aucun doute
sur la nature de la maladie. Ainsi, par exemple, l'accélération de
la circulation céphalique, la rougeur, la chaleur de la peau du
crâne, une douleur de tête, le trouble des idées, le délire ou la
suspension de l'entendement, qui accompagnent presque toutes
les convulsions générales, lui dénoteront un état d'irritation ou
d'inflammation du cerveau, et lui fourniront les indications ra-
tionnelles de traitement; il pourra ensuite examiner si cet état
est idiopathique ou sympathique. Dès lors il ne cherchera plus,
dans une classe de prétendus *anticonvulsifs* ou *antispasmodi-*
ques, les remèdes à toute espèce de convulsions, pour lui
les seuls moyens antispasmodiques seront ceux qui conviennent

au traitement des affections dont les convulsions ne sont que le symptôme. Il évitera surtout de rapporter les effets mécaniques de l'action des muscles convulsés sur les organes qu'ils avoisinent, à ces mêmes organes, et de voir, par exemple, toutes les dyspnées, tous les désordres de la respiration dans un état du cœur ou des poumons, toute espèce de vomissement, d'altération de la voix, etc., dans un état de l'estomac, de la muqueuse laryngienne, etc.

Les principales affections convulsives admises dans les cadres nosologiques, sont l'*asthme convulsif*, la *catalepsie*, la *chorée*, la *coqueluche*, une espèce de *croup*, l'*épilepsie*, la *rage*, le *tétanos*; l'*encéphalite*, la *meningite*, l'*hydrocéphale aiguë*, arrivés à un certain degré. Les *irritations mécaniques du cerveau* provenant de plaies, de contusions, de compression de cet organe, les *hémorrhagies excessives*, une *douleur vive* ou une *affection morale profonde*, les *poisons* ingérés dans l'estomac, ou introduits avec l'air dans les poumons, sont autant de causes puissantes des convulsions. (*Voyez* ces différens articles.) En réagissant sympathiquement sur le cerveau, en déterminant une irritation ou inflammation cérébrale, la peau, les viscères thoraciques ou abdominaux peuvent causer des convulsions. Les enfans, les femmes, les individus d'un tempérament nerveux et d'une profession propre à développer la susceptibilité nerveuse, les habitans des climats chauds, plus particulièrement sujets aux affections du système nerveux, sont aussi très-disposés aux maladies convulsives de ce système.

Dans les maladies aiguës, primitivement ou secondairement cérébrales, les convulsions compliquées de délire ou de coma annoncent au seméiologiste que le cerveau est gravement affecté, et doivent lui faire craindre une issue funeste, surtout s'il n'a recours à un traitement promptement efficace. L'apparition des convulsions dans certaines maladies chroniques, telles que l'hystérie, l'épilepsie, la chorée, n'est au contraire presque jamais d'aucun danger. Les convulsions qui se manifestent subitement, sous forme d'attaques de nerfs ou d'hystérie, à l'occasion d'une vive douleur, d'une sensation désagréable ou d'une affection morale pénible, sont plus effrayantes que dangereuses. *Voyez* HYSTÉRIE.

Le phénomène musculaire opposé aux convulsions, c'est l'*ady-*

namie, le *collapsus*, la *paralysie* musculaire. L'on confond quelquefois les roideurs et les contractures des muscles avec la paralysie, et l'on compred sous le nom d'*apoplexie* les affections cérébrales dont ces phénomènes sont les symptômes. *Voyez* MALADIES DE L'ENCÉPHALE, ENCÉPHALITE, PARALYSIE.

(GEORGET.)

FIN DU TOME CINQUIÈME.

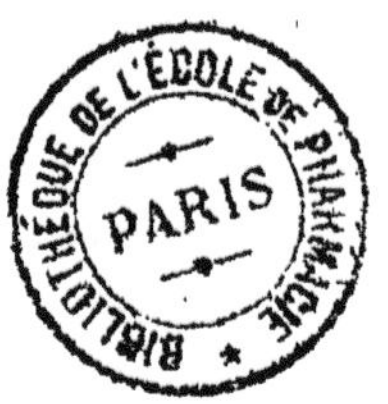

TABLE

DES PRINCIPAUX ARTICLES

CONTENUS DANS LE CINQUIÈME VOLUME.

DISTRIBUTION DES MATIÈRES.

MM.

Anatomie. . . . . BÉCLARD , professeur de la faculté de médecine.

Physiologie . . . . ADELON, COUTANCEAU, RULLIER , docteurs en méd.

Anatomie pathologique . . . . . . BRESCHET, chef des travaux anatomiques de la fac. de méd.

Pathologies générale et interne. . . CHOMEL, COUTANCEAU, LANDRÉ BEAUVAIS, ROCHOUX, docteurs en médecine.

Pathologie externe et opérations chirurgicales . . . . J. CLOQUET, chir. de l'hôpital Saint-Louis ; MARJOLIN et ROUX, prof. de la fac. de méd.

Accouchemens, Maladies des femmes et des nouveau-nés . . . . DÉSORMEAUX , professeur de la fac. de méd.

Maladies des enfans. . . . . GUERSENT , médecin de l'hôpital des Enfans.

Maladies des vieillards . . . . . . FERRUS et ROSTAN , méd. de l'hospice de la Salpêtrière.

Maladies mentales. . . . . GEORGET, docteur en méd.

Maladies cutanées. . . . . BIETT, méd. de l'hôpital Saint-Louis.

Maladies syphilitiques. . . . . . . LAGNEAU, docteur en médecine.

Maladies des pays chauds. . . . . . ROCHOUX, doct. en méd.

Thérapeutique générale . . . . . . GUERSENT, médecin de l'hôpital des Enfans.

Histoire naturelle médicale. . . . . H. CLOQUET , docteur en méd. ORFILA, prof. de la fac. de méd. et A. RICHARD, démonstrateur de botan. de la faculté de méd.

Chimie médicale et pharmacie. . . . ORFILA et PELLETIER , professeur de l'école de pharmacie.

Physique médicale et hygiène. . . . ROSTAN.

Médecine légale et police médicale. . MARC, doct. méd., ORFILA, et RAIGE-DELORME, docteur en médecine, qui sera aussi chargé des articles de vocabulaire.